秦伯未医学丛书

秦伯未选 清代名医医话精华

秦伯未 ◎ 编

U0286294

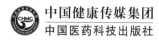
中国健康传媒集团

中国医药科技出版社

内 容 提 要

　　本书选喻嘉言、张石顽、徐灵胎、王孟英、程观泉、魏筱泉辈具有代表性医家 20 位，撷其精华，摒弃驳杂不纯者，以达"光前哲而裨后学"之旨。本书以医家为纲，以病症为目，分类清楚。选案翔实，记录简要，切中病情，理法方药详备，实为"中医临诊之助"，对临床人员有重要指导价值与参考价值，对提高临床医疗水平大有裨益。

图书在版编目（CIP）数据

秦伯未选清代名医医话精华 / 秦伯未编 . — 北京：中国医药科技出版社，2021.11
（秦伯未医学丛书）
ISBN 978-7-5214-2697-7

Ⅰ . ①秦… Ⅱ . ①秦… Ⅲ . ①医话—汇编—中国—清代 Ⅳ . ① R249.49

中国版本图书馆 CIP 数据核字（2021）第 185111 号

美术编辑　　陈君杞
版式设计　　也　在

出版　**中国健康传媒集团**｜中国医药科技出版社
地址　北京市海淀区文慧园北路甲 22 号
邮编　100082
电话　发行：010-62227427　邮购：010-62236938
网址　www.cmstp.com
规格　710×1000mm $^1/_{16}$
印张　24 $^1/_4$
字数　434 千字
版次　2021 年 11 月第 1 版
印次　2021 年 11 月第 1 次印刷
印刷　三河市万龙印装有限公司
经销　全国各地新华书店
书号　ISBN 978-7-5214-2697-7
定价　**59.00 元**

获取新书信息、投稿、为图书纠错，请扫码联系我们。

一

一九七〇年元月二十七日晚上八时，在北京东直门医院内科病房，一位头发苍白、骨瘦如柴、面色憔悴、生命垂危的老人，低微而深沉地说："人总是要死的，死也不怕，但未能把我对中医学习的得失经验全部留给后人，这是我终生的遗憾，希望你们……"老人的话音渐渐地消失，两目圆睁，心脏停止了跳动，含着无限的遗憾与世长辞。他，就是一代名医秦伯未，近代中医学史上的一颗璀璨的明星。

秦老曾任原卫生部中医顾问、北京中医学院（现北京中医药大学）院务委员会常务委员、中华医学会副会长、国家科委中药组组员、药典编辑委员会委员、农工民主党中央委员等职务，先后担任全国第二、三、四届政协委员。

秦老一生致力于中医事业，对中医学有精湛的造诣，为继承与发展中医学含辛茹苦，为培养和造就中医人才呕心沥血。他学识渊博，经验丰富，尤其擅长写作，在中医学近代史上留下了许多宝贵的著述，从早年集清代二十余名家之《清代名医医案精华》问世，到晚年医理精深的《谦斋医学讲稿》出版，共著书立说达六十余部，计千万字之巨。这些作品，既有继承前人余绪，又有发明古义，昭示后人；既有别出心裁之理论，又有实践依据之心得。在许多报纸杂志上还发表了大量的医文、史话、诗词、歌赋，甚至连《健康报》副刊上的《医林》《诊余闲话》等专栏名称，都出于他的建议。

二

秦老名之济，字伯未，号谦斋。生于一九〇一年农历六月初六日辰时，上海市上海县陈行镇（又名陈家行）人。

秦老因生于农历六月，正值江南仲夏，荷花盛开，故他一生酷爱荷花。曾著有许多吟荷颂荷的诗画作品，常以荷花的"出污泥而不染，一身洁净"自勉。他常告诫我们："做人要有人格，看病要有医德，贫莫贫于无才，贱莫贱于无志，缺此不可为良医。"他在《五十言怀》中写道："双梓婆娑认故乡，盈怀冰炭数回肠；已无亲养输财尽，尚有人来乞要忙。远世渐顽疑木石，齐民乏术课蚕桑；休论魏晋纷纭劫，空茸先庐锁夕阳。"一九八一年元月第九次再版的《中医入门》，即以淡雅的荷花为封面，意示对秦老的深切怀念。

一九六九年，秦老以风烛之年，抱病之身，孤独一人度过了在人世间的最后一个生日，在鼓楼大街首都照相馆留下了最后一张照片，所幸被保存下来。在照片的背面写着：一九六九年七月廿九日即农历己酉六月既望摄于鼓楼，谦斋时年六十有九。

三

秦老祖父笛桥，名乃歌，号又词，工诗辞古文，谦擅六法，以余事攻医，活人甚众，声誉颇隆。著有《读内经图》《玉瓶花馆丛稿》《俞曲园医学笔记》等。《清代名医医案精华》中的第十四家，即记其医案三十一篇。秦老父亲锡祺和伯父锡田，均精儒通医。秦老出此门庭，耳濡目染，影响所及，髫龄即读医书，《医学三字经》《药性赋》《脉诀》等启蒙书早已诵熟。并自幼酷爱文学，凡经史子集无所不览。及长就读于上海第三中学。一九一九年进入名医丁甘仁创办的上海中医专门学校深造，他勤奋学习，刻苦自励，每夜攻读，黄卷青灯，不敢稍懈，夜以继日，寒暑不辍，当时已蜚声校内，一九二三年以第二届第一名毕业。有道是"书山有路勤为径，学海无涯苦作舟"，自此奠定了他老人家一生从事中医事业的基础。他在中医领域内博览群书，考诸家之得失，排众说之纷纭，而尤致力于《内经》《难经》《伤寒论》《金匮要略》等经典著作，常以此四本书比为四子书（《论语》《孟子》《大学》《中庸》），他说："读书人不可不读四子书，中医不可不学《内》《难》、仲景之说，要学有渊源，根深蒂固，才不致成为头痛医头、脚痛医脚的医生。"他还说："不但要熟读、背熟，还要边读边记，勤于积累，积累的形式则宜灵活，要善于比较、鉴别、分类、归纳。"如上海中医书局一九二八年出版的《读内经记》及一九二九年出版的《内经类证》，即是秦老在多年大量的读书笔记基础上编著而成的。

秦老至晚年，仍时以深厚的感情回忆当年丁老先生的教诲，他常说："初学于丁师门下，丁老首先要求背诵《古文观止》中的二百二十篇文章，每天背一篇，天天如此，尤其是诸葛亮的《出师表》、陶渊明的《桃花源记》、苏轼的《前赤壁赋》与《后赤壁赋》等更是要求背得滚瓜烂熟，一气呵成，当时觉得乏味，却不料古文程度与日俱增，从此博览群书亦觉易也。"所以秦老也希望我们多学文史知识，努力提高文学修养，才能信步漫游于浩如烟海的书林之中。他曾说："专一地研讨医学可以掘出运河，而整个文学修养的提高，则有助于酿成江海。"

名师门下出高徒，与秦老同学者有程门雪、章次公、黄文东等，都成为中医学近代史上的耆宿。中华人民共和国成立前，人称秦伯未、程门雪、章次公为上海医界三杰。程老精《伤寒》之学，又推崇叶桂；章老善于本草，自有独到见解；秦老精于《内经》，有"秦内经"之美誉。

秦老又被誉为诗、词、书、画、金、石、医、药八绝。他早年即加入柳亚子创立的南社，有"南社提名最少年"句，三十岁时，有《秦伯未诗词集》，四十岁时增订补辑为《谦斋诗词集》七卷，凡三百四十又四首。此时大都为览物生感、寄情托意之作，如"人来佳处花为壁，风满东湖绿上亭""千丝新雨碧，一水夕阳深"等句，其长诗功力也深。秦老其书法赵之谦，比较工整，蝇头小楷浑匀流丽，非常可爱，行草不多，隶书推崇杨藐翁，原上海城隍庙大殿上的一副对联即他早年墨迹，笔力精神，跃然可见。绘画也颇见功力，善画梅、兰、竹、菊、荷，20世纪50年代，曾以周总理喜爱的梅、兰、海棠为题，画扇面相赠，不但得到周总理的称赞，而且周总理还以题词回赠，可惜这些珍品也在"文革"中被毁。其对金石铁笔也十分喜爱，20世纪30年代著有《谦斋自刻印》一卷，因是家藏版，流传不多。

秦老出师后，即悬壶诊病，同时在中医专门学校执教，一九二四年任江苏中医联合会编辑，后又创办新中医社，主编《中医世界》，一九二八年与杭州王一仁、苏州王慎轩等创办上海中国医学院于上海闸北老靶子路，初期自任教务，倾心治学，勤于著述，工作常无暇日，读书必至更深。教授方法是基础课先上大课，课后作业，亲自批改讲评，对语文基础差的另请语文教师补课。三年后，转入随师临诊，每晚集中讲授白天所诊病例，或提问学生，或组织讨论，并布置医案作业，批改后相互传阅，最后汇编成册，名曰《秦氏同门集》，与各地交流。其心血之倾注，非同一般，曾有句云："拼将热血勤浇灌，期卜他年一片红。"二十年间，培养学生不下五六千之众。一九三〇年秦氏同学会出版的《国医讲义》（包括《生理学》《药物学》《诊断学》《内科学》《妇科学》《幼科学》等六种）和上海中医书局出版的《实用中医学》（包括生理学、病理学、诊断学、药物学、处方学、治疗学、内科学、妇科学、外科学、幼科学、五官科学、花柳科学等十二个学科），就是在反复修改的教案及讲稿的基础上产生的。

一九三〇年于上海创办中医指导社，先后参加者不下千余人，来自全国各地，间有少数华侨。每月出版一期刊物，交流学术论著和临床经验，以及医学问题之解答，实为中医函授之先河，对推广中医起了相当大的作用。

　　一九三八年创办中医疗养院于上海连云路，又于沪西设立分院，任院长。病床百数十张，设有内、外、骨伤、妇、幼各科。并出版《中医疗养专刊》，深得医者及病家信仰。

　　秦老常以《礼记·学记》中的"学然后知不足，教然后知困"这句话来概括学与教之间的关系。他说许多不解之题是在同学提问的启发下，才得到解决的。直到晚年，他始终坚持在教学第一线，一九六一年以六十岁高龄而亲临讲台，还给我们这一级学生讲了《内科学》中的部分章节，说理透彻，循循善诱，足见其对中医教育事业的赤诚。

四

　　一九二九年，国民政府的第一次中央卫生委员会议，竟然通过了余云岫等的《废止旧医以扫除医事卫生之障碍案》的决议，提出"旧医一日不除……新医事业一日不能向上"的反动口号，并制定了废除中医的六条措施，强迫中医接受"训练"，禁止宣传中医并不准开办中医学校等，妄图一举消灭中医。消息传开，群情激愤，首先张赞臣以《医界春秋》名义向当时正在南京召开的国民党第三次全国代表大会发出驳斥取缔中医决议的通电，而后全国各地中医组织起来，公推代表在上海商议对策，于三月十七日在上海召开全国医药代表大会，秦老任大会秘书。会后组成了中医"请愿团"，直抵南京强烈要求国民政府取消该项议案。在全国中医界的抗议和人民大众的支持下，国民党当局不得不宣布取消原议案，这次捍卫中医学的斗争取得了伟大的胜利。这就是"三·一七"中医节的由来。在这次斗争中，秦老始终站在最前列，为保存、继承我中华民族的中医学贡献力量。一九六四年三月十六日晚，秦老在北京中医学院附属医院做学术报告时，还兴致勃勃地提到了三十五年前"三·一七"斗争的情况。一九七八年九月八日，由季方同志主持的为秦老平反昭雪大会的悼词中说："在黑暗的旧社会，中医受到歧视和摧残，他坚贞不屈，对当时反动势力进行了有力的斗争。"即是指这件事而言的。

中华人民共和国成立后秦老即参加革命工作，先在上海第十一医院任中医内科主任。一九五四年冬，当时的卫生部部长助理郭子化受卫生部委托亲自南下，多次到秦老家中，聘请他到原卫生部任中医顾问。他虽不愿远离他乡，但为了中医事业，于一九五五年毅然离沪北上。最初住在北京德内大街74号卫生部宿舍，后来北京中医学院在东直门海运仓落址，秦老为了教学与临床之便，又迁居当时条件极其简陋的中医学院职工宿舍。

五

秦老常用"活到老，学到老，学不了"的苦学精神严格要求自己。他常说："学识不进则退耳。"20世纪50年代，他已是原卫生部中医顾问时，虽然公务繁忙，仍是每天学习、工作到深夜。他嗜烟，著文构思时往往连吸不释，常在每盒烟吸完后，随手把烟盒展平，记下自己的心得体会，许多文章、书籍的最初定稿，就是在烟盒上蕴育的。他曾诙谐地说："烟盒比卡片好，既省钱，又不引人注目，开会中、休息时、汽车上，都可顺手拈来，应手写上。"他的名著《谦斋医学讲稿》就是以数百张烟盒的底稿集成的。可惜这些别具一格的医稿，均已付之一炬。

秦老热爱中医事业，把毕生精力与心血献给了中医学，他常说："如果对自己从事的事业不热爱、不相信、不献身，那是不行的，只有把自己和事业融为一体，方能有所成就。"即便是节假日休息或娱乐时，他也常与医学、看病联系起来，并且经常以生活常识来启发我们的思路。记得一九六三年盛夏，一天晚餐后，全家正在喝茶乘凉时，走进来一位少妇，手里挥舞着檀香扇，顿时香气扑鼻，我们坐在秦老身旁悄然道："一嗅到这股香气，就有些恶心。"秦老笑道："这就叫因人而异，对你们来说檀香扇还不如家乡的大蒲扇。中医看病就要因人、因证、因时、因地制宜，不应执死方治活人，更不该人云亦云，要认真思考。比如近几年治疗冠心病，大家都喜用活血化瘀药与香窜药，药理上有效，但切不可忽略患者的个体特性。"第二天秦老即带我们到三〇一医院会诊。患者女性，宋某，三十余岁，患冠心病。翻阅病例，前医处方不外丹参、川芎、赤芍、荜茇、檀香等药，但患者一服即呕，五日前，邀秦老会诊，秦老详问病情，得知患者闻到中药之香气即有欲呕感，故仅在原方中去檀香一味，第二天医院打电话告诉秦老，患者服药后再未呕吐，待我们去时患者病情已显著好转，精神大振。秦老若有所思地说："看病要吸取别人的经验教训，不要轻易否定别人的成绩。此例患者前医的治疗原则是对的，我们应吸取人家的长处，但对于个体特性也应注意，这叫知其常应其变嘛！不要做庸医闭目切脉，不闻不问，故弄玄虚，要实事求是，望、闻、问、切四诊不可偏废，问诊尤其重要。"

秦老强调中医学要继承和发扬并举，他说无继承亦就无发展，比如空中楼阁、海市蜃楼，终成幻影而已。中医不是玄学，不是高谈空理的，而是实用科学，学中医要从应用出发，不要咬文嚼字钻牛角。

他提倡中西医团结合作，取长补短，并肩前进。强调中医传统的科学的辨证论治方法，切忌废医存药。有这样一个例子，某中央领导，因患呃逆不止，前医投以大剂量木瓜等药，意在抑制膈肌痉挛，不仅无效，且见反酸，秦老会诊时分析道："呃逆可能是西医所说的膈肌痉挛所致。但中医治疗时，除研究专病、专方、专药外，更要辨证论治，此例患者高龄、病久、舌红少苔、脉细弱，属气阴两虚，当大补气阴。详问病因，乃怒后引起，气之逆也，当用理气降气药，然气药众多，从何选也？察呃逆频作，其声低微，应属肾不纳气，当选用补肾纳气之品。"故仅以西洋参、海南沉二味，一剂平，二剂愈。周总理在看望此患者时，闻之大喜，称赞说："中医真了不起！"秦老说："古代《济生方》中四磨饮子即是此意。中医看病首先是辨证确切，然后要继承古训而又不泥于古人，学医一定要多思考，孟子曰：'尽信书，则不如无书。'只有这样才能得心应手，效如桴鼓。"

秦老生前曾先后到苏联、蒙古等国会诊和进行学术交流，所见患者大都是些疑难症及危重病，如白血病、血友病、重症肌无力等，经他治疗后大都收到了预期的效果。他说："对于一些所谓绝症，不要怕，要看。看好当然不容易，但以最大努力，求其可生之机，平稳时使之增强体力，波动时加以控制，因而减少痛苦，延长生命，是可能的。能够看几个，对临床大有好处。不要好高骛远，急于求成，要积少成多，逐渐积累经验。我相信人类终会战胜这些绝证，中医是会找到出路的。"

六

一九六五年在中央领导同志的直接关怀下，秦老在协和医院全面体检达一个月之久，结论是"身体健康"。正当他将以充沛的精力书写总结自己一生的经验时，"文化大革命"开始了。环境的剧变，精神的折磨，生活的困苦，以致一九六七年突患大叶性肺炎，高热咯血，独居幽室，既不得安静修养，又不得精心治疗，虽幸免毕命于当时，却已暗生恶疾。就在这生命之火即将熄灭之时，老人家仍念念不忘中医事业。

秦老对传统医药文化修养的博大精深，对中医事业的一片赤诚，对后学晚辈的扶掖，在中医界是人所共知的。弹指间秦老已过百年诞辰，抚今思昔，更加令人怀念。现遵秦老生前遗愿，我们将代表他学术思想的几部名著、早年的医案医话、诗词墨宝，以及晚年家书等，陆续编辑出版献给同道，以寄托我们的哀思。

吴大真　王凤岐

2019 年 7 月

编者的话

  《清代名医医案精华》和《清代名医医话精华》初刊于 1928 年，由时年 27 岁的秦伯未先生历经 3 年编撰而成。中医学至清代盛极，阐古启新，名医辈出。本书选喻嘉言、张石顽、徐灵胎、王孟英、程观泉、吴东阳、魏筱泉等有代表性医家二十位。去芜存精，撷精取粹，是名"精华"。本书选辑以实效为指归，叙述一病必有始终证候，治疗上要求理法方药详明，才予收录，至于空泛议论者不录。其编排形式以人为纲，以证为目，以便查找学习。本书与《清代名医医案精华》一样，对近代中医影响较大，深受中医学者称赞。

  为了突出本书医话悉为秦伯未先生所选，书名改为《秦伯未选清代名医医话精华》，以致敬秦老在浩如烟海的古籍中披沙捡金之功。此外，为使读者能够原汁原味地阅读秦伯未先生原著，我们尽可能地保持原书原貌，对于犀角、虎骨、穿山甲等现已禁止使用的药品，未予改动，望读者在临证使用时注意，选用相应的替代品。

通过本书我们可以看到，秦氏能成为一代国手确非偶然。

吴大真　王凤岐

2019 年 7 月

自　序

　　《清代名医医话精华》，继《清代名医医案精华》而辑也。余于前书序中，谓医案为中医价值之真凭实据，兹请更从价值二字申言之。研究哲学者曰：人类思想，不免冲突，而思想之冲突，属于事实问题者少，关乎价值问题者繁，以事实问题，俟真理一出，百喙止辩；而价值问题，恒视人之评衡器官相应而定，即有心理作用存乎其间，终难一致。斯言也，余甚韪之。然以语医学，则当以事实为前提，一切价值，视事实为转移。自物质由原子构成之事实，一经发明，所谓五行四大或水或火之说，其价值即因之低降，可以为证。盖医为治病之学，能本其学说，于事实上使疾病痊愈，即为真价值，不能因人之评衡器官相歧而异议也。进言之，价值既根据事实之效验，而事实之效验又根据学说之如何，则中医既有真切之价值，其学说亦自有相当之位置，虽一部分受理学哲学之影响，似多空洞，然真理所在，正不能全行鄙视焉。余治中医几十载，觉中医之学说、之事实、之价值，非西医所能明、所能及、所能企望。爰积岁成清代医案一书，今复嫌其为体例所拘，未能详备，爰择笔记体者，另辑是编，诸先贤苦心积虑之成绩，即吾侪临诊处方之指南，愿同道共珍视之。

戊辰仲冬上海秦之济伯未

总目录

喻嘉言医话精华

喻嘉言（昌），新建人。博极群书，精力过人，为清初著名医家三大家之一。往来南昌、靖安间，后又移寓常熟。所至皆以善医名，精心妙术，冠绝一时。著有《医门法律》《尚论篇》《寓意草》等。

伤　寒

　　黄长人犯房劳病伤寒，守不服药之戒，身热已退十余日外。忽然昏沉，浑身战栗，手足如冰，举家忙乱，亟请余至，一医已合就姜桂之药矣。余适见而骇之，辟其差谬，与医者约曰：此一病，药入口中，出生入死，应各立担承，倘至用药差误，责有所归。医者曰：吾治伤寒，三十余年，不知甚么担承。余笑曰：吾有明眼在此，不忍见人活活就毙，吾亦不得已耳。如不担承，待吾用药，主家方才心安。亟请用药。余以调胃承气汤，约重五钱，煎成热服半盏，少顷，又热服半盏，其医见厥渐退，人渐苏，知药不误，辞去。与前药服至剂终，人事大清，忽然浑身壮热，再与大柴胡一剂，热退身安。门人问曰：病者云，是阴证见厥，先生确认为阳证，而用下药，果应，其理安在？答曰：其理颇微，吾从悟入，可得言也。凡伤寒病初起发热，煎熬津液，鼻干口渴便秘，渐至发厥者，不问而知，为热也；若阳证忽变阴厥者，万中无一，从古至今无一也。盖阴厥得之阴证，一起便直中阴经，唇青面白，遍体冷汗，便利不渴，身蜷多睡，醒则人事了了，与伤寒传经之热邪，转入转深，人事昏惑者，万万不同。诸书类载，阴阳二厥为一门，即明者犹为所混，况昧者乎？如此病先犯房室，后成伤寒，世医无不为阴厥之名所惑，往往投以四逆等汤，促其暴亡，而诿之阴极莫救，致冤鬼夜嚎，尚不知悟，总由传脉不清耳。盖犯房劳而病感者，其热不过比常较重，如发热则热之极，恶寒则寒之极，头痛则痛之极，所以然者，以阴虚阳往乘之，非阴乘无阳之比，况病者始能无药，阴邪必轻，旬日渐发，尤非暴证，安得以厥阴之例为治耶。且仲景明言，始发热六日，厥反九日，后复发热三日，与厥相应，则病且暮愈。又云：厥五日，热亦五日，设六日当复厥，不厥者自愈。明明以热之日数，定厥之瘥期也。又云：厥多热少则病进，热多厥少则病退；厥愈而热过久者，必便脓血发痈；厥应下而反汗之，必口伤烂赤；先厥后热，利必自止；见厥复利，利止反汗出咽痛者，其喉为痹；

厥而能食，恐为除中；厥止思食，邪退欲愈。凡此之类，无非热深厥热之旨，原未论及于阴厥也。至于阳分之病，而妄汗妄吐妄下，以至势极，如汗多亡阳，吐利烦躁，四肢逆冷者，皆因用药差误所致，非以四逆、真武等汤挽之，则阳不能回，亦原不为阴证立方也。盖伤寒才一发热发渴，定然阴分先亏，以其误治，阳分比阴分更亏，不得已从权用辛热先救其阳，与纯阴无阳，阴盛格阳之证，相去天渊；后人不窥制方之意，见有成法，转相效尤，不知治阴证以救阳为主，治伤寒以救阴为主，伤寒纵有阳虚当治，必看其人血肉充盛，阴分可受阳药者，方可回阳；若面鼙舌黑，身如枯柴，一团邪火内燔者，则阴已先尽，何阳可回耶。故见厥除热，存津液元气于十一，已失之晚，况敢助阳劫阴乎？证治方法，若证未辨阴阳，且与四顺丸试之。《直指方》云，未辨疑似，且与理中丸试之。亦可见从前未透此关，纵有深心，无可奈何耳。因为子辈详辨，并以告后之业医者，庶可少杀一人也。

徐国祯伤寒六七日，身热目赤，索水到前，复置不饮，异常大躁，将门户洞启，身卧地上，辗转不快，更求入井。一医汹汹，急以承气与服，余证其脉，洪大无伦，重按有力，谓曰：此用人参附子干姜之证，奈何认为下证耶？医曰：身热目赤，有余之邪，躁急若此，再以人参附子干姜服之，逾垣上屋矣。余曰：阳欲暴脱，外显假热，内有真寒，以姜附投之，尚恐不胜回阳之任，况敢纯阴之药，重劫其阳乎？观其得水不欲咽，情已大露，岂水尚不欲咽，而反可用大黄、芒硝乎？天气燠蒸，必有大雨，此证顷刻一身大汗，不可救矣。且既谓大热为阳证，则下之必成结胸，更可虑也。惟用姜、附，可谓补中有发，并可以散邪退热，一举两得，至稳至当之法，何可致疑？吾在此久坐，如有差误，吾任其咎，于是以附子、干姜各五钱，人参三钱，甘草二钱，煎成，冷服。服后寒战，嘎齿有声，以重绵和头覆之，缩手不肯与诊，阳微之状始著，再与前药一剂，微汗热退而安。

钱仲昭患时气外感三五日，发热头痛，服表汗药疼止，热不清，口干唇裂，因而下之，遍身红斑，神昏谵语食饮不入，大便复秘，小便热赤，脉见紧小而急。谓曰：此证全因误治，阳明胃经，表里不清，邪热在内，如火燎原，津液尽干，以故神昏谵语，若斑转紫黑，即刻死矣。目今本是难救，但其面色不枯，声音尚朗，乃平日足养肾水有余，如旱田之侧，有下泉未竭，故神虽昏乱，而小水仍通，乃阴气未绝之征，尚可治之，不用表里，单单只一和法，取七方中小方而气味甘寒者用之，惟如神白虎汤一方，足以疗此。盖中州元气已离，大剂、急剂、复剂俱不敢用，而虚热内炽，必甘寒气味，方可和之耳。但方须宜小，而服药则宜频，如饥人本欲得食，不得不渐渐与之，必一昼夜频进五七剂为浸灌之法，庶几邪热以渐而解，元气以渐而生也，若小其剂，复旷其日，纵用药得当，亦无及矣。如法治之，更一昼夜，而病者热退神清，脉和食进，其斑自化。

张令施乃弟伤寒坏证，两腰偻废，卧床彻夜疼痛，百治不效，求诊于余，其脉亦平顺无患，其痛则比前大减。余曰：病非死证，但恐成废人矣。此证之可以转移处，全在痛如刀刺，尚有邪正互争之象，若全然不痛，则邪正混为一家，相安于无事矣。今痛觉大减，实有可虑，宜速治之。病者曰：此身既废，命安从活？不如速死。余蹙额欲为救全，而无治法，谛思良久，谓热邪深入两腰，血脉久闭，不能复出，只有攻散一法，而邪入既久，正气全虚，攻之必不应，乃以桃仁承气汤，多加肉桂、附子二大剂与服，服后即能强起，再仿前意为丸，服至旬余全安。此非昔人之已试，乃一时之权宜也，然有自来矣。仲景于结胸证，有附子泻心汤一法，原是附子与大黄同用，但在上之证气多，故以此法泻心，然则在下之证血多，独不可仿其意，而合桃仁、肉桂以散腰间之血结乎。后江古生乃弟伤寒，两腰偻废，痛楚，不劳思索，径用此法二剂而愈。

石开晓病伤风咳嗽，未尝发热日觉急迫欲死，呼吸不能相续，求余诊之。余见其头面赤红，躁扰不歇，脉亦豁大而空，谓曰：此证颇奇，全似伤寒戴阳证，何以伤风小恙亦有之？急宜用人参、附子等药，温补下元，收回阳气，不然子丑时一身大汗，脱阳而死矣。渠不以为然，及日落，阳不用事，愈慌乱不能少支，忙服前药，服后稍宁片刻，又为床侧添同寝一人，逼出其汗如雨，再用一剂，汗止身安，咳嗽俱不作，询其所由，云：连服麻黄药四剂，遂尔躁急欲死，然后知伤风亦有戴阳证，与伤寒无别，总因其人平素下虚，是以真阳易于上越耳。

疟　疾

袁继明素有房劳内伤，偶因小感，自煎姜葱汤表汗，因而发热，三日变成疟疾。余诊其脉，豁大空虚，且寒不成寒，热不成热，气急神扬，知为元气衰脱之候。因谓其父曰：令郎光景，窃虑来日疟至，大汗不止，难于救药，倘信吾言，今晚急用人参二两，煎浓汁频服防危。渠父不以为意，次日五鼓时，病者精神便觉恍惚，扣门请教，及觅参至，疟已先发矣。余甚彷徨，恐以人参补住疟邪，虽救急无益也，只得姑俟疟势稍退，方与服之，服时已汗出沾濡，顷之果然大汗不止，昏不知人，口流白沫，灌药难入，直至日暮，白沫转从大孔遗出。余喜曰：沫下行，可无恐矣。但内虚肠滑，独参不能胜任，急以附子理中汤，连进四小剂，人事方醒，能言，但对面谈事不清，门外有探病客至，渠忽先知，家人惊以为祟。余曰：此正神魂之离舍耶，吾以独参及附子理中，驱马之力追之，尚在半返未返之界，以故能知宅外之事，再与前药二剂而安。

陆六息先生体伟神健，气旺血充，从来无病，莅任以后，适值奇荒巨寇，忧劳百倍，因而病疟，食饮减少，肌肉消瘦，形体困倦，口中时时噯气，其候一日轻，一日重，缠绵三月，大为所苦。察脉证因知先生之疟，乃饥饱劳佚之所感，受伤在阳明胃之一经。夫阳明受病，邪气浅而易愈，乃至所为苦者，缘不识病之所在，药与病邪不相值，反伤其正耳。诚知病邪专专在胃，则胃为水谷之海，多气多血之区，一调其胃，而疟立止矣。故饮食减，而大便转觉艰涩者，胃病而运化之机迟也；肌肉消瘦者，胃主肌肉也；形体困倦者，胃病而约束之机关不利也；口中时时噯气者，胃中不和，而显晦塞之象也。至于一日轻而一日重者，此人所不经见之证，病机之最当发明者，其候亦阳明胃经之候也。《内经·阳明脉解篇》有曰：阳明之病，恶人与火，闻木音则惕然而惊，及《刺疟篇》又曰：阳明之证，喜见火，喜见日月光。何经文之自为悖谬耶？不知此正更实更虚之妙义，而与日轻日重之理相通者也。夫阳明得病之始，则邪气有余，故恶人恶火恶木音者，恶其劫邪也。及其病久，则邪去而正亦虚，故喜火喜日月光者，喜其助正也，若是则时日干支之衰旺，其与人身相关之故，可类推矣。盖甲丙戊庚壬者，天时之阳也；乙丁己辛癸者，天时之阴也。疟久食减，胃中之正已虚，而邪去未尽，是以值阳日助正，而邪不能胜则轻；值阴日助邪，而正不能胜则重也。夫人身之病，至于与天时相召，亦云亟矣。便当日稍知分经用药，何至延绵若是哉。迄今吃紧之处，全以培养中气为主，盖人虽一胃而有三脘之分，上脘象天，清气居多，下脘象地，浊气居多，而其能升清降浊者，全赖中脘为之运用，一如天地定位，不可无人焉参赞之也。先生下脘之浊气，本当下传也，而传入肠中则艰，不当上升也，而升至胸中甚易者，无他，中脘素受饮食之伤，不能阻下脘浊气，上干气道耳。试观天地间，有时地气上而为云，必得天气下而为雨，则二气合，而晴爽立至；若一味地气上升，天气不降，则大空窒塞，而成阴噎之象，人之胃中亦由是也。清浊偶有相干，顷当自定，设有升无降则逼矣。故中脘之气旺，则水谷之清气上升于肺，而灌输百脉，水谷之浊气，下达于大小肠，从便溺而消，中何窒塞之有哉？此所以培养中气为亟也。中气旺，则浊气不久停于下脘，而脐下丹田之真气，方能上下无碍，可以呼之于根，吸之于蒂，深深其息矣。所用六味地黄丸，凝滞不行之药，大为胃病所不宜，况于浊气上干，反以阴浊之属，扬波助流，尤无所取，今订理中汤一方，升清降浊为合法耳。

刘奉来年三十二岁，体丰面白，夏月惯用冷水灌汗，坐卧巷曲当风，新秋病疟三五发，后用药截住，遂觉胸腹间胀满日增，不旬日外，腹大胸高，上气喘急，二便全无，饮食不入，能坐不能卧，能俯不能仰，势颇危急。虽延余至家，其专主者在他医也。其医以二便不通，服下几不应，商用大黄二两，作一剂。病者曰：不如此不能救急，可连煎之。余骇曰：此何病也？而敢放胆杀人耶。医曰：伤寒肠结，下而不通，惟有大下一法，何谓放胆。余曰：世间有不发热之伤寒乎？伤寒病因发热，故津液枯槁肠胃干结而可用下药以开其结，然有不转矢气者，不可攻之戒，正恐误治太阴经之腹胀也。此病因腹中之气散乱不收，故津水随气横决，四溢而作胀，全是太阴脾气不能统摄所致，一散一结，相去天渊，再用大黄猛剂，大散其气，若不胀死，须腹破，曷不留此一命，必欲杀之为快耶。医唯唯曰：吾见不到，姑已之，出语家人曰：吾去矣。此人书多口溜，不能与争也。病家以余逐其医而含怒，私谓医虽去，药则存，且服其药，请来未迟，才取药进房。余从后迫至，掷之沟中，病者殊错愕，而婉其辞曰：此药果不当服，亦未可知，但再有何法，可以救我。其二弟之不平，则征色且发声矣。余即以一柬，面辨数十条，而定理中汤一方于后，病者见之曰：议论反复精透，但参术助胀，安敢轻用，大黄药已吃过二剂，尚未见行，不若今日且不服药，俟至明日，再看光景亦无可奈何之辞也。余曰：何待明日，腹中真气渐散，今晚子丑二时阴阳交剥之界，必大汗晕眩，难为力矣。病者曰：锉好一剂，俟半夜果有此证，即刻服下何如，不识此时尚可否？余曰：既畏吾药如虎，煎好备急亦通，余就客寝坐，待室中呼召，绝无动静。次早其子出云：昨晚果然出汗发晕，忙服尊剂，亦不见效，但略睡片时，仍旧作胀，进语病者曰：服药后，喜疾势不增，略觉减可，且再服一剂，未必大害。余遂以三剂药料作一剂，加人参至三钱，服过又进大剂，少少加黄连在内，病者扶身出厅云：内胀大减，即不用大黄亦可耐，但连日未得食，必用大黄些些，略通大便，吾即放心进食矣。余曰：如此争辨，还认作伤寒病，不肯进食，其实吃饭吃肉亦无不可。于是以老米煮清汤饮之，不敢吞粒。余许以次日一剂，立通大便，病者始快，其二弟亦快云：定然必用大黄，但前后不同耳。次日戚友俱至，病者出厅问药，余曰：腹中原是大黄，推荡之泄粪，其所以不出者，以膀胱胀大，腹内难容，将大肠撑紧，任凭极力努挣，无隙可出，看吾以药通膀胱之气，不治大便，而大便自至，足为证验。于是以五苓散本方与服药才入喉，病者即索秽桶，小便先出，大便随之，顷刻泄下半桶，观者动色，竟称华佗再出，然亦非心服也。一月后，小患伤风，取药四剂，与荤酒杂投，及伤风未止，并谓治胀，亦属偶然，竟没其功。然余但恨不能分身剖心，指引迷津耳，实无居功之意也。

陆平叔文学，平素体虚气怯，面色萎黄，药宜温补不宜寒凉，固其常也。秋月犹患三疟，孟冬复受外寒，虽逗寒热一斑，而未至大寒大热，医者以为疟后虚邪，不知其为新受实邪也。投以参术补剂，转致奄奄一息，迁延两旬，间有从外感起见者，用人参白虎汤，略无寸效，昏昏默默，漫无主持，弥留之顷，昆弟子侄，仓皇治木，召昌诊视，以决行期之早暮，非求治疗也。昌见其脉未大坏，腹未大满，小水尚利，但筋脉牵掣不停，因谓此病，九分可治，只恐手足痿废。仲景有云，经脉动惕者，久而成痿，今病已廿三日之久，血枯筋燥，从可识矣。吾今用法，治则兼治，当于仲景之外，另施手眼。以仲景虽有大柴胡汤两解表里之法，而无治痿之法，变用防风通圣散成方，减白术，以方中防风、荆芥、薄荷、麻黄、桔梗为表药，大黄、芒硝、黄芩、连翘、栀子、石膏、滑石为里药，原与大柴胡之制相仿，但内有当归、川芎、芍药，正可领诸药深入血分，而通经脉，减白术者，以前既用之贻误，不可再误耳。当晚连服二剂，第一剂殊若相安，第二剂大便始通，少顷睡去，体间津津有汗，次早再诊，筋脉不为牵制，但阳明胃脉洪大反加，随用大剂白虎汤，石膏、知母每各两许次加柴胡、花粉、芩、柏、连翘、栀子一派苦寒，连进十余剂，神识始得渐清，粥饮始得渐加，经半月始起坐于床，经一月始散步于地，人见其康复之难，咸忧其虚，抑且略一过啖，即尔腹痛便泄，俨似虚证。昌全不及顾，但于行滞药中加用柴胡、桂枝，升散余邪，不使下溜，而变痢以取愈，然后改用葳蕤、二冬，略和胃气，间用人参不过五分，前后用去，一一不违矩矱，乃克起九死于一生也。门人不解，谓先生治此一病，借有天幸。《内经》曰：盛者责之，虚者责之。先生今但责其邪盛，而不责其体虚，是明与《内经》相背也。余笑曰：吾非鹜末忘本，此中奥义，吾不明言，金针不度也。缘平叔所受外邪，不在太阳，而在阳明，故不但不恶寒，且并无传经之壮热，有时略显潮热，又与内伤发热相仿，误用参术补之，邪无出路，久久遂与元气混合为一，如白银中倾入铅铜，则不能成银色，所以神识昏惑，嘿嘿不知有人理耳。又阳明者，十二经脉之长，能束筋骨而利机关，阳明不治，故筋脉失养，而动惕不宁耳。然经虽阳明，而治法迥出思议之表，仲景云：阳明居中土也，万物所归，无所复传，又云：伤寒欲再传经者，针足阳明，使邪不传则愈，凡此皆指已汗、已下、已传经之邪为言，故中土可以消受，若夫未经汗下，未周六经，方盛之邪，中土果能消之否耶。所以仲景又云：阳明中风，脉弦浮大而短气，腹都满，胁下及心痛，久按之气不通，鼻干不得汗，嗜卧，一身及面目悉黄，小便难，有潮热，时时哕，耳前后肿，刺之小差，外不解，病过十日，脉续浮者，与小柴胡汤，脉但浮无余证者，与麻黄汤，若不尿腹满，如哕者不治。平叔之脉，弦浮大而短气，鼻干不得汗，嗜卧，一身及面目悉黄，过经二十余日不解，悉同此例。第其腹未满，小水尚利，则可治无疑，然治较此例倍难者，以非一表所能办也。今为子辈畅发其义，夫天包地外，地处天中，以生以长，以收以藏，玄穹不尸其功而功归后土，故土膏一动，百草莫不蕃茂，土气一收，万物莫不归根，仲景之言中土，但言收藏而生长之义，在学者自会。设偏主收藏，则是地道有秋冬，无春夏，能化物而不能造物矣。治病之机亦然，平叔之病，举外邪而涸诸中土，则其土为火燔之焦土，而非膏沐之沃土矣；其土为灰砂打和之燥土，而非冲纯之柔土矣。焦土燥土，全无生气，而望其草木之生也得乎吾乘一息生机，大用苦寒引北方之水，以润泽其枯槁。连进十余剂，其舌如不向唇外吮哑，所谓水到渠成，乃更甘寒一二剂，此后绝不置方者，知其饮食入胃，散精于脾，如霖雨霡霂，日复一日，优渥沾足，无借人工灌溉，而中土可复稼穑之恒耳。必识此意，乃吾知前此滥用苦寒，正以培生气也，生气回而虚者实矣。夫岂不知素虚，而反浚其生耶。

肿　胀

从来肿病，遍身头面俱肿尚易治，若只单单腹肿则为难治，此其间有所以然之故，不可不辨也。盖传世诸方，皆是悍毒攻劫之法，伤耗元气，亏损脾胃可一不可再之药，纵取效于一时，倘至复肿，则更无法可疗，此其一也。且遍身俱肿者，五脏六腑各有见证，故泻肝、泻肺、泻膀胱、泻大小肠之药间，有取效之时；而单单腹肿，则中州之地，久窒其四运之轴，而清者不升，浊者不降，互相结聚，牢不可破，实因脾气之衰微所致，而泻脾之药，尚敢漫用乎？此又其一也。其肿病之可泻者，但可施之西北壮盛，又田野农夫之流，岂膏粱、老少之所能受。设谓肿病为大满大实，必从乎泻，则病后肿与产后肿将亦泻之耶？此又其一也。且古方原载肿病五不治：唇黑伤肝，缺盆平伤心，脐出伤脾，背平伤肺，足底平满伤肾，此五者不可治矣。是其立方之意，皆非为不可治之证而设。后人不察，概从攻泻者何耶？惟理脾一法，虽五脏见不治之证，而能治者尚多，此又其一也。张子和以汗吐下三法，劫除百病，后人有谓子和之书，非子和之笔，乃麻徵君之文者，诚为知言。如常仲明云：世人以补剂疗病，宜乎不效，此则过信刘张之学，而不顾元气羸劣耳。所以凡用劫夺之药者，其始非不遽消，其后攻之不消矣，其后再攻之如铁石矣。不知者见之，方谓何物邪气，若此之盛，自明者观之，不过为猛药所攻，即以此身之元气，转与此身为难者，实有如驱良民为寇之比。所谓赤子盗兵，弄于潢池，岂其然哉！明乎此，则有培养一法，补益元气是也；则有招纳一法，升举阳气是也；则有解散一法，开鬼门洁净府是也。三法虽不言泻，而泻在其中矣，无余蕴矣！

痢

胡太夫人，偶然肚腹不宁，泻下数行，医以痢疾药治之，其利转多。更因通因通用之法，用九蒸大黄丸三钱下之，遂扰动胃气胀痛，全不思食，有似闭口痢状。余诊之，见六脉皆沉而伏，应指模糊，亟曰：此非痢疾之证，乃误治之证也。今但安其胃，不必治痢，而痢自止；不必治胀痛，而胀痛自止。于是以四君子汤为主治，少加姜、蔻暖胃之药，用之二剂，痢果不作，但苦胃中胀痛不安，本欲加入行气之药，以冀胀消痛止，而速得进食。余固争曰：宁可缓于食，不可急于药，盖以前因误治，引动胃气作楚，若再加行气，则胀痛必无纪极。坚持前说，即用橘皮和中，亦须炒而又炒，绝不惹动其气，凡五日未得大便，亦不惹动其便，听其缓缓痛止胀消，食进便利，共七日全安，浑然不见药之功，其实为无功之功也。又张仲仪初得痢疾，三五行，即请余诊，行动如常，然得内伤之脉，而夹少阴之邪。余诊毕即议云：此证仍宜一表一里，但表药中多用人参，里药中多用附子，方可无患，若用痢疾门诸药，必危之道也。仲仪以平日深信，径取前药不疑，然疾势尚未著也。及日西忽发大热，身重如巨石，头在枕上，两人始能扶动，人事沉困，举家惶乱，茫茫服完表里二剂，次早诊时，即能起身出房，再与参附药三剂全安。若不辨证用药，痢疾门中，几曾有此等治法乎？况于疾病未著而早见乎？

又周信川，年七十三岁，平素体坚，不觉其老，秋月病痢，久而不愈，至冬月成休息痢，一昼夜十余行，面目浮肿，肌肤晦黑，求治于余。诊其脉沉数有力，谓曰：此阳邪陷入于阴之证也，吾当以法治之，尚可痊愈。明日吾自袖药来面治，于是以人参败毒散本方煎好，用厚被围椅上坐定，置火其下，更以布条卷成鹅蛋状，置椅褥上垫定肛门，使内气不得下走，然后以煎药滚热与服，良久又进前药，遂觉皮间有津津微润，再溉以滚汤，教令努力忍便，不得移身。如此约二时之久，皮间津润总未干，病者心躁畏热，忍不可忍，始令连被卧于床上，是晚止下痢二次，以后改用补中益气汤一昼夜，止下三次，不旬日而痊愈。盖内陷之邪，欲提之转从表出，不以急流挽舟之法施之，其趋下之势，何所底哉。闻王星宰世兄，患久痢，诸药不效，苏郡老医进以人参败毒散，其势差减，大有生机，但少此一段斡旋之法，竟无成功。故凡遇阳邪，陷入阴分，如久疟久痢久热等证，当识此意，使其缓缓，久久透出表外，方为合法，若急而速，则恐才出又入，徒伤其正耳。

又朱孔阳年二十五岁，形体清瘦，素享安佚，夏月因构讼，奔走日中，暑湿合内郁之火，而成痢疾，昼夜一二百次，不能起床，以粗纸铺于褥上，频频易置，但饮水而不进食，其痛甚厉，肛门如火烙，扬手踢足，躁扰无奈。余诊其脉，弦紧劲急，不为指挠。谓曰：此证一团毒火，蕴结在肠胃之内，其势如焚，救焚须在顷刻，若二三日外，胃肠朽腐矣。于是大黄四两，黄连、甘草各二两，入大沙锅内煎，随滚随服，服下人事稍宁片刻，少顷仍前躁扰，一昼夜，服至二十大碗，大黄俱已煎化，黄连、甘草俱煎至无汁。次日病者再求前药，余诊毕，见脉势稍柔，知病可愈，但用急法，不用急药，遂改用生地、麦门冬各四两，另研生汁，而以天花粉、牡丹皮、赤芍、甘草各一两，煎成和汁，大碗咽之，以其来势暴烈，一身津液，随之奔竭，待下痢止，然后生津养血，则枯槁一时难回。今脉势既减，则火邪俱退，不治痢而痢自止，岂可泥滞润之药，而不急用乎？服此药果然下痢尽止，但遗些少气沫耳。第三日思食豆腐浆，第四日略进陈仓米清汁，缓缓调至旬余，方能清谷，亦见胃气之存留一线者，不可少此焦头烂额之客耳。

又陈汝明病痢，发热如蒸，昏沉不食，重不可言，至第三日危急将绝，方请余诊。其脉数大空虚，尺脉倍加洪盛，谓曰：此两证而凑于一时之证也，内有湿热，与时令外热相合，欲成痢证尚不自觉，又犯房劳，而为骤寒所乘，以故发热身重，不食昏沉，皆属少阴肾经外感，少阴受邪，原要下痢清白，此因腹中湿热，已蒸成猪肝鱼脑败浊之形，故色虽变而下痢则同也。再用痢疾门药一剂，即刻不救矣。遂忙以麻黄附子细辛汤一剂与之，表散外邪，得汗后热即微减，再以附子理中汤连进二剂，热退身轻能食，改用黄连理中汤丸，服至旬日全安。

又叶茂卿幼男痢病，噤口发热十余日，呕哕连声不断，诊其关脉上勇而无根，再诊其足脉，亦上勇而无根，谓其父曰：此非噤口痢之证，乃胃气将绝之证也。噤口痢者，虚热在胃，壅遏不宣，故觉其饱而不思食，治宜补虚清热两法，此伤于苦寒之药，不能容食，治惟有专专温补一法而已。于是以理中汤连投二剂，不一时痢下十余行，遍地俱污，茂卿恐药不对证，求更方。余曰：吾意在先救胃气之绝，原不治痢即治痢，人之大小肠盘叠腹中甚远，虽神丹不能遽变其粪，今借药力催之速下，正为美事，焉可疑之。遂与前药连服三日，人事大转，思食不饱，痢势亦减，四日后，止便糟粕，以补中益气汤调理旬日全安。此可见小儿之痢，纵唉伤胃者多，内有积热者少，尤不宜轻用痢疾门中通套治法也。

又浦君艺病痢疾，初起有表邪未散，而误用参术固表，使邪气深入，又误服黄连凉解，大黄推荡，治经月余，胃气不运，下痢一昼夜百余行。一夕呕出从前黄连药汁三五碗，呕至二三次后，胃与肠遂打为一家，内中幽门、阑门洞开无阻，不但粥饮直出，即人参浓膏才吞入喉，已汩汩从肠奔下。危急之中，诸昆玉及内戚俱探余曰：此证可无恐乎？余曰：在此用药，便有可恃，吾岂不知病势之危，但无别人可任，姑以静镇之，而殚力以报知己耳。于是以大剂四君子汤，煎调赤石脂、禹余粮二味，连连与服，服后其下奔之势少衰，但腹中痛不可忍。君艺曰：前此下痢虽多，然尚不痛，服此药而痛增，未可再服矣。余曰：此正所谓通则不痛，痛则不通之说也，不痛则危，痛则安，何乐而不痛耶。仍以前药再进，俟势已大减，才用四君子倍茯苓，十余剂全安。

便后寒热

李先生玉体清瘦，淡泊宁静以御神，病邪无从窃入，虽食饮素约，然三日始一更衣，出孔比入孔尤约，故精神有余，足以虑周当世，而中外倚毗壮猷也。偶因大便后寒热发作有时，颇似外感，其实内伤非感也，缘素艰大便，努挣伤气，故便出则阴乘于阳而寒，顷之稍定，则阴复胜阴而热也。若果外感之寒热，何必大便后始然耶？此时但宜以和平之剂，治内伤，补养元气为上，加入外感药，驱导兼行，必致内伤转增。奈何先生方欲治肠中之燥，医家又欲除内蕴之湿，不思肠燥为相之恒，可以不治，即治之不过润肠生血，亦无不可，若乃见为湿热，而用滑利之药以驱导之，则误甚矣。益瘦人身中，以湿为宝，有湿则润，无湿则燥，今指燥为湿，是指火为水也。且膀胱者水道也，大肠者谷道也。以三日一便之肠，误用滑药，转致澼出无度，犹不悔悟，每一大遗，辄矜祛湿之力，世间岂有湿从谷道而出之理哉？不过因主人暂快大肠之润，而谬饰其词耳。讵知沧海不足以实漏卮而元气日削乎？始知阴阳交胜者，渐至交离，而阴从泻伤，阳从汗伤，两寸脉浮而空，阳气越于上，关尺脉微而细，阴气越于下，不相维附，势趋不返矣。然汗出尚有时，而下痢则无时，究竟阴阳之气，两竭于下，便出急如箭，肛门热如烙，此时尚以滑石、木通、猪苓、泽泻等，分利小水以止泄，不知阴虚自致泉竭，小便从何得来？止令数十年大肠之积蓄尽空，仰给于胃脘，食入毋俟停留，已挈柄而淠之下注。久久胃不能给，遂将肠中自有之垢，暗行驱下，其臭甚腥，色白如脓，垢尽而肠气亦不留。只是周身元气至宝，坐耗于空虚之府，非不服人参大补。然药力入胃则肠空，入肠则胃空，便出则肠胃俱空，由是下空则上壅，胸膈不舒，喉间顽痰窒塞，口燥咽干，彻夜不寐，一切食物，惟味薄质轻者，胃中始爱而受之。此时尚图养血安神，调脾祛痰，旷日缓治，其不达时宜也，甚矣。夫宣房瓠子之决，天子公卿，咸轻掷金马璧鸡奠之，以策群力，而襄底定，请以朝廷破格之法，而通于医药可乎？草野罔识忌讳，或者可与图功耳。方用人参、白术、甘草、山茱萸、五味子、宣木瓜、白芍药、升麻、赤石脂、禹余粮、人参、白术、茯苓、甘草为四君子汤理脾胃之正药也，而不用茯苓者，以其淡渗，恐伤阴也。而用山茱萸以收肝气之散，五味子以收肾气之散，宣木瓜以收胃气之散，白芍药以收脾气及脏气之散，合之参术之补，甘草之缓，升麻之升，阴阳两和，俾元气上者下而下者上，团聚于中不散，斯脉不至上盛，腹不至雷鸣，汗不至淋漓，肛不至火热，食饮自加，便泄自止。是收气之散，而吃紧关头，故取四味重复借其专力，至于用涩以固脱，药味多般不同，此用禹余粮、石脂者，取其专固下焦之脱也。况肠胃之空，非二味不填，肠垢已去，非二味不复，其黏着之性，所谓下焦有病人难会，须用禹余粮、赤石脂者，以是故也。又况误以石之滑者伤之，必以石之涩者救之，尤有同气相求之义耶。所以必用大剂药料煎浓膏，调二味服下，恐药力转薄，不遂其留恋，故以啜羹之法用之，取其久停；又以饮醴之法用之，取其缓入，非谓一饮尽剂，强以所难也。先生弗解其意，见药剂过重，谓为难用；医者见二味涩药，从旁破为不可用，不知十剂中，涩居其一，如七曜经天，何可少一曜耶？且石脂不过土之赤者也，余粮不过土之外刚内柔者也。中州土病，而引土为治，尚谓不宜，则诸草木之根荄，更无取矣！东海西海，天下后世，有明者出焉，理自相同，光不自掩，必求行其所知，则贱者售而病乃殆矣。谓之何哉？先生闻名而请，极其敬重，及见议病议方，反多疑意，不才即于方末，慨叹数语，飘然而别。次日先生语戚友云：昨之论辨甚明，但石脂、余粮生平未曾服过，即娄中医者，亦未曾用过，只得附未达不敢尝之义。华天御孝廉荐治陈彦质之病，比先生更重几倍，石脂、余粮而收成功，具案其存，可覆阅也。其后往郡迎医，用补剂稍效，然不善于补，转致夜间健食，脾气泄露无余，肛门火烙，阳气下陷，久而不升，遂成肾痈。竟付外科治瘳，吁嗟！先生独何不身事视国也哉。

血　证

陈彦质患肠风下血，近三十年，体肥身健，零星去血，旋亦生长，不为害也。旧冬忽然下血数斗，益谋虑忧郁，过伤肝脾，肝主血，脾统血，血无主统，故出之暴耳。彼时即宜大补急固，延至春月则木旺土衰，脾气益加下溜矣。肝木之风，与肠风交煽，血尽而下尘水，水尽而去肠垢，垢尽而吸取胃中所纳之食，汩汩下行，总不停留变化，直出如前，以致肛门脱出三五寸，无气可收，每以热汤浴之，睁叫托入，顷之去后，其肛复脱；一昼夜下痢二十余行，苦不可言，面色浮肿，夭然不泽，唇焦口干，鼻孔黑煤，种种不治，所共睹矣。仆诊其脉，察其证，因为借箸筹之，得五可治焉。若果阴血脱尽，则目盲无所视，今双眸尚炯，是所脱者下焦之阴，而上焦之阴犹存也，一也；若果阳气脱尽，当魄汗淋漓，目前无非鬼像，今出汗不过偶有，而见鬼亦止二次，是所脱者脾中之阳，而他脏之阳犹存也，二也；胃中尚能容谷些少，未显呕吐哕逆之证，则其连脏腑，未至交绝，三也；夜间虽艰于睡，然交睫时亦多，更不见有发热之时，四也；脉已虚软无力，而激之间亦鼓指，是禀受原丰，不易摧朽，五也；但脾脏大伤，兼以失治旷日，其气去绝不远耳。经云：阳气者如天之与日，失其所，则折寿而不彰。今阳气陷入阴中，大便热气从肛门泄出，如火之烙，不但失所已也。所以犹存一线生意者，以他脏中未易动摇，如辅车唇齿，相为倚藉，供其绝之耳。夫他脏何可恃也，生死大关，全于脾中之阳气复与不复定之，阳气微复，则食饮微化，便泄微止，肛门微收；阳气全复，则食饮全化，便泄全止，肛门全收矣。然阴阳两竭之余，偏驳之药，既不可用，所藉者必参术之无陂，复气之中，即寓生血，始克有济，但人参力未易辨，况才入胃，即从肠出，不得不广服以继之，此则存乎自裁耳。于是以人参汤调赤石脂末，服之稍安，次以人参、白术、赤石脂、禹余粮为丸，服之全愈。其后李萍槎先生之病，视此尚轻数倍，乃见石脂、余粮之药，骇而不用，奈之何哉？奈之何哉！

黄湛侯素有失血病，一晨起至书房，陡爆一口，倾血一盆，喉间气涌，神思飘荡，壮热如蒸，颈筋粗劲，诊其脉，尺中甚乱。曰：此昨晚太犯房劳，自不用命也。因出验血，见色如太阳之红，其仆云：此血如宰猪后半之血，其来甚远，不识痴人有此确喻。再至寝室，谓曰：少阴之脉，系舌本。少阴者，肾也。今肾中之血，汹涌而出，舌本已硬，无法可以救急。因谛思良久，曰：只有一法，不得已用丸药一服，坠安元气，若气转丹田，尚可缓图。因煎人参浓汤下黑锡丹三十粒，喉间汩汩有声，渐下入腹，顷之舌柔能言，但声不出。余急用润下之剂，以继前药，遂与阿胶一味，重两许，溶化，分三次热服，溉以热汤，半日服尽，身热渐退，颈筋渐消，进粥与补肾药，连服五日，声出喉清，人事向安。但每日尚出深红之血盏许，因时令太热，遵《内经》热淫血溢，治以咸寒之旨，于补肾药中，多加秋石，服之遂愈。

闻君求有失血疾，时一举发，其出颇多，咳嗽生痰，上气，面青少泽，其脉厥阴肝部独伤，原于忿怒之火无疑，合色脉谛详，总是阴血不足也。但从前所用之药，本以生血，反滋其痰；本以驱痰，转耗其血，似是而非，谁其辨之。夫脉之充也，色之华也，皆气与血为之也。以脱血故，致令气亦易脱，每每上升，胸膈喘促胀闷，不利于语言行持，虽举发有时，然非细故矣。乃用行气药以取快，何异操刀使割耶？诚欲气不上升，无过于血日滋长，暗将浮游之气，摄入不息之途，乃为良治。然胸膈肺胃间顽痰胶结，既阻循环，又难培养，似乎痰不亟治，别无生血之法矣。不知此证而欲治痰，痰未必除，气已先尽，不得之数也。从来痰药入腹，其痰不过暂开复闭，劳而无功。吾于此每用乘机利导之法，先以微阳药开其痰，继以纯阴峻投，如决水转石，亟过痰之关隘，迨至痰之开者复闭，所用生血之药，早已从天而下，日绩一日，久久而血生，血生而气返血室，如浪子归家，转能兴家，所藉以骗胶结之痰者，即此气也。此际始加除痰之药，庶几痰去气存，累年之疾，至是始得痊安耳。然饮食最宜致慎，不但肥甘生痰，厚味伤阴已也。人身自平旦至日中，行阳二十五度，饮食易消，故不成痰，自日中至合夜，行阴二十五度，饮食不消，故易成痰。释教以过午戒食，其大药王护身之一则欤！进之调摄，尤为紧关。盖贤人尝以秋冬养阴，秋者于时为收，冬者于时为藏，法天地之收藏，而宁茹勿吐，宁拒勿迎，宁早卧，毋早兴，蛰虫尚知闭户，岂君子可无居室之功耶？况乎欲血不再脱，尤贵退藏于密耶；又况乎厥阴肝木受病，其憔悴之色，见于三时者，犹可诿之病色，至春月发荣之时，更何诿耶？然春月之荣，不至春月始也，始于秋冬收藏之固。设冬月水脏所储者少，春月木即欲发荣，其如泉竭，不足以溉苞稂何？故失此不治，至春病危始图之，则万无及矣！

顾枚先年二十余岁，身躯肥大，平素嗜酒，迩来鳏居郁郁。壬午孟夏，患失血证，每晚去血一二盏，至季夏时，去血无算。面色不见憔悴，肌肉不见消瘦，诊其脉亦不见洪盛，昼夜亦不见寒热，但苦上气，喘促，夜多咳嗽，喉间窒塞，胸前紧逼，背后刺胀，腹中闷痛躁急。多怒医以人参、阿胶治血失成法，用之月余，逾增其势，更医多方，以图用膏子之润上，而气时降也，用牛膝、黄柏之导下，而血时息也，及服酒研三七少许，则血止而咳亦不作，但未久，血复至，咳复增，又以为龙雷之火所致，思用八味丸中之些微附桂，以引火归原，总由未识病情也。请因是证，而益广病机焉。人身血为阴，男子不足于阴，故以血为宝，是以失血之证，阴虚多致发热，面色多致枯黑，肌肉多致消瘦。今病者不然，岂其有余于血哉？以病为饮醇伤胃，胃为水谷之海，多气多血，二十余年，水谷充养之精华，以渐内亏，而外不觉也。胃脉从头至足，本下行也，以呕血之故，逆而上行，则呼吸之者，必至喘急矣。胃之气传入大小肠膀胱等处，亦本下行也，以屡呕之故，上逆而不下达，则肠腹之间，必致痛闷矣。胃气上奔，呕逆横决，则胸中之气必乱，至于紧逼痛楚，则乱之甚矣。胃中之位舍有限，已乱之气，无处可容，势必攻入于背，以背为胸之府也。至于肩髃骨空，钻如刀刺，则入之深矣。故一胃耳，分为三脘，上脘气多，下脘血少，中脘气血俱多，今胃中既乱，气血混矣。不但胃也，胃之上为膈，其心烦多怒者，正《内经》所谓血并于膈之上，气并于膈之下，自然血倒矣。所以《内经》又言血并于阳，气并于阴，乃为热中。又言瘅成为消中，瘅即热也。消中者，善食多饥，而饥肉暗减也。病者之嗜饮，为热积胃中，其不病消中，而疾呕血者何耶？《内经》又胃脉本宜洪盛，反得沉细者，为胃气已逆，若人迎脉盛，则热聚于胃，而内生瘅。今胃脉已见沉细，其不成胃瘅，而成呕血者，又何耶？不知病者呕血之源，与上二者同出异名耳。热积于中即为消，血积于中即为瘅，而随积随呕，则为此证，揆其致此之由，必以醉倒入房而得之。盖人身气动则血动，而构精时之气，有乾坤鼓铸之象，其血大动，精者血之所化也。灌输原不止胃之一经，独此一经所动之血，为醉饱之余所阻，不能与他经之血，缉续于不息之途，是以开此脱血一窦，今者竟成熟路矣。欲治此证，不如此其分经辨证，何从措手乎？岂惟经也。络亦宜辨，胃之大络，贯膈络肺，不辨其络，亦孰知膈间紧迫，肺间气胀痰胶，为胃病之所传哉？当此长夏土旺，不惟母病，而子失养，抑且母邪尽传于子，至三秋燥金司令，咳嗽喘满之患必增，不急治之，则无及矣。今岁少阴司天，少阴之上，热气主之，运气热也，夏月适当暑热，时令热也，而与胃中积热，合煽其虐，不治其热，血必不止，然不难血之止也。第患其止而聚也，聚于中为虫为瘕，犹缓也；聚于上为喘为厥，则骤也。惟遵《内经》热淫血溢，治以咸寒之旨为主治，咸能走血，寒可胜热，庶于消渴痈疽两患，可无妨碍。然必先除经病，务俾经脉下走，经气下行，后乃可除络中之病，譬沟渠通而行潦始消也，未易言也。病者呕血经久，无法可止，父兄敦请仆往救治，告以必须议定病，不议药方，能用予，乃定是案。用玄明粉化水煮黄柏，秋石化水煮知母，以清解蕴热而消瘀化瘕，加甘草以调其苦，独取咸寒气味，进四剂而血止，可谓神矣！医者果然破药性太寒，渠家果不终其用。延至八月，病者胸胁高肿数围，肺内生痈，寒热大作，喘咳不休，食饮不入，俯几不敢动移，以致瘃肉磨穿，危在呼吸，百计强与医治，断不应命。父兄因生仇恨，再求为其所难，以曲尽人情，只得极力治之，变证蜂出，通计免于五死而得五生，病者不可兼啖生冷，肺复生痈，一夕呕痰，如猪胆状者，百十余枚，一脏两伤，竟至不起，仆焦劳百日，心力俱殚，第无如末流难挽何哉！

顾季掖乃室，仲夏时孕已五月，偶尔下血，医以人参、阿胶勉固其胎。又经一月身肿气胀，血逆上奔，结聚于会厌，胸膈间食饮才入，触之痛楚，转下艰难，稍急即连粒呕出，全如噎证。更医数手，咸以为胎气上逼，脾虚作肿而成膈噎也。用人参之补，五味之收为治，延至白露节，计孕期已八月，而病造极中之极，呼吸将绝，始请余诊。毫不泄露病状，其脉尺部微涩难推，独肺部洪大无伦，其喘声如拽锯，其手臂青紫肿亮，若殴伤色。余骇曰：似此凶证，何不早商？季掖曰：昨闻黄咫旭乃室，有孕而膈噎，得遇良治而愈，是以请救，但内子身肿气急，不识亦可疗否。余曰：此证吾视若悬鉴，不必明言，以滋惊恐，以善药一二剂，其下闭上壅可也。季掖必求病名，余曰：上壅者以肺脉之洪大，合于会厌之结塞，知其肺当生痈也；下闭者以尺脉之微涩，合于肉色之青肿，知其胎已久坏也；善药者，泻白散加芩、桔之苦以开之，不用硝、黄等厉药也。服一大剂，腹即努痛，如欲产状。季掖曰：产乎？余曰：肺气开而下行，数时闭拒，恶秽得出可也，奚产之云！再进一剂，身肿稍退，上气稍平，下白污如脓者数斗，裹污胎而出，旬余尚去白污，并无点血相间，可知胎污腹中，已近百日，荫胎之血，和胎俱化为脓也。病者当时，胸厌俱开，连连进粥，神思清爽。然污胎虽去，而秽气充斥周身，为青肿者未去也；胸厌虽宽，而肺气壅遏，为寒热咳嗽者未除也。余认真一以清肺为主，旬余果获全痊。

姜宜人得奇证，简《本草经疏》治交肠用五苓散之说，以为神秘。余见之辨曰，交肠一证，大小二便，易位而出，若交肠然，古用五苓治之，专为通前阴而设也。若此证闭在后阴，二便俱从前阴而出，拟之交肠，诚有似是而非者。况交肠乃暴病骤然而乱气于中，此证乃久病，以渐而血枯于内，有毫厘千里之不同，安得拟之？原夫疾之所始，始于忧思，结而伤脾，脾统血者也。脾伤则不能统摄而错出下行，有若崩漏，实名脱营，脱营病宜大补急固。乃误认为崩漏，以凉血清火为治则脱出转多，不思天癸已尽，潮汛已绝，万无是病，其年高气弱，无血以实漏卮者，毫不念也。于是胞门子户之血，日渐消亡，势不得不借资不仰给矣。借资于大肠，转将大肠之血，运输而渗入胞囊，久之大肠之血亦尽，而大肠之气，附血而行者，孤而无主，为拳为块，奔疼涣散，与林木池鱼之殃祸同矣。又如救荒者，剥邻国为立尽之墟，所不顾矣。犹未也，仰给于胃脘，转将胃脘之血，吸引而渗入胞囊，久之胃脘之血亦尽，下脱之血，始无源自止。夫胃脘之血，所以荣周身而灌百脉者，今乃暗归乌有，则苞粮失润，而黍离足忧，血尽而止，较之血存而脱，又倍远矣。故血尽然后气乱，气乱然后水谷舍故趋新，舍宽趋隘，江汉两渠，并归一路，身中为之大乱，势必大肠之故道复通，乃可拨乱返治，与五苓一方全无干涉，又况水谷由胃入肠，另有幽门，泌别清浊。今以渗血之故，酿为谷道，是幽门辟为坦径矣。尚可用五苓再辟之乎？又况五苓之劫阴为亡血家所深戒乎？今之见一病辄有一药横于胸中，与夫执成方奉为灵秘者，大率皆误人者也。若宜人之病，余三指才下，便问曰：病中多哭泣否？婢媪曰：时时泣下。乃知脏躁者多泣，大肠方废而不用也，交肠云乎哉？今之大肠之脉累累而现于指，可虞之时，其来春枣叶生乎，枣叶生而言果验。

肺　痈

陆令仪尊堂，平日持斋，肠胃素枯，天癸已尽之后，经血犹不止，似有崩漏之意。余鉴姜宜人交肠之流弊，急为治之，久已痊可。值今岁秋月，燥金太过，湿虫不生，无人不病咳嗽，而尊堂血虚津枯之体，受伤独猛，胸胁紧胀，上气喘急，卧床不宁，咳动则大痛，痰中带血而腥，食不易入，声不易出，寒热交作。而申西二时，燥金用事，诸苦倍增，其脉时大时小，时牢时伏，时弦紧，服清肺药，如以勺水沃焦，无裨缓急。诸子彷徨无措，知为危候。余方明告以肺痈将成，高年难任，于是以葶苈大枣泻肺汤，先通其肺气之壅，即觉气稍平，食稍入，痰稍易出，身稍可侧，大有生机。余曰：未也，吾见来势太急，不得已而取快于一时，究竟暂开者，易至复闭，迨复闭则前法不可再用，迄今乘其暂开，多方以图，必在六十日后，交冬至节，方是愈期。盖身中之燥，与时令之燥，胶结不解，必是燥金退气，而肺金乃得安宁耳。令仪昆季极恳专力治之，此六十日间，屡危屡安，大率皆用活法斡旋，缘肺病不可用补，而脾虚又不能生肺，肺燥喜于用润，而脾滞又艰运食。今日脾虚之极，食饮不思，则于清肺药中，少加参术以补脾，明日肺燥之极，热盛咳频，则于清肺药中少加阿胶以润燥，日续一日，扶至立冬之午刻，病者忽然云，内中光景大觉清爽，可得生矣。奇哉！天时之燥去，而肺金之燥遂下传于大肠，五六日不一大便，略一润肠，旋即解散，正以客邪易去耳。至小雪，康健加飧，倍于曩昔，盖胃中空虚已久，势必加飧，复其水谷容受之常，方为全愈也。令仪昆季咸录微功，而余于此证有遐思焉。语云：宁医十男子，莫医一妇人，乃今宁医十妇人，不医一男子矣。

膈

李思萱室人有孕，冬日感寒，至春而发，初不觉也。连食鸡面、鸡子，遂成夹食伤寒，一月才愈，又伤食物，吐泻交作，前后七十日，共反五次，遂成膈症，滴饮不入。延诊时，其脉上涌而乱，重按全无，呕喘连绵不绝，声细如虫鸣，久久方大呕一声。余曰：病者胃中全无水谷，已翻空向外，此不可救之症也。思萱必求良治，以免余憾。余筹划良久，因曰万不得已，必多用人参。但才入胃中即从肠出，有日费斗金，不勾西风一浪之譬，奈何？渠曰：尽在十日之内，尚可勉备，余曰足矣。乃煎人参汤，调赤石脂末以坠安其翻出之胃，病者气若稍回，少顷大便气即脱去。凡三日，服过人参五两，赤石脂末一斤，俱从大便泻出，得食仍呕，但不呕药耳。因思必以药之渣滓，如糍粥之类与服，方可望其少停胃中，顷之传下，又可望其少停肠中，于是以人参、陈橘皮二味，煎如芥子大，和粟米同煎作粥，与服半盏，不呕，良久又与半盏，如是再三日，始得胃舍稍安。但大肠之空，尚未填实，复以赤石脂末为丸，每用人参汤吞两许，如是再三日大便亦稀，此三日参橘粥内，已加入陈仓米，每进一盏，日进十余次，人事遂大安矣。仍用四君子汤丸调理，通共去人参九两痊愈，然此亦因其胎尚未坠，有一线生气可续，故为此法以续其生耳，不然者用参虽多，安能回元气于无何有之乡哉？后生一子小甚，缘母疾百日失阴之故。叶氏妇亦伤寒将发，误食鸡面鸡子，大热喘胀，余怜其贫甚，病正传阳明胃经，日间与彼双表去邪，夜间即以酒大黄、玄明粉，连下三次。大便凡十六行，胎仍不动，次早即轻安，薄粥将养，数日全愈。此盖乘其一日骤病，元气太旺，尽驱宿物以免缠绵也。设泥有孕，而用四物药和合下之，则滞药反为食积树党矣。

咫旭乃室病膈气，二十余日，饮粒全不入口，延余诊时，尺脉已绝而不至矣。询其二便，自病起至今，从来一通，止是一味痰沫上涌，厌厌待尽，无法以处，邑庠有施姓者，善决生死，谓其脉已离根，顷刻当坏。余曰：不然。《脉经》明有开活一款云：上部有脉，下部无脉，其人当吐，不吐者死，是吐则未必死也，但得天气下降，则地道自通，故此症倍宜治中，以气高不返，中无开合，因成危候，待吾以法缓缓治之，自然逐日见效。于是始独任以观验否，乃遂变旋覆代赭成法，而用其意不泥其方，缘女病至尺脉全无，则莫可验其受孕，万一有而不求，以赭石、干姜辈伤之，呼吸立断矣。姑阙疑以赤石脂易赭石，煨姜易干姜，用六君子汤，加旋覆花煎调服下，呕即稍定。其岳父见用人参，以为劫病而致憾。余曰：无恐也。治此不愈，愿以三十金为罚，如愈，一文不取。乃全神照应，药必亲调，始与服之，三日后渐渐不呕，又三日后，粥饮渐加，举家称快，但病者全不大便，至是已月余矣。一则忧病之未除，再则忧食之不运，刻刻以通利为嘱。余曰：脏气久结，食饮入胃，每日止能透下肠中一二节，食饮积之既久，脏气自然通透，原议缓治，何得急图耶？举家金以余为不情，每进诊脉，辄闻病者鼻息之扬，但未至发声相詈耳。盖余以归地润肠之药，恐滞膈而作呕，硝石、大黄通肠之药，恐伤胎能殒命，姑拂其请，坚持三五日，果气下肠通而病全瘳矣。病瘳而其家窃议曰：一便且不能通，曷贵于医耶。月余腹中之孕，果渐形著。又议曰：一孕且不能知，安所称高耶？呼嗟！余之设诚而行，以全人夫妻子母，而反以得谤也，岂有他哉？惟余得谤当世之所谓医者，然后乃得名耳。

倪庆云病膈气十四日，粒米不入咽，始吐清水，次吐绿水，次吐黑水，次吐臭水，呼吸将绝，医已歇手。余适诊之，许以可救，渠家不信。余曰：尽今一昼夜，先服理中汤六剂，不令其绝，来早转方，一剂全安。渠家曰：病已至此，滴水不能入喉，安能服药六剂乎？余曰：但得此等甘温入口，必喜而再服，不须过虑。渠诸子或痒或弁，亦知理折。金曰：既有妙方，何不即投见效，必先与理中，然后乃用，此何意耶？余曰：《金匮》有云：病人噫气不除者，旋覆代赭石汤主之。吾于此病分别言之者，有二道：一者以黑水为胃底之水，臭水为肠中之水，此水见出，则胃中之津液，久已不存，不敢用半夏以燥其胃也；一者以将下之气，止存一丝，以代赭堕之，恐其立断，必先以理中分理阴阳，俾气易于降下，然后代赭得以健奇奏续，一时之深心，即同千古之已试，何必更疑。及简仲景方，见方中用煨姜，而不用干姜，又谓干姜比半夏性更燥而不敢用。余曰：尊人所噫者，下焦之气也；所呕者，肠中之水也，阴乘阳位，加以日久不食，诸多蛔虫，必上居膈间，非干姜之辣，则蛔虫不下转，而上气亦必不下转，妙处正在此，君曷可泥哉？诸子私谓言却大而非夸者，此公颇似，姑进是药，观其验否。进后果再索，药三剂后，病者能言，云内气方接，但恐太急矣，天明再服后，且转方为妥。至次早未及服药，复请前医参酌，众医交口诽谤，渠家并后三剂，不肯服矣。余持前药一盏，勉令服之。曰：吾即于众医前，立地转方，顷刻见效，再有何说？乃用旋覆花一味煎汤，调代赭石末二茶匙与之，才一入口，病者曰：好药，吾气已转入丹田矣，但恐此药难得。余曰：易耳。病者十四日，衣不解带，目不交睫，惫甚，因图脱衣安寝，冷气一触，复呕，与前药立止；思粥，令食半盏，渠饥甚，竟食二盏，少顷已食六盏，复呕，与前药立止；又因动怒以物击婢，复呕，与前药立止；已后不复呕，但困倦之极，服补药二十剂，丸药一斤，将息二月，始能远出，方悔从前少服理中之剂耳。

过饮滚酒，多成膈证，人皆知之，而所以然之理不达也。盖膈有二种，一者上脘之艰于纳，一者下脘之艰于出耳。因人之胃中，全是一团冲和之气，所以上脘清阳居多，不觉其热，下脘浊阴居多，不觉其寒，即时令大热，而胃中之气不变为热，时令大寒，而胃中味气不变为寒，气味冲和，故但能容物不能化物，必藉脾中之阳气入胃，而运化之机始显，此身中自然之造化也。麦蘖之性，极能升腾，日饮沸酒不辍，势必将下脘之气，转升于中上二脘，而幽门之口，闭而不通者有之，且滚酒从喉而入，已将上脘炮灼，渐有腐肉之象，而生气不存，窄隘有加，止能咽末，不能纳谷有之，此其所以多成膈证也。若夫药热之性，其伤人也必僭，以火曰炎上也；寒药之性，其伤人也必滥，以水曰润下也。不僭不滥，而独伤中焦冲和之气者，必无之理也。设果服附子，能成膈患，去年劝勿饮热酒时，何不蚤言？而治钱州尊失血，大剂倍用，又何自戾耶？赤土不容朱砂，巧于用谮，此方之不我毂者，岂偶哉？

耳 鸣

人身有九窍。阳窍七，眼耳鼻口是也；阴窍二，前后二阴是也。阳气走上窍，而下入于阴位，则有溺泄腹鸣之候。阴气走下窍，而上入于阳位，则有窒塞耳鸣之候。故人当五十以外，肾气渐衰于下，每每从阳上逆。而肾之窍开于耳，耳之聪司于肾，肾主闭藏，不欲外泄。因肝木为子疏泄母气，而散于外，是以谋虑郁怒之火一动，阴气从之上逆，耳窍室塞不清，故能听之近不碍，而听远不无少碍。高年之体，大率类然，然较之聋病，一天一渊。聋病者，窍中另有一膜，遮蔽外气不得内入，故以开窍为主。而方书所用石菖蒲、麝香等药，及外填内攻等法者，皆为此而设。至于高年阴气不自收摄，越出上窍，此理从无一人会及，反以治少壮耳聋药，及发表散气药，兼带阴虚为治，是以百无一效。不知阴气至上窍，亦隔一膜，不能越出窍外，止于窍中，汩汩有声，如蛙鼓蚊锣，鼓吹不已。以故外入之声，为其内声所混，听之不清。若气稍不逆上，则听稍清，风全不逆上，则听全清矣。不肖悟明此理，凡治高年逆上之气，屡有奇效。方中大意，全以磁石为主，以其重能远下，性主下吸，又能制肝木之上吸故也。而用地黄、龟胶群阴之药补之，更用五味子、山茱萸之酸以收之，令阴气自旺于本宫，不上触于阳窍，由是空旷无碍。耳之于声，似谷之受响，万籁之音，尚可细聆，岂更与人声相拒，艰于远听耶？此实至理所在，但医术浅薄之辈，不能知之。试观人之收视而视愈明，反听而听愈聪者，然后知昌之所言非臆说也。后至冬初以脾约便艰，再召诊视，进苁蓉、胡麻、山药、首乌等，四剂则润。盖缘肠中少血多风，与药适宜，故效敏耳。自是益加信悦，时沐枉驾就间，披衷相示。冬尽偶因饱食当风，忽然一吐，倾囊而出，胃气大伤，随召诊问，体中微似发热，左关之脉甚大，自云始先中脘不舒，今觉气反攻左，始用梨汁不投，今用蔗浆稍定，不知此何症也？昌因断曰：此虚风之候也。以胃中所受之水谷，出尽无留，空虚若谷，而风自内生，兼肠中久蓄之风，乘机上入，是以胃中不安。然风入于胃，必左投肝木而从其类，是以气反攻左，而左脉即为之大且劲。《内经》云，风淫于内，治以甘寒。梨汁蔗浆俱甘寒对症之物，而一效一不效者，又可知胃中气虚已极，不耐梨性之达下，而喜蔗性之和中也。于是以甘寒一派之药定方，人参、竹沥、麦冬、生地黄之属，众议除参不用，服后腹中瓜瓜有声，呕出黄痰少许，胸中遂快，次早大便亦通，症似向安。然有可怪者，本是胃经受病，而胃脉反不见其病，只是上下两傍，心肾肝肺之脉，时时另起一头，不安其常，因为剖心争论，谓此非上下两旁之见病端也，乃中央气弱不能四迄，如母病而四子失乳，故现饥馁之象耳。观公祖自云：口中之味觉淡，又云：水到喉管，即往往不肯下行，明明是胃中之气，不转宿水留住喉间，不能更吞新水耳。宜急用四君子汤，以理胃气，则中央之枢轴转，而四畔之机关尽利，喉管之水气不逆，而口中之淡味亦除矣。如不见信，速请明者商之，不便在此羁时误事也。然而言过激烈，反怪为故意惊骇。改召二医，有谓中风者，有谓伤寒者，见各不同，至于人参之不可用则同声和之，谓症之轻而易疗，则同力担之；征用发表之药，即汗出沾濡，又同口赞之。曾不顾已竭之胃气，追之实难，反开关而纵之去，于是气高神荡，呃逆不休矣。再侥幸而投黄连一剂，将绝之系，加极苦以速其绝，二医措手不及，复召昌至，则脉已大乱，如沸如羹，频转频歇，神昏不醒，身强莫移，年寿间一团黑滞，其气出则顺，而入必哕，通计昼夜一万三千五百息，即得一万三千五百哕矣。二医卸祸，谓昌前所议四君子汤，今始可用，吁嗟！呼吸存亡，尚图雍容樽俎乎？据理答之曰：气已出而不入，再加参术之腻，阻立断矣。惟有仲景旋覆代赭石一方可收神效于百一，进一剂而哕势稍减，二剂加代赭石至五钱，哕遂大减，连连进粥，神清色亮，脉体复转，再用参、苓、麦冬、木瓜、甘草，平调二日，遂康复如初，此盖祖翁少时纯朴不凋，故松柏之姿，老而弥劲，非尽药之功能也。即论药亦非参之力，乃代赭引参下行之力也。祖翁病剧，问昌何为不至，及病间见昌进药，即鼓勇欣尝，抑何见知之深耶！而昌亦得借汤药以行菽水之奉，快矣快矣！

痿 痹

徐岳生躯盛气充，昔年因食指微伤见血，以冷水濯之，遂至血凝不散，肿溃出脓血数升，小筋脱出三节，指废不伸。迩来两足间才至秋月，便觉畏冷，重绵蔽之，外跗仍热，内独觉其寒。近日从踵至膝后，筋痛不便远行，云间老医令服八味丸，深中其意。及仆诊，自云：平素脉难以摸索，乃肝肺二部，反见洪大。大为病进，况在冬月，木落金寒时，尤为不宜，方来之势，将有不可响迩者。八味丸之桂附，未可轻服也。何也？筋者肝之合也，附筋之血，既经食指之扼取，存留无几，不能荣养筋脉；加以忿怒，数动肝火，传热于筋，足跗之大筋得热而短，是以牵强不便于行也。然肝之所主者惟肺，木性畏，金禀令拥戴，若君主然，故必肺气先清，周身气乃下行。今肺脉大，则肺气又为心主所伤，壅窒不清，是以阳气不能下达而足寒也。然则所患虽微，已犯三逆，平素脉细，而今脉大，一逆也。肝脉大而热下传，二逆也。肺脉大而气上壅，三逆也。设误以桂附治之，热者愈热，壅者愈壅，即日便成痿痹矣。此际用药渊乎微乎，有寻常不能测识者！盖筋脉短劲，肝气内锢，须亟讲于金伐木荣之道，以金伐木而木反荣，筋反舒，匪深通玄造者，其孰能知之？然非金气自壅，则木且奉令不暇，何敢内拒！惟金失其刚，转而为柔，是以木失其柔，转而为刚。故治此患，先以清金为第一义也。然清金又先以清胃为第一义，不清其胃，则饮酒焉，而热气输于肺矣；厚味焉，而浊气输于肺矣。药方几何？能盛清金之任哉。金不清，如大敌在前主将懦弱，已不能望其成功，况舍清金而更加以助火烁金，倒行逆施以为治耶，必不得之数矣！翁见药石之言，漫无忌讳，反疑为张大其说，而莫之信，竟服八味丸，一月后，痿痹之情悉著，不幸所言果验。乃卧床一载，必不令仆一见闻，最后阳道尽缩，小水全无，乃肺金之气，先绝于上，所以致此。明明言之，而竟蹈之，奈何奈何！

足　患

钱叔翁太老先生，形体清瘦，平素多火少痰，迩年内蕴之热，蒸湿为痰。辛巳夏秋间，湿热交胜时，忽患右足麻木，冷如冰石。盖热似寒，如暑月反雨冰雹之类，医者以其足跗之冷也。不细察其为热极似寒，误以牛膝、木瓜、防己、加皮、羌、独之属温之，甚且认为下元虚惫，误用附、桂、河车之属补之，以火济火，以热益热。由是肿溃出脓水，浸淫数月，踝骨以下，足背指肿，废而不用，总为误治，而至此极耳。其理甚明，无难于辨。若果寒痰下坠，不过坚凝不散止耳，甚者不过痿痹不仁止耳，何至肿而且溃，黄水淋漓，腐肉穿筋耶！太翁不知为医药所误，乃委咎于方偶神煞所致，岂其然哉！此其伤寒坏证，热邪深入经络而为流注，无少异也。所用参膏，但可专理元气，而无清解湿热之药以佐之，是以未显厥效，以元老之官，不可以理烦剧，设与竹沥同事，人参固其经，竹沥通其络，则甘寒气味，相得益彰矣。徐太掖先生，服人参以治虚风，误佐以附子之热，迄今筋脉短缩，不便行持，亦由不识甘寒可通经络也。且太翁用参膏后，脾气亦既大旺，健运有加矣。此时倘能撙节饮食，使脾中所生之阳气，得专力以驱痰驱热，则痰热不留行，而足患并可结局，乃日食而外加以夜食，虽脾气之旺，不为食所伤，然以参力所生之脾气，不用之运痰运热，止用之以运食，诚可惜也。今者食入亦不易运，以助长而反得衰，乃至痰饮胶结于胸中，为饱为闷为频咳，而痰不应，总为脾失其健，不为胃行津液，而饮食反以生痰，渐渍充满肺窍，咳不易出。虽以治痰为急，然治痰之药，大率耗气动虚，恐痰未出，而风先入也。要惟是以甘寒之药，杜风消热润燥补虚豁痰，乃为合法，至于辛热之药，断断不可再误矣。医者明明见此，辄用桂附无算，想必因脐水易干，认为辛热之功，而极力以催之结局耳。可胜诛哉！

喘　病

人身难治之病有百证，喘病其最也。喘病无不本之于肺，然随所伤而互开，渐以造于其极，惟兼三阴之证者为最剧。三阴者，少阴肾、太阴脾、厥阴肝也。而三阴又以少阴肾为最剧。经云：肾病者善胀，尻以代肿，脊以代头。此喘病兼肾病之形也。又云：劳风发在肺下，巨阳引精者三日，中年者五日，不精者七日，当咳出青黄浓浊之痰，如弹子大者，不出者伤肺，伤肺者死也。此喘病兼肾病之情也。故有此证者，首重在节欲，收摄肾气，不使上攻可也。其次则太阴脾、厥阴肝之兼证亦重，勿以饮食忿怒之故，重伤肝脾可也。若君艺之喘证，得之于髫幼，非有忿怒之伤，止是形寒饮冷，伤其肺耳。然从幼惯生疮疖之后，复生牙痛，脾中之湿热素多，胃中之壮火素盛，是肺经所以受伤之原，又不止于形寒饮冷也。脾之湿热胃之壮火，交煽而互蒸，结为浊痰，溢入上窍，久久不散，透出肺膜，结为窠囊。清气入之，浑然不觉，浊气入之，顷刻与浊痰狼狈相依，合为党羽，室塞关隘，不容呼吸出入。而呼吸正气，转触其痰，齁䶎有声，头重耳响，胸背骨间，有如刀刺，涎涕交作，鼻额酸辛若伤风状。正《内经》所谓心肺有病，而呼吸为之不利也。必俟肺中所受之浊气解散下行，从前后二阴而去，然后肺中之浓痰，咯之始得易出，而渐可相安。及夫浊气复上，则窠囊之痰复动，室塞仍前复举，乃至寒之亦发，热之亦发，伤酒伤食亦发，动怒动气亦发，所以然者，总由动其浊气耳。浊气本居下体，不易犯入清道，每随火势而上腾，所谓火动则气升者，浊气升也。肾火动则寒气升，脾火动则湿气升，肝火动则风气升也。故以治火为先也。然浊气既随火而升，亦可随火而降。乃凝神入气，以静调之，火降而气不降者何耶？则以浊气虽居于下，而肺中之窠囊，实其新造之区，可以侨寓其其中，转使清气逼处不安，亦若为乱者然。如寇贼依山傍险，盘踞一方，此方之民，势必扰乱而从寇也。故虽以治火为先，然治火而不治痰，无益也；治痰而治窠囊之痰，虽治与不治等也。治痰之法，曰驱、曰导、曰涤、曰化、曰涌、曰理脾、曰降火、曰行气，前人之法，不为不详。至于窠囊之痰，如蜂子之穴于房中，如莲子之嵌于蓬内，生长则易，剥落则难。缘其外窄中宽，任行驱导涤涌之药，徒伤他脏，此实闭拒而不纳耳。究而言之，岂但窠囊之中，痰不易除，即肺叶之外，膜原之间，顽痰胶结多年，如树之有萝，如屋之有游，如石之有苔，附托相安，仓卒有难于划伐者。古今之为医者多矣，从无有为此渺论者。仆生平治此症最多，皆以活法而奏全绩。盖肺中浊痰为祟，若牛渚怪物，莫逃吾燃犀之照者，因是旷观病机，异哉！肺金以脾土为母，而肺中之浊痰，亦以脾中之湿为母，脾性本喜燥恶湿，迨夫湿热久锢，遂至化刚为柔，居间用事。饮食入胃，既以精华输我周身，又以败浊填彼窍隧，始尚交相为养，最后挹彼注此彼，专为外邪示岂弟，致使凭城凭社辈，得以久遂其奸。如附近流寇之地，益以巨家大族，暗为输导，其滋蔓难图也。有由然矣。治法必静以驭气，使三阴之火不上升，以默杜外援；又必严以驭脾，使太阴之权有独伸，而不假敌饩。我实彼虚，我坚彼暇，批暇捣虚，迅不掩耳，不崇朝而扫清秽浊。乃广服大药，以安和五脏，培养肺气，肺金之气一清，则周身之气，翕然从之下降，前此上升浊邪，允绝其源，百年之间，常保清明在躬矣。此盖行所当然，不得不然之法，夫岂涂饰听闻之赘词耶！君艺敦请专治，果获痊瘳，益见仆言非谬矣。

泻　利

吉长乃室，新秋病洒淅恶寒，寒已发热，渐生咳嗽，然病未甚也。服表散药不愈，体日瘦羸，延至初冬，饮以参术补剂，转觉厌厌欲绝，饮食不思，有咳无声，泻利不止，危在旦暮。医者议人参五钱，附子三钱，加入姜、桂、白术之属，作一剂服，以止泻补虚，而收肾水之捷。吉长彷徨无措，延仆诊毕，未及交语，前医自外瞥至，见仆在坐，即令疏方，仆飘然而出，益以渠见既讹，难与语至理耳。吉长辞去前医，坚请用药，仆因谓曰：是病总由误药所致，始先皮毛间洒沥恶寒发热，肺金为时令之燥所伤也。用表散已为非法，至用参术补之，则肺气闭锢，而咳嗽之声不扬，胸腹饱胀，不思食饮，肺中之热无处可宣，急奔大肠；食入则不待运化而直出，食不入则肠中之垢污，亦随气奔而出，是以泻利无休也。今以润肺之药兼润其肠，则源流俱清，寒热咳嗽泄泻，一齐俱止矣。但取药四剂，服之必安，不足虑也。方用黄芩、地骨皮、甘草、杏仁、阿胶，初进一剂，泻即少止，四剂毕，而寒热俱除，再数剂而咳嗽俱痊愈矣。设当日与时辈商之，彼方执参、附为是，能从我乎。又乡中王氏妇，秋月亦病寒热，服参术后，亦厌厌一息，但无咳嗽，十余日不进粒米，亦无大便，时时晕去，不省人事。其夫来寓中详述其症，求发补剂归服。余以大黄、芒硝、石膏、甘草四味，为粗末与之，彼不能辨，归而煎服。其妻云：此药甚咸。夫喜曰：咸果补药，遂将二剂连服，顷之腹中弩痛，下结粪数块，绝而复苏，进粥二盏，前病已如失矣。乡人致谢忱始知之，凡此素有定见于中，故不为临歧所炫也。姑存是案，为治病者广其识焉。

痔 漏

旧邻治父母张受先先生，久患穿肠痔漏，气血大为所耗。有荐以吾乡黄先生善敷割者，先生神其术，一切内治之药并取决焉。不肖昌雅重先生文章道德之身，居瀛海时，曾令门下往候脉息，私商善后之策，大意谓先生久困漏痔，一旦成平，精气内荣，自可百年无患。然新造之区，尚未坚固，则有侵淫之虞；脏气久虚，肠蓄易澼，则有转注之虞。清气久陷，既服甘温升举矣，然漏下已多，阴血暗耗，恐毗于阳；水谷易混，既用养脏厚肠矣，然泄剂过多，脾气易溜，恐毗于阴。且漏孔原通精孔，精稍溢出，势必旁渗，则縻精一如縻虎；厚味最足濡脾，味稍不节，势必走泄，则生阴无取伤阴。盖人身脾气，每喜燥而恶湿，先生漏孔已完，而败浊下行者，无路可出，必转渗于脾，湿固倚之，是宜补脾之阳，勿伤脾之阴，以复健运之常，而收和平之功云云。及至娄中，应召往诊，指下轻取，鼓动有力，重按若觉微细，是阳未及不足，阴则大伤矣。先生每进补阴之药，则夜卧甚宁，肠澼亦稀。以故疡医妄引槐角、地榆治肠风下血之法治之，亦不觉其误。其实漏病，乃精窍之病。盖构精时，气留则精止，气动则精泄。大凡强力入房者，气每冲激而出，故精随之横决四射，不尽由孔道而注，精溢于精管之外，久久渐成漏管。今漏管虽去，而肉中之空隙则存，填窍补隧非此等药力所能胜也。不肖姑不言其非，但于其方中去槐角、地榆等，而加鹿角霜一味，所谓惟有斑龙顶上珠，能补玉堂关下缺者是也。况群阴之药，最能润下，不有以砥之，则肠中之水，更澼聚可虞耶。然此特微露一斑耳。疡医不解，已阻为不可用。因思吾乡之治漏者，溃管生肿外更有二神方，先以丸药半斤服之，令人阳道骤痿，俟管中肉满，管外致密后以丸药半斤服之，令人阳道复兴。虽宜于少，未必宜于老，然用意亦大奇矣。不肖才欲填满窍隧，而黄生阻之，岂未闻此人此法乎。特表而出之。

疝　病

养翀太老先生，精神内守，百凡悉处谦退，年登古稀，面貌若童子。盖得于天全而不受人损也。从来但苦脾气不旺，食饮厚自搏节。迩年少腹有疝，形如鹊卵，数发以后，其形渐大而长，从少腹坠入睾囊甚易，返位甚难。下体稍受微寒则发，发时必俟块中冷气，渐转暖热，始得软溜而缩入，不然则鼓张于隘口，不能入也。近来其块益大，发时如卧酒瓶于胯上，半在少腹，半在睾囊，其势坚紧如石，其气迸入前后，腰脐各道筋中，同时俱胀。由是上攻入胃，大呕大吐；由是上攻巅顶，战栗畏寒，安危正关呼吸。去冬偶见暴发光景，知为地气上攻，亟以大剂参、附、姜、桂投之，一剂而愈。已后但遇举发，悉用桂附速效。今五月末旬，值昌他往，其证连日为累，服十全大补汤，二十余剂，其效甚迟。然疑症重，不疑药轻也。值年家俞老先生督饷浙中，遥议此证，亦谓十全大补，用到百剂自效。乃决意服至仲秋，其症复发，发时昌乃用姜、桂、参、附投之。令郎谏议卤翁老先生两疑而莫所从也。昌请深谈其理焉。夫人阳不足则用四君，阴不足则用四物，阴阳不足，则合四君四物而加味为十全大补，此中正和平之道也。若夫浊阴之气，结聚少腹，而成有形，则阴盛极矣，安得以阴虚之法治之，助邪而滋疾乎？何以言之，妇女有娠者之病伤寒，不得已而用麻桂硝黄等伤胎之药，但加入四物，则厉药即不能入胞而伤胎。岂欲除块中之邪，反可用四物护之乎？此一征也；凡生癥瘕痞块者，驯至身羸血枯，百计除之不减，一用四物，则其势立增。夫四物不能生血活血，而徒以增患，此又一征也。人身之血脉，全赖饮食为充长，四物之滞脾，原非男子所贵。既以浊阴极盛时，至横引阴筋，直冲阳络，则地气之上陵者，大有可虑。何得以半阴半阳之药，漫而图之，四物之不当用无疑矣。即四君亦元老之官，不可以理烦治剧。必加以姜桂附子之猛，始克胜病。何也？阴邪为患，不发则已，其发必暴。试观天气下降则清明，地气上升则晦窒，而人身大略可睹然。人但见地气之静，而未见地气之动也。方书但言阴气之衰，而未言阴邪之盛也。医者每遇直中阴经之病，尚不知所措手，况杂证乎？请纵谭天地之道以明之。天地之道，《元会运世》一书，论之精矣。至于戊亥所以混茫之理，则置之不讲，以为其时，天与地混而为一，无可讲耳。殊不知天不混于地，而地则混于天也。盖地气小动，尚有山崩川沸，陵迁谷变之应，况于地气大动，其雷碡迅击之威，百千万亿，遍震虚空，横冲逆撞，以上加于天，宁不至混天为一耶！必至子而天开，地气稍下而高覆之体始露也；必至丑而地辟，地气始返于地，而大空之体始廓也。其时人物尚不能生者，则以地气自天而下，未至净尽。其青黄赤紫红白碧之九气而外，更有诸般悍疾之气，从空注下者，动辄绵亘千百丈，如木石之直坠，如箭弩之横流，人物非不萌生其中，但为诸多暴气所摧残，而不能长育耳。必至寅而驳劣之气，悉返冲和，然后人物得遂其生，以渐超于繁衍耳。阴气之惨酷暴烈一至于此，千古无人论及，何从知之耶。《大藏经》中佛说世界成毁致详，而无此等论说者，盖其已包括于地水火风之内，不必更言也。夫地水火风，有一而非阴邪也哉，群阴之邪酿成劫运，昌之所谓地气之混于天者，非臆说矣。堪舆家尚知趋天干之吉而避地支之凶，奈何医之为道，遇地气上奔之证，曾不思避其凶祸耶？汉代张仲景，特著《卒病论》十六卷，禄山兵火以后，遂湮没不传，后人无由获见。昌因悟明地气混天之理，凡见阴邪上冲，孤阳扰乱之证，陡进纯阳之药，急驱阴气，呱呱有声，从大孔而出，以辟乾坤而揭日月，功效亦既彰彰。如太翁之证，屡用姜附奏绩者，毋谓一时之权宜，实乃万世经常之法也。但悍烈之性，似非居恒所宜服。即举发时服之，未免有口干舌苦之过，其不敢轻用者孰不知，而不知不得不用也。即如兵者，毒天下之物，而善用之则民从，不善用之则民叛。今讨寇之师，监而又监，制而又制，强悍之气，化而软戾，不得不与寇为和同，与所过之地，抢劫一空，荆棘生而凶年兆，尽驱良民而为寇矣。庙堂之上，罢兵不能，用兵无策，大略类然。昌请与医药之法，互相筹酌。夫坚块远在少腹，漫无平期，而毒药从喉入胃，从胃入肠，始得下究，旧病未除，新病必起矣。于此而用治法，先以姜附肉桂为小丸，晒令干坚，然后以参术厚为外廓，俾喉胃间知有参术，而不知有姜桂附子，遽送达于积块之所，猛烈始露，庶几坚者削，而窠囊可尽空也。今监督之旅充满行间，壮士金钱饱他人腹，性命悬他人手，其不能办寇，固也。而其大病，在于兵护监督，不以监督护兵，所以迄无成功耳。诚令我兵四面与寇相当，而令监督于附近贼界，坚壁清野，与土著之氏，习且耕且战之法，以厚为我兵之外廓，则不至于縈骐骥而缚孟贲，我兵可以贾勇而前，或击其首尾，或捣其中坚，或昼息夜奋，以乱其乌合，而廓清之功自致矣。况有监督以护之于外，诸凡外人之兵，不敢越伍而哗，庶几民不化为寇，而寇可返为民耳。山泽之叟，何知当世，然聊举医法之一端，若有可通者，因并及之。卤臣先生问曰：外廓一说，于理甚长，何以古法不见用耶？答曰：古法用此者颇多，如用朱砂为衣者，取义南方赤色，入通于心，可以护送诸药而达于心也。如用青黛为衣者，取义东方青色，入通于肝，可以护送诸药而达于肝也。至于攻治恶疮之药，包入葱叶之中，更嚼葱厚罨而吞入，取其不伤喉膈，而直达疮所也。即煎剂亦有此法，如用大剂附桂药煎好，再投生黄连二三分，一滚即取起，俟冷服之，则热者内行下行，而生者上行外行，自非外廓之意耶。仲景治阴证伤寒，用整两附子煎熟，而入生猪胆汁，几滴和之，可见圣神用药，悉有法度也。卤臣先生曰：善。

痰 饮

卤翁老先生，脉盛体坚，神采百倍，从无病邪敢犯。但每早浴面，必呕痰水几口，胸前惯自摩揉，乳下宗气，其动应衣，若夜睡宁，水道清，则胸中爽然。其候似病非病，遍考方书，广询明医，不得其解。昌谓是痰饮结于胸膈，小有窠囊，缘其气之壮盛，随聚随呕，是以痰饮不致为害，而膻中之气，因呕而伤矣。夫膻中者，与上焦同位，《灵枢经》云：上焦如雾，言其气之氤氲如雾也。又曰：膻中者，臣使之官，言其能分布胸中之气，而下传也。今以呕之故，而数动其气，则氤氲变为急迫上奔，然稍定则仍下布，亦不为害也。大率痰为标，气为本，治标易而治本则难矣。非治本之难，以往哲从未言其治法，而后人不知所治耳。昌试论之。治气之源有三：一曰肺气，肺气清则周身之气，肃然下行，先生之肺气则素清也。一曰胃气，胃气和则胸中之气，亦易下行，先生之胃气则素和也。一曰膀胱之气，膀胱之气，一则能吸引胸中之气下行，先生青年善养膀胱之气，则素旺也。其膻中之气，乱而即治，扰而即恬者，赖此三气暗为输运，是以不觉其累，即谓之无病也可。若三气反于胸膈之中，其为紧为胀，可胜道哉。故未形之病，可以不言，而屡动之气，不可不呕反于氤氲。先生但觉为痰饮所苦，昼日常鼓呼吸之气，触出胸膈之痰，而不知痰不可出，徒伤气也。盖夜卧则痰聚于胃，晨起自能呕出，日间胃之津液四达脏腑，即激之出不出耳。然而痰消则气自顺，是必以治痰为急，而体盛痰不易除，又必以健脾为先。脾健则新痰不生，其宿痰之在窠囊者，渐渍于胃，而上下分消，于是无痰则不呕，不呕则气不乱，则自返于氤氲矣。虽然尚有一吃紧关头，当并讲也。人身胸中，空旷如太虚地，气上则为云，必天气降而为雨，地气始收藏不动。诚会上焦如雾，中焦如沤，下焦如渎之意，则知云行雨施，而后沟渎皆盈，水道通决，乾坤有一番新景象矣。此义首重在膀胱一经，《经》云：膀胱者，州都之官，津液藏焉，气化则能出矣。如人之饮酒无算，而不醉者，皆从膀胱之气化而出也。盖膻中位于膈内，膀胱位于腹内，膀胱之气化，则空洞善容，而膻中之气，得以下运。若膀胱不化，则腹已先胀，膻中之气，安能下达耶。然欲膀胱之气化，其权尤在于葆肾，肾以膀胱为府者也。肾气动必先注于膀胱，屡动不已，膀胱满胀，势必逆奔于胸膈，其窒塞之状，不可名言。肾气不动，则收藏愈固，膀胱得以清静无为，而膻中之气，注之不盈矣。膻中之气，下走既捷，则不为牵引所乱，而胸中旷若太空。昌更曰：气顺则痰不留，即不治痰而痰自运矣。谨论。胡卤臣先生问曰：痰在膈中，去喉不远，每早必痛呕始出者何耶？曰：道不同也。胸膈之间，重重膈膜遮蔽，浑无空隙，痰从何出？所出者胃中之痰耳。曰：然则膈中之痰不出耶？曰：安得不出，但出之曲耳。盖膻中之气，四布于十二经。布于手足六阳经，则其气从喉吻而上出；布于手足六阴经，则其气从前后二阴而下出。然从下出者无碍，从上出者，亦必先下注阳明，始得上越，是以难也。曰：若是则所论膀胱气化一段，渊乎微矣。但呼引之机权，从不见于经典，岂有所自乎。曰：《内经》有巨阳引精之义，缘何注解人不能会。巨阳者，太阳膀胱经也。谓膀胱能吸引胸中之气下行，而胸中之胀自消，此足证也。曰胸中窠囊之说，确然无疑，不知始于何因，结于何处，消于何时也。曰人身之气，经盛则注于络，络盛则注于经。窠囊之来，始于痰聚胃口，呕时数动胃气，胃膈动则半从上出于喉，半从内入于络。胃之络贯膈者也，其气奔入之急，则冲透膈膜，而痰得以居之。痰入既久，则阻碍气道，而气之奔入者，复结一囊，如蜂子之营穴，日增一日，故治之甚难。必先去胃中之痰，而不呕不触，俾胃经之气，不急奔于络，转虚其胃，以听络中之气，返还于胃，逐渐以药开导其囊，而涤去其痰，则自愈矣。此昌独得之见，屡试之法也。曰：所言身内病情消息，如宝鉴列眉，令人钦服。生平读医书，于五脏位置不能无疑，请并明之。人身戴九履一，左三右七，五居中宫，则心南肾北肝东肺西，乃定位也。乃肾不居正北，而分隶东北西北者何耶？曰：肾有两，故分隶两傍，而虚其在中之位以为用，所谓两肾中间一点明，正北方水中之真火，而为藏精宅神之本。其体虽分左右，而用实在中。故心胃交媾之所，各该三寸六分。设从两肾歧行而上，其去中黄，不大远乎。凡内观五脏，当观其用也。曰肺为一身之华盖，如莲花舒叶于心之上，位正乎中，何以定其位于西南耶？诚如两肾之例，则西南可位，岂东南独不可位乎？曰：肺居心上，其募不与左连，但从右达，其用亦在西也。曰：其不与左连者，何也？曰：地不满东南，其位常空隙不用，设肺募得与左连，地无缺陷矣。曰：然则天不满西北，何以右肾居之耶？曰：两肾之用在中，此不过其空位耳。惟右肾为空位，故有三焦之有名无形者相配，而三焦则决渎之官，水道由之而出，正以天不满西北也。曰：然则脾胃居右，其用亦在右耶？曰：胃居中，脾居右，胃中所容之水谷，全赖脾以运行，而注其气以输周身，其用即在中也。其用在中，故西方可容肺脾二脏，若脾之用在右，则置肺之用于何所乎？曰：然则肝之用何在耶？曰：肝木居于正东，东南为地之空位，其气既无主，东北为左肾之本位，其用又不存，故肝之气得以彻上彻下，全运于东方，其为用也大矣。曰：然则心之用何在耶？曰：心之外有包络，包络之外曰膻中，心者君主之官，膻中者臣使之官，是膻中为心之用也。曰：心之神明其用何在耶？曰：神明之用，无方无体，难言也。《道经》云：太玄无边际，妙哉！《大洞经》曰：太玄，曰无边际，曰妙哉，形容殆尽矣。禅机云：赤肉团上有一无位真人。旨哉斯言，惟无位乃称真人，设有位则仍为赤肉团矣。欲窥其倪，惟在感而遂通之界。先生曰：吾浅言之，人能常存敬畏，便可识神明之所起。曰：此尧兢舜业，而为允执者也。昌多言反晦，先生一言逗出，诚为布鼓过雷门矣。因并记之。

痞

顾鸣仲有腹疾，近三十年，朝宽暮急，每一大发，腹胀十余日方减，食湿面及房劳，其应如响。腹左隐隐微高，鼓呼吸触之，汩汩有声。以痞块法治之，内攻外贴，究莫能疗。余为悬内鉴之照，先与明之，后乃治之。人身五积六聚之证，心肝脾肺肾之邪，结于腹之上下左右，及当脐之中者，皆高如覆盂者也。但胃大小肠，膀胱命门之邪，各结于其本位，不甚形见者也。此证乃肾藏之阴，气聚于膀胱之阳经，似有于痞块耳。何以知之，肾有两窍，左肾之窍，从前通膀胱，右肾之窍，从后通命门。邪结于腹之左畔，即左肾与膀胱为之府也。六腑惟胆无输泻，其五腑受五脏浊气，传入不能久留，即为输泻者也。今肾传其于膀胱，膀胱溺其输泻之职，旧邪未行，新邪踵至，势必以渐透入膜原，如革囊裹物者然。《经》曰：膀胱者，州都之官，津液藏焉，气化则能出矣。然则肾气久聚不出，岂非膀胱之失其运化乎。夫人一团之腹，大小肠膀胱，俱居其中，而胞又居膀胱之中，惟其不久留输泻，是以寛乎若有余地。今肾之气不自收摄，悉输膀胱，膀胱蓄而不泻，有同胆府之清净无为，其有理乎，宜其胀也。有与生俱焉者矣。《经》曰：肾病者善胀，尻以代踵，脊以代头，倘膀胱能司其输泻，何致若此之极耶。又曰：巨阳引精者三日。太阳膀胱经吸引精气者，其胀止于三日。此之为胀且数十年之久，其吸引之权安在哉！治法补肾水而致充足，则精气深藏而膀胱之胀自消；补膀胱而令气旺，则邪不蓄而输化之机自裕。所以然者，以肾不补不能藏，膀胱不补不能泻肾。然补肾易而膀胱则难，以本草诸药多泻少补也。《经》于膀胱之子不足者，断以死期。后人莫解其故，吾试揣之，岂非以膀胱愈不足则愈肚胀，极势必逆传于肾，肾胀极势必逆传于小肠，小肠胀极，势必逆传于脾，乃至通身之气散漫而无统耶。医者于未传之先，早见而预图之，能事殚矣！

袁聚东年二十岁，生痞块，卧床数月，无医不投，日进化坚削痞之药，渐至枯瘁肉脱，面黧发卷，殆无生理。买舟载往郡中就医，因虑不能生还而止，然尚医巫日费。余至则家计已馨，姑请一诊，以决生死远近耳，无他望也。余诊时，先视其块，自少腹至脐傍，分为三歧，皆坚硬如石，以手拊之，痛不可忍，其脉止两尺洪盛，余微细。谓曰：是病由见块医块，不究其源而误治也。初起时，块结必不坚，以峻猛药攻之，至真气内乱，转护邪气为害。如人撕打，扭结一团，傍无解散，故逆紧不放。其实全是空气聚成，非如女子冲任血海之地，其月经凝而不行，即成血块之比。观两尺脉洪盛，明明是少阴肾经之气，传于膀胱，膀胱之气本可传于前后二便而出，误以破血之药，兼破其气，其气遂不能转运，而结为石块，以手摩触则愈痛，情状大露。若是血块，得手则何痛之有！此病本一剂可瘳，但数月误治，从上至下，无病之地，亦先受伤，姑用补中药一剂，以通中下之气。然后用大剂药，内收肾气，外散膀胱之气，以解其相撕相结，约计三剂，可全愈也。于是先以理中汤，少加附子五分，服一剂，块已减十之三。再用桂附药一大剂，腹中气响甚喧，顷之三块一时顿没，戚友共骇为神。再服一剂，果然全愈。调摄月余，肌肉复生，面转明润，堆云之发才剩数茎而已。每遇天气阴寒，必用重裀厚被盖覆，不敢起身。余谓病根尚在，盖以肾气之收藏未固，膀胱之气化未旺，兼之年少新婚，倘犯房室，其块复作，仍为后日之累。更用补肾药加入桂附而多用河车为丸，取其以胞补胞而助膀胱之化源也。服之，竟不畏寒，腰围亦大，而体加充盛，年余又得子。感前恩而思建祠肖像以报，以连值岁凶，姑尸祝于家庭焉，亦厚之道矣！

肠　澼

沈若兹乃郎，因痘后食物不节，病泻，泻久脾虚；病疟，遂尔腹痛胀大。三年来服消导药无算，腹胀及泻利总不愈。去岁迎医，服参、苓、白术稍效，医去仍复如故。病本腹胀，更兼肠澼者，大肠之气，空洞易走，胃中传下之物，总不停留，澼出无度，腥水不臭，十中五死、五生之症也。今则病势转深，又兼四逆矣。暮热朝凉，一逆也；大渴引汤救急，二逆也；气喘不能仰睡，三逆也；多汗烦躁不宁，四逆也。无病人腹中之气运转收摄，是以身体轻快，大便省约。今为久泻，遂至气散不收，腹之胀，肠之鸣，便出之不自知，皆此故也。气既散而不收，又服行气利水之药，不愈增其散乎？无病人身中营卫两无偏胜，故阳胜则发热，阴胜则恶寒。病疟之时，寒热交作，犹是阴阳互战，迨泻久亡阴，整夜发热，一线之阴，为阳所乘，求其相战不可得矣。内水亏竭，燎原之火自焚，不得不引外水以济急。然有形之水不足以制无形之火，徒增胀泻，而重伤其阴气耳。医不清其源，以香燥之药助火劫阴，如官桂、肉豆蔻等类，用之误矣。夫男子气海在于脐下，乃元气之舍，性命之根也。久泻则真气亦散，势必上干清道，而不下行，鼻中齁齁有声，不能仰卧，是其征也。夫此已散之气，必不能复归其处，但冀未散之气，不致尽散则可耳。屡服木香、槟榔、大腹皮、厚朴等降气之药，尤误之误矣。至于汗出烦躁，则阴气虚尽，孤阳亦不能久留之兆也。总如岁运，有温热无寒凉，有生长无收藏，人物能免夭亡疵疠乎？于此而图旋转之功，亦难之难矣！若见兹案，转托戚友，强恳用药，因以清燥肺为主，阿胶、地黄、门冬等类，同蜜熬膏三斤。渠男三年为药所苦，得此甘味，称为糖也。日争十余次服之，半月药尽，遂至大效，身安气平，不渴不烦不泻，诸症俱退，另制补脾药末善后，痊愈。

经　闭

杨季登二女，俱及笄将字，长女病经闭年余。发热食少，肌削多汗而成瘵怯，医见汗多，误为虚也，投以参术，其血愈涸。余诊时见汗出如蒸笼气水，谓曰：此症可疗处，全在有汗。盖经血内闭，止有从皮毛间透出一路，以汗亦血也。设无汗而血不流，则皮毛干槁而死矣。宜用极苦之药，以敛其血入内，而下通于冲脉，则热退经行，而汗自止，非补药所能效也。于是以龙荟丸，日进三次，月余忽觉经血略至，汗热稍轻，始减前丸，只日进一次。又一月经血大至，淋漓五日，而诸病全瘳矣。第二女亦病多汗，食减肌削，诊时手间筋掣肉颤，身倦气怯。余曰：此大惊大虚之候，宜从温补者也。遂于补剂中多加茯神、枣仁，投十余剂，全不对病。余为徘徊治法，因自计曰：非外感也，非内伤也，非杂症也。虚汗振掉不宁，能受补药，而病无增减；且闺中处子，素无家难，其神情渐似丧败之余，此曷故耶？忽而悟曰：此必邪祟之病也。何为其父不言，甚有可疑。往诊间，见其面色时赤时黄。余曰：此症确有邪祟附入脏腑，吾有神药可以驱之。季登才曰：此女每晚睡去，口流白沫，战栗而绝，以姜汤灌至良久方苏，挑灯侍寝防之，亦不能止，因见所用安神药甚当，兼恐婿家传闻，故不敢明告也。余曰：何不早言，余一剂可愈。乃以犀角、羚羊角、龙齿、虎威骨、牡蛎粉、鹿角霜、人参、黄芪等药合末，令以羊肉半斤，煎取浓汁三盏，尽调其末，一次服之，果得安寝，竟不再发，相传以为神异余。盖以祟附于身，与人之神气交持，亦逼处不安，无隙可出。故用诸多灵物之遗形，引以羊肉之膻，俾邪祟转附骨肉，移从大便而出。仿上古遗精变气祝由遗事，充其义耳。吾乡熊仲舒先生，其幼男去疾，髫龄患一奇症，食饮如常，但脉细

神呆，气夺色夭。仲翁曰：此何病也？余曰：病名淹膜。《左传》所谓近女室
晦，即是此病。彼因近女，又遭室晦，故不可为；令郎受室晦之邪，而未近女，
是可为也。即前方少加牛黄丸，服旬日而安。今壬午去疾，已举孝廉矣。

失 血

　　筠翁长郎，病失血，岁二三发。其后所出渐多，咳嗽发热，食减肌削，屡
至小康，不以为意。夏秋间偶发寒热，如疟状每夜达曙，微汗始解，嗣后寒热稍
减，病转下利，医谓其虚也。进以参术，胸膈迷闷，喉音窒塞，服茯苓、山药，
预收红铅末，下黑血块数升，胸喉顿舒，面容亦转，筠翁神之，以为得竹破竹补
之法也。加用桂附二剂，于是下利一昼夜十余行，饮食难入，神识不清，病增沉
剧。仆诊其脾脉大而空，肾脉小而乱，肺脉沉而伏。筠翁自谓知医，令仆疏方，
并问：此为何症？仆曰：此症患在亡阴，况所用峻热之药，如权臣悍师，不至犯
上无等不已，行期在立冬后三日，以今计之，不过信宿，无以方为也。何以言
之？《经》云：暴病非阳，久病非阴。则数年失血，其为阳盛阴虚无疑。况食减
而血不生，渐至肌削而血日槁，虚者益虚，盛者益盛，势必阴火大炽，上炎而伤
肺金，咳嗽生痰，清肃下行之令尽壅。由是肾水无母气以生，不足以荫养百骸，
柴枯瘦损，每申酉时，洒淅恶寒，转而热至天明，微汗始退。正如夏日炎蒸，非
雨不解，身中之象，明明有春夏，无秋冬。用药方法，不亟使金寒水冷，以杀其
热，一往不返矣。乃因下利，误用参术补剂，不知肺热已极，止有从皮毛透出一
路，今补而不宣，势必移于大肠，传为肠澼者是也。至用红铅末下黑血者，盖阳
分之血，随清气行者，久已呕出，其阴分之血，随浊气行至胸中，为膜原所蔽，
久瘀膈间者，得经水阴分下出之血，引之而走下窍，声应气求之妙也。久积顿
宽，面色稍转，言笑稍适者，得其下之补力，非得其补之药力也。乃平日预蓄此
药，必为方士所惑，见为真阳大药，遂放胆加用，桂附燥热，以尽劫其阴，惜此
时未得止之。今则两尺脉乱，火燔而泉竭，脾胃脉浮，下多阴亡，阳无所附，肺
脉沉伏，金气缩敛不行，神识不清，而魄已先丧矣。昔医云：乱世溷浊，有同火
化。夫以火济火，董曹乘权用事。汉数焉得不终耶！

酒 积

　　钱小鲁，弈秋之徒也，兼善饮，每弈必饮，饮必醉，岁无虚日。辛巳秋，
浩饮晚归，呕吐寒热兼作，骨节烦疼。医以时行感冒表散药治之不愈，更医知

为酒毒，于寒凉药中用热药为向导，治之亦不愈。卧床二十余日。始请余诊。其脉洪大急促，身腰着席，不能动展，左腿痛如刀刺，鼻煤从病起至是，总不大便，此痛疽之候也。归语两门人，王生欣然有得曰：迄今燥金司令，客酒素伤湿热，至此而发。金盛则木衰，是以筋骨疼痛，而不能起于床；脏燥而腑亦燥，是以津液干枯，而大肠失润，其以清金润燥治之可矣。吴生曰：不然。酒毒大发，肠胃如焚，能俟掘井取水乎？是必以大下为急也。余曰：下法果胜，但酒客胃气，素为多呕所伤，药入胃中，必致上壅不能下达，即敷脐导肠等法，无所用之。掘井固难，开渠亦不易，奈何奈何！吾为子辈更开一窦。夫酒者清冽之物，不随浊物下行，惟喜渗入者也。渗入之区，先从胃入胆，胆为清净之府，同气相交故也。然胆之收摄无几，其次从胃入肠，膀胱渗之，化溺为独多焉。迨至化溺，则所有者酒之余质，其烈性实惟胆独当之。每见善饮者，必慢斟缓酌，以俟腹中之渗，若连飞数觥，有倾囊而出耳。是以酒至半酣，虽懦夫有挥拳骂座之胆，虽婪人有千金一掷之胆，虽狷士有钻穴逾墙之胆，甚至凶徒有抚剑杀人之胆，以及放浪形骸之流且有一饮数斛，罔顾余生之胆。以小鲁之赤贫，而胆不丧落者，夫非借赀于酒乎？其受病实有较他人不同者。盖胆之腑，原无输泻，胆之热，他人可移于脑，浊涕从鼻窍源源而出，亦少杀其势。若小鲁则阳分之阳过旺，阳分之阴甚衰，发鬓全无，直似南方不毛之地，热也极矣。肯受胆之移热乎？幸其头间多汗，脑热暗泄，不为大患。乃胆热既无可宣，又继以酒之热，时之燥，热淫内炽，脉见促急，几何不致极惫耶。故胆之热，汁满而溢出于外，以渐渗于经络，则身目俱黄，为酒瘅之病，以其渗而出也。可转驱而纳诸膀胱，从溺道而消也。今独攻环跳之穴，则在胆之本属可无驱矣，且其步履素为此穴所苦也。受伤已久，气离血散，热邪弥满留连，服药纵多，有拒而不纳耳。何能取效？即欲针之，此久伤之穴，有难于抉泻者，设遇良工如古人辈，将何法以处此乎？然吾更有虑焉。有身以后，全赖谷气充养，谷气即元气也。谷入素少之人，又即借酒为元气，今以病而废饮，何所恃为久世之资耶？吾谛思一法，先搔脑中黄水出臭，次针胆穴之络脑间者数处，务期胆中之热，移从脑鼻而出。庶乎环跳穴中结邪渐运，而肠胃之枯槁渐回，然后以泻胆热之药入酒中，每日仍痛饮一醉，饮法同而酒性异，始得阴行而妙其用，盖其以生平之偏，造为坚垒，必借酒为向导，乃克有济也。岂清金润燥与下夺之法能了其局乎？两生踊跃曰：蒙诲治法，令人心地开朗，请笔之，以志一堂授之快，录此付渠子，令送商顾幼疏孝廉求救。小鲁竟阻之，或以言为不然耶。

魏玉璜医话精华

魏玉璜（之琇），又号柳州，钱塘人。少孤贫，于街市间操作自给，既而执业质肆。昼劳所职，夜篝灯读书，久之豁然贯通。家本业医，兼攻医籍，遂归悬壶，名播四方。著有《续名医类案》。

伤 风

孙敦夫女十岁许，冬日感冒寒嗽，专科与发散太过，反致身热不退，更医投六君子加炮姜、五味一剂热退矣。而咳嗽转甚，下利频并，里急后重，中有白脓，医以退热为药对证，再与之则面赤口燥，恶食不眠。余过诊，其大父因求视，脉之虚而驶。曰：四剂可愈，然必少衄血，与生熟地、杞子各四钱，天麦冬、蒌仁各钱半。乃诧曰：今病已泄泻，又从而滑利之，宁不增剧乎？余笑曰：第服之病自减，乃始进半盅，觉咳嗽稍瘥，遂连进二剂，果愈四五；再以前方加酒芩、酒芍各一钱，不二剂衄血一小盏全安。或问故曰：儿禀素弱，所病即俗名火伤风也，不治亦愈。乃以荆、防、广、半、芎、苏、前、桔诸燥药鼓动三焦之火，至阳扰而热盛，后医谓虚是矣。宜以甘寒润泽与之则证自平，乃用六君燥补，加以炮姜之辛温，五味之酸敛，借人参之力而热退，其内燔之火，尽入干肺，若伤寒传里，然肺热甚则下迫大肠而为痢矣。其中白脓，乃燥金壅热所化，与痢疾正同，兹但养其荣气，润燥清热，病自愈也。又问何以知其当衄？曰：初时下痢，则火从下泄，痢止余热反走诸络而上溢，否则炮姜、五味之性，何由稍释其衄也。亦犹伤寒阳明热邪，得红汗而解矣。

热 病

表侄凌二官年二十余，丙子患热证初愈，医即与四君、干姜、巴戟，诸气分温补药，久之益觉憔瘦，状若癫狂，当食而怒，则啮盏折筋，不可遏抑，所服丸药，则人参养荣也。沉绵年许，其母问予，予曰：此余证未清，遽投温补所致，与甘露饮方，令服十余剂遂痊。甲申夏，复患热证，呕恶不眠，至七日拟用白虎汤，以先日服犀角地黄而吐，疑为寒，不敢服。延一卢姓医至，诊其脉伏，按其腹痛，谓此疝证，非外感也，脉已全无，危险甚矣。姑与回阳，脉复乃佳，所用胡芦巴、吴茱萸、肉桂、干姜、木香、小茴香、丁香、青皮、橘核等，约重三两余，令急煎服。盖是日夜半当战汗，故脉伏而厥痛，彼不审，以为寒证也。乃用此方，黄昏服下，即燥扰烦渴，扬手掷足，谵语无伦，汗竟不出，盖阴液为燥热所劫，不能蒸发矣。侵晨再呕诊脉已出，且洪数，而目大眦及年寿间皆迸出血珠，鼻煤唇焦，舌渐黑，小便全无。令以鲜地黄四两捣汁一茶杯，与之饮下，即熟睡片时，醒仍燥扰；再与白虎汤，加鲜地黄二两煎服，热渐退，神渐清，次日渐进粥；二白睛赤如鸠目，继而口鼻大发疮疡，改与大剂甘露饮；二十余日，始便黑粪甚多，犹时时烦扰。服前方五十余日，忽大汗自顶至足，汗极臭，自是全瘳。

厥　症

鲍绿饮妹病厥，昏不知人，目闭鼻煽，年寿环口皆青，手足时时抽掣，自夜分至巳脾，汤水不入，脉之大小无伦次。谓此肺金大虚，肝火上逆，火极似风之候，惟独参汤可愈，他药不必受也。参已煎，或阻之，遂不敢与。一医用菖蒲、远志，以开心气，茯神、枣仁以安神，麦冬、贝母以清痰，辰砂、铁锈水以镇坠，奈药从左灌入，即从右流出，绝不下咽。群视束手，时已过晡，则面额间，渐变黑色，令急灌参汤犹可活，乃以茶匙注之，至六七匙，喉间汩然有声，已下咽矣。察其牙关渐开，再以米饮一盏，和参汤灌下，遂目开身动，面额青黑之气，豁然消去。徐饮薄粥一瓯，起坐而愈。后尝复厥，但不甚，惟与地黄、沙参、麦冬、杞子即瘥。

呕　吐

鲍绿饮年二十余，以夏月肩舆反歘，途次受热，鼻衄盈盆。愈后偶啖梨，遂得吐证，盖肝火而胃寒也。百治无效，闻道吐字，则应声而呕，以故家人咸戒之。后至吴门，就叶氏诊，以其脉沉细，令服附子理中汤，人参姜附俱用三钱。服后出门，行及半里，觉头重眩，急归寓，及门而仆。幸其尊人雅谙药性，谓必中附毒，亟煎甘草汤灌之，良久乃苏。后去附子，仍服三剂，吐转剧，再往诊，仍令服前方，遂不敢试。改就薛氏，告以故。薛用六君子汤，服四剂无验。再求诊，适薛他往，薛婿令照方加益智仁一钱，再服亦不应。又求诊于孙某，其方用甘草八钱，不下咽即吐，因不复求治而返。偶以冬月送殡，感寒增咳，缠绵至夏。余偶访则病剧，询知为向患吐，近复二便俱秘，已七八日不食，惟渴饮茶水。更医数人，或令以艾灸脐，俱不应，请诊之。见其面色青悴，脉弦伏而寸上溢，谓此缘脾阴大亏，木火炽盛；又因久嗽肺虚，肝无所畏，遂下乘脾而上侮胃，致成关格，幸脉不数，易已也。宜先平肝，俾不冲而吐止，斯肺得下降而便行。令以黄连、肉桂各五分，隔汤蒸服，饮下觉吐稍止，即能食糕数块，然二便胀不可支，令以大田螺一枚，独蒜一枚，桩烂罨于丹田，以物系之，不逾时，二便俱行，所下皆青色，遂霍然而愈。时甲戌五月二十七日也。后与六味加减入沙参、麦冬等，咳嗽亦止，向后常服养荣之剂，吐不作矣。按叶氏为天士之后人，乃名医之子，不辨诊候，孟浪从事，可为一叹。

叶太史古渠，在上江学幕中，患吐证久不愈。凡学使按临之郡，必召其名医诊治。两年余，更医十数，病日甚。岁暮旋里，或与二陈加左金，川连、吴萸俱用五六分，服下少顷吐血碗许，脉之不数，第两寸俱上鱼际，左尺微不应指。彼欲言病源，及所服方药，余曰：悉知之矣。第服余方五十剂，乃得瘥。计熟地当用三斤许，乃讶然莫喻，问所患究何病？曰：彼上江名医，不过谓病痰饮耳，所用方不过用四君、六君已耳。遂拍按笑曰：一皆如言。但非痰饮何以多酸苦涎沫？今饮食日减，何以反重用熟地？曰：此证由于肾虚，肝失其养，木燥生火，上逆胃络，肺金亦衰，饮食入胃，不能散布通调，致津液停蓄脘中，遇火上冲，则饮食必吐而出也。四君、二陈、香砂类皆香燥之品，以之为治，犹抱薪救火，反助之然，必滋水生木，润肺养金庶可获效。第阴药性缓，病既久非多剂不瘳也。用熟地、杞子、沙参、麦冬、石斛等，出入加减，初服吐自若，十剂外吐递减，食渐增，果至五十剂而愈。

倪首善年未二十，禀赋甚弱，早婚得吐病，或与二陈、香砂等剂，转甚，有用桂附者，服一剂觉不安，乃止。有教单食猪油者，初颇效，后亦不应。脉之虚弦略数，与生熟地、沙参、麦冬、川连、蒌仁四剂后，连去，又三十余剂而瘥。

高氏女七八岁时，即病头痛而呕，或酸或苦，百治不效。其父询余，余曰：此肝火上逆耳，与生地、杞子、沙参、麦冬，二三剂即愈。后及笄，于春尽病复作，其父已殁，乃兄延数医治之。所用皆二陈、六郁、香砂丁桂之类，经半年杀青，股无肉。其母泣令延余，仍以前方，每剂熟地一两，二十余剂乃愈。

金氏妇患吐证，盖十余年矣。所服香燥不可胜计，后左胁渐痛有块，经水不行，脉涩数，善怒，延诊辞不治。延已不，勉与六味加减服之，颇有验，然一怒即发，越半年而卒。

福建罗二尹悔斋，久病足痿。于去年春，尝呕而头汗大出，医疗无效，乃不药数月，渐可。随于夏间，又患不眠，治亦无瘥，至秋后乃瘥。今年春因公事寓杭，求针科治足疾。又为灸中脘、气海等穴十余壮，步稍良而呕证大作，食入即吐，绝粒数日；又不眠，服姜附萸桂二术二陈等，觉有烟辣之气上冲。诊之六脉，大如筋头，两寸皆溢出鱼际，舌瘦小，伸之极尖，且舌颤黄，苔边红瘰，额色赭石，鼻色熏焦，小便清白，大便常五日一行，谓此营气大亏。肝肾之火，上逆胃络则呕吐，浮入心胞则不眠，与养心汤，加川连、牛膝、米仁，嘱其验小便，黄则病退。一剂即不呕能食，小便果黄色，二剂得眠，舌苔淡红瘰消，唯两胁如有物，动辄牵引，加山栀、川楝，二剂，左胁之物即坠下；又加枇杷叶、熟地、萎仁，去山栀、川楝、黄连、牛膝，二剂，右膝之物亦坠下。脉亦稍敛，大便二日一行，以期迫嘱其照方服，至舌不颤乃可；或足疾再甚，慎进风燥之剂。所以云者，知其针之得泻而暂愈耳。

泄　泻

宋复华兄尊堂年七十，体素肥，长夏病泄泻。诊之曰：此肝木乘胃也，宜养肝肾则愈，勿治脾，与数剂，病已略减。会复华以事入都，家人另延医，投以苍白术、补骨脂、肉豆蔻、丁香、缩砂仁、建莲、扁豆之类，频服至百余日，肌肉枯削，动则忡惕眩晕，食入即呕，而下利益频，始谢去。再延余，但与重剂，杞子、地黄、沙参、麦冬、米仁、山药，初加黄连三分，四剂遂减去，加人参一钱，四五剂亦减去，后加肉苁蓉四钱，四剂。凡服药一月而安，类皆甘寒润滑之品。有泥景岳之说，谓吐泻皆属脾胃虚寒者，宜变通焉。

痢　疾

张龙文年三十来，九月患痢，至十二月未瘥，已无腹痛后重。服补中益气则不及至圊，且下转数，延予治。与熟地、杞子、白芍、枣仁、米仁等，初甚逆，膈胀而痢且五色，幸彼能守药弗更张，再进而痢递减矣。洎岁暮已向愈，脉之两关滑大，重按则弦，戒之曰：药未可停，恐立春后病再发。已而果然。其邻医就余方加补骨脂、砂仁、木香、广皮之类，与之了不应，且昏睡而多汗。至四月中再求诊，则以前方加沙参、麦冬、萎仁、黄芩，未二剂而痊愈。后环跳穴及趾踵痛，流注无定，所状如痢后风，仍以前方加知柏川连，数剂而安。

濮氏子，住涌金门外，甚贫窘，患久痢脱肛，诸治不效，乃入城就予诊。虽相去二三里，途中必数登厕，肛既不收，行步殊苦。与补中益气汤，加熟地一两，炮姜一钱，服二剂竟愈。

范秀才年近七旬，戊子二月，患寒热，原有痢病，至是胸胁少腹无不痛楚，下痢红白。一名医治之有年，其邀余诊，盖乘便耳。其脉弦数，所喜者滑，询其小便短赤，此纯属肝火下迫，似痢而非痢也。必多服香窜，又值君火司天，少阳当令，于是乘其所胜，而侮其所不胜，所下皆太阴血津，阳明脂膏也。与生女贞、沙参、麦冬、川连、蒌仁，一剂已逾半，而名医曰：七十之年，可服黄连之苦寒，蒌仁之滑泄乎？今下痢，而不与调气健脾，而反用滋阴润肺，此何治邪？范乃拘儒，复听之治，又一月，将毙矣。再延诊，仍前方加杞子、白芍、甘草，数剂痢止，痛除而愈。

疟　疾

施涣之予之至交也，夏秋间自都至吴门就婚横塘。初冬以弥月亲戚会饮，饮散而病寒热头痛，自服芎苏饮一剂不愈，即进理中汤转甚。盖以新婚，故自疑为阴证也。自是所延医咸以温补进，日益困呃，使诣杭招予，比至已十余日矣。入门见煎药未退，诊之脉沉弦而数，且六七至，舌虽胎黑而燥。自言服温补后寒热已退，唯大便不行，小便频数，夜间尤甚，几五六十次，隔间时有冷气上冲，日唯进粥瓯许，奄奄危殆，未审何故。曰：此伏气为疟也；小便频数者，内热下迫。其出必点滴，其色必赤浊，验之果然。至冷气上冲，乃热郁中宫，犹火焰之上，必有冷气也。其大便不行，则内热而燥结，不待言矣。夫邪伏既深，其发乃止，何得遽用温补，幸壮年脏阴未竭，急投凉解，得寒热再作，乃可无虞。叩所煎药，则人参、白术、附、桂、姜、萸、枣仁、五味等。云：昨已服一剂，病势不减，今用参三钱，桂附俱用钱半；乃考前方，皆二陈四君子桂姜萸之属，曰今日再进参术桂附，则不可为矣。以小柴胡、小陷胸合白虎作一剂与之，其友婿惶惑无措，坚不肯从。盖洞庭医者，主于其家，就中为难耳。曰：既不相信，请即原舟告辞。虽谊属至友，来为治病，非送殓也。涣之闻，乃恳留治。乃令以药具相付，亲与调煎服，后小便遂不频数，次日粥加进；再与前方，则寒热大作，而舌黑渐退，神气渐爽；又去白虎二剂，寒热减，小便长；又二日，大便去黑燥甚多，改用甘露饮，加减数剂而安。

汪绍兄室人年五十余，新秋患淋秘小愈，即勿药。初冬即自汗两日，遂寒热成胎疟。医略与消散不效，将半月复增滞下，腹痛后重，日一二十行。因见其脉如蛛丝，声微气乏，疑属虚寒，乃用二陈汤，香砂苍朴，温胃燥脾之剂。十余日，舌苔尽黑，多汗不眠，遂辞去。诊之脉果沉微，语殊轻怯，然小便热短，胸膈痞闷。疟则热多于寒，痢则红少于白，此伏气所发，陈莝郁积大肠为病也。在《金匮》法宜下之，但其禀赋甚弱，三阴素亏，不可峻治。且前所服，类皆温燥，故令积滞不行，宜以润滑甘寒之品导之，用生地、杞子、麦冬、蒌仁、当归、木通、白芍、黄芩、枳壳、桔梗，数剂觉去宿垢甚多，又数剂而痢止。疟仍间日一作，加痰嗽甚频，此肠胃既通，余热挟虚上窜也。前方去枳壳、当归、木通，加沙参、熟地、地骨、首乌之属十余剂，黑胎始尽而寒热除，又数剂痰嗽亦止。后因劳疟复作，用补中益气，去人参，内熟地一两，一剂而愈。愈后左关尺仍细弱，向若峻下，必生变矣。当病甚时，一专科与木香、白术、炮姜、补骨脂等，亦幸而未服。

消　渴

胡天叙年五旬，素豪饮而多思虑，自弱冠后即善病。轻则两足及臂，常时痹痛，甚则肝肾之气上逆，或致晕厥，汗出不寐，齿痛龈露，夜卧阳事暴举，时时梦遗，面有油光，揩去复尔。脉之两手俱豁大，关前搏指。据证脉，乃二阳之发心脾，今已传为风消矣。询其小便，云颇清白，令以器贮，逾时观之，果变稠浆，面结腐皮。遂恐甚，告以平昔洪饮纵欲劳神，数十年所服桂附纯阳之药，不可胜计，未知尚能愈否。曰：幸未至息贲，但能断饮绝欲，多服养荣之剂，尚可为也。今病但有春夏而无秋冬，非兼清肃之治不可。乃与生熟地、杞子、麦冬、沙参、地骨、知母、黄柏、黄连、石膏，出入增减，十余剂，诸证渐平。惟齿痛转甚，自制玉带膏贴之而愈。次年因诊其媳产病，告以前方，出入常服，计用石膏，不下四五斤矣。此则初为寒中，后为热中之变证也。然初之桂附，未为痈疽，岂非天幸乎！

内　伤

王某膏粱子也，年弱冠，好角力，因举石井栏，致劳伤。久而哺热咳嗽，胁痛面青白，目下胞青紫，诸治不效。诊之脉弦略数，右尺弱兼涩。曰：肾为作强之官，因劳而伤，肺为肾母，因子病而耗及母气；肝为肾子，母病而子失其养，乃金不生水，水不滋木，木燥则生火，上侮金而下乘土，故目胞青紫，咳嗽诸证作也。与生熟地、杞子、沙参、麦冬、地骨皮、女贞等四剂，忽盗汗如雨，疑药之误。曰：此佳兆也。夫火燥为患，津液久亏，得纯阴之剂以濡之，犹釜中有水，熏蒸而益润也，由是郁热除，而血脉复矣。问可敛乎？曰不可。

若敛之，则火仍内伏，第再养金水，使阴平阳秘，则汗自止，而病自瘳矣。如言而愈。

江氏姊年五十余，因子病伤寒，二十余日，焦劳过甚，及子愈，而已病作。寒热头疼，面赤，满口舌发疱，目不交睫者数夜。一老医谓少阳阳明热证，与小柴胡合竹叶石膏汤，脉之豁大无伦。乃力断为劳伤，虚火上浮，戴阳假热之证，若误药立见危殆。乃与熟地一两，肉桂一钱，炙甘草一钱，麦冬二钱，归身三钱一剂，即熟睡，比觉口舌之疱尽消，遂霍然矣。当是时，余初临证，由今思之，则但与养清汤为至常也。后六旬外，复患虚证，误服黄芪煮枣单方，月余忽遍身浮肿，动即气急，后服熟地数斤乃愈。

膈　症

陈二尹溶上，家吴门，年近五旬，平日准颊微赤，体略肥，抱刘伶癖，日喜火酒数杯。昔在都，与余甚相得。近授卢陵丞乘便过访，因答候，见服膏子药，问：何恙？曰：近颇眩晕，由痰饮所致耳。请脉之，乃笑曰：君近亦能医乎？曰：弟略晓。诊得两寸搏指，左关弦尺弱，六部略数，此阴不足，阳有余。证属燥火，非痰饮也。语之故，但唯唯。索其方，则二陈、白术、香附、远志、益智、菖蒲，诸辛燥芳香之品，告以药非对证，久服恐生他变。亦唯唯。别去以五月抵任，至九月忽归，寓湖上，则以病也。延往，告以才到官即头汗出，眩晕益甚，食渐减，每饭入停膈中难下，良久乃吐出。后只进粥，粥又不受，乃进面，面亦不受。两月来唯日啖馒头一枚，必自晨细咽至暮，略急则呕矣。大便十余日始一行，坚黑如弹丸。更医数人，服药数十剂，用参亦数两，欲检方相示，曰：无庸。知所用必皆前膏子方中诸品耳，乃果然。此病由燥火，又误服香燥之药，劫其津液致两阳明枯槁，今已成关格。幸大便未如羊矢，则下焦之阴，犹未告竭，急饮润剂，犹可为也。遂与生熟地、天冬、肉苁蓉、北沙参、当归、牛膝等四剂，大便略润，可饮粥一瓯矣。又四帖，粥渐加，乃用麻黄拌饭，进一瓯无碍。再四帖，大便调，饮食如旧，则以前方加减，令服百帖，乃还苏只服其半。后三年病复作，急至杭求诊，就如前方加减，令服五十帖，遂至今无恙。

余孝廉香圃，母夫人年七十七，膈间不调，已二年矣。春尽食愈减，至仲秋渐呕不能食，或作脾胃虚寒，与二陈、二术、补骨脂、吴茱萸、姜、桂诸辛香燥热，几数十剂，遂至汤饮不下。勉进一盏则呕必倍之，所出皆黄涎，而挟腥气，已绝意医药，勉召诊。两手俱无脉，足冷渐过膝，手亦过肘，舌白苔而地则紫，惟神气颇清，起居尚能自主。断为老年三阴血少，相火上逆之证。四肢冷者，误药而热盛作厥也；两手无脉者，荣气衰不能戴卫上朝寸口也；舌苔白而地紫者，肝火上乘肺金不下降也；与生地、杞子、沙参、麦冬、蒌仁、牛膝、米仁、川楝。或问众作寒治，而君谓火，何以验之？曰：第询病人小便可也？既而曰点滴而已。又问昔人谓下有热则为关，上有寒则为格，君但主热，得无偏乎？曰：若然，则前方姜桂何以不效？乃进药，遂不呕。数剂后，忽掌心手背绽出青筋累累，盖肝主筋，木得养而骤舒也。入川连三分，四肢渐暖，小便渐长，青筋亦隐；再加熟地五七钱，十余剂，全愈。后指端生一疖，问故，曰：其辛香燥热之所酿乎，然得此无患矣。

吾宗德吾翁，年七十五，多郁而喜饮。夏间时呕随愈，初秋感寒复作，服辛燥少愈，季秋复感寒遂大作。凡食即呕，日呕涎沫数盆，汤饮不下者几十日。前医一以二陈、姜、桂，转服转剧，计所呕不下担石矣。脉之洪大搏指，面额作赭石色，《经》曰：诸逆冲上，皆属于火，又素性速，故食入即呕也。与重剂，杞、地、沙参、麦冬、米仁，入川连三四分，一剂知，二剂减。问荸荠可食否？曰可。顿食斤许，又减，遂不服药。半月后复作轻，令以前方重加熟地而痊。或问老人阳气衰微，君常与黄连，得毋过乎？曰：老人阳虚，出自何说，乃默然。

胡氏妇年五十来，常患胁痛有块，时当心而痛，甚则呕。其子医以二陈，加左金、郁金、香附，初稍愈，后不应。一老医与丁香、肉桂、延胡索、小茴香之类，初亦应，再发再与，则呕增剧。延诊则已数日，不食，将成膈矣。幸大便不秘且溏，小便则短涩，口苦而燥，脉左关又弦小而数，两寸鼓，与生地、杞子、沙冬、麦冬、酒连，数剂而愈。

喘　症

朱武章年三十八，客姚江。仲冬左额患疔，七八日，微喘，疔溃后大喘，疔愈喘甚，坐不能卧，医与降气清金不效，已二旬。归而渡江，比到岸，两脚赤肿如灯笼，不能扱履矣。舁负至家，一月更延七医。其宽胸者，重投厚朴；泻肺者，峻用葶苈。有谓表邪未清者，有谓脚气上攻者，有谓水肿入腹者，有谓疔毒入肺者，杂治肿渐及囊。一医谓其虚也，与八味反增谵语。诊之两关模糊，左尺不应，余部微数而洪。面有红光，倚息不寐，小便浓浊，掌心热炙，臀部起映疮，以久坐也。其舌左边赤紫，四沿凸凹而左为甚，鼻孔干燥，能俯不能仰。曰：此肝肾大伤之候，初时之疔，亦肝火炽盛而作，治得其宜，数剂可愈。朴苈既非，桂附亦误，今兼治药，必三十剂乃可。与熟地、天麦冬、沙参、枸杞子、蒌仁、米仁，四剂，肿渐消，谵亦止；十剂便清，肿退可卧矣。唯仰卧及侧，向右则喘嗽不宁。又十剂，已能应酬宾客，但卧仍宜向左，乃加熟地至一两，入五味三分，蛤蚧一具，一剂而安，四剂全愈。

吴性全，幼即病喘，儿医与枳梏橘半桑杏前苏之属，伤其肺气，遂成痼疾。每发必沉绵床第，淹旬浃月，年十七。余诊之，令服重剂肝肾药，加沙参、蒌仁、麦冬之类，自是发渐轻，或数月一次。仍以前方加减，不过数剂，即霍然，近则终年亦罕作。余治喘多矣，多以此法取效。盖虚喘者，十之九，实喘者十之一也。

金太孺人，四旬之外，病喘。以攻伐之过，坐致痼疾。已近七旬，忽一医，与三子汤加葶苈，服下胁痛，厥逆欲脱。余以大剂杞子、地黄入川楝一枚得瘳。兰亭其四君也，亦病喘，面色㿠白，发必数日卧床，与以滋水生肝养金之剂，后发渐少而轻。自言得狗宝服之而愈。此证凡遇面夭白，皮急，痰腥秽而小便点滴者，不可治。盖证非肺痈，而肺叶坏也。肺为水源，既败则小便必少耳。

音　喑

严铁桥天姿英迈人也，豪于诗酒，风雅出群。自前夏忽患失音，咳嗽时作，守不药之戒。至八月初余偶过斋头，谈次有小青衣持药瓯至，余曰：君谓不药，今乃药乎，第医作何治，所用何药。出方验之，乃前胡、桔梗、杏仁、苏子等伤风剂也。曰：君病岂宜服此，世安有伤风百日者乎？肝肾久病，相火刑金，惟集灵左归、六味为对证耳。幸勿误，再就二人诊，则皆劝服六味。后服至三四十剂，忽发肛痔，痔发而音复。盖肺脏之病传大肠腑也，是为佳兆。唯痔痛剧，宛转床第数月余，亦以服药太迟，且六味不宜依古方也。病愈数年，豪饮如故，后登贤书。明年远馆于闽，患疟疾，既数月始得归，已成损证，遂不起。自失音至是凡十年，年三十七，惜哉。

宋辉章翁年六十余，素有豪饮，咳嗽失音，医作伤风治转剧。余与生熟地、麦冬、沙参、瓜蒌仁、杞子，服二十余剂，亦发肛痔，而咳嗽失音皆愈。后数年以事入都，于山左遇大水上至腹，行水中数里。初病愈其痔遇劳则发，否亦时有脓水，至是痔忽顿愈，而咳嗽失音复作。屡经治疗不瘳，归而延诊，其脉弦涩而数。语之曰：初病以发痔而愈，脏传腑也为顺，今痔愈而传发，则腑传脏矣为逆，逾数月而终。

血　证

杨氏子年二十余岁，病鼻衄如涌。有令以黑山栀末吹者，有令以湿草纸熨脑门者，有令以热酒浸脚者，憧憧扰扰，一日夜不得止。令觅有乳妇人，以乳对鼻孔挤乳，乳入必止，止后候鼻血干燥宜挖去之，如法立愈。

赵正为室人，年近四旬，便血面黄肢肿。凡补气补血，及气血两补，升提固涩，凉血温中之剂，莫不备尝，而归脾为多，均罕验。方书谓粪前血，其来近；粪后血，其来远，今则二者兼有。脉之关前盛关后衰，且弦且数，曰：此非脾不统血也，乃肝木挟火，上乘于胃，血因之上逆，以病人肺气强，不为呕血，反倾溢入于大肠，而为便血。故有时血先注，渣滓后注，则便前有血。是时渣滓先注，血后注，则便后有血。有时渣滓前后与血俱注，则便前后俱有血。盖阳明为多气多血之府，血去虽多，而不甚困也。第峻养其肝，使不挟火上逆，血自止矣。与生地黄、熟地炭、白芍、枣仁、杞子各五钱，炙甘草、酒黄芩各五分，川楝肉一钱，八剂全安。

黄　疸

徐环薇年二十余，病疸服山栀、茵陈、五苓、六一之剂，将两月不效。脉之弦细而驶，面目爪甲，俱淡黄，言语迟倦。谓之曰：君以黄疸求治，此其余证耳。今病成劳损矣。乃竦然曰：诚有之。近来夜卧不宁，晚即发热，黎明始退，咳嗽痰稀，腰膝疼痛，然治之当奈何？曰：病缘阴虚火盛，肝热久郁，移其所胜，故食少便溏，发为黄证。与酒谷诸疸，为湿热熏蒸者不同，乃服苦寒渗利，重伤其阴，致成劳损。今宜峻养肝肾，俾嗽止热退食进便调，而黄自消矣。与集灵膏加减，十余剂诸证渐退，黄亦退矣。

痿　症

张玉书子，年近三十，忽寒热头痛，时师谓伤寒也。蛮治月余，后竟不知为何病，唯昼夜喊叫痛极。延诊，问何迟？曰：人皆谓先生专用补，渠系伤寒，故不敢请。颔之入视，见病人尸卧在床，发长覆额，面垢鼻煤，皮枯肉腊，状如奇鬼。脉之弦而坚，左关尺殊涩数。询其痛处起自臂侧，下连趾踵肩背，头脑亦时抽痛僵直莫能动，动则欲死。乃谓其父曰：此筋骨兼痿之候也。若早补何至此极。此由少年不慎，接内之后，即远行劳役，三阴受伤。今痛自环跳穴，下连大敦、隐白、涌泉。盖三穴为肝脾肾所主，至连肩背头脑皆掣痛，督脉亦伤矣。其母私问之，果以接内后，因事疾走江干，归而病发。其父曰：洵如是，已误治许时，今奈何？曰：幸少年血气易复，第需服药百剂。否则，虽愈必跛也。与肉苁蓉、生熟地、杞子、米仁、当归、牛膝、红花、丹皮、萎仁、麦冬之属，十剂能起坐，又十剂可杖而行。其父素悭吝，见病已起遂勿药，后果一足筋短一二寸，至今行路倾欹。

吴太宜人，年六旬外。病筋络抽掣，上连颠顶肩项，下至腰腹肠胁，莫不牵痛，背胀头昏，口燥心忡，便数食减，两手极热，常欲冷水浸之。诊得脉弦急而疾，曰：证即多端，均由肝火盛而血液亏，筋燥失养，久之则成痿矣。但濡以润之，可立愈也。与养清汤，加米仁、萎仁、当归、女贞等十剂而全。

汗　症

詹渭丰母，年六旬外，素有肝病，因患疟自五月至九月疟愈，而他证蜂起。自汗如洗，彻夜不眠，食少便溏，胁痛齿痛，口淡恶心，恶风畏寒，头顶皮帽，身袭皮衣，重帏夹幔，犹懔栗不胜，诊时以止汗为嘱。脉之弦小急，知为阴虚火盛，疟邪未清，误作阳虚，多与补气敛汗之剂而然。叩之果服归脾、五味子、麻黄节、浮麦、龙骨甚多，乃与生地、杞子、地骨、钗斛、首乌、鳖甲、黄连、萎仁。渭丰曰：诸医咸谓头为诸阳之首，恶寒若此，又自汗而喜热饮，明属阳虚，今方中唯与养阴，又口淡、便溏、恶心，皆属脾胃虚寒，黄连、萎仁安可用？至疟疾已愈，何必用首乌、鳖甲，再所重在汗多，而又全不治汗，其故何也？曰：此证乃火郁之极，内真热而外假寒也。疟本胆腑之邪，因肝虚而腑传脏，故寒热止而变为诸证，故以生地、杞子、地骨、钗斛养肝治其本，黄连清伏暑，萎仁散郁热以治标，首乌、鳖甲入肝而去疟邪。盖肝火炽盛逆胃，胃络上蒸则为汗，下迫则为泻。若见汗则固涩，一药肆人足矣。医云乎哉。如方服之，数剂而愈。《内经》云：治病必求其本。今观此症，益可信矣。

何某年七旬矣。偶于冬间，苦盗汗，乃水衰肝火内炽，当闭藏之候，反蒸郁之为汗也。或教以黄芪煮黑枣服之，四五日汗果止而咳嗽作。或以为伤风，与前胡、桔梗、杏仁、苏子、秦艽、防风之类；或以为痰火，与二陈、姜汁、竹沥；或以为血虚，与四物、知母、黄柏咸不效，已半年。诊其脉，则弦数而促。其证则痰多食少，天柱已倾，双足浮肿。投以生地、麦冬、杞子、地骨、沙参、女贞，四剂无进退，已召画工传真矣。告曰：某本籍越中，今病已膏肓，量不可起，治任欲归，第乞疏一方，俾可服多剂者，以希万一耳。仍前方加熟地、蒌仁与之。后二年，偶遇之客坐，彼前致谢甚殷，余茫然。叩其故，曰：某何姓，昔患咳嗽几毙，蒙惠方，渡江后服二十余剂，竟获全愈，此再造之德也。视其容貌充腴，迥非畴曩，其病之痊，殊意外矣。书此以为轻信单方，并见汗治汗之戒。

杨元植年四旬外，早衰须发尽白，素患肝肾病。客吴门病疟，疟愈而汗出不止。凡生脉饮六黄汤，牡蛎、龙骨、五味、黑豆，一切敛汗之药，莫不尝之矣。吴医技穷，乃遄归，就予诊。脉但虚数，与熟地一两，杞子五钱，枣仁五钱，麦冬二钱，蒌仁一钱，胡黄连四分，地骨皮三钱，一服减，二服瘳。

赵坤维令正，病自首至胸，汗出如淋，动则尤甚。颇能食，然食入则满面淋漓，衣领尽透，医与玉屏风散、当归六黄汤，俱不效。延诊右关寸数大，问面浮及齿痛否？曰：然。此少厥二阴之火，上逆胃络也。与重剂玉女煎，入杞子五钱，川连少许，二帖而瘳。

杨兆成病疟，疟愈大汗如雨，一日夜约斗余，医尽力与固表收涩，反较麻黄、羌活为甚。延诊脉洪数有力，日啜粥十数瓯，犹觉饥。盖疟时多服半夏、豆蔻、苍术、厚朴、藿香、橘皮诸燥烈之剂，扰动胃火而然。若与六黄汤，则汗止而疟必更作。乃用生地一两，石膏五钱，黄连八分，麦冬三钱，蒌仁一钱半，一服减，二服瘳。疟亦不作。

张玉书年近六旬，素患阴虚火甚，两手脉上溢入掌心。夏月偶不快，就混堂澡浴，以图汗解。归而寒热大作头痛，两耳后焮肿，上连承灵，下至天牖。急邀余视，余适他出，别延外科，谓当成耳枕痈，势甚危。投以搜风败毒之剂，脑后肩甲筋络益抽掣急绊，燥渴躁闷，小便淋沥如火。迨余至，困惫不支矣。脉之洪数异常，知其中热，邪在阳明少阳，以阴虚过汗，火就升上，又为风药所鼓而然。不可与柴胡，乃君以黄芩、石膏，臣以鲜干两地黄，佐以滑石、生甘草，使以连翘、木通，大剂饮之。次日肿痛减，肿处尚赤色，前方入绿豆一合，肿痛全消。再与导赤散合六一散，而愈。

诸　痛

范康侯年弱冠，患胁痛已六七年，更医既屡，转益羸瘠，食少而气馁，言懒而神疲，稍远行则心下怦怦然，遇劳则膈间如裂。就予诊，告以初时，但腹胁痛，医与逍遥散，暂愈，再发再服不应矣。医投四磨饮，亦暂愈，再发再投，亦不应矣。又更医，用五香散、越鞠丸，则愈而即发。自是腹中忽有块，再更医以为痞积，进青皮、厚朴、五灵脂、延胡索之类，块益多，时隐时现，上下左右，约六七枚，如拳如掌，往来牵痛。近有老医，谓为虚也，用当归、白芍、香附、郁金之类，服之了无进退。予曰：似君之疾，遍宇内矣。误治而毙者，可胜道哉。盖古来方书，于此证殊无肯綮，无怪乎世之梦梦也。原其误人之始，只肝无补法四字。遂使千万生灵，含冤泉壤。或以疏散成劳，香燥成膈，或以攻伐成鼓，或以辛热成痛，其于变证，笔难尽述。幸子青年，禀赋厚而未婚，故仅若此，否则不可言矣。今据脉已细数弦涩，脏气已亏，幸不数，且无咳嗽夜热，犹可为也。第服予剂，只可希远效，而不可求近功耳。与生熟地、沙参、麦冬、沙子、枣仁等剂，略安。至数十剂块渐减，遂以方为丸，服数年益就痊可，今已娶，第能撙节，庶无后患也。盖此证惟两仪膏最妙，然有力者，始能用之。

方某年三十余，因析居阋墙，胁痛左胁下有块如盘，按之坚硬，食下则胀痛，甚不能卧侧，百治莫应，枯瘁如柴矣。偶于药肆遇人，谓之曰：此病唯淳佑桥魏某能治。因就诊，脉之弦且急曰：肝举证也。肝叶右四左三，血足则润而下垂。今怒火伤阴，其叶燥硬，故举而不下也。《经》曰：肝病则迫胃逆咽，故左叶张，则支腋而不可侧卧；右叶张，则侵脘而不能容食。昧者不知，投以香散，则如火上添油耳。与生熟地、沙参、麦冬、蒌仁、米仁、川楝子十余剂，其病如失。

陆茂才父，年七十素有肝病。偶于春分日，玉皇山顶烧香，玉皇之高为湖上众山之最，晨而往，晡而归，足力可云健矣。至夜忽腰大痛，不可转侧，或以为劳伤，兼感冒，宜先表散。与羌活、秦艽等一剂，痛益剧，脉之弦硬，三五不调，二便俱秘，面黯囊缩，日夜不得眠日，此肝肾大伤，疏泄太过，证濒危矣。岂可再投风药，以养青汤，加牛膝、当归痛略减。二便仍秘，且呕恶发呃，此地气不得下行，而反上攻也。前方重用熟地，外以田螺、独蒜捣烂系脐下，二便既行，呕呃遂止。痛忽移于少腹，控引睾丸，前方杞子至重二两，再入白芍、甘草数剂而瘥。乃畏药停数日，觉复甚，又与数剂而安。

七　窍

沈晋培年三十许，患鼻渊，黄浊如脓，时医以为风热，上淫干脑，与薄荷、辛夷、川芎、苍耳、白芷、蔓荆古方，治之不效，反增左边头痛，所下涕亦唯左鼻孔多。就诊曰：此肝火上炎为疾耳，与生熟地、杞子、沙参、麦冬，十余剂而愈。是证由伤风，用力去涕，而得者易愈。若因火盛而成，必由水亏而致。

盖肝脉上络巅顶，督脉会脑为髓海，为龙火郁蒸，故脓浊腥秽源源而下，有若渊然。久之督脉之髓，亦随输泄，致成劳损者有之。医学自立斋以前，宋元明初诸公，未详肝肾之治。至国朝诸老渐讲明，然多杂芪、术、桂、附，惟集灵膏一方最善。治法汇载之，但云：吴中一医用之，所向神效，是亦知其然而未知其所以然也。故守兔园一册，其覆辣多矣。

朱余二女，中表姊妹也，年十六七。朱则耳痛，常患瘾疹，因感冒痛暴甚，耳门连顶皆肿，以养清汤加黄芩、羚羊、蒌仁二剂而愈。余则耳痛，常流脓水，因患瘄，医与荆防发之，遂出血不止，膈间嘈辣。前方去羚羊，加知母、赤芍二剂，血止，数剂脓水干。二人脉皆关弦寸鼓，乃肾与肝胆之火也。

余某早失怙恃，困苦颠连，年十四，就西溪吴氏，质库食力。值冬月查盘，提唱劳剧，忽右耳暴痛不可忍，如刺以锥。约一日夜，内起一疱，迸出黄水，涓滴不绝，数日乃干。第水出则痛减，水干则痛除，自后过劳即发，其痛至欲求死，如是者年必数次。偶问一医，彼见少年得此，谓由暴怒伤肝，瘀血为患，教服抵当丸。不知此属劳伤肾肝，龙雷之火上攻而然。幸合药时，肆中无虻虫、水蛭，竟因循不服。后年二十余，右耳渐聋，病遂不作。盖此中经络枯绝，火亦不能透达也。

疝　气

汪氏甥，素有疝证。发则囊如盛二升栗，憎寒壮热，或与小茴香、青皮、木、葫芦巴等服之，囊肿赤而痛甚，势将成痈。次日仍与前药，诊之脉数大无伦，面赤黯，亟用熟地二两，杞子一两，川楝一枚，一剂而愈。后与人斗，颠顶著棒，闷绝而苏。次日阴囊肿大如疝，发时于是颠痛甚，则囊痛减，囊痛甚则颠痛减，寒热往来，专科递治无效。盖厥阴肝脉，下络纂上行颠，故上下相连，而其痛则互为消长也。与前方数剂，上下皆愈。凡疝治之失宜，过服香辛燥烈之剂，遂成劳损者多矣。

鲍二官六七岁时，忽腹痛发热，夜则痛热尤甚。或谓风寒，发散之不效；又谓生冷，消导之不效。诊之，面洁白，微有青气，按其虚里，则筑筑然跳动。问其痛，云在少腹；验其囊，则两睾丸无有。曰：此疝痛也。与生地、甘杞、沙参、麦冬、川楝、米仁，二剂全愈。凡疝证虽有寒湿痰气之殊，余所愈多以此方，捷如桴鼓。盖证虽不一，而病属厥阴则一也。要之肝木为病，大抵燥火多而寒湿绝少也。余钰儿十岁时，忽蹲地以拳柱其腹，宛转不能语，察其面青，知疝发也。亟以杞子一两，川楝一枚，煎服，下咽立愈。

调 经

徐德滋女，年近二十，素有胁痛肝病，常时月事先期而至，近忽逾数日。脉之两关躁疾，两寸上溢。察其面有如疹者数十点，其色或紫或青，询其身亦有，至舌上亦有数点，绝类阳气热证。然并无头痛寒热，且能进饭二瓯。良由肝火内炽，上乘肺胃而然。与生地、杞子、麦冬、丹皮、山栀、当归、生芍、甘草、元参，令服一剂。次日晡后始至，见其偃卧，上半俯著床沿，呕血盆许。询之，则自已脾血出如涌，既而心下，若有一块上攻，故必偃伏，以床沿抵住稍可，否则上顶闷绝。脉之若有若无，意其经水过期，乘肝火上逆而出，即俗云倒经是也。然则急暴如此，兼之地气上攻，其证危矣。非大剂纯阴，何以挽回。与熟地二两，杞子一两，令连进二服，服下即能仰卧，血止脉回。次日忽咳嗽无痰，此肺金燥而肝火未平也。前方减半，加麦冬、沙参、萎仁、生地，八剂而愈，愈后面上之疹乃消，舌上之疹褪下如痘靥云。又顾卜周内人失血，奄奄垂毙，亦以前药数剂而愈。

范氏女年及笄矣，忽病夜卧，小便自遗，晨起昏昏如醉。神气与人，了不相当，晡后始清爽，皮肤瘾疹，胸膈迷闷，食亦少，初起觉咽痛头晕，已十余日矣。诊之脉弦而小数，此属血虚火盛。询其天癸若何，则自前月大行，去血甚多，至七日乃止。谓为肝火过盛，克脾侮胃，乘肺而然。克脾则脾不摄血，故经水去多，侮胃则胃之络溢，故胀闷食减；乘肺则肺热，故瘾疹咽痛。又肝藏魂，肺藏魄，二脏不和，是以小便自遗，而神气昏昧也。与生地、杞子、羚羊角、黑山栀、麦冬、萎仁、黄连、丹皮、沙参、牛蒡之属，出入加减，六帖而安。后经水数月不行，则以前者去血过多也。仍用生地、杞子、当归、白芍、丹皮、麦冬，少加红花八剂，而月事下。

刘氏媪，年七十，病血行如壮年，月经久之淋漓不断，两月余耳鸣心跳，头晕目眩，恶食罕眠，奄奄待毙。医者不一，有与归脾、补中者，六味、四物者，十全、八珍者，诸治未为无见。然服归脾、补中，则上膈胀而面肿，似不宜于补气；服六味、四物，则少腹胀而足肿，似不宜于补血；服八珍十全，则中脘胀而气急，似气血兼补，又不宜。延诊，先告以不宜用补，以证皆缘补而增也。脉之沉小而涩，两关尤甚，且无神。曰：此肝脾两伤之候也。以七旬之年，两月之病，非补何以能瘳？第余之补异乎人之补，无虑也。与熟地二两、以一两炒炭，杞子一两，白芍炒、枣仁炒各五钱，酒连三分，四剂而淋漓止。去连四剂，而肿胀诸病证亦愈。

姚氏妇早寡，年三十余，因月事暴至，遂崩漏不止，势甚猛。脉之两寸上溢，两尺甚弱。据脉不可与补中益气，据证又不可不暂升提，以挽其下陷。先与熟地、杞子、白芍、枣仁，重剂服之果不应。急以蓖麻仁十数粒，去壳研，入麝香一分，捏作饼子，用绿云膏贴脐上，再服前药，血去渐缓，少顷再服药，觉血不行，即令揭去之。又服数剂全愈。

胎　产

凌表侄妇，素怯弱，孕数月，几成损证，以重剂滋养而愈，已十月因时感发瘄，专科投荆防枳桔等二剂，其师黄澹翁力止之。乃但服头煎，已而干咳咽痛，面赤口燥，夜热盗汗。因饮生梨数片，遂泄泻如痢，腹痛后重，日夜十余行。或曰：立斋云梨者利也，凡病后及孕产，皆不可食。今腹痛下痢，非伤生冷而何。诊之，脉洪数左寸鼓指，曰：钱仲阳谓疹子无他证者，但用平药。今病人阴虚多火，滋养犹恐不及，乃用香窜以鼓之，致三阴之火乘虚上冲，肺既热甚，势必下迫，大肠便为痢，于梨何与。盖立斋之言，言其常耳，今脉与证，犹当以凉润取效也。询其小便热短而口臭，用生地、杞子、沙参、麦冬、川连、蒌仁、元参、牛蒡二剂痢止，后重除，忽肛门肿痛，谓欲作痔。曰：非也，此肺火下传，病将愈耳。去黄连加黄芩数剂，诸证全愈。

汪陛堂邻居也，其室人病痢已久，未曾药。初下红白，后单下红，每甚于夜，腹痛后重。渠岳翁乃儒而医者，与归脾合补中益气，持方问余。余曰：此古人成法也，第虑服之转剧耳。不信，服二剂果下益频，乃延诊。脉沉细且驶，与枣仁、山药、杞子、地黄、当归、白芍、甘草、黄芩，六剂全愈。因问曰：君向谓归脾补中，服之必增剧，已而果然，比何故也？余曰：久痢亡阴，芪术升柴，令阳愈升，则阴必愈降，理所必然。又问：腹尚痛，而后重未除，乃不用香砂，此又何说？余曰：用香砂亦无大害，第不能速愈耳。

唐赤城内人，年二十余，孕月喜瓜果。夏间，肠痛下痢，以为胎气。冬尽已分娩，而痛痢不减。一老医谓产后虚寒且久痢，与白芍、炮姜、建莲、扁豆、香附、砂仁、木香、远志诸温燥健脾，痢转甚，又加补骨脂、肉豆蔻，痢益频。每粥食才下咽，粪秽即下出，不及至圊，视之乃完谷不化。佥谓肠胃已直泻若竹筒，病必不起，将治木。诊之，脉细数而涩，额颊娇红，舌苔燥黑，曰：此痢疾也。第服药二剂必见红白，因告以向医谓为虚寒将败之证，今以为痢再下红白，宁望生乎。曰：病缘过伤生冷，滞于回肠，久从热化，产后腹空，其积将下，乃为燥热所劫，致积反留，而真阴愈伤，内热愈炽，今之频并急速，乃协热下痢之痢，非虚寒下脱之痢也。试观其面红，阴虚可知，舌黑内热可知，但先助其阴，则其下必缓，而积滞见矣。与熟地、杞子各一两，枣仁五钱服下，面红顿减，舌黑渐退，食入遂不下迫；再服则里急后重，红白兼行，仍与前方，入连芩芍归甘草，出入加减十余剂，已愈八九矣。以岁除停药，新正邀诊，已饮食如常，起居复故，惟便后微有淡血水，此脾络受伤之余证也。前方去芩连，加乌梅二剂可愈。乃云：舍亲谓先生用补药太早，致成休息痢。盖前医是其至戚，特令其邀予一次，以相嘲耳。予因谓曰：与其为直肠泻，毋宁为休息痢乎，一笑而别。

　　许竹溪室人，产后数日，发热自汗，面赤头痛，恶食不眠，恶露虽极少而淡，腹时胀痛，脉则洪大而数，曰此血虚也。腹胀面赤，其势欲崩，宜峻补，或问故？曰：面赤者阳上越也，腹胀者阴下陷也，阳上飞则阴下走，势所必然。以熟地一两，杞子、枣仁各五钱一剂，次日小腹之右，忽有一块如盘，且硬，按之痛甚，于是疑为瘀而误补，欲更张。幸病人素服予药，姑再延。曰：其块骤起即大如诊，虽瘀滞亦无如是之甚也。此正肝脾失血，燥而怒张，得补犹然，否则厥而崩矣。今脉大渐敛，面赤渐退，非药之误，乃药之轻也。令前方加倍，再入炒白芍五钱，炙甘草一钱，一服块渐平，再服块如失。前方减半，数剂，诸证全安。此证若作瘀治，断无幸矣。

　　施介繁室人，年三十余，忽有孕，又孪生，产后颇健，能食鸡啖饭，数日来，渐发热胀满。诊之，脉浮按滑疾，沉按结涩。询至恶露已一日不行，谓为瘀也，宜通之乃可。与生地、牛膝、益母、红花、桃仁泥、当归尾、丹参、瓦楞子，畏不敢服，延专科。曰：此年过壮而初产育，气血俱伤，属虚也。与焦术、炮姜、归、芍、茯神、枣仁等一剂，热益甚，再剂遂谵谵，更一专科，其说同，其药仿。又二剂，日夜不眠昏狂，不省人事，时忽高声歌唱，与伤寒阳明失下无异。再延诊，曰：产数日，恶露即停，虽执途人而语之，亦必知为瘀滞，若欲其生，亟进前方可耳。不得已乃服，黄昏进药，至夜分恶露始行，黎明复下一物，已焦黑，乃胞衣也。盖产时隐婆只收其一，谓二人同胞，不知其一，犹在腹也，遂贻患乃尔。胞衣去，恶血行，其病如失。然予初亦不知其为胞未下也，医诚难哉。

　　姚葭田室人，年三十余，颀而肥白，前二子皆殇，后孕而胎堕。今又恶阻甚逆，脉之虚软而大，与杞子、地黄、沙参、麦冬、川连等渐得安。又腰腹腿足时痛，或加当归、白芍，或加山药、枣仁、熟地，用至两许；或下坠，则以补中益气一二剂，以熟地、山药代参、术；或时胸腹胀痛，稍用香、砂、橘、术，则中气便觉冲惕。良由久虚荣弱，香燥毫不相宜。彼执方治病者可与言治法乎哉？后服药几百帖，足月生男。

　　胡乾若室人，年二十余，婚数年无生育，因诊，翁便求诊曰：孕也。然三阴俱不足，曰孕或未然。今所患夜热咳嗽，腹痛便溏，左足不良于步。询其腹痛必内外牵引，腰亦必痛，足之筋则短而不舒，又下午则肿否？曰：皆如所言。然则三阴虚损无疑矣。与杞、地、归、芍、沙参、麦冬等，令服五十剂，临月再服二十剂，乃无后患。又服十余剂，病已痊，遂不药。后临产晕厥，产后复厥。专科以其寒热往来，则投柴胡、桂枝，腹痛便溏；则与炮姜、白术，致身发白㾦，细者如芝麻，粗者如绿豆。腹痛甚则偃卧，以蒲团著腹，左右旋转稍可。脉之弦急而数，舌黑而燥，此肝火乘三阴大伤为患也。令以前方，加熟地、川连、白芍、甘草数剂，而愈。次年患痢，医以痢药愈之，又明年腹痛便溏，与前年初孕证同，召前医，则仍以为痢也。恪与攻伐，遂胎堕而死。又张氏姐妹三人，每胎皆腹痛泄利，产后乃止，此虽胎气，亦由肝木乘脾所致。

张石顽医话精华

张路玉（璐），又号石顽，吴江人。学医读书至精博，而服膺于薛己、张景岳辈学说。著有《张氏医通》《伤寒缵论》《伤寒绪论》《本经逢原》《诊宗三昧》等书，医林中几人手一编焉。

中　风

春榜赵明远，平时六脉微弱，己酉九月，患类中风，经岁不痊，邀石顽诊之。其左手三部弦大而坚，知为肾脏阴伤，壮火食气之候。且人迎斜内向寸，又为三阳经满，溢入阳维之脉，是不能无颠仆不仁之虞。右手三部浮缓，而气口以上微滑，乃沫痰涌塞于膈之象。以清阳之位，而为痰气占据，未免侵溃心主，是以神识不清，语言错误也。或者以其神识不清，语言错误，口角常有微涎，目睛恒不易转，以为邪滞经络，而用祛风导痰之药。殊不知此本肾气不能上通于心，心脏虚热生风之证，良非风燥药所宜。或者以其小便清利倍常，以为肾虚，而用八味壮火之剂。殊不知此证虽虚，而虚阳伏于肝脏，所以阳事易举，饮食易饥，又非益火消阴药所宜。或者以其向患休息久痢，大便后常有淡红溃沫，而用补中益气。殊不知脾气陷于下焦者，可用升举之法，此阴虚久痢之余疾，有何清气在下可升发乎？若用升柴，升动肝肾虚阳，鼓激膈上痰饮，能保其不为喘胀逆满之患乎？是升举药不宜轻服也。今举河间地黄饮子，助其肾，通其心，一举而两得之。但不能薄滋味，远房室，则药虽应病，终无益于治疗也。惟智者善为调摄为第一义。

御前侍卫金汉光如夫人，中风四肢不能举动，喘鸣肩息，声如拽锯，不能著枕，寝食俱废者半月余，方邀治于石顽。诊其脉右手寸关数大，按久无力，尺内愈虚，左手关尺弦数，按之渐小，惟寸口数盛。或时昏眩，或时烦乱，询其先前所用诸药皆二陈导痰，杂以秦艽、天麻之类，不应。又与牛黄丸，痰涎愈逆，危殆益甚。因疏六君子，或加胆星、竹沥，或加黄连、当归，甫四剂而喘息顿除，再三剂而饮食渐进，稍堪就枕。再四剂而手足运动，十余剂后，屏帏之内，自可徐行矣。因思从前所用之药，未常不合于治。但以痰涎壅盛，不能担当，峻用参术，开提胃气，徒与豁痰，中气转伤，是以不能奏绩耳。

汉川令顾莪在夫人，高年气虚痰盛，迩因乃郎翰公远任广西府，以道远抑郁。仲春十四夜，忽然下体堕床，便舌强不语，肢体不遂。以是日曾食湿面，诸医群议消导，消导不应，转增困惫，人事不省，头项肿胀，事在危急，急邀石顽诊之。六脉皆虚濡无力，诸医尚谓大便六七日不通，拟用攻下。余谓之曰：脉无实结，何可妄攻？我在乔梓，皆言素有脾约，大便常五七日一行，而艰苦异常。乃令先小试糜饮，以流动肠胃之枢机，日进六君子汤，每服用参二钱，煎成顿热，分三次服，四剂后自能转侧，大便自通。再四剂手足便利，自能起坐，数日之间，倩人扶掖徐行。因切嘱其左右谨防，毋使步履有失，以其气虚痰盛，不得不防杜将来耳。

松陵沈云步先生，解组归林，以素禀多痰，恒有麻木之患，防微杜渐，不无类中之虞，乃谋治于石顽。为疏六君子汤服之，颇验。而性不喜药，入秋以来，渐觉肢体不遂，复邀诊治。脉得软滑中有微结之象，仍以前方除去橘皮，加归、芪、巴戟，平调半月而安。然此证首在节慎起居，方能永保贞固，殊非药力可图万全也。

时　邪

湖广礼部主事范求先讳克诚，寓金阊之石窝庵，患寒伤营证。恶寒三日不止，先曾用过发散药二剂，第七日躁扰不宁，六脉不至，手足厥逆。其同寓目科方耀珍，邀石顽诊之。独左寸厥厥动摇，知是欲作战汗之候，令勿服药，但与热姜汤助其作汗，若误服药，必热不止。后数日枉驾谢别，询之果如所言，不药而愈。

一童姓者，伏气发于盛暑，其子跪请求治。诊时大发躁扰，脉皆洪盛而躁。其妇云：大渴索水二日，不敢与饮，故发狂乱。因令速与，连进二盏稍宁，少顷复索，又与一大盏，放盏通身大汗，安睡热除，不烦汤药而愈。同时有酒客二人寓毛家，亦患此证，皆与水而安。

文学范铉甫孙振麒，于大暑中患厥冷自利。六脉弦细芤迟，而按之欲绝。舌色淡白，中心黑润无苔，口鼻气息微冷，阳缩入腹，而精滑如冰。问其所起之由，因卧地昼寝受寒，是夜连走精二度，忽觉颅胀如山，坐起晕倒，便四肢厥逆，腹痛自利，胸中兀兀欲吐，口中喃喃妄言，与湿温之证不殊。医者误为停食感冒，而与发散消导药一剂，服后胸前头项汗出如漉，背上愈加畏寒，而下体如冰，一日昏愦数次。此阴寒挟暑，入中手足少阴之候，缘肾中真阳虚极，所以不能发热，遂拟四逆加人参汤。方用人参一两，熟附三钱，炮姜二钱，炙甘草二钱，昼夜兼进，三日中进六剂，决定第四日寅刻回阳。是日悉摒姜附，改用保元，方用人参五钱，黄芪三钱，炙甘草二钱，加麦门冬二钱，五味子一钱，清肃膈上之虚阳，四剂食进。改用生料六味，加麦冬、五味，每服用熟地八钱，以救下焦将竭之水，使阴平阳秘，精神乃治。

徐君育素禀阴虚多火，且有脾约便血证。十月间患冬温，发热咽痛，里医用麻黄、杏仁、半夏、枳、橘之属，遂喘逆倚息不得卧，声飒如哑，头面赤热，手足逆冷。右手寸关虚大微数，此热伤手太阴气分也。与葳蕤、甘草等药不应，为制猪肤汤一瓯，令隔汤顿热，不时挑服。三日声清，终剂而痛如失。

国学郑墨林夫人，素有便红，怀妊七月，正肺气养胎时，而患冬温咳嗽。咽痛如刺，下血如崩，脉较平时，反觉小弱而数，此热伤手太阴血分也。与黄连阿胶汤二剂，血止，去黄连加葳蕤、桔梗、人中黄四剂而安。

太仓州尊陈鹿屏夫人，素患虚羸骨蒸，经闭少食，偶感风热咳嗽，向来调治之医，误进滋阴清肺药二剂，遂昏热痞闷异常，邀石顽诊之。脉见人迎虚数，而气口濡细，寸口瞀瞀，而两尺搏指。此肝血与胃气皆虚，复感风热之象。与加减葱白香豉汤，一服热除痞止，但咳则头面微汗，更与小剂保元汤调之而安。

同道王公峻子，于四月间患感冒，昏热喘胀，便秘腹中雷鸣，服硝黄不应，始图治于石顽。其脉气口弦滑，而按之则芤，其腹胀满，而按之则濡，此痰湿挟瘀，浊阴固闭之候。与黄龙汤去芒硝，易桂、苓、半夏、木香，下瘀垢甚多。因宿有五更咳嗽，更以小剂异功加细辛调之。大抵腹中奔响之证，虽有内实当下，必无燥结，所以不用芒硝而用木、香、苓、半也。用人参者借以资助胃气，行其药力，则大黄辈得以振破敌之功，非谓虚而兼补也。当知黄龙汤中用参，则硝黄之力愈锐，用者不可不慎。

贰尹闵介眉甥媳，素禀气虚多痰。怀妊三月，因腊月举襄受寒，遂恶寒不食，呕逆清血，腹痛下坠，脉得弦细如丝，按之欲绝。与生料干姜人参半夏丸二服不应，更与附子理中加苓半肉桂调理而康。门人闻曰：尝闻桂、附、半夏孕妇禁服，而此并行无碍，何也？曰：举世皆以黄芩、白术为安胎圣药，桂附为陨胎峻剂，孰知反有安胎妙用哉？盖子气之安危，系乎母气之偏胜，若母气多火，得芩连则安，得桂附则危；母气多痰，得芩半则安，得归地则危；母气多寒，得桂附则安，得芩连则危。务在调其偏胜，适其寒温。世未有母气逆而胎得安者，亦未有母气安而胎反堕者。所以《金匮》有怀妊六七月，胎胀腹痛，恶寒少腹如扇，用附子汤温其藏者。然认证不果，不得妄行是法，一有差误，祸不旋踵，非比芩术之误，犹可延引时日也。

馆师吴百川子，年二十余，素有梦交之疾。十月间患伤寒，头疼足冷，医用发散消导，屡汗而昏热不除，反加喘逆。更一医用麻黄重剂，头面大汗，喘促愈甚。或者以为邪热入里,主用芩连;或者以为元气大虚,议用冬地。争持未决,始求治于石顽。诊之六脉瞥瞥,按之欲绝,正阳欲脱亡之兆,急须参附,庶可望其回阳。逐疏回阳反本,汤加童便以欲阳,一剂稍宁,三啜安卧。改用大剂独参汤加童便,调理数日,频与稀糜而安。

洪德敷女,于壬子初冬发热头痛,胸满不食,已服过发散消导药四剂,至第六日周身痛楚,腹中疼痛,不时奔响,屡欲圊而不可得。口鼻上唇,忽起黑色成片,光亮如漆,与玳瑁无异。医者大骇辞去,邀石顽诊之。喘汗脉促,而神气昏愦,虽证脉俱危,喜其黑色四围,有红晕鲜泽,若头疮之根脚,紧附如线,他处肉色不变,许以可治。先与葛根黄芩黄连汤加犀角、连翘、荆、防、紫荆、人中黄,解其肌表毒邪,俟其黑色发透,乃以凉膈散加人中黄、紫荆、乌犀,微下二次,又与犀角地黄汤加人中黄之类,调理半月而安。此证书所不载,惟庞安常有玳瑁瘟之名,而治法未备,人罕能识。先是牙行徐顺溪患此,误用发散消克药过多,胃气告匮,辞以不治。又绸铺王允吉侄患此,濒危始邀予往,其口目鼻孔皆流鲜血,亦不能救。一月间亲历此证十余人,大抵黑色枯焦不泽,四围无红晕,而灰白色黯者,皆不可救。其黑必先从口鼻至颧颊、目胞、两耳及手臂、足胫,甚则胸腹俱黑,从未见于额上肩背阳位也。

有武员随任家丁黄姓者,患伤寒半月,道经吴门,泊舟求治。询其同伴云:自渡淮露卧受寒,恣饮烧酒发热,在京口服药,行过两次,热势略减。而神昏不语,不时烦扰,见其唇舌赤肿燥裂,以开水与之则咽,不与则不思。察其两寸瞥瞥虚大,关尺小弱,按久六脉皆虚。曰:此热传手少阴心经也,与导赤、泻心汤一啜神识稍宁,泊舟一日夜,又进二帖,便溺自知。欲早解维,复延往诊,而脉静神安,但与小剂五苓去桂易门冬二帖,嘱其频与稀糜,可许收功也。

钱顺所素有内伤,因劳力感寒,发热头痛。医用表散药数服,胸膈痞闷不安,以大黄下之,痞闷益甚。更一医,用消克破气药,过伤胃气,遂厥逆昏愦,势渐濒危。邀石顽诊之,六脉萦萦如蜘蛛丝,视其舌上焦黑燥涸异常,此热伤阴血,不急下之,真阴立槁,救无及矣。因以生地黄黄连汤去黄芩、防风加人中黄、麦门冬、酒大黄,另以生地黄一两酒浸捣汁和服,夜半下燥矢六七枚,天明复下一次,乃与生脉散二帖,以后竟不服药,日进糜粥调养。而大便数日不行,魄门迸迫如下,令用导法通之。更与异功散调理而安。

陈瑞之七月间,患时疫似疟。初发独热无寒,或连热二三日,或暂可一日半日。发热时烦渴无汗,热止后则汗出如漉。自言房劳后乘凉所致,服过十味香薷,九味羌活,柴胡枳桔等十余剂,烦渴壮热愈甚,因邀石顽诊之。六脉皆洪盛搏指,舌苔焦枯,唇口剥裂,大便五六日不通。病家虽言病起于阴,而实热邪亢极，胃府剥腐之象。急与凉膈加黄连、石膏、人中黄，得下三次，热势顿减。明晚复发热烦渴，与白虎加人中黄、黄连，热渴俱止。两日后左颊发颐，一晬时即平，而气急神昏，此元气下陷之故，仍与白虎加人参、犀角、连翘；颐复焮发，与犀角、连翘、升麻、甘桔、鼠粘、马勃二服；右颐又发一毒，高肿赤亮，另延疡医治其外，调理四十日而痊。同时患此者颇多，良由时师不明。此为湿土之邪，初起失于攻下，概用发散和解，引邪泛滥而发颐毒。多有肿发绵延，以及膺胁肘臂数处，如流注溃腐者，纵用攻下解毒，皆不可救。不可以为发颐小证而忽诸。

山阴令景昭侯弟介侯，辽东人，患时疫，寒热不止，舌苔黄润，用大柴胡下之，烦闷神昏。杂进人参白虎、补中益气，热势转剧，频与芩连知母不应。因遣使兼程过吴，相邀石顽到署诊之。左脉弦数而劲，右脉再倍于左。而周身俱发红斑，惟中脘斑色皎白。时湖绍诸医群集，莫审胸前斑子独白之由，因论之曰：良由过服苦寒之剂，中焦阳气失职，所以色白，法当透达其斑，兼通气化，无虑斑色不转也。遂用犀角、连翘、山栀、人中黄，昼夜兼进二服，二便齐行，而斑化热退，神清食进，起坐徐行矣。昭侯曦侯同时俱染其气，并进葱白、香豉、人中黄、连翘、薄荷之类，皆随手而安。

吴介臣伤寒，余热未尽，曲池壅肿，不溃不消，日发寒热。疡医禁止饮食两月余，日服清火消毒药，上气形脱，奇息不得卧。渴饮开水一二口，则腹胀满急，大便燥结不通。两月中用蜜导四五次，所去甚艰，势大濒危，邀石顽诊之。其脉初按绷急，按之绝无，此中气逮尽之兆，岂能复胜药力耶。乃令续进稀糜，榻前以鸭煮之，香气透达，徐以汁啜之，是夕大便，去结粪甚多，喘胀顿止，饮食渐进，数日后肿亦渐消。此际虽可进保元独参之类，然力不能支，仅惟谷肉调理而安。近松陵一人，过饵消导，胃气告匮，闻谷气则欲呕，亦用上法，不药而痊。

徽商黄以宽，风温十余日，壮热神昏，语言难出，自利溏黑，舌苔黑燥，唇焦鼻煤。先前误用发散消导药数剂，烦渴弥甚，恣饮不彻，乃求治于石顽。因谕之曰：此本伏气郁发，更遇于风，遂成风温。风温脉气本浮，以热邪久伏少阴，从火化发出太阳，即是两感，变患最速。今幸年壮质强，已逾三日六日之期，证虽危殆，良由风药性升，鼓激周身元气，皆化为火，伤耗真阴，少阴之脉，不能内藏，所以反浮。考诸南阳先师，元无治法，而少阴例中，则有救热存阴，承气下之一证，可惜此以迅扫久伏之邪。审其鼻息不齁，知肾水之上源未绝，无虑其直视失溲也。时歙医胡晨敷在坐，相与酌用凉膈散加人中黄、生地黄，急救垂绝之阴，服后下溏黑三次，舌苔未润，烦渴不减，此杯水不能救车薪之火也。更与大剂凉膈，大黄加至二两，兼黄连、犀角，三下方得热除。于是专用生津止渴大剂投之，舌苔方去，而津回渴止。此证之得愈者，全在同人契合，无分彼此，得以挽回。设异论纷纭，徒滋眩惑，安保其有今日哉。

疟 疾

广文张安期夫人，先是其女及婿与婢，数日连毙三人，其仆尚传染垂危。安期夫人因送女殓，归亦病疟，杂治罔效，遂成坏病，勉与生姜泻心汤救之。故友李怀兹乃郎幼韩，触邓氏疫疟之气，染患月余不止。且左右之人，失于调理，以致愈而复发，加以五液注下，疟痢兼并，水谷不入者，半月有余。当此虽有合剂，亦难克应，乃携归斋中，日与补中益气兼理中六君萸桂之属，将养半月而康。

贰守金令友之室，春榜蒋旷生之妹也。旷生桥梓，见其亢热昏乱，意谓伤寒，同舟邀往，及诊视之，是疟非寒，与柴胡桂枝汤，四剂而安。

贰尹吴丹生湿盛体肥，呕逆痞胀，寒热昏眩，与凉膈散加黄连下之，五日而止。越半月复发，亦五日而止。

贰守汤子端恶寒发热，面赤足冷，六脉弦细而数，自言不谨后受寒，以为伤寒阴证。余曰：阴证无寒热例，与柴胡桂姜汤二服而痊。

文学顾若雨之女与甥女，先后病疟，皆先热后寒，与桂枝白虎汤而瘥。

太学郑墨林夫人，怀孕七月，先疟后痢，而多鲜血，与补中益气如吴茱萸、制川连而愈。每见孕妇病疟胎陨，而致不救者多矣。

乡饮张怡泉恒服参、附、鹿角胶等阳药，而真阴向耗，年七十五，七月下澣病疟。时医误进常山止截药一剂，遂致人事不省，六脉止歇，按之则二至一止，举指则三五至一止。惟在寒热之际，诊之则不止歇，热退则止歇如前。此真气衰微，不能贯通于脉，所以止歇不前，在寒热之时，邪气冲激经脉，所以反得开通，此虚中伏邪之象。为制一方，用常山一钱酒拌，同人参五钱焙干，去常山但用人参，以助胸中大气，而祛逐之。当知因常山伤犯中气而变剧，故仍用常山为向导耳。昼夜连进二服，遂得安寝。但寒热不止，脉止如前，乃令日进人参一两，分二次进，并与稀糜助其胃气，数日寒热渐止，脉微续而安。

玉峰春榜顾玉书，疟发即昏热呓语，痞胀呕逆，切其气口独见短滑，乃有宿滞之象，与凉膈散易人中黄加草果仁，一剂霍然。

督学汪缄庵之女患前证，以桂枝白虎汤易人中黄加葱豉四服而安。

中翰金淳还乃郎，八月间患疟，发于辰戌丑未，至春子午卯酉每增小寒热，直至初夏。始延治于石顽，诊其六脉如丝，面青唇白，乃与六君子加桂附，四服不应。每服加用人参至一两，桂附各三钱，又四服而辰戊丑未之寒热顿止，子午卯酉之寒热更甚，此中上有权，而邪并至阴也。仍与前药，四服而色荣食进，寒热悉除，后与独参汤送八味丸调理而安。

　　文学顾大来年逾八旬，初秋患瘅疟，昏热谵语，喘乏遗尿。或者以为伤寒谵语，或者以为中风遗尿，危疑莫定。予曰：无虑，此三阳合病，谵语遗尿，口不仁而面垢，仲景暑证中原有是例。遂以白虎加人参，三啜而安。同时文学顾次占夫人，朔客祈连山，皆患是证。一者兼风，用白虎加桂枝；一者兼湿，用白虎加苍术，俱随手而瘥。若以中风遗尿例治，则失之矣。是日坐间有同道，问及今岁疟脉不弦之故。予谓之曰：疟属少阳经证，其脉当弦，而反不弦如平人者，以邪气与正气，浑合不分，故绝不显弦象。《金匮》有云：温疟者其脉如平，身无寒但热骨节烦疼，时呕，白虎加桂枝脉主之。曷知脉既不弦，便非风木之邪，即不当用柴胡等少阳经药，岂可以常法施治乎！

虚　损

　　牙行陶震涵子，伤劳咳嗽失血，势如泉涌，服生地汁、墨汁不止，余及门周子，用热童便二升而止。邀石顽诊之，脉得弦大而虚，自汗喘乏，至夜则烦扰不宁，与当归补血汤四贴而热除。时觉左胁刺痛，排之漉漉有声，此少年喜酒负气，尝与人斗犯所致。与泽术麋衔汤加生藕汁调服，大便即下累累紫黑血块，数日乃尽。后与四乌鲗骨一芦茹为末，分四服，入黄牝鸡腹中者啖，留药蜜丸，尽剂而血不复来矣。

　　颜汝于女，病虚赢寒热，腹痛里急，自汗喘嗽者，三月余。屡更医药不愈，忽然吐血数口，前医转邀石顽，同往诊候。其气口虚涩不调，左皆弦微，而尺微尤甚，令与黄芪建中加当归、细辛。前医曰：虚劳失血，曷不用滋阴降火，反行辛燥乎？余曰：不然。虚劳之成，未必皆本虚也，大抵多由误药所致。今病欲成劳，乘其根带未固，急以辛温之药，提出阳分，庶几挽回前失，若仍用阴药，则阴愈亢而血愈逆上矣。从古治劳，莫若《金匮》诸法。如虚劳里急诸不足，用黄芪建中，原有所祖，即腹痛悸衄，亦不出此。更兼内补建中之制，加当归以和营血，细辛以利肺气，毋虑辛燥伤血也。遂与数帖血止，次以桂枝人参汤，数服腹痛寒热顿除，后用六味丸以枣仁易萸肉，或时间进保元异功当归补血之类，随证调理而安。余治虚劳，尝摒绝一切虚劳之药，使病气不致陷入阴分，深得《金匮》之力也。

痞　满

内兄顾九玉颁诏假道归吴，大暑中患胸痞颅胀，脉得虚大而濡，气口独显滑象，此湿热泛滥于膈上也。与清暑益气二剂，颅胀止而胸痞不除；与半夏泻心汤减炮姜，去大枣，加枳实，一服而愈。

家弟曾余，虽列贤书，最留心于医理；弟妇郑氏，乃世传女科中山之女，昆弟俱为时医。戊申夏患呕逆不食者月余，服宽膈理气药二十余剂，几至绝粒，而痞胀异常，邀余诊之。脉得虚大而数，按仲景脉法云：大则为虚，数则为虚，此胃中阳气大虚，而浊阴填塞于膈上也。因取连理汤方，用人参三钱服之，四剂而痞止食进，后与异功散调理，数日而康。

别驾吴蛟水公祖夫人患痞眩呕逆。向因下体畏寒，肢肘麻瞀，久服八味、参附不彻。六脉弦滑，而按之则濡，此中焦素蕴痰湿，阳气不能周于四末之象。得桂痞辛热之力，有时虽可暂开，究非真阳之虚，且有地黄之滞，所以痞晕漫无止期。遂疏局方七气汤加沉香，一服豁然，再剂神爽食进而安。

内翰缪钧闻尊大人子长老先生，青年罢职，乐志林泉，偶因小愤，遂眩晕痞闷。三月来服豁痰利气药不应，反觉疲倦，饮食日减，下元乏力。至七月下瀚，邀石顽诊之。六脉似觉有余，指下略无冲和之气，气口独滞不调，时大时小，两尺俱濡大少力。此必多痰湿，渐渍于水土二经，复加剥削之患，屡犯中气，疲倦少食，迨所必至。法当先调中气，输运水谷之精微，然后徐图温补下元，为疏六君子汤，加当归兼调营血，庶无阳无以化之虞。其如夫人久患崩淋，遍服诸血药罔效，以补中益气加制香附、乌梅，升举其阳，兼调其气。所谓病在下，取之上端，不出古圣之则耳。

太史钱宫声媳，去秋疟久大虚，饮食大减，经水不调，季冬略行一度。今春时发寒热，腹满不食，服宽胀利水药不应，拟进破血通经之剂，邀石顽相商。其脉左寸厥厥动摇，右关与两尺虽微弦，而重按久按却滑实流利。惟右寸左关虚濡而数，寻之涩涩少力，此阴中伏阳之象，询为胎脉无疑。良由中气虚乏，不能转运其胎，故尔作胀。前医曰：自结缡迄今距十二载，从来未曾受孕，病后元气大虚，安有怀娠之理？石顽曰：向之不孕，必有其故，今病后余热，留于血室，因而得妊，亦恒有之。细推病机，每粥食到口，辄欲作呕，惟向晚寒热之际，得热饮入胃，其寒热顿减，岂非胃气虚寒，水精不能四布，留积而为涎液，汪洋心下乎？俗名恶阻是也。其腹满便难之虚实，尤须明辨。《金匮》有云：趺阳脉微弦，法当腹满，不满必便难，乃虚寒从下上也，当以温药服之。

况大便之后，每加胀急，以里气下通，浊阴乘机上扰，与得下暂时宽快，回殊其治。虽当安胎为主，但浊阴之气，非借正温不能开导其结。遂疏四君子汤益以归芍，以收营血之散，稍借肉桂为浊阴之向导，使母气得温中健运之力，胎息无浊阴侵犯之虞。桂不伤胎，庞安常先有明试，余尝屡验之矣。服后寒热渐止，腹胀渐宽，饮食渐进，胎息亦渐形著，而运动于脐上。至仲夏因起居不慎而胎漏下血，前医犹认石瘕，而进破积之方。乃明谕脉证左寸动滑，断属乾象，而与扶脾药得安。后产一子，举家称快。设不审而与通经破血，能保子母双全之庆乎！

肿　胀

文学顾若雨鼓胀喘满，昼夜不得寝食者，二十余日。吾吴名医，用大黄三下不除，技穷辞去。更一医先与发散，次用消克破气，二十余剂，少腹至心下遂坚满如石，腰胁若胀中皆疼痛如折，亦无措指而退。彼戚王墨公邀余往诊，脉得弦大而革，按之渐小，举指复大，询其二便，则大便八九日不通，小便虽少而清白如常。此因克削太过，中气受伤，浊阴乘虚僭据清阳之位而然。以其浊气上通，不便行益气之剂，先与生料六味丸，加肉桂三钱，沉香三分，下黑锡丹二钱，导其浊阴。是夜即胀减六七，胸中觉饥，侵晨便进糜粥。但腰胯疼软，如失两肾之状。再剂胸腹全宽，少腹反觉微硬，不时攻动，此大便欲行，津液耗竭，不能即去故也。诊其脉仅存一丝，改用独参汤加当归、枳壳，大便略去，结块腰痛稍可，少腹遂和。又与六味地黄，仍加肉桂、沉香，调理而安。

痰　饮

周又韬张使本燕人，体肥痰盛，善肉善饭，而患痰鸣喘嗽。食伤恒发，发则六脉迟滑，时见歇止，声如拽锯，遍地皆痰。每岁或一二发，或三五发，深秋初冬尤甚。遂用倒仓法，自言肢体皆轻，前证遂不复作。二年后因不禁牛肉复发，然其势较前不过十一，是亦不慎口腹所致耳。

咳　嗽

吴江邑侯华野郭公，仲秋喘嗽气逆。诊之两尺左关弦数，两寸右关涩数。弦者肾之虚，涩者肺之燥，夏暑内伏，肺络遇秋燥收之令，而发为咳嗽也。诊后公详述病情，言每岁交秋则咳，连发四载。屡咳痰不得出则喘，至夜坐不复卧，咳剧则大便枯燥有血。先曾服令高徒施元倩越婢汤，嗽即稍可。数日间堂事劳心，复咳如前。时元倩君归松陵，诸医治之罔效，因求洞垣之鉴，起我沉疴。答曰：公本东鲁，肾气数强，因水亏火旺，阴火上烁肺金，金燥不能生水，所以至秋则咳。咳剧则便燥有血，肺移热于大肠之明验也。合用千金麦门冬汤，除去半夏、生姜之辛燥，易以葳蕤、白蜜之甘润，借麻黄以鼓舞麦冬、生地之力，与越婢汤中麻黄、石膏分解五结之燥热，同一义也。郭公曰：松陵诸医，咸诋麻黄为发汗之重剂，不可轻试，仅用杏仁、苏子、甘桔、前胡等药服之，其咳转甚何也？答言：麻黄虽云主表，今在麦门冬汤中，不过借以开发肺气，原非发汗之谓。麻黄在大青龙汤、麻黄汤、麻杏甘石汤方，其力便峻，以其中皆有杏仁也。杏仁虽举世视为治嗽之通药，不问虚实浑用，然辛温走肺，最不纯良，耗气动血，莫此为甚。熬黑入大陷胸丸，佐甘遂等搜逐结垢，性味可知，公首肯以为然。连进二剂，是夜便得安寝，次早复诊，其脉之弦虽未退，而按之稍软，气口则虚濡乏力。因与六味生脉，加葳蕤、白蜜作汤，四服其嗽顿减。郭公复云：向闻元倩有言，六味、八味丸中不可杂用参术，而先生居之不疑，用之辄应，其义云何？答曰：六味为填补真阴药，与人参同用，原非正理，此兼麦冬、五味，缘合肺肾金水相生，当无留中恋膈之虑。善后之策，即以此方制丸，三时恒服不彻，至秋庶无复嗽之虞。先是公子柔屋，予用桂枝汤及六味作汤，咸加蝎尾服之而瘥。其后夫人素有败痰失道，左右两胁，俱有结块，大如覆盆，发则咳嗽喘逆，腹下掣痛。六脉上促，而按之少力，余用六君子加胆星、枳实、香附、沉香二剂服之。大吐稠痰结垢一二升，因呕势太甚，中夜渡湖速往，黎明至署候之，呕止嗽宁，脉息调匀，不必更进他药矣。

　　通政劳书绅太夫人，年五十余，素禀气虚多痰。数日来患风热咳逆，咳甚则呃，呃欲吐。且宿有崩淋，近幸向安。法当先治其咳，因以桔梗汤加葳蕤、白薇、丹皮、橘皮、蜜煎生姜，四剂撤其宿证。次与六君子加葳蕤以安其胃气，继进乌骨鸡丸方，疗其痼疾。而夫人以久不茹腥，不忍伤残物命，改用大温经汤，加麋茸角腮作丸药，虽异而功则一也。

肺痿

　　陆去非肺痿声飒吐痰，午后发热自汗，左脉细数，右脉虚濡，平昔劳心耽色所致。先与生脉散合保元汤，次与异功散加黄芪，并加姜枣，与都气丸，晨夕兼进，调补半月而热除痰止，月余方得声清。

孙起柏肺胀，服耗气药过多，脉浮大而重按豁然，饮食不入。幸得溺清便坚，与局方七气，每剂用人参三钱，肉桂、半夏曲、炙甘草各一钱，生姜四片，四剂霍然。盖肺胀实证居多，此脉虚大，不当以寻常论也。

一尼肺胀，喘鸣肩息，服下气止嗽药不应，渐至胸腹胀满。脉得气口弦细而涩，此必劳力血上，误饮冷水伤肺，肺气不能收敛所致也。遂与越婢汤减麻黄，加细辛、葶苈，大泻肺气而安。

呕 吐

汤伯乾子年及三旬，患呕吐经年。每食后半日许吐出原物，全不秽腐，大便二三日一行，仍不燥结，渴不喜饮，小便时白时黄。屡用六君子、附子理中、六味丸皆罔效，日濒于危，逮后延余诊之。其两关尺弦细而沉，两寸皆涩而大，此肾脏真阳大亏，不能温养脾土之故。遂以崔氏八味丸与之，伯谓附子已经服过二枚，六味亦曾服过，恐八味亦未能克效也。余曰：不然。此证本属肾虚，反以味、附、白术伐其肾水，转耗真阴。至于六味虽曰补肾，而阴药性滞，无阳则阴无以生，必于水中补火，斯为合法。服之不终剂而愈。

吐 血

刑部汤元洲，年八十二，而痰中见血，服诸宁嗽止血药不应。脉得气口芤大，两尺微紧，面色槁白，屡咳痰不得出，咳甚方有黄色结痰。此精、气、神三者并亏，兼伤于热，耗其津液，而咳动肺胃之血也。因其平时多火，不受温补，遂以六味丸合生脉散加藏蕤煎膏服之，取金水相生，源流俱泽，而咳血自除。不必用痰血药也。

钱曙昭久咳吐血，四五日不止。不时哄热面赤，或时成盆成碗，或时吐粉红色痰，至夜则发热自汗，一夕吐出一团，与鱼肠无异，杂于鲜血之中。薄暮骤涌不已，神气昏昏欲脱，灌童子小便亦不止，同道相商无策。因思瘀结之物既去，正宜峻补之时，遂猛进独参汤稍定。缘脉数疾无力，略加肉桂、炮姜、童便少许，因势利导，以敛虚阳之逆。一夜中尽参二两，明晨其势稍定，血亦不来，米粥渐进，脉息渐和，改用六味丸作汤，调补真阴，半月而安。同时有胡又曾亦患虚劳吐血，一夕吐出如守宫状者一条，头足宛然，色如樱桃，不崇朝而毙。

陆晦庵曰：昔余患吐血，暴涌如潮，七八日不已，吾吴诸名家，莫能救止。

有云间沈四桂寓吴中，延请调治，慨然担当，求其定方，用人参三两，附子一两，肉桂一钱，举家惶惑，未敢轻用。越二日其血益甚，更请诊视，求其改用稍缓之方。彼云：病势较前更剧，前方正欲改定，始克有济，更加人参至五两，附子至二两，亲戚见之愈惊。彼曰：喘呕脱血，数日不止，且头面烘热，下体厥冷，正阳欲脱亡之兆，命在呼吸，若今日不进，来日不可为矣。子侄辈恳其稍裁参附，彼坚持不允，力论放胆煎服，仆当坐候成功。亲友见子势急，且见其肯坐候进药，料可无虞，遂依方求服。彼欣出熟附二十余块，授咀而称二两，同人参五两，煎成，入童便、地黄汁一大碗调肉桂末冷服。服后少顷，下体至足微汗，便得熟睡，睡觉血止喘定，周身柔和，渐可转侧。因馈十二金来，其收功不受，加至二十金始受。愈后盛见垣先生见其一剂而效，心甚疑骇，询其居常无病时，恒服人参两许无间。今虽五两峻补，止煎数沸，其味未尽，犹可当之。至于血证用附子二两，从古未闻，因密贻其制药者云：惯用附子汁，收入甘草，其附已经煎过十余次，虽用二两，不抵未煎者二三钱，始知方士之术如此。

苏天若乃郎宾旭新婚后，于五月中暴吐血数升，昏夜邀视，汤药不及，命煎人参五钱，入童便与服。明晨诸医咸集，以为人参补截瘀血，难以轻用，议进生地、山栀、牛膝等味。予曰：六脉虚微而数，无瘀可知，血脱益气，先圣成法若谓人参补瘀，独不思血得寒则凝，反无后患耶。今神魂莫主，转侧昏晕，非峻用人参，何以固其元气之脱乎。遂进参一两，二服顿安。次与四君、保元、六味等间服，后以乌骨鸡丸调理而痊。

诸　痛

沈云步媳常有腰疼带下之疾，或时劳动，日晡便有微热。诊其两尺皆弦，而右寸关虚濡少力，此手足太阴气衰，敷化之令不及也。合用异功散加当归、丹皮，调补胃中营气，兼杜仲以壮关节，泽泻以利州都，则腰疼带下，受其益矣。

礼科姜如晨次媳，春初患发热头疼腹痛，咳逆无痰，十指皆紫黑而痛，初用发表顺气，不效，延余诊之。脉来弦滑而数，右大于左，曰：此怀抱不舒，肝火郁于脾土而发热，热蒸于肺，故咳。因肺本燥，故无痰。脾受木克，故腹痛。阳气不得发越，故头疼。四支为诸阳之本，阳气不行，气凝血滞，故十指疼紫。其脉弦者肝也，数者火也，细者火郁于血分也。遂以加味逍遥散加桂枝，于土中达木，三剂而诸证霍然，十指亦不疼紫矣。

脚　气

文学褚廷嘉精脱气伤，喘汗体热如沐。六脉浮芤，按之乏力，势不得不从事温补。遂猛进黄芪建中汤桂心加人参，数帖而安。因有脚气痼疾，恒服肾气丸不彻，六七年来宿患未除。坚悬石顽铲绝病根，乃汇取术附、桂附、芪附、参附等法，兼采八风散中菊花，龟甲汤中龟甲、贝齿、羚羊、犀角，风引汤中独活、防己，竹沥汤中姜汁、竹沥为丸，共襄祛风逐湿之功。服后必蒸蒸汗出，不终剂而数年之疾顿愈。非深达法存千金妙义，乌能及此。

眩　晕

司业董方南夫人，体虽不盛，而恒有眩晕之疾。诊其六脉皆带微弦，而气口尤甚。盖缘性多郁怒，怒则饮食不思，恒服消导之味，则中土愈困，饮食皆化为痰，痰从火化而为眩晕矣。岂平常肥盛多湿之痰可比例乎？为疏六君子方，水泛为丸服之，以培中土，中土健运，当无敷化不及，留结为痰，而成眩晕之虑。所谓治病必求其本也。

朔客梁姓者，初至吴会，相邀石顽往诊。时当夏月，裸坐盘餐，倍于常人，而形伟气壮，热汗淋漓于头项间，时诊不言所以。切其六脉沉实，不似有病之脉，惟两寸略显微数之象。但切其左，则以右掌抵额；切其右则易左掌抵额。知其肥盛多湿而夏暑久在舟中时，火鼓激其痰而为眩晕也。询之果然，因与导痰汤加黄柏、泽泻、茅术、厚朴，二服而安。

松陵吴友良，年逾古稀，头目眩晕。乃弟周维素擅岐黄，与补中益气数服，始用人参一钱，加至三钱，遂痞满不食，坐不得卧，三昼夜喃喃不休。仲君孝廉谦六，相延石顽往候，见其面赤，进退不常，左颊聂聂瞤动。诊其六脉皆促，或七八至一歇，或三四至一歇。询其平昔起居，云是知命之年，便绝欲自保，饮啖自强。此壮火烁阴，而兼肝风上扰之兆。与生料六味，除去茱萸，易入钩藤，大剂煎服，是夜即得酣寝。其后或加龟甲，或加龙齿，或加枣仁。有时妄动怒火，达旦不宁，连宵不已，则以秋石汤送灵砂丹，应如桴鼓。盛夏酷暑，则以小剂生脉散代茶，后与六味全料调理，至秋而安。

惊　悸

河南督学汪缄庵媳，产后病虚无气，洒洒然如惊，常时咳青黑结痰，欲咳则心中憺憺大动，咳则浑身麻木，心神不知所之。偶闻一声响则头面哄热，微汗神魂如飞越状。专事妇科者，屡用补养心血之剂，罔效，虚羸转剧，邀石顽诊之。脉浮微弦而芤，独左寸厥厥动摇，此必胎前先伤风热，坐草时进力过甚，痰血随气上逆，冲过膈膜而流入心包也。朝用异功散加童便煅焠蛤粉，以清理痰气；夕用大剂独参汤下来复丹，以搜涤瘀积。盖痰在膈膜之上，非焰硝无以透之；血在膈膜之上，非五灵无以浚之。然非借人参相反之性，不能激之使出也。服数日，神识渐宁，形神渐旺，改用归脾汤加龙齿、沉香，调理而康。

吴昭如室年壮体丰，而素有呕血腹胀，脾约便难之恙。两遭回禄，忧恚频承。近于失血之后，忽然神气愦乱，口噤目瞪。乃尊周渭文秉烛相邀，诊其气口数盛而促，人迎弦大而芤，形神不能自主，似有撮空之状。渭老以为证犯条款，不出五日当毙。予谓不然。若是撮空，必然手势散漫，今拈着衣被，尽力挂摘，定为挟惊挟怒无疑。爪者筋之余，非惊怒而何，况脉来见促，当是痰气中结，殊非代脉之比。询其病因，惊怒俱有。遂勒一方，用钩藤钩一两煎成，入竹沥半盏，姜汁五匕，连夜制服。明日复延往候，云：服药后即得安寐，六脉亦已稍平，但促未退。仍用前方减半，调牛黄末一分，其夕大解三度，共去结粪五六十枚。腹胀顿减，脉静人安，稀糜渐进，数日之间，平复如常。

老僧佰庵心悸善恐，遍服补养心血之药不应，天王补心丹服过数斤，悸恐转增，面目四肢，微有浮肿之状，乃求治于石顽。察其形肥白不坚，诊其脉濡弱而滑，此气虚痰饮浸渍于膈上也。遂以导痰汤，稍加参桂通其阳气，数服而悸恐悉除。更以六君子加桂水泛作丸，调补中气而安。

痢　疾

春榜项鸣先尊堂下痢，血色如苋汁，服消克苦寒芩、连、大黄之类愈甚，不时发热痞闷。六脉瞥瞥虚大，右关独显弦象，然按之则芤，此气虚不能统血之候，与补中益气加炮姜、肉桂，四剂而安。又治郭然明之室，患五色痢，昼夜数十次，兼带下如崩。误服大黄、黄连之属，十余剂遂隔塞不通。口噤不食者半月余，至夜必大发热，躁渴，六脉弦细而疾，此足三阴俱虚之候。与理中加桂、芩、木香、乌梅以调其胃，次与加减八味作汤，导其阴火而瘥。

　　刑部郎中申勖蓭高年久痢，色如苋汁，服芩连芍药之类二十余剂，渐加呃逆，乃甥王勤中邀石顽往诊。六脉弦细如丝，惟急进辛温峻补，庶合病情。遂疏理中加丁香、肉桂方。诸医咸谓血痢无用姜桂人参之理，迟疑不敢服，仍啜芩连芍药。迁延五日，病愈甚，而骤然索粥。举家及诸医皆以能食为庆，复邀石顽相商，而脉至如循刀，此中气告竭，求救于食，除中证也。世人但知下痢能食为向愈，曷知其有除中之例乎！因表出以为后学之鉴。

　　褚某之尊堂深秋久痢，口噤不食者半月余。但饮开水及瓜瓤汁，啜后必呕胀肠鸣，绞痛不已，烦渴闷乱，至夜转剧，所下皆脓血，昼夜百余次，小水涓滴不通。诸医束手告辞，始邀石顽。切其六脉皆弦细乏力，验其积沫皆瘀痰色晦，询其所服皆芩连槟朴之类。因谓之曰：所见诸证俱逆，幸久痢虚弱，尚宜温补。姑勒一方，用理中加桂、芩、紫菀调之，服后小便即通，便得稍寐，三四日间糜粥渐进，痢亦渐减。更与理中倍参，伏龙肝汤泛丸，调理而痊。

　　同川春榜陈颖患河鱼腹疾，半月以来，攻克不效，遂噤口粒米不入。且因都门久食煤火，肩背发出不赤不疼，陷伏不起，发呃神昏，势日濒危。内外医科互相推委，因命榇相邀石顽，就榻论之。六脉弦细欲绝，而有戴阳之色。所下之物，瘀晦如烂鱼肠脑，证虽危殆，幸脉无旺气，气无喘促，体无躁扰，可进温补。但得补而痈肿焮发，便可无虚。遂疏保元汤，每服人参三钱，生黄芪二钱，甘草、肉桂各一钱，伏龙肝汤代水煎服。一啜而稀糜稍进，再啜而后重稍轻，三啜而痈毒贲起。另延疡医敷治其外，确守前方，服十余服而安，前后未尝更易一味也。

　　一大兵船上妇胎前下痢，产后三日不止，恶露未行，发热喘胀，法在不救。有同道误许可治，与药一服，次早反加呃逆，计无所施。乃同兵丁托言货船，拉石顽往诊。其脉三至一代，直以难治辞之。彼则留住前医，不使上涯，方知其意，原欲巧卸，恐余不往，故不明言其故。当此急迫之际，不与解围，必致大伤体面。因谓之曰：此证虽危，尚有一线生机，必从长计议，庶可图治。彼闻是言，始放其医抵家，而求药于余。遂与盏一枚，钱数文，令买砂糖熬粘白汤调服，既可治痢，又能下瘀，且不伤犯元气，急与服之。彼欣然而去，其医得脱，闭户挈家而遁。直至数日，大兵去后，前医即过我而谢曰：若非金蝉脱壳，不免为螳臂所执也。

　　朱元臣子患五色痢二十余日，胸膈胀满，而粥饮不进，服药罔效。别延两医诊视，一用大黄，一用人参，元臣不能自主，因执治于予。予曰：用大黄者，因其胀满脉大也；用人参者，因其痢久不食也。痢久不食，大黄断断难施；膈满作胀，人参亦难遽投。今拟伏龙肝为君，专温土藏，用以浓煎代水。煎焦术、茯苓、甘草、广藿、木香、炒乌梅，一剂痢减食进，再剂而止，遂不药调理而起。

淋　浊

内阁文湛持夏月热淋，医用香薷饮、益元散，五日不应，淋涩转甚，反加心烦不寐。乃弟广文产可相邀往诊，见其唇赤齿燥，多汗喘促，不时引饮，脉见左手微细，右手虚数，知为热伤元气之候。遂疏生脉散方，频进代茶，至夜稍安，明日复苦溲便涩数，然其脉已向和。仍用前方，不时煎服，调理，五日而痊。

大史沈韩倬患膏淋，小溲频数，昼夜百余次，昼则滴沥不通，时如欲解，痛如火烧，药虽频进，而所解倍常，溲中如脂如涕者甚多，服消胀清热利水药半月余，其势转剧，面色痿黄，饮食难进，延石顽诊之。脉得弦细而数，两尺按之益坚，而右关涩大少力，此肾水素亏，加以劳心思虑，肝木乘脾所致。法当先实中土，使能提水则阴火不致下溜，清得以上升，气化通而疼涩瘳矣。或云：邪火亢极，反用参芪补之，得无助长之患乎？曷知阴火乘虚下陷，非开提清阳不应，譬诸水注，塞其上孔倾之，涓滴不出，所谓病在下取之上，若用清热利水，则气愈陷，精愈脱，而溺愈不通矣。遂疏补中益气方，用人参三钱，服二剂痛虽稍减，而病者求其速效，或进四苓散加知母、门冬、沙参、花粉，甫一服彻夜痛楚倍甚。于是端服补中益气兼六味丸，用紫河车熬膏代蜜调理补中，原方服至五十剂，参尽斤余而安。

遗　溺

吴兴闵少江年高体丰，患胞痹一十三年，历治罔效。一日偶述其证于张涵高，涵高曰：此病隐曲难明，非请正于石顽张子，不能测识也。少江素参交知，因是延余，倍陈所患。凡遇劳心嗔恚，或饮食失宜，则小便频数，滴沥涩痛不已。至夜略得交睫，溺即渗漉而遗，觉则阻滞如前。十三年来服人参、鹿茸、紫河车无异，然皆平箕无碍，独犯牡丹、白术即胀痛不禁，五犯五剧，究竟此属何疾？余曰：病名胞痹，惟见之于《内经》，其他方书不载。是以医不加察，并未闻其病名，此皆高粱积热于上，作强伤精于下，湿热乘虚结聚于膀胱之内胞也。《素问》云：胞痹者，小腹膀胱按之内痛，若沃以汤，涩于小便，上为清涕；详此节经文。则知膀胱虚滞，不能上吸肺气，肺气不清，不能下通水道，所以涩滞，不以得汤热之助，则小便涩涩微通，其气循经蒸发，肺气暂开，则清涕得以上泄也。因举肾沥汤方服之，其效颇捷。但原其不得宁寝，寝则遗溺，知肝虚火扰而致，魂梦不宁，疏泄失职，所以服牡丹疏肝之药则胀者，不胜其气之窜以击动阴火也。服白术补脾之药亦胀者，不胜其味之浊以壅滞湿热也。服人参、鹿茸、河车温补之药平稳无碍者，虚能受热，但补而不功于治也。更拟加减桑螵蛸散及羊肾汤泛丸服，庶有合于病情。然八秩年高，犹恃体丰，不远房室，药虽中款，难保前证不复也。

徽友黄元吉年六十余，因丧明续妾，而患小便淋涩。春间因频仆昏愦遗尿，此后遂不时遗溺，或发或止。至一阳后其证大剧，昼日溺涩不通，非坐于热汤，则涓滴不出，交睫便遗之不禁，因求治于石顽。其脉或时虚大，或时细数，而左关尺必显弦象，此肾气大亏，而为下脱之兆也。乃与地黄饮子，数服溺涩稍可，遗亦少间；后与八味丸去丹皮、泽泻，加鹿茸、五味、巴戟、远志，调理而痊。

陕客亢某年壮色苍，体丰善瞰，患胞痹十余年，诸省名医，俱药之不应，亦未有识其病名者。癸丑夏泊吴求治，其脉软大而涩涩不调，不时蹲踞于地，以手揉其茎囊，则溲从谷道点滴而渗。必以热汤沃之，始得稍通，寐则有时而遗。其最苦者中有结块，如橘核之状，外裹红丝，内包黄水，杂于脂腻之中，与向所治高参议田孟先无异。此因恣饮不禁，酒湿乘虚袭入髓窍，故有是患。因令坚戒烟草、火酒、湿面、椒蒜、糟醋、鸡豕、炙煿等味，与半夏、茯苓、猪苓、泽泻、萆薢、犀角、竹茹作汤，四剂不应，省其故，以西北人惯食等味，不能戒口，所以不效。乃令其坚守勿犯，方与调治。仍用前药四剂，势减二三次，与肾沥汤加萆薢数服，水道遂通，溲亦不痛，但觉食不甘美，后以补中益气加车前、木通调之而安。此与高参议田孟先证虽同而治稍异，高则因远游恣药妓馆致病，故用肾沥汤加减八味丸收功；田因阴虚多火，故用肾沥汤、生脉散合六味丸收功。若萆薢分清渗水伤精之味，咸为切禁。此则肥盛多湿，故先与清胃豁痰之药，然后理肾调脾为治，不得不异耳。

御前侍卫金汉光年逾花甲，初夏误饮新酒，致病前有淋沥涩痛，后有四痔肿突，此阴虚热陷膀胱也。先与导赤散，次进补中益气，势渐向安。惟庭孔涩痛未除，或令服益元散，三服遂致遗溺不能自主，投剂不应。直至新秋，脉渐软弱，因采肾沥之义，以羖羊肾制补骨脂，羊脬制菟丝子浓煎，桑根皮汁制螵蛸，甫进三日，得终夜安寝，涓滴靡遗矣。

消 瘅

太学赵雪访消中善食，日进膏粱数次，不能敌其饥势，中夜必进一次，食过即昏昏嗜卧，或时作酸作甜，或时梦交精泄，或时经日不饮，或时引饮不彻，自言省试劳心所致。询其先前所服之药，屡用安神补心，滋阴清火，俱不应。延至麦秋，其证愈剧，始求治于石顽。察其声音浊而多滞，其形虽肥盛色苍，而肥肉绵软。其脉六部皆洪滑而数，惟右关特甚，其两尺亦洪滑，而按之少神。此肾气不充，痰湿挟阴火泛溢于中之象。遂与加味导痰加兰香，数服其势大减，次以六君子合佐金枳实汤泛丸，服后以六味丸去地黄加鳔胶、蒺藜，平调两月而康。

朔客白小楼中消善食，脾约便艰。察其形瘦而质坚，诊其脉数而有力，时喜饮冷气酒，此酒之湿热内蕴为患。遂以调胃承气三下，破其蕴热；次与滋肾丸数服，涤其余火而安。又治粤客李之藩上消引饮。时当三伏，初时自汗发热，烦渴引饮，渐至溲便频数，饮即气喘，饮过即渴。察谋脉象，惟右寸浮数动滑，知为热伤肺气之候。因以小剂白虎加人参，三服其热顿减，次与生脉散，调理数日而痊。

薛廉夫子强中下消，饮一溲二。因新娶继室，真阴灼烁，虚阳用事，阳强不倒，姿肆益甚。乃至气息不能相续，精滑不能自收，背曲肩随，腰胯疼软，足膝痿弱，寸步艰难。糜粥到口即厌，惟喜膏粱方物。其脉或时数大少力，或时弦细数疾，此阴阳离决，中空不能主持，而随虚火辄内辄外也。峻与八味、肾气、保元、独参调补经年，更与六味地黄久服而瘥。

邵渭宾仲夏与一婢通，因客至惊恐，精气大脱，即凛凛畏寒，翕翕发热，畏食畏饮，小便淋沥不禁。邀石顽诊之，六脉弦细如丝，责责如循刀刃，此肾中真阳大亏之兆，令服生料六味，稍加桂附以通阳气。其左右亲戚咸谓夏暑不宜桂附，另延一医。峻用人参、附子，月余饮食大进，犹谓参附得力，恣饵不彻。遂至日食豚蹄鸡鸭七八餐，至夜顽治熟食，听其饱餐二次，如此又两月余，形体丰满备常。但苦时时嘈杂易饥，常见青衣群鬼，围绕其侧，遍祷不灵，复邀石顽诊治。其脉皆滑数有力，而右倍于左。察其形色多滞，且多言多笑，而语多不次，此味痰壅塞于中，复加辛热助其淫火，始本阴虚，末传中消之患也。不急祛涤，必为狂痴之病，为制涌吐之剂，迟疑不进。未几忽然大叫发狂，妄言妄见，始信余言之非谬也。

胎　产

一妇怀孕六月，因丧子悲哭动胎，医用黄芩、白术辈安胎药，二服不应，改用枳壳、香附、紫苏、砂仁理气一服，胎遂上通心下，胀闷喘急，口鼻出血。第三日午后来请石顽，薄暮往诊，其脉急疾如狂风骤雨，十余至则不至，顷之复至如前。因谕之曰：此孕本非好，胎安之无益，不若去之，以存母命。因思此胎必感震气所结，震属木，惟金可制。令以铁斧烈火烧红醋淬，乘热调芒硝末一两灌之。明日复来请云，夜半果下异胎，下后脉息微和，神思恍惚，所去恶露甚多。又与安神调血之剂，数服而安。

郝媳怀孕九月，患疟三四发后，即呕恶畏食。诊其脉气口涩数不调，左关尺弦数微滑。此中脘有冷物阻滞之候，以小柴胡去黄芩加炮姜、山楂，四服稍安思食。但性不嗜粥，连食肺鸭之类，遂疟痢兼并，胎气下坠不安。以补中益气去黄芪，加香砂乌梅，五服而产，产后痢疟俱不复作矣。其仆妇产后数日，亦忽下痢脓血，至夜微发寒热，小腹胀痛。与千金三物胶艾汤去榴皮，加炮黑山楂，六服而瘳。

徐灵胎医话精华

徐灵胎（大椿），晚号洄溪老人，吴江人。生有异禀，聪强过人，百家诸子、星经地志、音律武技，无不研究。医术尤精，视疾能洞彻病原，故用药有神施鬼设之妙，晚年名望益隆。著有《徐氏医书十三种》。

中　风

蟛门金姓，早立门首，卒遇恶风，口眼㖞邪，噤不能言。医用人参、桂、附诸品，此近日时医治风证不祧之方也。邀余视之，其形如尸，面赤气粗，目瞪脉大。处以祛风消痰清火之剂。其家许以重赍，留数日，余曰：我非行道之人，可货取也。固请。余曰：与其误药以死，莫若服此三剂，醒而能食，不服药可也。后月余，至余家拜谢，问之果服三剂而起，竟不敢服他药，惟腿膝未健，手臂犹麻，为立膏方而全愈。此正《内经》所谓虚邪贼风也。以辛热刚燥治之固非，以补阴滋腻治之亦谬。治以辛凉，佐以甘温，《内经》有明训也。

运使王公叙撰，自长芦罢官归里，每向余言，手足麻木，而痰多。余谓公体本丰腴，又善饮啖，痰流经脉，宜撙节为妙。一日忽昏厥，遗尿口噤，手拳痰声如锯，皆属危证。医者进参附熟地等药，煎成未服。余诊其脉，洪大有力，面赤气粗，此乃痰火充实，诸窍皆闭，服参附立毙矣。以小续命汤，去桂附加生军一钱，为末，假称他药纳之，恐旁人之疑骇也。戚党莫不哗然，太夫人素信余，力主服余药，三剂而有声，五剂而能言。然后以消痰养血之药调之，一月后步履如初。

张由巷刘松岑素好饮，后结酒友数人，终年聚饮。余戒之不止，时年才四十，除夕向店沽酒秤银手振，秤坠而身亦仆地，口噤不知人，急扶归。岁朝遣人邀余，与以至宝丹数粒，嘱其勿服他药，恐医者知其酒客，又新纳宠，必用温补。初五至其家，竟未服药。诊其脉弦滑洪大，半身不遂，口强流涎，乃湿痰注经传腑之证。余用豁痰驱湿之品，调之月余而起，一手一足，不能如旧，言语始终艰涩。初无子，病愈后，连举子女皆成立，至七十三岁而卒。谁谓中风之人，不能永年耶！凡病在经络筋骨，此为形体之病，能延岁月，不能除根。若求全愈，过用重剂，必至伤生。富贵之人闻此等说，不但不信，且触其怒，于是诏谀之人群进温补，无不死者，终无一人悔悟也。

西门外汪姓，新正出门遇友于途，一揖而仆，口噤目闭，四肢瘫痪，舁归不省人事。医亦用人参、熟地等药，其母前年曾抱危疾，余为之治愈，故信余求救。余曰：此所谓虚邪贼风也，以小续命汤加减。医者骇，谓壮年得此，必大虚之证，岂可用猛剂？其母排众议而服之。隔日再往，手搅余衣，两足踏地，欲作叩头势。余曰：欲谢余乎，亟点首，余止而慰之，且谓其母曰：风毒深入，舌本坚硬，病虽愈，言语不能骤出，毋惊恐而误投温补也。果月余而后能言，百日乃瘳。

东山席以万，年六十余，患风痹，时医总投温补，幸不至如近日之重用参附，病尚未剧。余诊之，脉洪而气旺，此元气强实之体，而痰火充盛耳。清火消痰以治标，养血顺气以治本。然经络之痰，无全愈之理，于寿命无伤，十年可延也。以平淡之方，随时增损，调养数载，年七十余始卒。此所谓人实证实，养正驱邪，以调和之，自可永年，重药伤正，速之死耳。

叔子静素无疾，一日，余集亲友小酌，叔亦在座吃饭，至第二碗仅半，头忽垂，箸亦落。同坐问曰：醉耶！不应，又问骨哽耶！亦不应。细视之，目闭而口流涎。群起扶之别座，则颈已歪，脉已绝，痰声起，不知人矣。亟取至宝丹灌之，始不受，再灌而咽下。少顷开目，问扶者曰：此何地也？因告之故，曰：我欲归。扶之坐舆内以归，处以驱风消痰安神之品。明日已能起，惟软弱无力耳，以后亦不复发。此总名卒中，亦有食厥，亦有痰厥，亦有气厥，病因不同，如药不预备，则一时闭塞，周时而死。如更以参附等药助火助痰，则无一生者。及其死也，则以为病本不治，非温补之误，举世皆然也。

湖州副总戎穆公廷弼，气体极壮，忽患牙紧不开，不能饮食，绝粒者五日矣。延余治之，晋接如常，惟呼饥耳。余启视其齿，上下只开一细缝，抚其两颊，皮坚如革，细审病情，莫解其故。因问曰：此为恶风所吹，公曾受恶风否？曰：无之。既而恍然曰：诚哉！二十年前，曾随围口外，卧帐房中，夜半怪风大作，帐房拔去，卒死者三人，我其一也。灌以热水，二人生而一人死，我初醒，口不能言者二日，岂至今复发乎？余曰：然。乃戏曰：凡治皮之工，皮坚则消之，我今欲用药消公之颊皮也。乃以蜈蚣头、蝎子尾及朴硝、硼砂、冰麝等药，擦其内，又以大黄、牙皂、川乌、桂心等药涂其外。如有痰涎，则吐出。明晨余卧未足，公启户曰：真神仙也，早已食粥数碗矣。遂进以驱风养血膏而愈。盖邪之中人，深则伏于脏腑骨脉之中，精气旺，则不发，至血气既衰，或有所感，虽数十年之久，亦有复发者，不论内外之证尽然，亦所当知也。

周　痹

乌程王姓，患周痹证，遍身疼痛，四肢瘫痪，日夕叫号，饮食大减，自问必死。欲就余一决，家人垂泪送至舟中，余视之曰：此历节也。病在筋节，非煎丸所能愈，须用外治。乃遵古法敷之、拓之、蒸之、熏之，旬日而疼痛稍减，手足可动，乃遣归，月余而病愈。大凡荣卫脏腑之病，服药可至病所。经络筋节，俱属有形，煎丸之力，如太轻则不能考邪，太重则恐伤其正。必用气厚力重之药，敷拓蒸熏之法，深入病所，提邪外出，古人所以独重针灸之法。医者不知，先服风药不验，即用温补，使邪气久留，即不死，亦为废人在在皆然，岂不冤哉。

痱　证

新郭沈又高，续娶少艾，未免不节。忽患气喘厥逆，语涩神昏，手足不举。医者以中风法治之，病益甚。余诊之曰：此《内经》所谓痱证也。少阴虚而精气不续，与大概偏中风、中风、痰厥、风厥等病，绝不相类。刘河间所立地黄饮子，正为此而设，何医者反忌之耶。一剂而喘逆定，神气清，声音出，四肢震动，三剂而病除八九，调以养精益气之品而愈。余所见类中而宜温补者，止此一人。识之以见余并非禁用补药，但必对证乃可施治耳。

伤　寒

苏州柴行倪姓，伤寒失下，昏不知人，气喘舌焦，已办后事矣。余时欲往扬州，泊舟桐泾桥河内，适当其门，晚欲登舟，其子哀泣求治。余曰：此乃大承气汤证也，不必加减，书方与之。戒之曰：一剂不下，则更服，下即止。遂至扬月余而返，其人已强健如故矣。古方之神效如此，凡古方与病及证俱对者，不必加减。若病同而证稍有异，则随证加减，其理甚明。而人不能用，若不当下者，反下之，遂成结胸，以致闻者，遂以下为戒。颠倒若此，总由不肯以仲景《伤寒论》潜心体认耳。

嘉善黄姓，外感而兼郁热，乱投药石，继用补剂，邪留经络，无从而出，下注于足，两胫肿红，大痛，气逆冲心，呼号不寐。余曰：此所谓刖足伤寒也，足将落矣。急用外治之法，薰之蒸之，以提毒散瘀。又用丸散内消其痰火，并化其毒涎从大便出。而以辛凉之煎剂，托其未透之邪，三日而安。大凡风寒留于经络，无从发泄，往往变为痈肿。上为发颐，中为肺痈、肝痈、痞积，下为肠痈便毒，外则散为斑疹疮疡，留于关节，则为痿痹拘挛，注于足胫，则为𨂿足矣。此等证，俱载于《内经》诸书，自内外科各分一门，此等证遂无人知之矣。

淮安大商杨秀伦，年七十四，外感停食。医者以年高素封，非补不纳，遂致闻饭气则呕，见人饮食辄叱曰：此等臭物，亏汝等如何吃下？不食不寝者匝月，惟以参汤续命而已。慕名来聘，余诊之曰：此病可治，但我所立方，必不服，不服则必死。若徇君等意以立方亦死，不如竟不立也。群问当用何药，余曰：非生大黄不可。众果大骇。有一人曰：姑俟先生定方再商。其意盖谓千里而至，不可不周全情面，俟药成而私弃之可也。余觉其意，煮成亲至病人所强服，旁人皆惶恐无可。止服其半，是夜即气平得寝，并不泻；明日服全一剂，下宿垢少许，身益和；第三宿侵晨，余尚卧室中未起，闻外哗传曰：老太爷在堂中扫地。余披衣起询，告者曰：老太爷久卧思起，欲亲来谢先生。出堂中，因果壳盈积，乃自用帚掠开，以便步履。旋入余卧所久谈，早膳至，病者观食，自向碗内撮数粒嚼之，且曰：何以不臭？从此饮食渐进，精神如旧，群以为奇。余曰：伤食恶食，人所共知，去宿食则食自进，老少同法。今之医者，以老人停食不可消，止宜补中气以待其自消，此等乱道，世反奉为金针，误人不知其几也。余之得有声淮扬者，以此。

西塘倪福徵患时证，神昏脉数，不食不寝。医者谓其虚，投以六味等药，此方乃浙中医家，不论何病，必用之方也。遂粒米不得下咽，而烦热益甚。诸人束手，余诊之曰：热邪留于胃也。凡外感之邪，久必归阳明，邪重而有食，则结成燥矢，三承气主之。邪轻而无食，则凝为热痰，三泻心汤主之。乃以泻心汤加减，及消痰开胃之药两剂而安。诸人以为神奇，不知此乃浅近之理，伤寒论具在，细读自明也。若更误治，则无生理矣。

祟　病

同里朱翁元亮，侨居郡城。岁初，其媳往郡拜贺其舅，舟过娄门，见城上蛇王庙，俗云烧香能免生疮肿，因往谒焉。归即狂言昏冒，舌动如蛇，称蛇王使二女仆一男仆来迎。延余诊视，以至宝丹一丸，遣老妪灌之。病者言此系毒药，必不可服。含药喷妪，妪亦仆，不省人事，舌伸颈转，亦作蛇形。另易一人，灌药讫，病者言一女使被烧死矣。凡鬼皆以朱砂为火也。次日煎药内用鬼箭羽，病者又言，一男使又被射死矣。鬼以鬼箭为矢也。从此渐安，调以消痰安神之品，月余而愈。此亦客忤之类也，非金石及通灵之药，不能奏效。

林家巷周宅看门人之妻，缢死遇救得苏。余适寓周氏，随众往看，急以紫金锭捣烂水灌之而醒。明日又缢，亦遇救。余仍以前药煎之。因询其求死之故，则曰：吾患心疼甚，有老妪劝我将绳系颈，则痛除矣，故从之，非求死也。余曰：此妪今安在？则曰：在床里。视之无有？则曰：相公来已去矣。余曰：此缢死鬼，汝痛亦由彼作祟，今后若来，汝即嚼余药喷之。妇依余言。妪至曰：尔口中何物，欲害我耶，詈骂而去。其自述如此，盖紫金锭之辟邪神效若此。

瘟　疫

雍正十年，昆山瘟疫大行。因上年海啸，近海流民数万，皆死于昆，埋之城下，至夏暑蒸，尸气触之成病，死者数千人。汪翁天成亦染此症，身热神昏，闷乱烦躁，脉数无定。余以清凉芳烈，如鲜菖蒲、泻兰叶、薄荷、青蒿、芦根、茅根等药，兼用辟邪解毒丸散进之，渐知人事。因自述其昏晕时所历之境，虽言之凿凿，终虚妄不足载也。余始至昆时，惧应酬，不令人知，会翁已愈，余将归矣。不妨施济，接踵而求治者，二十七家。检其所服，皆香燥升提之药，与证相反。余仍用前法疗之，归后，有叶生为记姓氏，愈者二十四，死者止三人。又皆为他医所误者，因知死者皆枉。凡治病，不可不和运气之转移，去岁因水湿得病，湿甚之极，必兼燥化，《内经》言之甚明。况因证用药，变化随机，岂可执定往年所治祛风逐湿之方，而以治瘟邪燥火之证耶？

暑

同学赵子云，居太湖之滨，患暑痢甚危，留治三日而愈。时值亢旱，人忙而舟亦绝少，余欲归不能。惟邻家有一舟，适有病人气方绝，欲往震泽买棺，乞借一日不许。有一老妪指余曰：此即治赵某病愈之人也。今此妇少年，恋生甚，故气不即断，盍求一诊，余许之。脉绝而心尚温，皮色未变，此暑邪闭塞诸窍，未即死也。为处清暑通气方，病家以情不能却，借舟以归。越数日，子云之子来询之，一剂而有声，二剂能转侧，三剂起矣。

余寓郡中林家巷时，值盛暑，优人某之母，忽呕吐厥僵，其形如尸，而齿噤不闭，已办后事矣。居停之仆，总优求救于余，余因近邻往诊。以箸启其齿，咬着不能出，余曰：此暑邪闭塞诸窍耳。以紫金锭二粒，水磨灌之得下，再服清暑通气之方。明日余泛舟游虎阜，其室临河，一老妪坐窗口榻上，仿佛病者。归访之，是夜黄昏即能言，更服煎剂而全愈。此等治法，极浅极易，而知者绝少。盖邪逆上，诸窍皆闭，非芳香通灵之药，不能即令通达。徒以煎剂灌之，即使中病，亦不能入于经窍。况又误用相反之药，岂能起死回生乎？

芦墟连耕石，暑热坏证，脉微欲绝，遗尿谵语，寻衣摸床，此阳越之证，将大汗出而脱，急以参附加童便饮之，少苏而未识人也。余以事往郡，戒其家曰：如醒而能言，则来载我。越三日来请，亟往果生矣。医者谓前药已效，仍用前方煎成未饮，余至曰：阳已回，火复炽，阴欲竭矣。附子入咽即危，命以西瓜啖之。病者大喜，连日啖数枚，更饮以清暑养胃而愈。后来谢述昏迷所见，有一黑人立其前，欲啖之，即寒冷入骨。一小儿以扇驱之曰：汝不怕霹雳耶。黑人曰：熬尔三霹雳，奈我何？小儿曰：再加十个西瓜何如？黑人惶恐而退。余曰：附子古名霹雳散，果服三剂，非西瓜则伏暑何由退。其言皆有证据，亦奇事也。

毛履和之子介堂，暑病热极大汗不止，脉微肢冷，面赤气短，医者仍作热证治。余曰：此即刻亡阳矣。急进参附以回其阳。其祖有难色，余曰：辱在相好，故不忍坐视，亦岂有不自信而尝试之理，死则愿甘偿命。乃勉饮之，一剂而汗止身温得寐，更易以方，不十日而起。同时东山许心一之孙伦五，病形无异，余亦以参附进，举室皆疑骇。其外舅席际飞笃信余，力主用之，亦一剂而复。但此证乃热病所变，因热甚汗出而阳亡。苟非脉微足冷，汗出舌润，则仍是热证。误用即死，死者甚多，伤心惨目。比等方非有实见，不可试也。

阊门内香店某姓，患暑热之证，服药既误，而楼小向西，楼下又香燥之气，熏烁津液，厥不知人，舌焦目裂。其家去店三里，欲从烈日中抬归以待毙。余曰：此证固危，然服药得法，或尚有生机，若更暴于烈日之中，必死于道矣。先进以至宝丹，随以黄连香薷饮，兼竹叶石膏汤，加芦根诸清凉滋润之品，徐徐灌之。一夕而目赤退，有声，神气复而能转侧；二日而身和，能食稀粥，乃归家调养而痊。

常熟席湘北患暑热证已十余日，身如炽炭，手不可近，烦躁昏沉，聚诸汗药，终无点汗。余曰：热极津枯，汗何从生？处以滋润清芳之品，三剂头先有汗，渐及手臂，继及遍身而热解。盖发汗有二法，湿邪则用香燥之药，发汗即以去湿；燥病则用滋润之药，滋水即以作汗。其理易知，而医者茫然，可慨也。

洞庭后山席姓者，暑邪内结，厥逆如尸，惟身未冷，脉尚微存，所谓尸厥也。余谓其父曰：邪气充塞，逼魂于外，通其诸窍，魂自返耳。先以紫金锭磨服，后用西瓜、芦根、萝卜、甘蔗打汁，时时灌之。一日两夜，纳二大碗而渐苏。问之，则曰：我坐新庙前大石上三日，见某家老妪，某家童子，忽闻香气扑鼻，渐知身在室中。有一人卧床上，我与之相并，乃能开目视物矣。新庙者，前山往后山必由之路，果有大石，询两家老妪童子，俱实有其事。此类甚多，不能尽述，其理固然，非好言怪也。

阊门龚孝维，患热病，忽手足拘挛，呻吟不断，瞀乱昏迷。延余诊视，脉微而躁，肤冷汗出，阳将脱矣。急处以参附。方亲戚满座，谓大暑之时，热病方剧，力摒不用。其兄素信余，违众服之，身稍安。明日更进一剂，渐苏能言，余乃处以消暑养阴之方而愈。

热　呃

东山席士俊者，暑月感冒，邪留上焦，神昏呃逆。医者以为坏证不治，进以参附等药，呃益甚。余曰：此热呃也，呃在上焦，今食西瓜。群医大哗。病者闻余言，即欲食。食之呃渐止，进以清降之药，二剂而诸病渐愈。又有戚沈君伦者，年七十，时邪内陷而呃逆。是时余有扬州之行，乃嘱相好尤君在泾曰：此热呃也，君以枇杷叶、鲜芦根等清降之品饮之，必愈。尤君依余治之，亦瘥。盖呃逆本有二因，由于虚寒，逆从脐下而起，其根在肾，为难治；由于热者，逆止在胸臆间，其根在胃，为易治。轻重悬绝，世人谓之冷呃，而概从寒治，无不死者。死之后，则云：凡呃热者，俱为绝证。不知无病之人，先冷物，后热物，冷逆相争，亦可呃逆。不治自愈，人所共见，何不思也。

疟

洞庭姜锡常长郎佩芳，体素弱，而患久疟。时余应山前叶氏之招，便道往晤。佩芳出诊，色夭脉微，而动易出汗。余骇曰：汝今夕当大汗出而亡阳矣。急进参附，或可挽回。其父子犹未全信，姑以西洋参三钱，偕附子饮之，仍回叶宅。夜二鼓，叩门声甚急，启门而锡常以肩舆来迎。至则汗出如膏，两目直视，气有出无入，犹赖服过参附，阳未遽脱。适余偶带人参钱许，同附子、童便灌入，天明而汗止阳回，始知人事。然犹闻声即晕，倦卧不能起者两月，而后起坐。上工治未病，此之谓也。知此危急之证，不但误治必死，即治之稍迟，亦不及挽回。养生者，医理不可不知也。

痢

崇明施姓，迁居郡之盘门，其子患暑毒血痢，昼夜百余行，痛苦欲绝。嘉定张雨亭，其姻戚也，力恳余诊之。余曰：此热毒蕴结，治之以黄连、阿胶等药，一服而去十之七八矣。明日再往，神清气爽，面有喜色。余有事归家，约隔日重来。归后遇风潮，连日行舟断绝，三日后，乃得往诊。病者怒目视，余问以安否，厉声而对曰：用得好药，病益重矣。余心疑之，问其父曾服他人药否，隐而不言。余甚疑之，辞出。有二医者入门。因托雨亭访其故，其父因余不止，延郡中名医，仍进以人参、干姜等药，给病者曰：视汝脉者，此地名医，而药则用徐先生方也。及服而痛愈剧，痢益增，故恨余入骨耳，岂不冤哉！又闻服药之后，口干如出火，欲啖西瓜。医者云：痢疾吃西瓜必死，欲求凉水，尤禁不与。因给其童取井水嗽口，夺盆中水饮其半，号呼两日而死。近日治暑痢者，皆用《伤寒论》中治阴寒入脏之寒痢法，以理中汤加减，无不腐脏惨死，甚至有七窍流血者。而医家病家，视为一定治法，死者接踵，全不知悔，最可哀也。

东山叶宝伦，患五色痢，每日百余次。余照治痢之法治之，五六日疾如故，私窃怪之。为抚其腹，腹内有块大小各一，俨若葫芦形。余重揉之，大者裂破有声，暴下五色浓垢斗许，置烈日中，光彩眩目，以后痢顿减，饮食渐进。再揉其小者，不可执持，亦不能消，痢亦不全止。令其不必专力治之，惟以开胃消积之品，稍稍调之。三四月而后块消痢止，大抵积滞之物，久则成囊成癖，凡病皆然。古人原有此说，但元气已虚，不可骤消，惟养其胃气，使正足自能驱邪，但各有法度，不可并邪亦补之耳。

东山姜锡常，气体素弱，又患疟痢，每日一次，寒如冰而热如炭，随下血痢百余次，委顿无生理。因平日相契，不忍委之，朝夕诊视，为分途而治之。寒御其寒，热清其热，痢止其痢，俱用清和切病之品，以时消息。而最重者，在保其胃气，无使生机又绝。经云：食养尽之，无使过之，伤其正也。减证以次，渐减而愈，或谓如此大虚，何以不用峻补？余曰：寒热未止，必有外邪，血痢未清，必有内邪，峻补则邪留不去，如此虚人，可使邪气日增乎？去邪毋伤正，使生机渐达，乃为良策。锡常亦深会此意，而医理渐明。嗣后家中人遇有小病，皆自治之，所谓三折肱者也。

畏　寒

洞庭卜夫人，患寒疾，有名医进以参附，日以为常。十年以来，服附子数十斤，凉寒愈剧，初冬即四面环火，绵衣几重，寒栗如故。余曰：此热邪并于内，逼阴于外。《内经》云：热深厥亦深。又云：热极生寒，当散其热，使达于外。用芦根数两，煎清凉疏散之药饮之，三剂而去火，十剂而减衣。常服养阴之品而身温，逾年附毒积中者尽发，周身如火烧，服寒凉得少减。既又遍体及头面口鼻俱生热疮，下体俱腐烂，脓血淋漓。余以外科治热毒之法治之，一年乃复。以后年弥高而反恶热，与前相反，如不知其理，而更进以热药，则热并于内，寒并于外，阴阳离绝而死。死之后，人亦终以为阳虚而死也。

畏　风

嘉善许阁学竹君夫人，抱疾。医过用散剂以虚其表，继用补剂以固其邪。风入荣中，畏风如矢，闭户深藏者数月，与天光不相接，见微风，则发寒热而晕。延余视，余至卧室，见窗楄皆重布遮蔽，又张帷于床前暖帐之外。余被邀请，诊其脉，微软无阳。余曰：先为药误，而避风太过，阳气不接，卫气不闭，非照以阳光不可，且晒日中，药乃效。阁学谓见日必有风，奈何？曰：姑去其瓦，令日光下射晒之何如。如法行之，三日而能启窗户，十日可见风，诸病渐愈。明年阁学挈眷赴都，舟停河下，邀余定常服方。是日大风，临水窗候脉，余甚畏风，而夫人不觉也。盖卫气固，则反乐于见风，此自然而然，不可勉强也。

痰

嘉兴朱宗周，以阳盛阴亏之体，又兼痰凝气逆。医者以温补治之，胸膈痞塞，而阳道痿。群医谓脾肾两亏，将恐无治，就余于山中。余视其体丰而气旺，阳升而不降，诸窍皆闭，笑谓之曰：此为肝肾双实证，先用清润之品，加石膏以降其逆气；后以消痰开胃之药，涤其中宫；更以滋肾强阴之味，镇其元气，阳事即通。五月以后，妾即怀孕，得一女，又一年，复得一子。惟觉周身火太旺，更以养阴清火丸膏为常馔。一或间断，则火旺随发，委顿如往日之情形矣。而世人乃以热药治阳痿，岂不谬哉！

苏州府治东首杨姓，年三十余，以狎游，私用父千金，父庭责之。体虚而兼郁怒，先似伤寒，后渐神昏身重，医者以为纯虚之证，惟事峻补。每日用人参三钱，痰火愈结，身强如尸，举家以为万无生理，余入视时，俱环而泣。余诊毕，及按其体，遍身皆生痰核，大小以千计，余不觉大笑，泣者尽骇。余曰：诸人之泣，以其将死耶。试往府中借大板重打四十，亦不死也。其父闻之，颇不信，曰：如果能起，现今吃人参费千金矣，当更以千金为寿。余曰：此可动他人，余无此例也，各尽其道而已。立清火安神极平淡之方，佐以末药一服，三日而能言，五日而能坐，一月而行动如常。其时牡丹方开，其戚友为设饮，花前以贺，余适至。戏之曰：君服人参千金而几死，服余末药而愈，药本可不偿乎。其母舅在旁曰：必当偿，先生明示几何。余曰：增病之药值千金，去病之药，自宜倍之。病者有惊惶色，余曰：无恐，不过八文钱，买卜子为末耳。尚有服剩者，群取视之，果卜子也，相与大笑。其周身结核，皆补住痰邪所凝成者，半载方消。邪之不可留如此，幸而凝在肤膜，若入脏，则死已久矣。

喘

松江王孝贤夫人，素有血证，时发时止，发则微嗽。又因感冒，变成痰喘，不能着枕，日夜俯几而坐，竟不能支持矣。是时有常州名医法丹书调治无效，延余至。余曰：此小青龙证也。法曰：我固知之，但弱体而素有血证，麻桂等药可用乎？余曰：急则治标，若更喘数日，则立毙矣。且治其新病，愈后再治其本病可也。法曰：诚然。然病家焉能知之？治本病而死，死而无怨；如用麻桂而死，则不咎病本无治，而恨麻桂杀之矣。我乃行道之人，不能任其咎，君不以医名，我不与闻，君独任之可也。余曰：然服之有害，我自当之，但求先生不阻之耳。遂与服，饮毕而气平，就枕终夕得安。然后以消痰润肺养阴开胃之方，以次调之，体乃复旧。法翁颇有学识，并非时俗之医，然能知而不能行者。盖欲涉世行道，万一不中，则谤声随之。余则不欲以此求名，故毅然用之也。凡举事一有利害关心，即不能大行我志，天下事尽然，岂独医也哉。

苏州沈母，患寒热痰喘，浼其婿毛君延余诊视。先有一名医在座，执笔沉吟曰：大汗不止，阳将亡矣奈何，非参、附、熟地、干姜不可。书方而去。余至不与通姓名，俟其去，乃入诊。脉洪大，手足不冷，喘汗淋漓，余顾毛君曰：急买浮、麦半合，大枣七枚，煎汤饮之可也。如法服而汗顿止，乃为立消痰降火之方，二剂而安。盖亡阳、亡阴相似，而实不同。一则脉微，汗冷如膏，手足厥逆，而舌润；一则脉洪，汗热不黏，手足温和而舌干。但亡阴不止，阳从汗出，元气散脱，即为亡阳。然当亡阴之时，阳气方炽，不可即用阳药，宜收敛其阳气，不可不知也。亡阴之药宜凉，亡阳之药宜热，一或相反，无不立毙。标本先后之间，辨在毫发，乃举世更无知者，故动辄相反也。

观察毛公裕，年届八旬，素有痰喘病，因劳大发，俯几不能卧者七日，举家惊惶，延余视之。余曰：此上实下虚之证，用清肺消痰饮，送下人参小块一钱，二剂而愈。毛翁曰：徐君学问之深，固不必言，但人参切块之法，此则聪明人以此炫奇耳。后岁余，病复作，照前方加人参煎入，喘而逆愈甚，后延余视。述用去年方而病有加，余曰：莫非以参和入药中耶。曰：然。余曰：宜其增病也。仍以参作块服之，亦二剂而愈。盖下虚固当补，但痰火在上，补必增盛，惟作块，则参性未发，而清肺之药已得力，过腹中而人参性始发，病自获痊。比等法，古人亦有用者，人自不知耳。于是群相叹服。

饮　癖

洞庭席载岳，素胁下留饮，发则大痛呕吐，先清水，后黄水，再后吐黑水，而兼以血，哀苦万状，不能支矣。愈则复发，余按其腹有块，在左胁下，所谓饮囊也。非消此，则病根不除，法当外治。因合蒸药一料，用麺作围，放药在内，上盖铜皮，以艾火蒸之，日十余次。蒸至三百六十火而止，依法治三月而毕块尽消，其病永除，年至七十七而卒。病此极多，而医者俱不知，虽轻重不一，而蒸法为要。

翻　胃

嘉兴朱亭立，曾任广信太守，向病呕吐，时发时愈。是时吐不止，粒米不下者三日，医以膈证回绝。其友人来邀诊，余曰：此翻胃证，非膈证也。膈乃胃腑干枯，翻胃乃痰火上逆，轻重悬殊，以半夏泻心汤加减治之，渐能进食。寻复旧，从此遂成知己。每因饮食无节，时时小发，且不善饭，如是数年，非余方不服，甚相安也。后余便道过其家，谓余曰：我遇武林名医，谓我体虚，非参附不可，今服其方，觉强旺加餐。余谓此乃助火以腐食，元气必耗，将有热毒之害。亭立笑而腹非之，似有恨不早遇此医之意。不两月，遣人连夜来迎，即登舟，抵暮入其寝室，见床前血污满地，骇问故。亭立已不能言，惟垂泪引过，作泣别之态而已。盖血涌斗余，无药可施矣。天明而逝，十年幸活，殒于一朝。天下之服热剂而隐受其害者，何可胜数也！

娄门范昭素患翻胃，粒米不能入咽者月余，胸中如有物蠢动，余曰：此虫膈也，积血所成。举家未信。余处以开膈末药，佐以硫黄，三剂后，吐出瘀血半瓯。随吐虫二十余枚，长者径尺，短者二寸，色微紫，其肠俱空，乃药入而虫积食之，皆洞肠而死者。举家惊喜以为病愈，余曰：未也。姑以粥与之，连进二碗，全然不呕，更觉宽适。顷之粥停不下，不能再食。余曰：胃腑已为虫蚀，无藏食之地，无救也。辞不复用药，不旬日而卒。

癃

学宫后金汝玉，忽患小便不通，医以通利导之，水愈聚而溺管益塞，腹胀欲裂，水气冲心即死，再饮汤药，必不能下，而反增其水。余曰：此因溺管闭极，不能稍通也。以发肿药涂之，使溺器大肿随以消肿之药解之，一肿一消，溺管稍宽，再以药汤洗少腹而挤之，蓄溺涌出而全通矣。此无法中之法也。

木渎某，小便闭七日，腹胀如鼓，伛偻不能立，冲心在顷刻矣。就余山中求治。余以鲜车前根捣烂，敷其腹；用诸利水药内服，又煎利水通气药，使坐汤中，令人揉挤之。未几溺迸出，洒及揉者之面。溺出斗余，其所坐木桶几满。腹宽身直，徜徉而去。

消

常熟汪东山夫人，患消证，夜尤甚，每夜必以米二升，煮薄粥二十碗，而溲便不异常人，此乃为火所烁也。先延郡中叶天士，治以乌梅、木瓜等药，敛其胃气，消证少瘥，而烦闷羸瘦，饮食无味。余谓此热痰凝薄，未有出路耳。以清火消痰，兼和中开胃调之。病情屡易，随证易方，半年而愈。

虫 痛

苏州黄四房女，年十二，患腹痛，愈医愈甚。余偶至其家，昏厥一夕方苏，舌俱咬破，流血盈口，唇白而目犹直视，脉参错无常。余曰：此虫痛也，贯心则死，非煎药所能愈。合化虫丸与之，痛稍缓，忽复更痛，吐出虫二十余条，长者径尺紫色，余长短不齐，淡红色，亦有白者。自此而大痛不复作，小痛未除，盖其窠未去也。复以杀虫之药，兼安胃补脾之方，调之而虫根遂绝。盖此证甚多，医者既不能知，惟认为寒与食，即以为虫，又无杀虫之方。在精力强旺者，久能自化，其不足者，变为丁奚、劳怯、瘝臌等证，至死而人不能知，亦可哀也。余治此证不一，姑举其最剧者以明治法。

常州蒋公讳斌之孙，患心腹痛，上及于头，时作时止，医药罔效，向余求治。余曰：此虫病也。以杀虫之药，虫即远避，或在周身皮肤之中，或在头中，按之如有蠕动往来之象。余用杀虫之药为末，调如糊，到处敷上，而以热物熨之。虫又逃之他处，随逃随敷，渐次平安，而根终不除，遂授方令归。越二年书来，云：虫根终未尽，但不甚为害耳，此真奇疾也。

怔 忡

淮安巨商程某，母患怔忡，日服参术峻补，病益甚，闻声即晕，持厚聘邀余。余以老母有恙，坚持不往，不得已，来就医诊视。见二女仆从背后抱持，二女仆遍体敲摩，呼太太无恐，吾侪俱在也，犹惊惕不已。余以消痰之药去其涎，以安神之药养其血，以重坠补精之药纳其气，稍得寝。半月余，惊恐全失，开船放炮，亦不为动，船挤喧嚷，欢然不厌。盖心为火脏，肾为水脏，肾气挟痰以冲心，水能克火，则心振荡不能自主，使各安其位，则不但不相克，而且相济，自然之理也。

长兴赵某，以经营过劳其心，患怔忡证，医者议论不一，远来就余。余以消痰补心之品治其上，滋肾纳气之药治其下，数日而安。此与程母病同，而法稍异。一则气体多痰，误服补剂，水溢而火受克之证；一则心血虚耗，相火不宁，侵犯天君之证，不得混淆也。

亢 阳

姻戚殷之普，年近八旬，素有肠红证。病大发，饮食不进，小腹高起，阴囊肿亮，昏不知人。余因新年贺岁候之，正办后事。余诊其脉，洪大有力。先以灶灰、石灰作布袋，置阴囊于上，袋湿而囊肿消，饮以知母、黄柏泻肾之品。越三日，余饮于周氏，周与至戚，相近半里，忽有叩门声，启视之，则其子扶病者至，在座无不惊喜。同问余曰：何以用伐肾之药而愈？余曰：此所谓欲女子而不得也。众以为戏言，翁曰：君真神人也。我向者馆谷京师，患亦相似。主人以为无生理也，遂送我归，归旬日即痊。今妻妾尽亡，独处十余年，贫不能蓄妾，又耻为苟且之事，故病至此。既不可以告人，亦无人能知之者。言毕凄然泪下，又阅五年而卒。盖人之气禀各殊，亢阳之害与纵欲同，非通于六经之理，与岐黄之奥者，不足与言也。

吐　血

平望镇家张瑞五，素有血证。岁辛丑，余营葬先君，托其买砖灰等物，乡城往返，因劳悴而大病发，握手泣别，谓难再会矣。余是时始合琼玉膏，未试也，赠以治病而去，自此不通音问者三四载。一日镇有延余者，出其前所服方，问何人所写，则曰张瑞五。曰今何在，曰即在馆桥之右。即往候之，精神强健，与昔迥异。因述服琼玉膏后，血不复吐，嗽亦渐止，因涉猎方书，试之颇有效，以此助馆谷所不足耳。余遂导以行医之要，惟存心救人，小心敬慎，择清淡切病之品，俾其病势稍减，即无大功，亦不贻害。若欺世徇人，止知求利，乱投重剂，一或有误，无从挽回，病家纵不知，我心何忍。瑞五深以为然，后其道大行，遂成一镇名家，年至七十余而卒。琼玉膏为治血证第一效方，然合法颇难。其时不用人参，只用参须、生地，则以浙中所出鲜生地，打自然汁熬之，不用干地黄，治血证舍此，无有无弊者。

洞庭吴伦宗夫人，席翁士俊女也。尚患血证，每发，余以清和之药调之，相安者数年。郡中名医有与席翁相好者，因他姓延请至山，适遇病发，邀之诊视，见余前方，谓翁曰：此阳虚失血，此公自命通博，乃阴阳不辨耶。立温补方加鹿茸二钱，连服六剂，血上冒，连吐十余碗，一身之血尽脱，脉微目闭，面青唇白，奄奄待毙。急延余治，余曰：今脏腑经络俱空，非可以轻剂治，亟以鲜生地十斤，绞汁煎浓，略加人参末，徐徐进之。历一昼夜，尽生地汁，稍知人事，手足得展动，唇与面红白稍分。更进阿胶、三七等养阴之品，调摄月余，血气渐复。夫血脱补阳，乃指大脱之后，阴尽而阳无所附，肢冷汗出，则先用参附以回其阳，而后补其阴。或现种种虚寒之证，亦当气血兼补。岂有素体阴虚之人，又遇气升火旺之时，偶尔见红，反用大热升发之剂，以扰其阳而烁其阴乎？此乃道听途说之人，闻有此法，而不能深思其理，误人不浅也。

嘉兴王蔚南，久患血证，左胁中有气逆冲喉旁，血来有声如沸。戊子冬，忽大吐数升，面色白而带青，脉微声哑气喘不得卧，危在旦夕。余以阿胶、三七等药保其阴而止其血，然后以降火纳气之品，止其冲逆。复以补血消痰，健脾安胃之方，上下分治，始令能卧，继令能食，数日之后，方能安卧。大凡脱血之后，断不可重用人参，升气助火，亦不可多用滋腻，以助痰滞胃。要知补血之道，不过令其阴阳相和，饮食渐进，则元气自复。非补剂入腹，即变为气血也。若以重剂塞其胃口，则永无生路矣。况更用温热重剂，助阳烁阴而速之死乎。

洞庭张姓，素有血证，是年为女办装，过费心力，其女方登轿，张忽血冒升余，昏不知人。医者浓煎参汤服之，命悬一息，邀余诊视。六脉似有如无，血已脱尽。急加阿胶、三七，少和人参以进，脉乃渐复，口开能言，手足展动。然后纯用补血之剂以填之，月余而起。盖人生不外气血两端，血脱则气亦脱。用人参以接其气，气稍接，即当用血药，否则孤阳独旺，而阴愈亏。先后主客之分，不可不辨也。

背　痛

乌镇莫秀东患奇病，痛始于背，达于胸胁，昼则饮食如常，暴则痛发呼号，彻夜邻里惨闻。医治五年，家资荡尽，秀东欲自缢。其母曰：汝有子女之累，尚须冀念，不如我死，免闻哀号之声，欲赴水，其戚怜之，引来就医。余曰：此瘀血留经络也。因谓余子燨曰：此怪病也。广求治法以疗之，非但济人，正可造就己之学问。因留于家，用针灸、熨拓、煎丸之法，无所不备，其痛渐轻，亦渐短，一月而愈。其人感谢不置，余曰：我方欲谢子耳。凡病深者，须尽我之技，而后奏功。今人必欲一剂见效，三剂不验，则易他医。子独始终相信，我之知己也，能无感乎！

肠　红

淮安程春谷，素有肠红证。一日更衣，忽下血斗余，晕倒不知人，急灌以人参一两，附子五钱而苏，遂日服人参五钱，附子三钱，而杂以他药，参附偶间断，则手足如冰，语言无力。医者亦守而不变，仅能支持，急棹来招。至则自述其全赖参附以得生之故。诊其六脉，极洪大而时伏，面赤有油光，舌红而不润，不自交睫者旬余矣。余曰：病可立愈，但我方君可不视也。春谷曰：我以命托君，止求效耳，方何必视。余用茅草根四两作汤，兼清凉平淡之药数品，与参附正相反，诸戚友俱骇。春谷弟风衣，明理见道之士也。谓其诸郎曰：尔父千里招徐君，信之至；徐君慨然力保无虞，任之至，安得有误耶。服一剂，是夕稍得寝，二剂手足温，三剂起坐不眩，然后示之以方。春谷骇叹，诸人请申其说，余曰：血脱扶阳，乃一时急救之法，脱血乃亡阴也。阳气既复，即当补阴，而更益其阳，则阴血愈亏。更有阳亢之病，其四肢冷者，《内经》所谓热深厥亦深也。不得卧者，《内经》所谓阳胜则不得入于阴，阴虚故目不瞑也。白茅根交春透发，能引阳气达于四肢，又能养血清火，用之使平日所服参附之力，皆达于外，自能手足温而卧矣。于是始相折服，凡治血脱证俱同此。

血痢

洞庭葛允诚，患血痢五年，日夜百余次，约去血数石，骨瘦如柴，饮食不进，举家以为必无生理。余友姜君锡常，次子萼芳，从余学医于山中，病者即萼芳妻弟也。锡常怜之，令同萼芳寄膳余家，朝夕诊视。余先用滋补之剂，以养其血脉，复用开胃之药，以滋其化源，稍健而能食。久痢至五载，大肠之内，必生漏管，遂以填补之品塞其空窍。痢日减，饭日增，不半年，而每食饭必六七碗，至冬病全愈，丰肥强壮。归至家，亲戚俱不相识认，无不叹以为奇。

崩

徽州盐商汪姓，始富终贫。其夫人年四十六，以忧劳患崩证，服参附诸药，而病益剧。延余治之，处以养血清火之剂，而病稍衰，盖此病本难除根也。越三年夫卒，欲往武林依其亲戚，过吴江来，方且泣曰：我遇先生而得生，今远去，病发必死耳。余为立长服方，且赠以应用丸散而去。阅十数年，郡中有洋客请治其室人，一白头老妪出拜，余惊问，曰：我即汪某妻也，服先生所赠方药，至五十二而崩证绝。今已六十余，强健逾昔，我婿迎我于此，病者即我女也。不但求治我女，必欲面谢，故相屈耳。盖崩证往往在五十岁以前，天癸将绝之时，而冲任有火，不能摄纳，横决为害。至五十以后，天癸自绝，有不药而愈者；亦有气旺血热，过时而仍有此证者。当因时消息，总不外填阴补血之法。不知者，以温热峻补，气愈旺而阴愈耗，祸不旋踵矣。此极易治之病，而往往不治，盖未能深考其理，而误杀之耳。

血厥

东山水利同知，借余水利书，余往索，出署。突有一人拦舆喊救命，谓我非告状，欲求神丹夺命耳。其家即对公署，因往视，病者死已三日，方欲入棺，而唇目忽动，按其心口尚温，误传余能起死回生，故泥首哀求。余辞之不获，乃绐之曰：余舟中有神丹可救。因随之舟中，与黑神丸二粒，教以水化灌之，非能必其效也。随即归家，后复至山中，其人已生。盖此乃瘀血冲心，厥而不返。黑神丸以陈墨为主，而以消瘀镇心之药佐之，为产后安神定魄，去瘀生新之要品。医者苟不预备，一时何以奏效乎？

胎　产

南门陈昂发夫人，怀娠三月，胎气上逆，舌肿如蛋，牙床紫黑，粒米不能下，医者束手，延余治。余曰：此胎中有毒火冲心。舌为心苗，故毒聚于舌，肿塞满口，则饮食绝矣。乃用珠黄散，及解毒软坚之药，屡涂其舌，肿渐消而纳食，复用清凉通气之方，消息治之。或谓解毒清火，与胎有害。余曰：不然。胎气旺甚，愈凉愈安，但热毒伤阴，当滋养其血气耳。乃专服余药，孪生二子。后询其得病之故，乃曾听邪人之言，服不经之药，几致伤生，可为戒也。

烂溪潘开子表弟，其夫人怀娠患痢，昼夜百余次，延余视。余以黄芩汤加减，兼养胎药饮之，利遂减，饮食得进。而每日尚数十次，服药无效，余曰：此不必治，名曰子利，非产后则不愈，但既产，恐有变证耳。病家不信，更延他医，易一方，则利必增剧，始守余言。止服安胎药少许，后生产果甚易，而母气大衰，虚象百出。适余从浙中来，便道过其门，复以产后法消息治之，病痊而利亦止。盖病有不必治而自愈，强求其愈，必反致害，此类甚多，不可不知也。

余往候族兄龙友，坐谈之际，有老妪惶遽来曰：无救矣。余骇问故，龙友曰：我佃妇产二日不下，稳婆已回绝矣。问何在，曰即在前巷。余曰：试往诊之。龙友大喜，即同往。浆水已涸，疲极不能出声，稳婆犹令用力进下。余曰：无恐，此试胎也，尚未产，勿强之。扶令安卧，一月后始产，产必顺，且生男。稳婆闻之微哂，作不然之态。且曰：此何人？说此大话，我收生数十年，从未见有如此而可生者。其家亦半信半疑。余乃处以养血安胎之方，一饮而胎气安和，全无产意，越一月，果生一男，而产极易，众以为神。龙友请申其说。曰：凡胎旺而母有风寒劳碌等感动，则胎坠下如欲生之象，安之即愈。不知而以为真产，强之用力，则胎浆破而胎不能安矣。余诊其胎脉甚旺，而月分未足，故知不产。今已摇动其胎，将来产时必易脱，故知易产。左脉甚旺，故知男胎。此极浅近之理，人自不知耳。

西濠陆炳若夫人，产后感风热，瘀血未尽。医者执产后属虚寒之说，用干姜、熟地治之，且云必无生理，汗出而身热于炭，唇燥舌紫，仍用前药。余是日偶步田间看菜花，近炳若之居，趋迎求诊。余曰：生产血枯火炽，又兼风热，复加以刚燥滋腻之品，益火塞窍，以此死者，我见甚多。非石膏，则阳明之盛火不解，遵仲景法，用竹皮、石膏等药。余归而他医至，笑且非之，谓自古无产后用石膏之理，盖生平未见仲景方也。其母素信余，立主服之，一剂而苏。明日炳若复求诊，余曰：更服一剂，病已去矣，无庸易方，如言而愈。医者群以为怪，不知此乃古人定法，惟服姜桂则必死。

苏州顾某继室，产后恶露不出，遂成血臌，医者束手。顾君之兄掌夫，余戚也。延余治之，余曰：此瘀血凝结，非桃仁等所能下，古法有抵当汤，今一时不及备，以唐人法，用肉桂、黄连、人参、大黄、五灵脂成剂，下其瘀血。群医无不大笑，谓寒热补泻并相犯之药合而成方，此怪人也。其家因平日相信，与服。明日掌夫告余曰：病不可治矣。病者见鬼窃饮所服药，乃大呼曰：我不能食鬼之所吐也。先生可无治矣。余往验之，药本气味最烈之品，尝之与水无二，怪之。仍以前方煎成，亲往饮之。病者不肯饮，以威迫之，惧而饮。是夕下瘀血升余，而腹渐平思食。余以事暂归，隔日复往。其门首挂榜烧楮，余疑有他故。入门见者皆有喜色，询之，则曰先生去之夕，病者梦其前夫人怒曰：汝据余之室，夺余之财，虐余之女，余欲伤汝命。今为某所治，余将为大蛇以杀汝，即变为大蛇，大惊而醒，故特延僧修忏耳。盖前夫人以产后血臌亡，病状如一，而医者治不中病，遂致不起。盖人一病有一病治法，学不可不博也。

何鸿舫医话精华

何鸿舫（长治），青浦人。家本世医，益以力学，故学识经验高人一筹，随机应变有得，其环中超乎象外之妙，负盛名凡三十年。尤擅书法，得平原山谷神髓，为世所珍视。

时　邪

癸巳夏，钱塘张东甫明府，莅任嫪城，与山人有旧，数相往来。明年四月中，其太夫人适遭时疾，身发热无汗，饮食无味，大便不解。明府最善谈医书，家有病人，每自处方。太夫人素服滋补之剂，明府诊其脉，认为阴虚致热，以干地黄、当归、龟板等药进，无效，复按之，曰误矣。此外感寒，内停食症也。改用桂枝、厚朴、陈皮、生姜诸药，嘱其内眷速煎以奉，而乘舆出迎制府于安亭江上，连日不归。病势垂殆，幕友龚素山修书遣急足邀山人往，时病逾旬日，不纳不解。切其脉沉细微数，神倦口渴，舌绛裂，至不能言其所苦。山人曰：此危候矣。年届七旬气阴并亏，时邪感于外，宿滞停于内，阳明表里兼证，而又误投辛热刚燥之品，以劫其阴，能无增剧乎。无已，则有甘凉清润一法，速进或有济，迟恐无及矣。明府之戚杨君，白山人意于内眷，立求施方。随用人参一钱，先煎汤，与石膏、知母、鲜地黄、甘草、人中黄等药同进，薄暮服竟，戌刻倦极思寐，至丑寅之交，大便畅下，周体得汗，所谓中通则表解也。而神思顿觉清爽，惟舌滑少津，脉象未得流利耳。遂接用人参、地黄、麦冬、知母、当归诸味，助其元气以滋其阴液。两日之间，危者就安。明府事毕回署，母子相庆，喜溢眉宇。于是深服山人，叩首致谢，不复自诩其医药。

温　病

徐芳圃方伯之箦室某夫人，守节抚孤，松生主事即其所腹出也。年五十余，于深秋发病，周体灼热如燔，口渴思饮。西席陈君知医理，宗景岳甘温化火之法，以人参、炮姜、熟地黄、炙甘草诸味进，服未竟而热势益炽。家设乩坛，松生虔叩吉凶并方药。乩书云：此证不须多药，以鲜地黄、芦根煎汤代茶饮，一二日后可愈也。陈君方非是，可延何某治之。松生于是招山人往诊。按脉洪大而数，右寸关呼吸八至，面发赤，舌绛，渴饮不已，曰：此温邪陷蕴于阳明，肺津熏灼被耗，误投温补而加剧，非甘凉之剂不可。即为处方至四五味，见旁观者相顾惊诧曰：此仙方也。山人不解所谓，是晚药入口，三刻得少寐，四鼓后，热退神清，脉数亦缓。盖方中所用第一味即鲜地黄，第二为羚羊角，第三即芦根也。与乩方适合，松生之信山人自此始。

热　病

吴江之东北乡善湾唐生年三十余，于秋初患热症，旬日矣。口渴神烦，唇焦黑如墨，齿肉尽腐，喉间哽塞，欲言而不能出声，急甚。前医用犀角地黄汤加黄连不效而止。山人至，细察其脉，洪大有力，左寸关尤甚，谓病者曰：此邪热伤阴，而心包被蒙也。虽危尚可治，立进紫雪丹一钱，少顷又进一钱，是晚即得安卧，醒时语言如常。明日即以前所用方投之，不三日而瘳。病有缓急，药有次序，不开其清窍而但治其热，岂惟无益于病哉？

感　暑

同郡徐明府奕韩之长嗣水西文学，为赘婿于吾邑金氏。夏日感暑发热，神瞀谵语，手舞足蹈，日夜不少息。其内兄碧山，造门邀山人往，至则见水西卧竹榻上，突然而起，握两手不放曰：余疾非君不治，余心疾非君不知。时明府没于黔中，未得归亲故也。细察其脉，六部俱沉，重按之，其细如线，左寸关微弦而不甚数，所谓阳症见阴脉，邪传厥少二阴，极危之候。然水西碧山，皆为山人友，义无可辞。为处黄连泻心汤试之，其昏谵如旧，再进之，少得安静，而大便不通，已逾旬日。视其舌无苔，覆按之，右关或见实象，因重用黄连而加瓜蒌、枳实。是晚假寐至四鼓，忽欲如厕，少顷下黑粪如灰色蛇者一长条，于是神始清，而倦极欲卧矣。此证热邪传里，而脉不数，处方时颇费踌躇。若误认阴虚，而投以滋补之剂，所关岂浅鲜哉。

疟　疾

秦珠厓之母夫人，春秋七十矣。夏日因暑病疟，疟止而热不已，口渴烦躁，病旬余未得汗。众医者皆以为少阳症，叠投小柴胡汤不效，珠厓忧甚，嘱其妹婿沈君邀视。山人切其脉，数而有次，右大于左，舌微白，曰阳明伏邪未泄也。

当进人参白虎汤，珠厓以石膏太凉，恐非老年人所宜。山人曰：石膏为阳明表症主药，有人参以助其气而达其邪，何虑之有？是夕遂留宿，视其煎而进之，及东方明，遍体大汗，而热亦全退。

包山吴姓者，年五十三，向为富家司会计。精力倦怠，不思饮食，举动须人扶掖。山人视其舌光滑无津，脉沉而濡，两尺似有若无，曰：此思虑过度，精气耗竭，下元水火俱困，将有喘脱之虞，非用都气法加人参不可。病者曰：胃气久困，遽用附子、熟地黄无妨乎？山人曰：肾为胃关，治其上而不治其下，真火将灭，土亦何由而生。其戚扶病者出，山人阴嘱其速归，证垂殆而心犹豫，必至不治。遂力劝服之，照方以西党参代参进，两剂知粥味，日可二三碗。复诊始用人参益以干紫河车，不数日胃气大开，每食不能无鱼肉矣。

呕　吐

刘塘镇王生，赴太仓试回，呕吐两日夜，形神顿悴，水米不能入口。众医议进和胃止呕之法，随服随吐，几殆。其戚沈翁求往治，山人见其面容黯惨无人色，六脉细濡垂绝。此由入场心苦受饿，胃气伤而津液耗竭也。非甘酸济阴法不可，急进生脉散二剂而瘥。

泄　泻

前苏松太观察龚公暗斋之兄菊人明府，自粤东引疾归，相见于上海官廨，嘱山人诊其脉之虚实。山人曰：两尺空软无力，水火不相济也。而右脉尤弱，恐火不生土，则有脾泄肢肿之虞，须及早服药为妙。明府曰：余全家依弟于此，复可以医药累之乎。至明年春，泄泻骤作，日夜十余次。因忆山人言，力求处方。而神色脉象，迥不如前诊时，遂以桂附八味丸为主，以人参白术服之，无甚进退。山人密告其侄定庵舍人，劝其早归。定庵曰：吾伯贫甚，无可归，留此或可得先生大力拯之。山人直告之曰：此非鄙人所能也。时明府之从弟号砥斋者，在署，亦知医，欲献能于观察之前，指山人方曰：何某能用药，而不肯用力。此种病进人参三四两，而佐以附子，无有不愈者。于是重用人参每帖一钱，增至二钱，数日后泄减食进，颇有起色，而砥斋告别去。复邀山人诊之，观察曰：君所不能治者，余弟已治之效矣。山人曰：参力诚佳，第可支持目前耳。令兄年届六旬，全赖水火两脏涵濡而熏化之，今两尺虽起，而根抵不牢，右关应指，而浮微无力，是本实先拨矣。季夏天气暄热，得参附以助其阳，尚不至溃败，转瞬秋深气萧，火将熄而肾水不能收摄，肿势上升，发为喘促，又何方以治耶？既有名手能保万全，鄙人亦不复敢奏方，力辞而归。后闻服人参十余两，卒罔效，九月初，终于上海署中。

凡治病以脉为准，然亦有无脉可诊者。山人之孙，向赖陈姓妪媒抱以长，一日携其次子，年二十余，求治患腹痛泄泻。按其脉，左右俱无，骇而问其平日如何。曰：自幼贫苦，未尝服药，脉之有无不知也。山人视其神色尚好，四肢不倦，以香砂枳实丸与之，越三日复来，病去大半，再切之，仍六脉俱无。因思古人有凭症不凭脉之说，殆为此。

林少穆中丞于壬辰夏来抚吾吴，其冬十二月，以夫人病，遣辕弁招往诊，苏公子小鳌口荐也。时风雪严寒，星夜飞棹而往揖之。公子导入内室，见夫人卧床呻吟，腹作痛而泄泻不禁。前一日有投以左金丸加味者，而痛益甚，中丞焦急，欲用补剂未决。山人诊其脉六部俱沉，左关微弦，右关尺细濡无力。就证而论，乃太阴脾土失司，肝木乘之为患，而下元命火，又不克熏蒸化谷，堤溃而痛且泻，理固然也，非大剂温补不可。中丞曰：服之果效乎？山人曰：不效即有损矣，乌可乎。遂以参术姜附等味进，明日泄减而痛未止，即原方重用参复加肉桂进之，病去七八。五日后往视，已全瘳矣。中丞手书楹联为赠，山人于是名噪吴中，奔走官廨，不胜劳悴云。

虚 寒 热

邑中陈友芳孝廉，年六十余，家有二姬。初患勿寒勿热，继则微热不寒，舌白，眼有眵。前处方者以为阳明少阳伏邪，连进柴胡、葛根升散之法，病不退，而气发喘。孝廉为山人父执，以书招山，谓山人曰：余以两弟艰于嗣，故年周甲而未断房事。今事急矣，惟君言是听。山人切其脉，两尺涩不应指，舌白腻如积粉，而不思饮。全属下元水亏，虚阳上炎之象，气喘而不降，柴葛升提之害也。须宗都气法，加人参、附子庶有济。病者从之，三剂而起。后二年，有董翼堂文学，其病情舌色，与陈孝廉相似，误信乱方，投凉药而增剧。山人亦用此法以获效，甘温化火之说，不益信与。

同里有周道士者，年五十余，日为人诵经禳灾，出必五更，返必子夜。深秋患寒热，浃旬不已，有投小柴胡汤、平胃散等方者，病少闲，而朝热暮寒如故。其子哀恳山人，遂步而往，见其神色困惫，六脉细濡无力，而舌净微绛。谓病者曰：此尔积劳所致，非外因症也。经书曰：阳虚则恶寒，阴虚则生热，补其所虚，则阴阳和而寒热自已。与黄芪、炙甘草、潞党参、当归、白芍等味，不数日即瘥。

痞 气

同安苏公鳌石守松郡时，介李颖香学博，邀视其夫人之疾。夫人年近五旬，胸次忽觉结一块，按之有形，胀而减餐。云在京师时，以劳烦过度得来，已二三年矣。赴苏郡就医，初投旋覆花、当归须、郁金、橘络等以疏消之，不效，改用补中理气之法，又不效。山人至，苏公嘱必速效为妙。述其向日喜面食，多忧寡欢，于是细察其脉，六部中两关独弦，右尺不振。此木菀伤脾而成痞气，命火衰不克生土，脾阳失化使然。证可治，特非旦夕能瘳耳。第一方，用白术、苍术、香附、茴香、陈皮、白芍以疏其中焦之菀积；继则用肉桂、菟丝子、枸杞、九香虫以助其下焦之真火，至二十剂而痞渐消，三十余剂而大愈。苏公遂以山人为能医者，后迁擢他省，常贻书以志感念，并为延誉焉。

发 狂

里人徐姓者，年近五旬，贫窭无子，以卖油为业。一日掉扁舟出行，行三五里，酷暑倦甚，泊柳阴下，酣睡半日而归。是晚即发热，昏谵若狂，甚欲踰墙登屋。其弟名洪九，奔告山人。不呼舟而步往，见病者正夺门将出，山人力持之，不使之动。令其弟与侄各执一手，立而切其脉，左三部若无恙，较有力，右手则全伏不起。山人曰：此病在中焦气分，食与邪交结为患，可治也。以生大黄五钱为君，加枳实二钱，甘草一钱，煎服之。明旦下结粪一块如碗大，即瘥。盖其出门时，携冷饭一盂，于柳阴下以水浇而食之，旋即倦卧所致也。是为阳明里证，非用承气法不效，若投以大陷胸汤则误矣。于此可知治一病须有一度详察，否则未有不偾事者也。

金泽镇某生，年二十二未娶。忽发狂疾，昏瞀妄言，手舞足蹈，中夜不得合眼，见妇人辄趋而狎之。或闻其声，即破壁踰垣，不可禁遏，其兄若弟扶之就诊。六脉弦大无度，人迎尤旺。山人曰：此邪火乱性，厥阴心包之病也。以牛黄、黄连、羚羊角、天竺黄、元参、灯心等味治之。阴嘱其兄于煮药时，以女子亵衣覆其上，勿令人见。如法服两剂，其疾若失。门人疑而问之，山人曰：是即阴阳易之法，今果验矣。

酒膈

先君子尝谓及门曰：观色察言，乃临证第一要诀；望、闻、问而后切脉，其失十不二三矣。时虽未究心，亦闻而知之。一日有东乡人，短衣小帽，闯门而入。适山人为人处方，其猝然曰：先生名手，识我何病？山人见其形容癯瘦，鼻赤，目下视。问之曰：而患呕吐乎？曰：然。又问：尔好饮酒乎？曰：然。然则尔已成膈，无庸药矣。其人恺然去，去未一月即死。他日门人偶询及之，山人笑曰：此病之显见者也。糟鼻目无神，是困于酒也；胃无谷气，则形容必枯槁，非膈疾而何。彼既无礼，即不为之切脉，奚歉焉？

喉肿

距善湾三四里，许庄陈生，年未三十，初患头痛喉肿，三日后肿益甚，颈大塞颔，至不能言语，鼻窍闭而流血不止。前医以羚羊角、鲜生地黄、知母等味投之，不得效，计无所出。其妇翁唐君南湖贻书招山人，即夕驰往，诊其脉，右大微数，气口不清析，知饥思食，苦不能下咽。山人曰：此太阳、阳明失表症也，得汗为幸，否则危矣。南湖亟求方，为处泻黄法，以防风、薄荷、石膏、甘草诸味进，一剂即汗，两剂通体得汗。越二日复往视，则肿尽退而胃气如常矣。

胎疾

嘉善西塘镇倪某妇，怀妊八月，忽患时疫，但热不寒，烦躁殊甚。家弟小山适在彼处，以鲜地黄、黄芩、知母、丹皮等味治之，热少减而烦，渴如旧，胎动不安。妇家顾姓，邀山人往诊，脉洪大滑数，病状似与前方颇合。及开窗细视，舌根有微黄色，知是阳明里结症，欲用小承气汤。病妇之舅恐妨妊，不敢服。山人曰：胎系于子宫，疫邪受于膜原，不相涉也。如不放心，宗陶氏黄龙法，以人参五分煎汤，送服青麟丸一钱五分，此万安之策也。药入口，不逾时，即下黑柔粪两次而愈，胞竟无恙。

林羲桐医话精华

林羲桐（佩琴），又号云和，丹阳人。好医，日课生，徒灯下披阅方书，以油尽为率。凡数十年，虽不业医，然为人诊治颇众。晚年将所处方剂，择其要者，附以证治，成《类证治裁》一书。

中　风

　　杨君冬月办公，夜半猝倒榻下，不省人事，身热痰壅，口㖞舌强，四肢不收，脉左虚涩，右浮滑。先用姜汁热挑与之，痰顿豁。暂用疏风化痰药，宣通经隧，神识渐清，右体稍能转侧，但左体不遂，语言模糊。症属真阴素虚，以河间地黄饮子去桂、附、巴戟，加杞子、牛膝、酒蒸木瓜、何首乌，数十服诸症渐退，稍能步履，惟左手不遂，前方加桂枝、姜黄数剂，左腋时时微汗，不一月左手如常。按此症乃风自火出，火自阴亏，水不涵木，肝风内煽，痰火上乘，堵塞清窍，是以猝倒无知也。口㖞者，胃脉夹口环唇，寒则筋急，热则筋弛，或左急右缓，或右急左缓。舌强者，舌本心苗，肾脉系舌本，心火盛，肾水衰，故舌强。肝主筋，胃主四肢，肝胃血虚，则筋不荣而成痿软也。左脉涩则水亏，右脉滑则痰盛，此偏枯之象已具，但非暂进豁痰，则经隧不开，汤液难下，用地黄饮子减去阳药，正以五志过极而生火，法当滋阴而风火自熄。河间谓中风瘫痪，非肝木之风，亦非外中于风，乃心火暴盛，肾水虚衰，不能制之，而热气怫郁，心神昏冒，猝倒无知也。亦有因五志过极而猝中者，皆为热甚。俗云风者，言末而忘其本也。制地黄饮子，原主补肾之真阴。但阴虚有二，有阴中之水虚，有阴中之火虚，火虚者桂、附、巴戟可全用，水虚者非所宜也。

　　族某左体麻木，胫骨刺痛，腰膝痿软，能饮多痰，脉左大右濡，此阴虚生热而挟湿痰也。用薛氏六味地黄丸作汤剂，君茯苓，加生术、薏仁、牛膝、黄柏酒炒，十数服诸症悉退，步履如初。丹溪以麻为气虚，木为湿痰败血，其胫骨刺痛者，肾虚挟火也。腰膝痿软，肾将惫矣。法当戒饮，以六味汤滋化源，而君茯苓，佐术、苡，用牛膝、黄柏，以泄湿热，利腰膝。不犯先哲类中禁用风燥之例。

　　李某右体不遂，艰于行步，已为三年痼疾，辞以难治。询所苦，曰：大便甚难，但得爽利为幸耳。诊其脉右三部全伏，左三部洪大无伦。因思右枯既久，腑阳必衰，大肠曲折至右畔，传送自迟，宜从风秘法，以辛通濡润，如搜风顺气丸。但命火衰微，右体冰冷，先崔氏桂附八味丸作煎剂，二服便爽，右肢运动稍活。后于八味丸加苁蓉、当归，蜜丸服效。

　　孙某高年上盛下虚，头眩肢麻，耳鸣舌强。值少阳司命，肝风内震，脉象浮洪，消谷善饥，便溏汗泄，皆液虚风动之咎。交夏火旺，遂口涡言謇，此火风袭络，类中显然。最防倾仆痰涌，又午刻火升，头汗身热，其由来则本阴不交阳，无攻风劫痰之理。治以水涵木，兼摄虚阳，熟地五钱、五味子五分、麦冬钱半、茯神二钱、牡蛎醋煅、研三钱、甘菊炒、钱半、鲜石斛三钱、白芍二钱、川贝母钱半、丹皮一钱、阿胶二钱。三服诸症悉退，脉渐平，惟夜卧少安帖，此肝虚而魂失静镇也。原剂中加龙骨煅、七分，接服勿间。另订膏方，即用前味加洋参、莮肉、莲实、桑枝熬膏，窨收贮退火气，每服五钱，能加意调摄，可望回春。

温　病

　　房师午园张公，高年上盛下虚，案牍劳神，冬春不寐，感温呛咳晕仆，两寸脉洪大。由平昔阳不交阴，内风上冒，兼引温邪，表里煽动。症见眩仆，喉痛声哑，舌如煤熏。夫心为君主，义不受邪，因春温伤肺，逆传心包，神明俱为震动。且素饵桂附，致炎阳独亢，营液内劫，此怔忡无寐根由。师言昔病足痹，徽医用祛风药兼桂附得效，近三年矣。愚谓风药多燥，况桂附乎？以脉症参时令，宜辛凉轻剂，于熄风润燥中，佐以滋阴安神，不过一剂，当夜自能成寐，再剂呛嗽除，悸眩止矣。初剂鲜生地三钱、沙参、麦冬、淡竹叶、瓜蒌仁、甘菊、炒山栀、茯神各二钱、贝母、甜杏仁（炒、研）各钱半、枣仁八分、蔗汁一杯；再剂天冬、玉竹、百合，减蒌仁，六七服诸症平，舌色复故。后用膏方，三才膏加五味子、核桃、牛膝、茯神、枣仁、柏子仁、白芍、玉竹、杞子，熬膏白蜜收，白汤化服。使阴阳和平，自然愈矣。盖诸品能交心肾，安神志，利腰膝，兼使金水相涵，自无上盛下虚之患也。

　　吴某邪入膻中，舌缩唇裂，目瞑神迷，沉昏不醒者七昼夜。脉沉数，此邪深将成内闭矣。勉用鲜佩兰、菖蒲、连翘、银花，以解秽通闭，鲜生地、麦冬、梨、蔗汁以生津，黄芩、知母、元参、石斛以彻热，兼下牛黄丸，二服神识渐清。因尿管热痛，去佩兰、菖蒲、黄芩，加甘草梢、车前穗，以利腑热而愈。

　　族子温邪郁而化热，头晕口干，舌燥唇血，右脉大，左模糊。有汗不解，胸腹闷，溺浑浊，热邪蒸湿，治宜上下分消。淡豉、蒌霜、羚羊角、丹皮、麦冬、山栀、赤苓、滑石、嫩桑叶、金银花露，二服热轻渴减，晕止舌润。但宵分谵语，溺管涩痛，齿燥，液虚热劫，鲜石斛、芦根、黑豆皮、花粉、天冬、元参、蔗汁，二服疹现稀红。肺卫之邪，已从外泄，仍用轻清透发，连翘、牛蒡、鲜生地、丹皮、赤芍、沙参、竹叶，疹色淡。忽又烦躁不寐，舌心灰燥而尖绛，邪入心营，恐其蒸痰蔽窍，急清营热兼豁痰。犀角尖、生地、鲜藕、元参、丹皮、竹茹、贝母、菖蒲，再服汗透而解。

何某气粗目赤，舌绛疹红，神机不发，脉洪数。宵烦无寐，邪已入营，急宜清透，若再消导劫津，必至液涸成痉。犀角汁、鲜生地、天冬、麦冬、元参、赤芍、丹皮、连翘、藕汁、菖蒲，日三服，汗泚热退，神识亦清。但右脉长大，胃火犹燔，用石膏、白芍、黄芩、知母、甘草，大便数次，脉较平。寐中手指微搐，乃液虚风动，欲成痉也。用阿胶、生地、钩藤、当归、白芍、石斛、枣仁，数剂症平。

王某夏至前骤暍，邪从吸入据募原，热渴引饮，中脘格拒，热蒸湿腾，呕闷午烦，舌腻白，脉数、溺浑是湿胜也。治先渗湿于热，下则热势孤矣。用藿梗、佩兰以逐秽，通草、滑石、芦根以驱湿，栝楼、贝母以涤痰，羚羊角、山栀、丹皮以清胆火，鲜生地、连翘、麦冬以泻心火，日再服。汗出溺清，呕闷除，热渴减，然脉仍疾数，两寸大，时烦不寐，是欲发疹也。明晨疹出，舌苔转黄，是热胜也。治在透热于湿外，则湿不升矣。原方去藿兰、通草、滑石、芦根、羚羊等，加黄芩、梨汁以清肺，牛蒡、银花、连翘、赤芍以透疹，青蒿、石斛、知母、沙参以退热生津，二三服汗彻脉匀，舌黄退。日用大麦仁粥热啜，阴复全瘳。

王氏七旬有三。风温伤肺，头晕目瞑，舌缩无津，身痛肢厥，口干不饮，昏昧鼻鼾，语言难出，寸脉大。症属痰热阻窍，先清气分热邪。杏仁、象贝、花粉、羚羊角、沙参、嫩桑叶、竹茹、山栀，一服症减肢和。但舌心黑而尖绛，乃心胃火燔，惧其入营劫液，用鲜生地、犀角汁、元参、丹皮、麦冬、阿胶、蔗汁，三服舌润神苏，身凉脉静。但大便未通，不嗜粥饮，乃灼热伤阴，津液未复。继与调养胃阴，兼佐醒脾，旬日霍然。

汤某高年冬温犯肺，医用伤寒发表，致燥渴热烦。又进柴葛解肌，呛咳痰多，竟夜无寐。夫伤寒传足经，温邪直犯手经，原不同治，况温邪忌汗，表散即是劫津。诊脉虚数，目赤舌绛，温已化热，再令液涸，必延昏痉。宜甘润生津，苦辛降气，麦冬、杏仁、瓜蒌仁、知母、贝母、桑皮、橘红，二服热减嗽定。因小溲赤涩，去桑皮，加沙参、赤苓、木通、百合煎汤，再经调理而康。

景氏冬温挟虚，灼热咳嗽，因误治邪陷营分。便血甚多，阴液内涸，舌黑齿焦，神机不发，脉左虚数，右浮疾，耳聋目瞑颊红，遗溺失禁，此阴欲竭而孤阳浮也。急救液以存阴，用生地、犀角汁、五味子、阿胶、沙参、麦冬、石斛、鸡子黄，三服能呻吟转侧。第脉虚全不受按，去犀角，加洋参、茯神、枣仁、白芍，再服舌润神清，不饥不食，此上脘热痰结也。再加川贝、蒌霜，嗣因肺虚气不化液，用复脉汤去姜、桂、麻仁，加归、芍，浊痰降，大便得见，脉匀有神，而纳谷颇少，此脾阳困而未苏也。改用潞参、茯神、炙草、白术、谷芽、归、芍、莲、枣而食进。

耿某深秋阴疟，冬初重感异气，寒热呕闷。医谓伤寒，发表不应，即用承气，更加苍、朴，头晕壮热，烦渴下利。更医亦谓伤寒漏底症，属不治。延至目闭语谵，唇泡齿黑，舌干焦而缩。伊祖系予隔邑从姑丈，年八十，来曰：三子仅存此一线，今病至危，奈何？诊脉右虚数，左弦数。予谓此温邪，且病在上焦，只宜轻剂疏解气分。硝、黄苦寒直降，与无形弥漫热邪何干，苍朴温燥，劫津助灼。今液涸神昏，邪入心包，急速生津清热，扫涤心包痰阻，庶望转机。犀角五分，鲜菖蒲三钱，山栀、连翘八分，鲜生地、鲜石斛五钱，沙参、蒌霜、麦冬、贝母二钱，竹茹三钱，一服舌润神苏热减。因小水短赤，原方加元参二钱，灯心、车前五分，再服热退索食。颐下肿痛，是名遗毒，由感症初失于疏理，仍须清解主治。用豆豉、桔梗、花粉、竹叶、牛蒡、贝母、翘、陈、归、草，数服而消。

袁某阴疟数年，既伤生冷，更感异气。始则寒热咳喘，继则谵烦不寐，上则唇燥舌灰鼻煤，中则咳呕胸胁牵痛，下则遗溺自利污溏，脉弦大数。医不识何症，漫言阴虚垂绝，举家哀恳，勉疏蛤粉、熟地补剂。予谓此温邪化燥，三焦皆受，岂堪涩腻壅邪。治以疏泄则愈，安得此脉便死耶？因思邪从上受取之上，用薄荷、山栀、桑皮、杏仁、蒌仁、贝母、橘红、石斛、梨皮、赤苓、灯心，明晨嗽烦悉定，胸胁痛平，舌苔浮润矣。越三日因心事怅触，午寒晡热，气粗语谵，脉弦大而浮，舌心干，唇齿燥。予谓脉易得汗，但须救液以清心胃燔灼，先用生地、天冬、麦冬、犀角、花粉、石斛、莲子心等。再诊胃脉大，舌心无润，用石膏、知母、竹叶、白芍、二冬等，脉候乃平，汗出热退七八。逾日舌尖再见干绛，印堂发出红斑，仍属心阳炽盛，随用生地、鲜藕、阿胶、菖蒲、元参、丹参、天冬，防其热陷心营。二服舌尖润，红斑较淡。后用生地、阿胶、龟甲、丹皮、白芍、青蒿等，汗彻身凉，调理而平。

暑 症

李某暑症，用伤寒六经治法，致壮热烦冤，头目重胀，喉梗气窒，呼吸不利，舌白不饥。夫暑喝所伤，必脉虚少气，自汗面垢，纵有兼症，大异伤寒浮紧脉象，岂堪例治，迨失治而症加重。本症尚自显然，何者？暑入心，故烦冤，暑挟湿，故重胀，暑犯肺，故气窒不利。叶氏所谓暑由鼻吸，必伤上焦气分，每引经义云：自上受者治其上，法宜辛凉微苦，廓清上焦气分自愈。黄芩八分，黑山栀、橘白、郁金各一钱，瓜蒌仁、赤苓各二钱，薄荷梗八分，沙参、薏仁三钱，新荷梗五钱，二服头清咽爽，烦热大减。去黄芩、郁金，加麦冬、鲜藕，渴热退而思食矣。

族某有年力农，中喝恶热无汗，腹痛自利，唇干肌槁，舌焦而燥，脉小数，乃热烁肌消，阳津阴液俱涸也。《经》曰：热淫于内，治以咸寒，佐以苦甘。用花粉、麦冬、沙参、黄芩、枳壳、白术、丹皮、鲜石斛、甘草，三服舌润利稀腹不痛。身热减，去沙参、黄芩、枳壳，加青蒿、知母、滑石、赤苓、生地、车前子、灯心，数服热退利止。呃逆间作少寐，此胃虚有痰，用淡竹茹、杏仁、潞参、茯神、当归、白芍、柿蒂、橘红、枣仁，二服呃止熟寐，又调补乃平。

族某禀赋素弱，中年暑热伤气，神倦嗜卧，食少肢麻，闻腥欲呕，脉右虚左促。按东垣论长夏湿热，损伤元气，肢倦神少足痿软，早晚发寒厥，日午热如火，乃阴阳气血俱不足也。此症虽未至甚，然热伤元气，久则水不胜火，发为骨痿。先服清暑益气汤，苍术改生白术，去泽泻、升麻、干葛，加归、芍、半夏、石斛、茯神。后服生脉散。又服大补元煎，加橘络桑枝膏，九服而安。

张某暑热作劳，汗泄面垢。初起吐蛔，厥阴受病，已非浅恙，消导表散。延至谵妄神昏，舌心灰而尖绛，齿燥鼻煤，津液告涸，脉虚细涩，数邪陷营络，治者知下焦火亢，用黄柏、知母，苦寒直降，与心包袭入暑邪，全不相涉。更医用羚羊角、陈海蜇，泄胆热而降肺火，究竟治不中病，使热邪漫布，神明渐昏。昔人治邪入心包，每用芳香宣窍逐秽，如至宝丹之类。若得痰热净扫，如清风卷雾，神识稍开，方不至内闭外脱。然症险难挽，姑据理论治而已。犀角尖、连翘心、赤芍、丹皮、佩兰叶、琥珀、石膏、蒲鲜、荷梗煎服，明晨颇觉神清气爽。更酌加梨皮、灯心、麦冬、银花，煎送至宝丹，乃穷乡一时竟同返魂香，无觅处矣。

幼儿伏暑秋发，头痛壮热，燥渴引饮，自汗，手足心如烙，脉洪而疾，溺赤而浊。由素禀阴虚，伏邪内烁。仲贤所谓阴气先伤，阳气独发，不寒但热，令人肌肉消烁者也。宜甘寒生津，以解热烦。用生地、知母、麦冬、石斛、丹皮、花粉、甘草、鲜芦根、鲜荷梗，一服汗彻身凉。越日再发，觉热气由腹背上蒸，顷刻如焚，一日夜渴饮唇干。前方去丹皮、荷梗加石膏，一服热退，越日又发。一日两夜汗出热不解，去石膏，加鲜地黄绿豆皮、车前穗，又服又退。越二日夜分又发，热势较轻，原方再加通草、滑石、青蒿，半夜热退，调理而安。按：湿暑伤人，随发者浅，迟至秋后为伏气晚暑者深。其候脉色必滞，口舌必腻，或微寒，或单热，头重脘痞，渴烦溺浊。午则甚，暮尤剧，一次汗则邪一次散，比伤寒势较缓，比疟疾发无时。秋来此症最多，名曰伏暑晚发。不似风寒之邪，一汗辄解，温热之症，投凉即安也。

虚　损

　　胡氏女寒热咳嗽，经断食少肌削，口干无寐，脉虚数，损象已具。《经》云：二阳之病发心脾，有不得隐曲，在女子为不月。二阳，足阳明胃也。胃虚则受谷少而血无由生，故症见心脾。心主血，脾统血，情志不遂，日为忧思烦扰以耗竭之，故月水枯也。故滋化源，仿立斋先生法，朝用归脾汤加柏子仁，夕用都气丸加栀子、白芍、枣仁、贝母。两月诸症悉退，后经自通而病霍然。

　　狄氏月闭劳热，医用通经之品，喘嗽气促，怔忡自汗。又用寒凉退热，食减肌削，乍寒乍热。诊其脉弱数而促，此下损及中也。急用潞参、茯神、黄芪、炙草、白芍、当归、五味、枣仁、银柴胡，四剂诸症渐减。加山药、熟地炭、莲枣，补心脾兼调肺肾，热嗽悉除，能进食矣。逾月后忽腰腹痛，下胎形三寸许，儿头已半损烂，予深自咎，临诊未审其母舌青黑与否。然计其经闭后已六阅月，乃知胞宫血涸，胎形不长，干热累月，必反枯癥，深隐通经破血药数十剂，不能令堕，俟气血通调，瘀腐之隔膜者，乃去而不复留也。况血枯经闭，漫与三棱、莪术、牛膝、桃仁，不速之毙乎，志此为榨干汁者鉴。

　　李肩挑伤力，咳嗽胸痛，其损在肺，用黄芪、潞参、茯神、百合、贝母、杏仁、当归、白芍、甘草、红枣，二服即应。此从安肺汤加减，经所谓损其肺者，益其气也。

　　眭某肝肾阴虚，损久不复，冬至后痰咳粉红，嗽声子夜特甚。想虚阳失藏，龙火不伏，交子时阳气一动，炎灼上凌，浸至娇脏受戕，身热喘促，近又食减无味，午后颊红，时觉懔懔憎寒，是阴伤及阳，非萸地酸腻可效。必用甘药培元，佐以介属潜阳，冀其封固蛰藏。至立春前后，地气上腾，症不加重为幸。潞参、山药、百合、甘草、五味、白芍、牡蛎、淡菜、阿胶，数服渐平。

堂弟呛嗽气急，脉弦数，适逢秋令，予谓此火形金象也，当滋化源。以自知医，杂用梨膏止嗽，予谓非法。入冬寒热间作，厥气冲逆，灰痰带红，良由阳亢阴亏，龙雷并扰，冬藏不密。今近立春，地气上升，内气应之，喘嗽势必加重。拟方阿胶、山药各二钱，洋参、熟地、茯神、藕节各三钱，川贝母一钱，甜杏仁钱半，枣仁八分，五味五分，数服颇效。又五更服燕窝汤，晚服秋石汤，降虚火而喘定。

妹积年赢怯，经当断不断，热从腿膝上蒸。今岁厥阴风木司天，又值温候，地气湿蒸，连朝寒热烦渴，寤不成寐，悸咳善惊。总由阴亏心火燔灼，兼乘木火司令，气泄不主内守，阳维奇脉不振网维。越人云：阳维为病苦寒热。今藩卫欲空，足寒骨热，所固然已。先培元气，退寒热，待津液上朝，冀烦渴渐平，用潞参、茯神、麦冬、白芍、丹皮、龟板、熟地、柏子仁、红枣、蔗汁，三服寒热大减，烦渴渐止。但觉寒起足胫，原方去麦冬、龟板，加首乌、杞子、牛膝壮其奇脉，二服不寒但热。原方又去首乌、杞子、柏子仁，加莲子、龙眼肉，数十服遂安。

贡某弱冠未室，劳力伤阳，寒热痰红，咳则气促，呕沫头眩，食减色悴肌赢，半载不复。脉来虚数，右部尤少神，乃肺气受伤，脾元亦惫。理阳兼泄浊为宜，用六君汤加山药、莲子、南枣、淡姜煎服，四剂寒热止，浊逆平。去半夏，加贝母、茯神、五味，嗽稀而食进，脉数较减。又加薏米、芡实、黄芪、归、芍，煎丸兼服而瘳。后因自服地黄滋腻丸剂，食减便溏，饵牛肚泻痢不止。又迫于完姻，虚嗽声哑，午余寒热，且夕利数行，脉益数。思食减脾损，痢久肾伤，阴阳告残，乃求挽救，用药颇难，且终罔济。姑与扶肺脾以摄肾，潞参、茯苓、炙草、白芍、山药、益智、诃子、五味、莲、枣，数服甚平。但气下陷则痢，迫体懔寒，手足心热，寐必口干，此阳虚生寒，阴虚生热，而津不上朝也。朝用补中汤去柴胡，加益智、茯神，晚用熟地炭、五味、枣仁、白芍、贝母、薏米、麦冬，以蔗汁冲服，寒热轻，痢如故。与桃花汤加参、苓、五味、乌梅，温摄下焦，痢仍不减。由肠液滑泄已久，气虚不受温摄，而喉痛声嘶，咳吐白沫，因春分节后气温升泄故也。转方仍用参、苓、莲、药补脾，五味、白芍敛肺，沙参、桔梗清咽，熟地炭、钗斛育阴，诃子、牡蛎涩下。

谢氏崩带后蒸热头晕齿痛，食后嗳腐痞恶，不时便泻。始由冲任经伤，阴虚生火。医用青铅镇摄，虚火愈炎，中气愈陷，反使发际汗多如水，下部泄气如风。不知症缘阴亏肝阳失制，上则为眩晕，下则为蒸泻，中则为浪翔浪掀，食入漾漾咳呕，治宜和阳熄风，佐以运脾。否则补虚添胀，滋肾碍脾，势必食减肌削，延成下损及中之咎。杞子炭、甘菊炭、牡蛎粉、白芍、山栀、神曲俱炒，半夏、茯神、丹皮、嫩桑叶、浮小麦煎汤，三服诸症渐平。原方去栀曲，加鳖甲、山药、熟地炭，蒸熟渐愈。

咳　嗽

杨氏秋间呛嗽，子午刻尤甚，咳则倾吐，晡后热渴面赤，经期错乱。此肺受燥邪，不司肃降为标，金受火克，不能生水为本。急则治标，先于润剂兼佐咸降，用杏仁、蒌仁、苏子、半夏、丹皮、麦冬、百合，三服咳吐已止，能纳食而虚火亦退。后用燕窝清补肺气，再用六味丸料加白芍、五味、淡菜，熬膏蜜收服愈。

钟某中年肝肾阴虚，尺脉偏旺，夜热咳嗽。医药数月，或以咳为肺有蓄水，或以嗽为外感寒邪，浸至头眩口干，下元乏力。又近憎寒减食，面色萎悴，足心如烙。据脉论症，必由梦泄伤精，渐成劳嗽无疑。今懔懔怯寒，食不甘味，毋使阴伤及阳，延成下损及中之咎。六味汤熟地炒用，加参味贝莲，七服热减嗽轻，又照六味汤去萸泻，加石斛、麦冬、贝母、五味、潞参、莲子，煎服数剂。接服丸方，用前药加鱼鳔、淡菜等，蜜丸而愈。

毛某久嗽夜甚，晨吐宿痰酸沫，脉右虚濡，左浮长，已似木气贯膈犯肺，乃因臂痛，服桂枝、川乌等药酒。肺为娇脏，不受燥烈，呛咳益加，喘急上气，此为治病添病，当主以辛润，佐以酸收。《经》所谓：肺苦气上逆，以酸补，以辛泄也。清肺饮去桔梗，加白芍、苏子、桑皮，数服痰咳稀，喘亦定。但纳谷少，用培土生金法，去桑皮、五味，加山药、苡米、潞参、茯神、莲子、炙草、南枣、粳米，煎汤数服而食进。

王姓儿秋凉感风，夜热顿咳连声，卧则起坐，立则曲腰，喘促吐沫，汗出痰响。由风邪浸入肺俞，又为新凉所束，痰气交阻。法宜辛散，邪苦降逆，用桔梗、紫苏、杏仁、前胡、橘红、淡姜，热嗽减。一外科以为症感秋燥，用生地、五味、白芍、贝母等药。予曰：风邪贮肺，可酸敛乎？痰涎阻气，可腻润乎？即单用姜汁一杯温服可也。频以匙挑与而愈。

李某春温痰火壅肺，宵咳上气，卧不着枕，心神恍惚，脉浮洪舌绛，口干溺赤。治先肃清太阴，兼任除烦，杏仁、蒌仁、桔梗、贝母、豆豉、山栀、连翘、枇杷叶、蔗汁，二服嗽稀得寐。因远客劳神，心营耗损，参用养营安神，生地、百合、枣仁、杏仁、茯神、贝母、沙参、甘草，二服心神安，胃阴亦复。可冀加餐，嗣因内人语言振触，气郁生涎，改温胆汤而痊。

巫氏女甥年十四，干咳脉数，颊红，夜热无汗，此虚阳升动，肺金受烁。

若不滋化源，阴日涸，损根伏矣。据述月事未至，白带频下，始信真元不固。乃以潞参、山药、茯神扶脾元，白芍、丹皮泻阴火，甜杏仁、百合止嗽，五味、诃子敛肺，炙草、红枣和中调营，一服嗽轻。加熟地、石斛而蒸热退，即用前药去百合、诃子、石斛，加芡实、莲子，蜜丸常服效。

糜某六旬，素患失血，今冬温夹虚，痰嗽气阻。咳则胁痛汗出，热烦口干，脉歇止。医用消散，痰嗽益剧，更医乃用炒术、半夏、朴、柴等味。余曰：术夏守而燥，朴柴温而升，此症所忌。况质本阴亏，温易化燥，宜辛润以利肺气则安，用杏仁、栝楼、贝母、桑皮、橘皮、钗斛、前胡、赤苓，一服安寐，嗽去八九，胁痛顿减，脉亦和。乃用燕窝汤煎潞参、茯神、杏仁、贝母、山药、蒌仁、桑皮，再服更适，转侧如意矣。

郦某冬阳不潜，龙焰上扰灼肺，呛嗽带红，剧在宵分。少年气促，脉虚数，憷寒夜热，损怯已成。想诵读阳升，寐中必有遗泄，心肾不交，精关失固，且口不甘味，食减于前，下损及脾，无清嗽治消之理。燕窝清补，希冀嗽止痰消，恐初春气已交，憷寒必憎，安望嗽减。益脾肺，交心肾，调理如法，寒热可止，呛嗽可平。潞参、山药、茯神、生黄芪皮、桑皮、甜杏仁、五味、枇杷、莲子、枣仁、阿胶、龙骨，数服嗽减寒止，痰血若失。去枇杷叶、龙骨、阿胶，加炒熟地、丹皮，热渐退。嗣用潞参、熟地、山药、茯神、远志、黄芪、龙骨、白芍、枣仁、五味、龙眼肉，熬胶二料全愈。

失　音

某肺受冬温，蕴而成热，脉洪搏指，痰阻喉痒，呛咳失音。与苦辛泄降痰火，清音自出，所谓金空则鸣也。用杏仁、桑皮、蒌皮、川贝、麦冬、橘红、竹叶，三服呛嗽平，惟间有寒热，前方加香豉、栀皮、赤苓，二服寒热除。膈间觉燥，去桑皮、香豉，加白蜜三匙和服，二剂音渐复。

族弟怯症，嗽久吐血，曾用地黄、阿胶、淡秋石、燕窝等药获愈。经十数载，至今秋寒热宵嗽，劳则喉痛欲裂，气急声哑，呼吸有音。气不归源，水亏火炎，实金畏火灼重症。古云：金碎不鸣，务滋肾阴，俾金水相涵，冀龙焰消息而已。仿大补元煎，熟地黄八钱，山药、白芍、百合各三钱，牛膝、五味各八分，洋参、枣仁、阿胶、贝母各二钱，龟板、女贞子各三钱，三十剂后精神稍复。人乳数月，喜其胃纳颇健，调理如法，可望延年。

族子因惊遗泄，呛嗽声哑，继乃寒热，喉痛梗碍妨食，口干脉细数。医与清金降火，屡服不效。予谓水涸于下，火炎于上，心肾诸脉，挟咽循喉，既非脉痹梅核，无清肺降痰之理。宜滋填镇摄，俾龙于伏潜，喉痛息，寒热渐止。方用熟地四钱，山药、龙齿、杞子、天冬、元参、女贞子各二钱，茯神三钱，丹皮、柏子仁各八分，五味四分，淡菜三钱，煎服甚适，时用白蜜及猪肤汤润喉，喉痛寒热若失。若精关扃固，月余不泄，即用原方去元参，加牡蛎、莲子炼蜜丸，竹叶汤下，庶望音复。后将煎剂去淡菜，加龟甲心、石斛、淡秋石，煎丸并服渐效。乃误信喉科铁烙喉，大痛晕绝，遂成不救，惜夫。

王氏室女久嗽失音，呼吸痰响，劳则发热颊红，干饭稍纳，粥入随出。肺气既失肃降，痰火升逆，扰及中宫，胃土运纳不安。然胃虚谷少，脉来微数，非降火涤痰，所得效治，以平气降逆，兼培胃气。倘痰火一清，声音可出，海浮石、苏子、贝母、前胡、茯苓、山药、炙草、姜汁、竹沥和服，呼吸利，痰嗽平。再去前胡，加诃子、蛤粉，数服哮止而音渐复。

喘

赵某衰年喘嗽痰红，舌焦咽燥，背寒耳鸣颊赤，脉左眩疾，右浮洪而尺搏指。按脉症系冬阳不潜，金为火烁，背觉寒者非真寒也。以父子悬壶，忽而桂附，忽而知柏，忽而葶苈逐水，忽而款冬泄肺，致嗽血益加，身动即喘，坐则张口抬肩，卧则体侧喘剧，因侧卧则肺系缓而痰益壅也。思桂附既辛热助火，知蘗亦苦寒化燥，非水焉用葶苈，泄热何借款冬。细察吸气颇促，治宜摄纳，但热蒸腻痰，气冲咽痛，急则治标，理先清降。用川百合、贝母、杏仁、麦冬、沙参、牡蛎、阿胶，加生地、竹茹、丹皮、元参、羚羊角早服；牡蛎、阿胶，加生地、竹茹、丹皮、元参、羚羊角午服，以清上中浮游之火；用熟地、五味、茯神、秋石、龟板、牛膝、青铅晚服，以镇纳下焦散越之气，脉症渐平。

贡某积年痰嗽，脉细形衰，动则疝气偏坠。病因肝肾久损，客冬心事操劳，身动即喘，痰嗽益剧，肉销骨立，是五液悉化为痰。偏卧不舒，是阴阳亦乖于用，所谓因虚致病，积损成劳候也。右脉沉数无力，左脉浮数无根，良由下元真气失纳，以致下引上急，吸入颇促而为短气，若不纳使归源，将下元根蒂都浮，喘嗽曷由镇静。况症本肾虚，水泛为痰，必非理嗽涤饮可效。奈何胆星、竺黄、芥子、芩柏等，无理乱投，不知顾忌。昨议服摄固之品，痰气较平，而脉象未改，是损极难复，维系不固，有暴脱之忧。今酌定晨服都气丸加参、术、远志、故纸，晚服肾气汤去黄、泽、丹皮、桂、附，加茯神、五味、杞子、沙苑子、莲子、枣仁，冀其气平而痰嗽自定。

服侄初春脉左弦长，直上直下，喘嗽吐红，梦泄，冬阳不潜，足少阴经与冲脉同络，阴虚火炎，气冲为喘，络伤为血，乃元海根蒂失固。医者不知纳气归元，泛用归、芪、术、草，症势加剧。寒热咳逆，血升气促，冲脉动，诸脉皆动，总由肺肾失交，急急收纳，务令阳潜阴摄。阿胶、牡蛎、龟板、龙骨、五味、山药、高丽参、茯神、枣仁、坎炁，数服嗽平血止，去坎炁加青铅，冲气亦定。

倪某年近七旬，木火体质，秋嗽上气喘急，痰深而黄，甚则不得卧息，须防晕厥。治先平气近喘，蜜桑皮、苏子、杏仁、川贝母、茯神、栝楼、百合，二服后加白芍、麦冬。述旧服两仪膏，痰多食减。今订胶方减用熟地四两，高丽参一两，茯苓三两，甜杏仁五两，莲子八两，枣仁一两，枇杷膏四两，燕窝两半，橘红八钱，贝母一两，山药三两，阿胶一两，各味熬汁阿胶收，开水化服。

某肾不纳气，则喘息上奔，脾不输精，则痰气凝滞。今痰哮不利，呼吸颇促，病本在脾肾，而肺胃其标也。由冬延春，脉候若断若续，忽神烦不寐，语谵舌灰，虚中挟温，治先清降。杏仁、栝楼、象贝、茯神、潞参、菖蒲汁冲服一剂，嗽定得寐，舌苔稍退，进粳米粥，喘息仍粗，脉见虚促，急用纳气归原，冀根蒂渐固。高丽参、五味、牛膝炭、远志、茯神、杞子、莲子、牡蛎粉六服，间用七味地黄丸而安。

吐 衄

眭某初夏吐红，深秋未止，或主燥火刑金，或主龙雷亢逆。诊脉右寸短涩，左关沉弦，应主郁虑不舒，由气分伤及血络。自述每午后喉间气窒不利，则嗽作血腥。夫阳主开，阴主阖，午后属阳中之阴，主敛而气隧阻闭，非郁虑内因不至此。用桔梗、贝母、木香、栝楼、茯神、当归、白芍、降香末，服二剂脘舒血止。去木香、降香，加郁金、熟地，二服脉平。又服归脾汤去芪、术，加熟地、贝母、白芍、莲子愈。

黎某立冬后阳伏地中，龙潜海底，今植冬至阳始生，而龙已不藏，致五夜阳升，灰痰带血，右尺不平，此知柏八味丸症也。又夙有肝气，左胁刺痛，则龙雷交焰矣。初服壮水潜阳，痰血已减，继服加减归脾汤，左胁痛止，灰痰亦少，血丝淡而若无，脉症将愈兆也。昨诊惟肝脉稍弦，左尺强于右，是水尚能制火。从此平心静摄，戒怒节欲，明春木火不至偏旺，则痊平可冀。熟地、丹皮、泽泻、茯苓、山药、远志、白芍、女贞子、藕粉、淡菜、牡蛎，炼蜜丸服。

蒋氏小产后痰嗽带血，晡寒宵热，食减肌削，脉小弱。此病损已久，胞系不固，胎堕后营卫益伤，宜仿立斋先生治法。以甘温补阳，则寒热可减。近人专事杏、贝，希冀嗽止，恐寒凉损脾，反致不救。用潞参、山药、茯神、炙草、阿胶、白芍、五味、杞子、莲、枣，数服颇安，再加黄芪、鹿角霜，数服诸症渐止，饮食渐加，又丸方调理得痊。

荆氏高年，食后触怒，气升血涌，洞泻稀水，身热背寒，心烦头眩。《经》云：怒则气逆，甚则呕血及飧泄，故令气上。症由肝阳郁勃，震伤血络，疏泄太甚，木必侮土，胃中水谷不化，更兼暑湿司令，地气泛潮，故下迫暴注，气上故中脘失宽。主以降逆，佐以除满，则血归经而胃自和。用厚朴、山栀、郁金、苏梗、茯苓、薏苡、砂仁、降香、枳壳，一啜微汗，前症若失。

王某淋症愈后，遂发漏疡，必固涩药用早。疡医用线药，脓管未拔，忽咯血块，左脉虚，右尺搏指，此龙火不潜。上为咯红，下为漏脓，劳则淋遗溺痛，非壮水制阳，漏厄何已。势将由下损上，为劳嗽，为衄吐，肛漏安可平也。暂服煎剂，仿虎潜丸加减，熟地、龟胶蜜为丸，加茯苓、山药、丹皮、牛膝，盐汤下，漏疡亦愈。

王某春初鼻衄，口干恶热。由努力伤络，血凝气聚，脐左板硬如掌，脘痞不容侧卧。脉左大右小，肝乘络伤，应地气上腾，直犯清道。先进缓肝降逆，俟衄止再商理瘀。黑山栀、郁金、薏仁、白芍、阿胶、当归、麦冬、丹皮、炙草，一啜甚适，三服衄止。脉左敛，原方去芍胶归草，加牡蛎、降香、牛膝、归须、桃仁，二服便下瘀黑，脘腹俱宽。盖血以下行为顺，上行为逆，故降逆佐甘缓，理瘀佐软坚。

王某当春大衄，由情志拂逆，胆火上迫，致血直犯清道，昏眩不时。速用清降，以遏少阳升逆之威。羚羊角、黑山栀、丹皮、阿胶、生地、鲜桑叶，二服衄止。脉来小涩模糊，胸际隐痛，晡时足肿，由佣作伤阳，元气不振。惧其遇劳辄发，法宜和补脾阳，潞参、白术、炙草、茯神、白芍、当归、郁金，数服愈。

呕　吐

叔父深秋吸受秽邪，呕吐不已。先服藿香正气散，入口即吐，身热足厥，面墨眶陷。或进导痰温胃饮，呕恶不纳。诊之脉虚少神，予谓此中宫虚极也。速用潞参、山药、茯苓、炙草、白术、橘白、苏子、莲子、红枣、煨姜、粳米煎，稍稍与服，竟不吐，思食粥矣。后加减数味，调理而康。

李某脉洪大搏指，口干烦咳，食后吐水，头目震眩而心悸。此劳力伤阳，阳化内风，上冒清道，风翻则水涌，胃虚则木乘，故呕眩不已。其水停膈间心必悸，津不上朝口必干，气不下降便乃秘。治先和阳降逆，山栀、甘菊花、冬桑叶、茯苓、苏子、杏仁、煅牡蛎、海浮石、淡竹茹、前胡等，三服而症平，其脉较敛，其神倦者，火风逆势已折也。减甘菊、桑叶，加白芍、茯神、栝楼、半夏、潞参，和肝胃以清涤痰火遂愈。

族女情志怫悒，头眩颊赤，夏初食入即吐，脉虚小，经期错乱。由肝胆火风侮胃，不及传变，倾翻甚速。且胃虚作呃，木气乘土，久则冲脉失涵，络伤内溢，以冲为血海，隶在阳明也。先在苦以降逆，山栀、羚羊角、竹茹、旋覆花、半夏曲、柿蒂，三四服，眩吐止，去羚羊角、半夏曲，加阿胶、丹皮、白芍、茯苓、甘草，调养肝胃而经期顺。

噎膈

蒋某色苍形瘦，是体质本属木火，食入脘阻呕沫。《经》言：三阳结，谓之膈。夫三阳皆行津液，而肾实五液之主。有年肾水衰，三阳热结，腐浊不行，势必上犯，此格拒之由，香岩先生所谓阳结于上，阴衰于下也。通阳不用辛热，存阴勿以滋腻。一则瘦人虑虚其阴，一则浊沫可导而下。半夏、竹茹、萎霜、熟地炭、杞子炭、牛膝炭、茯苓、薤白、姜汁，数服渐受粥饮，兼服牛乳，数月不吐。

陈某酒客中虚，气阻成噎，必有蒸湿酿痰。脉来迟弱，中脘阳衰，饮糜粥亦拒，得热酒辄行。明系阳微欲结，法宜通阳，则胸脘得展，湿痰得降，而运纳有权。潞参、茯神、茯苓、砂仁、丁香、姜半夏、广皮、姜枣煎，数服粥饮不拒矣。后再加干姜、益智仁，数服胸次舒而纳食。

钟氏脾胃阳衰，浊饮不降，食入胀痛，有吐逆翻胃之虞。右脉濡涩，左微弦，宜泄肝浊以通腑阳。厚朴五分，椒目六分，茯苓三钱，半夏钱半，苏子七分，枳壳、陈皮加姜，此《三因》七气汤加法，气降则饮降矣。再服呕胀减，而大便得通。嗣用温脾胃，兼辛通降逆。半夏、砂仁、韭子、益智仁、茯苓、石见穿、生姜，数服渐能纳谷食矣。

丁暮年丧子，悲恍成噎，脘痛吐食。此清阳不旋，逆气不降，宜善自排遣，达观随化，非药能愈之病。贝母、郁金、茯神、制半夏、栝楼，韭白汁、苏子汁冲服，痛呕俱减。

族某客冬怫悒吐食，粒米不纳，仅进粥饮。今春怯寒吐沫，二便俱少，脉细涩模糊。浊逆阳微，肝肾不主吸气，岂容再服萸地酸腻。阅所服方竟不识辛通大旨，仿医通厥阴阳明主治为近理。苏子、杏仁、川贝、益智、橘白、潞参、茯苓、制半夏、姜汁，韭白汁冲服数剂，涎沫少，粥饮多进，间进牛乳亦不吐，用香粳米炒黄，九香虫煎汤煨药更适。转方用大半夏汤，谷食安而大便渐通。

某长夏吐食，症属胃翻，服四君、异功加炮姜、桂附不应。予谓五脏以守为补，六腑以通为补，此不易之经训。四君、异功本脾药，非胃药，胃腑宜通则和，一与守中，必致壅逆。白术、炮姜皆守剂，且阳土喜柔凉，忌刚燥劫液。久吐则胃阴伤，须辛通使胃气下行则效，韭子、杏仁、豆蔻衣、半夏、砂仁、太子参、姜汁粉、瓜蒌仁，服颇适。戒毋谷食，暂用面食，盖谷性阴而滞，面性阳而通，加意调养，竟以此收功。

毕某嗜饮翻胃，面食可安，谷食则越宿倾吐无余。此胃阳衰，酒食化痰，瘀浊不降故也。用通阳泄浊法，制半夏、茯苓、益智仁、干姜、陈皮、吴萸、砂仁，惜不能戒酒，故时发时愈云。

呃

潘某呃逆连声，日夜不止。医用丁香柿蒂散加白蔻、木香、刀豆荚之属，随止随发，闷绝而苏，坐不能卧。诊其脉虚浮而疾，逆气自丹田上升，直犯清道，此肝邪犯胃也。丁柿蔻香辛温助火，何济于事？用重以镇逆法，旋覆代赭汤去人参，加石决明、刺蒺藜以泻肝，青盐、制半夏以降痰，沉香以下气，一啜逆气镇定，神安熟寐。梦一老妪引小儿以手挦其左胁曰，愈矣。醒而呃逆大减，再剂若失。问其所梦何人，予曰：此乃镇肝而心脾之神得安也。盖脾之神贵婆，心之神婴儿云。

薛痰火呃逆，身热咳嗽，脉浮数。此肺受火灼，膈上痰结，遂失肃清下降之权。治用苦辛降逆，橘皮竹茹汤去参、草，加山栀、杏仁、前胡、贝母、豆豉、郁金汁，再剂悉平。

潘某冬初寒热自利，烦渴不寐，呕吐浊痰。右脉小数模糊，左关弦而微劲，是协热下利，胃虚木欲乘土，必作哕逆。治先表里清解，仿景岳柴陈煎，柴胡、黄芩、半夏曲、茯苓、陈皮、栝楼、枳壳、姜，寒热退，烦解渴而呃果作。此系浊痰不降，木气上升，宜降痰兼镇逆。用苏子、杏仁、橘红、竹茹、茯苓、赭石、石决明、姜汁，一服左关脉平，再服呃逆亦定。惟右关虚，乃商镇补中宫法，所谓胃虚则呃也。用山药、扁豆、薏仁、炙草、半夏、陈皮、茯苓、沉香汁，呃平。但宵分少寐，上脘略闷，则痰沫随气上泛，呃仍间作，治用通摄，佐以运脾，所谓脾能为胃行其津液也。蒌仁、煨姜、薏米、茯神、橘白、砂仁、半夏、莲子，气平呃止思食。前方去蒌仁，加潞参、山药、枣仁，健饭如初。

包某呃逆呕沫，食后为剧，是肝胃病。据述阴疟愈后，夏秋浴池，兼啖生冷，遂致呕呃，不时寒凛。夫肺主皮毛，水寒外袭，感病在经，胃主通纳，生冷伤阳，气随浊逆。怯寒乃肺卫虚，非在经客邪，仲景以呕涎沫为肝病，肝病必犯阳明胃腑。先用温通泄浊，吴茱萸汤加半夏、椒目，呕逆止，再用旋覆代赭汤而呃平。

桂某病后，脉虚疾，左关尺尤驶，胃虚呃逆，必肝肾之气上奔，而阳明当其冲，因作呃也。化痰利气，是开其道矣。有年体虚，法宜镇摄，牡蛎三钱，石决明二钱，赭石钱半，茹竹二钱，潞参、降香末各三钱，一服止。再剂去石决明、赭石，加茯神、枣仁、远志、山药服，脉亦和。

肿　胀

族弟寒湿肿胀，水渍经隧，少腹、阴囊、腿足通肿，大腹按之硬，缺盆平，肢冷目黄，面颊俱浮，便滑溺少，脉沉迟而虚，背寒腹热，坐不得卧。病在水分，法先分消，佐以通阳，防己、木通、大腹皮、猪苓、茯苓、薏米、半夏、砂仁壳、附子、姜，三服肿退肢暖，命却咸食淡，然后主以健运，佐以淡渗。去防己、木通、腹皮、附子，加生术、鸡内金、半夏曲、杜仲，数服食进微汗出，囊湿便干。此经腑水湿，俱有出路。惟诊左尺虚，酌肾气汤桂心、牛膝、车前、茯苓、山药、椒目、茵陈、五加皮、薏米，十数服悉愈。后常用八味丸，调理得安。

王某阴疟，服劫药疟止，面色晦黑，决其后必病胀，不信。予曰：劫痰暂效，邪原未净，一也；今卯月中旬，木火司令，一逢辰上，湿痰内动，脾阳失运，必变中满，二也；毒品易犯食忌，三也；面黑无泽，肾水侮土，小便不利，四也。后果如言，视其目窠微肿，如新卧起状，知其裹水。先用实脾利水之剂，再用金匮肾气丸料煎汤，数十服肿胀悉退。药乍止，时交未月，湿土已旺，渐胀小溲不利。又服前丸，两月痊愈。

族某躯长体壮，病肿胀。或用破气消滞之品，胀益剧，行立肠几裂出，脐突缺盆平，法本不治。诊其脉细如丝，度必劳力伤精，脾肾两惫之症。询所由，自言长途辇重池间，出浴酒后入房，忽觉溺涩，通是浊血，惊眩欲仆，食减腹臌绷急欲死。遂用肾气丸料，大剂煮服，减附子、丹、泽、熟地炒炭，用一剂腹有绉纹，再剂缺盆现，溺爽膈宽，又数服腹胀渐退。仍用加减肾气丸服，《经》言：用力举重，若入房过度，汗出浴水则伤肾，故与肾气方合。后不守禁忌，饱食山芋及未熟鸡蛋，胀复作，求治。予言前方必不验，卒如言。

陈某五旬以上，病单腹胀，食后作饱，得气泄略宽，明系胃病，服谬药浸至胁满跗冷。脉来沉濡，左关微弦。症由腑气久衰，疏泄失职，气分延虚，渐干水分，致嗌干口燥，小水不清，化源乏力矣。通阳佐以益肾，通阳则传送速，益肾则气化行，腹胀自宽。沙苑子、韭子、怀牛膝一钱五分，益智仁、橘白、砂仁壳各一钱，茯苓三钱，杞子、大腹皮各二钱，枳壳一钱二分，十服胀宽口润，便爽跗温，右脉渐起。惟两尺虚不受按，加补骨脂、核桃肉（去腹皮）、枳壳，食宜淡，戒腥腻难化及一切壅气食物。再以猪肚纳卵蒜其中，扎定淡煮食之。腑气通则纳食不壅，服之甚通畅，胀去七八矣。又加沉香、牡蛎，十数服愈。

沈氏胎前腹满，产后面目肢体浮肿，咳频溺少。此肺气不降，水溢高原也。或劝用肾气汤，予力阻不可，一服而小水点滴全无，胀益甚，脉虚濡欲绝。用五皮饮、参茯苓导水汤，去白术、木瓜、槟榔、腹皮，加杏仁、苏梗、栝楼、冬瓜皮、制半夏，数服肿消腹渐宽矣。后用茯苓、半夏、生术、砂仁、薏仁、陈皮、苏子、木香、厚朴，水泛丸服，二料遂平。按肺为水之上源，主气。此症水阻气分，以肺不能通调水道，下输膀胱，故溢则水流而为胀。其症年余无汗，得苏杏微汗而肿消，得五皮行水而便利，兼仿《内经》开鬼门，洁净府遗法也。

姜氏五旬余腹膨，中外绷急，食入不加胀，头眩耳鸣，口干舌硬，溺赤沫，便艰足重坠，脉沉微，症属三焦湿郁生火。《内经》亦谓：诸腹胀大，皆属于热，诸病跗肿，皆于属火。若郁热不除，遂成鼓胀，不治。用山栀、大腹皮、黄柏、知母，俱酒炒，生地、麦冬、丹皮、赤苓、冬瓜皮、车前子，数服已效，后去黄柏、丹皮，加海金砂、萆薢，服甚安。

张某胁痛胀，少腹肿硬。误服攻荡劫剂，胀剧气注睾丸，脉沉小，右弦涩，乃肝失疏泄，气郁浊留。治先理肝以泄浊，厚朴、茴香、青皮、枳壳、茯苓、橘核、大腹皮、延胡、椒目、车前子，四服痛疝坠俱止。但腹右硬痛，不任偏卧，食不加胀，二便如常，按脉论症，单腹何疑。然病因脏损，治在通摄兼施，厚朴、枳壳、牡蛎、茯苓、归须、橘核、牛膝、桂心，四服症平。后仿肾气丸，用牛膝、车前、桂心、茯苓、山药、牡蛎、白芍、萸肉，蜜丸愈。

金氏中年经断，脘腹胀大，胁季紧制如束，食下满，逾时痛，便泻日数行，晡后股胫重坠，脉阳搏阴微。症由瘕聚胞宫，气闭瘀留，可导使下。失治则冲病及带，腰围绷急，中下焦气机钝窒，运纳无权，满痛瘕泄，气虚下陷，由来渐矣。前年立法温通腑阳，胀宽能纳，今先主通降，胀缓再议。半夏曲、茯苓、煨草果、砂仁壳、苏子、橘白、大腹皮、川椒目、降香，三服满痛除。专调带络，为其气虚则绷急而陷下也。潞参、升麻、益智子、沙苑子、茯神、牛膝炭、当归须，三五服后腰胁松而股胫复常。

邹某六旬外，由泄泻渐次足肿，入腹为胀。延及通腹坚满，面浮肢肿，水湿不运，溏泻未止。若论平昔嗜饮便红，宜丹溪小温中丸分理湿热。然脉来沉小，两尺如丝，明系脾肾久衰，火土俱弱，致气钝湿壅，清浊混淆。此消导破气，决非治法，但温理脾肾，兼佐泄湿，自可向安。炮姜、肉蔻、神曲、益智仁、茯苓、牛膝、砂仁壳、大腹皮、车前子、橘白、冬瓜皮，倒蚀牛口籼稻草煎汤代水，数服肿退泻止。去蔻、姜、神曲，加沙苑子、半夏曲、粳米，数十服胀全消。匝月后因不节荤茹湿面，复胀、溺少，仍用牛膝、车前、茯苓、益智仁、炮姜、莱菔子、砂仁、麦芽、鸡内金，胀消而健全。

韦某胸高突，腹肿硬，面黑鼻衄，足肿溺涩，夜分不寝，想成童后恣啖生冷。秋冬以来，邪痼气窒，延春身热膝冷，食入胀加，脏腑经脉窒痹。治先分理湿热，佐以软坚，瓜蒌仁、山栀、茯苓、砂仁壳、大腹皮、车前子、牛膝、炒神曲、杏仁、生牡蛎、椒目，六七剂，胀宽肿软者十四五。知肝失疏泄，脾失运输，分消中宜佐畅肝运脾，用陈皮、郁金、苏梗、当归、石斛、山栀、茯苓、薏苡、炙鸡内金、牡蛎，表里分消，而溺利汗出矣。惟晡后阳升颊热，头眩溺色浑，行则气急，惧当春鼻仍易衄，治在降阳和阴。熟地炭、牛膝炭、丹皮、山栀、石斛、蔻、薏苡、赤苓、大腹皮、桑叶、灯心、小麦，溺清眩热已。惟宵则气急，寐不甚稳，去赤苓，加茯神、蒌霜、炙桑皮、防己、炙草，数服气舒而胸突渐平，腹宽而膝冷渐和。

癫　狂

某氏因惊致癫，向暗悲泣，坐卧如痴，十余年神衰肌削。此失心难治痼疾，非大补元气不为功。仿安志丸，人参、黄精、茯神、当归、远志、枣仁、菖蒲、乳香，用猪心切开，入朱砂，以线缚定，再簪裹扎紧，酒煮研烂。入各药末加煮，枣肉捣丸桐子大。另用朱砂为衣，每服六七十丸，参汤下。以无力用参而止，惜夫。

张氏恍惚狂妄，视夫若仇，持械弃衣，莫之敢近，脉滑而弦，用独圣散吐之，去黏涎宿沫颇多，捶胸言痛，诊脉稍平，然常独言独笑，知其痰沫去而心舍虚，神魂未复也，用瓜蒌仁、贝母、橘红、胆星、菖蒲汁、郁金汁、姜汁、枳壳、茯苓，一剂胸痛定，乃仿龙齿清魂散，用煅龙齿、茯神、铁粉、牡蛎、乳香、远志、枣仁、当归，二服如常。

包某因恐发狂，神扰语妄，脉右大左软。症由心虚受吓，惊痰乱其神明，非痫疾也。痫乃一时昏仆，醒即明了，既用胆星、川连等泄降痰火，月来神识稍清。宜用白金丸六服，再以清心温胆汤安神定志，可冀向安。潞党、淡竹茹、枳壳、橘红、茯神、生枣仁、栀心、远志、麦冬、莲子心、鲜菖蒲，冲汁三四剂已效，改汤为丸，服遂复常。

张某少年怀抱不遂，渐次神明恍惚，言语失伦，面赤眼斜，弃衣裂帐。曾服草药，吐泻痰火略定。今交午火升，独言独笑，半昧半明，左脉弦长。自嘱肝胆火逆，直犯膻中，神明遂为痰涎所蔽。《经》谓肝者谋虑所出，胆者决断所出，凡肝胆谋虑不决，屈何所伸，怒何所泄，木火炽煽，君主无权，从此厥逆不寐，重阳必狂。前已服牛黄清心丸，今拟平肝胆之火，涤心包之痰，暂服煎剂，期于清降火逆，扫荡黏涎。后服丸方，缓收其效。煎方龙胆草、山栀、郁金汁、贝母、连翘、茯神、天竺黄、知母、石菖蒲汁、橘红，金器同煎，五六服狂态大敛。谈及前辙，深知愧赧，一切如常。诊脉左右已匀，沉按有力。再疏丸方，胆南星、川贝各二钱，山栀五钱，郁金、龙齿各三钱，牛黄八分，羚羊角二钱，茯神五钱，生地一两，用淡竹沥为丸，朱砂为衣，开水下一料，遂不复发。

三　消

族女频食易饥，手足瞤动，此消中症。《经》云：瘅成为消中，以初病胃热，消谷而瘦，煎熬日久，胃脂内消，水液不为宣布，下注直降，势必延为燥涸，《局方》甘露饮宜之。

朱某渴饮消水，日夜无度，自夏阅冬，视所服方，寒热互进，毫不一效。今饮一泄一，渴则饥馁。明系肾阴竭于下，虚阳灼于上，脉转沉迟，沉为脏阴受病，迟则热极反有寒象也。思壮火销铄肾阴，肾液既涸，必引水自救，症成下消。急滋化源，迟则难挽，仿《易简》地黄饮子加减。生地、熟地、人参、麦冬、石斛、花粉、阿胶、甘草，服之效，又令服六味丸加猪脊髓、龟胶、女贞、杞子、五味子，去泽泻、茯苓得安。

黄　疸

石某阳黄，乃湿从热化，瘀热在里，蒸动胆液，泄而为黄，明如橘子。今目黄面色亮，头眩胸痞，不渴肢倦少力，手足心热，大肠结，遇劳则甚，脉右大、左虚濡。虽系湿甚生热，然平人脉大为劳，且疸久不愈，乃劳力伤气之候。用补中渗湿法，潞参、茯苓、薏米、於术各钱半，鸡内金、茵陈、针砂各二钱，山栀、甘菊、丹皮各一钱，炙草五分，数服眩痞除，食颇加。去甘菊、山栀，加黄芪、白芍、莲子又数服，黄渐过。

某长夏暑湿外蒸，水谷内蕴，脾阳失运。头眩欲呕，面如熏黄，食入作胀，午候烦而溺赤，脉濡左略大。先宜分清法，羚羊角、山栀、茵陈、赤苓、薏仁、制半夏、砂仁壳、滑石、石斛、车前子、灯心，三服诸症已减。改用姜、厚朴、炒枳壳、炒陈皮、大腹皮、薄荷、茵陈，二服胀除黄未退。欲速更医，用沉香、焦术等燥品，忽发颧疽；又用犀角、黄连，午前后潮热；用生地、知母，黄势更剧，面晦黑，寒热额汗，腹满呕泻，舌苔腻白，膈有黏涎。复商治，予谓此湿胜也。湿壅则生热，治宜渗湿，用四苓散加半夏面橘白、薏仁、煨姜。午服后泻减呕沫，犹是暑炎交蒸，浊涎失降，脉见濡数，亦热从湿化象也。更用胃苓汤去白术，加制半夏、生薏仁、煨姜、苍术，锅巴汤煎，呕止泻少，惟烦热之起伏，随太阳之升沉，午未特甚，则湿去而热留也。因用黄芩、丹皮、山栀、赤苓、地骨皮、栝楼根汁，六一散一钱，冲服，泻热悉止。惟神倦嗜卧，卧觉口燥，津不上朝于肺，用参麦入加味逍遥散内，扶元生津，兼散郁蒸，脉息乃平。惟左关较大，仿《石室秘录》用白术五钱，茯苓三钱，薏仁一两，龙胆草、山栀、茵陈各一钱，潞参、黄芪各二钱，燥脾湿，培真元，佐泻火。后仍欲速效，误服前医滋阴之剂，遂成不治。

薛某脾虚伤湿，病发阴黄。数年面足浮肿，头眩唇白，便后血，与调补药稍愈。近便血虽止，溏而不爽，小水短数，腹大而硬，身热体倦，脉细小濡数。与补中升提，佐以淡渗，腿足肿退，脉较有神。继与潞参、生术、赤苓、丹皮、黑山栀、茵陈、牡蛎、升麻，大便爽，热较轻，中脘偶痛。去丹、栀、升、术，加木香、陈皮、白芍，痛除，改用肾气汤去山萸、泽泻、附子，加泡姜，腹渐软。后因不慎于口，竟以胀终。

唐某童年面黄能食，目眩发热不时。由湿甚生热，热蒸变黄，胃热谷生，此为谷疸，宜猪肚丸。入秋食后胀眩便溏，脉虚小。热与湿搏，太阴不运，少阳化风，主理脾阳，佐以熄风，生白术、潞参、陈皮、薏仁、鸡内金、半夏曲、茵陈、赤苓、甘菊、天麻，服愈。

疟 疾

毛某热症未愈，复因邪滞，恶寒怯风，胸满腹胀，午前寒热如疟，至夜乃汗，右关尺浮滑。症兼表里，治宜经腑疏解，用柴胡、半夏、薄荷、苏梗、陈皮、厚朴、赤苓、神曲、生姜，二服诸症退。去薄荷，加黄芩、砂仁壳、鸡内金，数服全愈。

王某咳嗽痰多，右膊痛，疟间日发，脉浮缓，此为肺疟。得之浴后当风，《经》所谓：夏伤于暑，汗大出，腠理开发，因遇夏气凄沧之水寒，藏于腠理皮肤之中，秋伤于风，则病成也。肺主皮毛，故为肺疟，用柴胡汤合二陈，去黄芩，加防风、苏叶、桑皮、杏仁、姜、枣煎数服愈。

侄儿间日疟寒热俱重，头痛背寒，肢麻肋闷，呕恶痰多。由湿热阻遏气分，白蔻仁、厚朴、广皮、枳壳、半夏、茯苓、青蒿、杏仁、栝楼、竹茹、煨姜，一服脘闷已展，呕恶亦除，痰降便通。湿热去，疟自止，杏仁、半夏、赤苓、栝楼、枳壳、橘红、甘菊、蔻仁、竹茹、嫩桑叶，一剂疟止。前用温胆汤愈疟，尚不嗜食，大便难，脘中欠爽，病在左关不和，因之肠腑失降。用两和厥阴阳明，白芍、旋覆花、陈皮、半夏、栝楼仁、牡蛎粉、杏仁、竹茹、枳实汁，再服悉平。今人一见疟症，不分病因，概治以小柴胡汤，多见其动手误人耳。

梁氏粤产地暖气泄，客居黄河以北，风土迥殊。今夏秋暑，雨蒸淫感，症成疟。寒热烦满微汗，以湿疟治。仿古柴平汤，用柴胡、黄芩、半夏、茯苓、枳壳、山栀、茅术、厚朴、陈皮、姜枣，二服汗透，寒热减。改用清暑退邪，前方去茅术、朴、枳，加青蒿、香薷、薄荷，再剂而愈。

毛某三疟早用截剂，寒热无定，头汗冷，呃逆吐沫青色，面惨黑，手足厥，脉沉数小。乃邪入厥阴，在里瘀浊，上犯清道。治先通阳泄浊，用吴茱萸汤加丁香、干姜、制半夏、青皮、茯苓，浊逆已止。嗣用四逆汤，肢和；疟二日发，用四兽饮；寒热渐轻，接服八珍丸料。服首乌、牛膝、砂仁、半夏、姜汁煎，枣肉为丸，病除。

朱某深秋疟发三阴，头眩泄甚，不渴溺痛，右脉较大，必系暑湿伏邪内蕴。昔人治疟，无汗须令有汗，乃邪从外泄。今值霜降气收肃，虽用辛解，邪不得越，尚难稳许愈期。紫苏、半夏、青蒿、石斛、生苡仁、当归、鲜何首乌、知母，数服微汗，寒热减。右脉平，两关稍见虚，治宜扶正兼去邪，六君汤加鲜何首乌、炙鳖甲、当归、知母以清透营分，加姜、枣煎服得痊。

钱氏怀妊六月余，客岁阴疟未止。因食牛脯，腹满不肌，谷食亦胀，致寒热沉绵，盛暑怯寒，衣絮无汗。此卫阳大衰，腑失通降，正虚邪锢，须防胎损。治宜温卫通腑，忌用芪、术守补。潞参、鹿胶、当归、茯苓、草果、煨姜、炒楂肉、半夏、陈皮，六服疟止。

朱某三阴疟发日晏，脘痞呕酸，乃半夏泻心汤症耳。犹服知母、乌梅、穿山甲等苦酸透络截剂，遂令寒热无汗，三日两发。舌有蟹爪纹，是脾脏水寒，旁溢支络，别成巢臼，一增为两，求轻反重矣。宜六君汤温脾以运湿，水湿去则寒热轻，不致邪伤肝肾，延成羸怯。潞党参、於术、云苓、陈皮、半夏、砂仁、草果、煨姜，数服已去其一。仍二日一发，又数服发益早，即寒热亦微，以原方药制末，加牛膝去草果，用姜和枣肉为丸，服愈。

秦某阴疟误药，寒热缠绵无汗，面浮腹肿，眼色如金，肉黄便泻。脉左沉缓，右虚濡，水湿渍里溢肤，势成痞胀，用分消法。大腹皮、茵陈、制半夏、生苡仁、茯苓、苏梗、陈皮、谷芽、枳壳、砂仁、厚朴、姜、车前子，溺爽汗出，诸症俱退。去苏梗枳朴，加鸡内金、於术，仿利水实脾法，得愈。

泄 泻

汤氏初秋寒热吐泻，或以为感暑，用香薷饮，或以为霍乱，用藿香正气散，其家两置之。诊其脉濡而弱，烦热无汗，自利呕渴。予谓湿甚则濡泻，今湿郁生热，热蒸更为湿，故烦而呕渴也，宜猪苓汤去阿胶主之。猪苓、茯苓、泽泻、滑石，加半夏、薄荷梗、薏仁、煨姜、灯心，一服呕止泄稀，去滑石、煨姜、半夏，再加麦冬、山栀、车前，二剂而安。

汤氏冒暑，重感新凉，寒热头晕，口干舌燥，呕泻不已，头汗剂颈而还。医用消导，转益烦渴，脉不数而滑大。此邪郁蒸痰，先挑姜汁止呕，用正气散加减。藿香、薄荷以辟恶，丹皮、栀芩以解热，夏曲、煨姜以除痰，赤苓、猪苓、薏仁以利湿，花粉、麦冬以生津，一服汗凉脉和舌润矣。因有年体弱，明晨怯寒，手足微凉，此脾阳虚也。用理中汤，炮姜改煨姜，加砂仁、苓、薏、炙草，一剂呕泻止，手足和。但气微坠，宵分少寐，原方去煨姜，加茯神、炙芪、枣仁、白芍、升麻，一服而安。

予馆新洲，江水泛潮，地最卑湿，长夏晨泄，每阴雨前尤验。痰多不渴，或吐白沫，清夏左胁气响，必阵泻稀水，此湿多成五泄也。胃苓汤加神曲、半夏、干姜，一则劫阳明之停饮以燥湿，一则开太阳之里气以导痰，故一啜辄止。良田长夏湿淫，水谷停湿，脾阳少运故也。嗣后去桂，加砂仁、小茴、二术生用，或苍术、姜曲煎服，亦止。

潘某色苍嗜饮，助湿酿热，濡泻经年，脉寸关实大，岂温补升提所得效。细询平昔吞酸，去秋连发腿疡，明系湿邪蕴热，流注经络所致。治者不察，当夏令主火，仍以四神丸加炮姜、乌梅，补中汤加吴萸、肉果，愈服愈剧。致头晕口燥，气壅里迫，溺涩肛痛，皆火性急速征据，必清理湿热之邪。乃为按脉切理，仍当戒饮，毋谓六旬外久泻延虚也。四苓散加薏仁、车前子、麦冬、山栀、灯心，二服已效；加神曲、砂仁壳、枳椇子，以理酒伤而泻稀；加黄芩、白芍而脉欲。后用参苓白术散加减而痊。

于某五泄无不由湿，寓居斥卤，水味咸浊，便泻三年不止。凡运脾和湿，温肾补土，及升提疏利固涩诸法，毫不一效。今夏诊右脉寸微关滑，乃湿中伏热，大小腑清浊不分，火性急速，水谷倾注无余。脾失输精，肺苦燥渴，气不化液，肾不司关，所下污液，自觉热甚，或痛泄，或不痛亦泄，日夕数行。口干溺少，时想凉润，略用守补，即嫌胀满，可知气坠全是腑症，若清浊分则泄泻渐已。煎方：茯苓、猪苓、车前、山栀、神曲、薏苡、大腹皮、乌梅、黄连，午前服；丸方：益智仁煨、补骨脂、南烛子、诃子、茴香、茯苓、山药、广皮、砂仁、半夏曲、杜仲、首乌、莲子，蒸饼为丸，晚服，至秋渐愈。

痢　疾

堂弟初秋患痢，因热渴多服梨、藕、莱菔，上吐下痢，口噤不食，偃卧昏沉，脉细欲绝，肢厥目瞑齿噤，汤药难下。急用附子理中汤去参草，加制首乌、炮姜、制半夏、白蔻仁煎汤，用簪启齿，以匙挑与之，尽剂，手足渐温，与粥汤不吐矣。前方加陈皮、茯苓、炙草、谷芽，再剂痢止矣。嗣用香砂六君汤而安。

王某痢久鲜红，里忽肛坠，兼患三阴疟发，皆暑湿气之邪，留恋经腑。但久痢伤肾，久疟伤脾，痢疟合邪，足三阴交损，势必支离困顿。依经旨热淫于内，以酸收，以苦发。用制厚朴、酒黄连、乌梅、甘草、白芍、赤苓、陈皮、黑荆芥、鲜夜交藤，二服痢疟俱止。

朱某少年血痢，由初夏迄冬未瘳。阴络久损，中间秋凉感疟，经邪或夹食滞。治者不分经络，妄投大黄、枳实、延胡等，通降理瘀，元气益削，脉沉弱少神。今冬怯寒食少，日夜利血十数行，腹不痛而滑泄。治取温涩，以摄真元，潞参、茯苓、黑甘草、炮姜、肉蔻、牡蛎、山药、诃子肉，一服已减，十数服全止。

谭氏六旬外下痢旬余，犹然腹痛，后重溺涩，脉洪目赤颧红，寤烦口干。忽而香连丸，忽而粟壳汤，忽而大黄，忽而肉桂，用药前后不伦，失于疏理。先以荸荠粉、山栀、石斛、丹皮、赤苓、麦冬、白芍、木香汁、枳壳、地榆、灯心，一啜诸症减，纳粥糜矣。转方用煨木香、陈皮、白芍、当归、茯苓、地榆、车前子、甘草梢，痢大减。惟腹痛不定一处，则虚气滞也，用葱姜末炒麦麸，绢包热熨，痛已，服调理药而安。

痹 病

李某左臂自肩以下，骨节大痛，《经》所谓寒胜则痛也。来势甚骤，若游走上下骨骱，即俗谓白虎历节风，痛如虎咬，刻不可忍。此非万剂不除，投以川乌头、草乌头、油松节，一剂服后，饮酒以助药势达病所，夜半身麻汗出，平旦而病若失矣。此仿活络丹法。

张某五旬外，左臂素患肿痛，因涉江受风，一夜全身麻痹，脉虚濡，此真气虚而风湿为病，乃痱中根萌也。《经》曰：营虚则不仁，卫虚则不用，营卫失调，邪气乘虚，袭入经络，蠲痹汤主之，数服而效。《准绳》云：凡风痹偏枯，未有不因真气不周而病者，治不用黄芪为君，人参归芍为臣，桂枝、钩藤、荆沥、竹沥、姜汁为佐，徒杂乌、附、羌活以涸营而耗卫，未之能愈也。严氏蠲痹汤，用黄芪、炙草以实卫，当归、白芍、活血以调营，羌、防除湿疏风，姜黄理血中滞气，入手足而驱寒湿，用酒和服，专借以行药力也。

王某伤酒涉水，湿袭阴络，右腿痹痛，由髀骨直至委中穴。参用三痹汤，内服桂心、茯苓、牛膝、杜仲、白术、苍术、当归、独活、桑枝煎汤，外用防风、桂枝、木瓜、当归、豨莶、葱白煎葱重洗，汗出为度。夫湿痹重著，今腿痛已定，通移膝胫，仍以逐湿通痹法治。川乌、桂心、独活、牛膝、虎胫骨、归尾、没药，以溺少加茯苓、车前子，二服兼用洗药，痛止能行。数十日内戒酒肉、风冷、劳动。

王氏女风寒湿合而成痹，蕴邪化热，蒸于经络，四肢痹痛，筋骨不舒。盖邪中于经为痹，中于络为痿。《金匮》云：经热则痹，络热则痿。倘经府治失宣通，延为痿躄，杏仁、滑石、石膏、赤苓、威灵仙、蚕沙、薏仁，数服痛减，乃用白术、薏仁、茯苓、桂枝、片姜黄、钗斛、归身、玉竹、五加皮、桑枝煎汤数十服，肢体活动。又服丸剂平补肝肾，步履如常。

族妇右臂痛，手不能举，此为肢痹，用舒筋汤。片姜黄、当归、羌活、炙草、姜渣、海桐皮、炙桂枝，四五服为瘳。凡筋得寒则急，得热则纵，寒短为拘，弛长为痿。风寒湿三气杂至，合而成痹，风胜为行痹，寒胜为痛痹，湿胜为著痹，宜宣风逐寒燥兼湿通络。如臂痛服舒筋汤，必腋下漐漐汗出，则邪不滞于筋节而拘急舒矣。如气虚加参芪，血虚加芍地，肩背加羌活、狗脊、鹿胶，腰脊加杜仲、独活、沙苑子，臂指加姜黄、桂枝，骨节加油松节、虎膝，下部加牛膝、薏苡、五加皮、虎胫骨，经络加桑寄生、威灵仙、钩藤。久而不痊，必有湿痰败血，壅滞经络，加桂心、胆星、川乌、地龙、红花、桃仁，以搜逐之。

痿　病

李某疟邪失汗误药，湿邪入络，四肢痿废，用除湿理络，手足能运。然值冬寒气血敛湿，少腹逼窄，背脊拘急，胫膝麻烦，步履歪倒。知其阴阳维不司约束，浸及任督俱病也。用杜仲、狗脊强筋骨而利俯仰，五加皮、牛膝益肝肾而治拘挛，当归、白芍以和营，茯苓、萆薢以逐湿，秦艽、独活以治痹，玉竹、桑枝以润风燥理肢节，加桑寄生通经络，煎服十数剂，诸症渐减。将前方参入鹿胶、沙苑子、小茴香以通治奇脉，丸服酒下获痊。

族儿脊骨手足痿纵，此督脉及宗筋病。《内经》治痿独取阳明。以阳明为宗筋之会，阳明虚则宗筋失养，无以束筋骨，利机关也。童年坐卧风湿，虚邪袭入，遂致筋脉失司。欲除风湿，须理督脉，兼养宗筋乃效。方用归、芍、参、术、牛膝、鹿胶、茯苓、木瓜、寄生、桑枝、姜黄、威灵仙，十服肢体运动已活。去鹿胶、姜黄、川芎、木瓜、威灵仙，加杜仲、玉竹、杞子、虎胫骨，数十服行立复常。

张氏四肢痿弱，动履艰难，脉涩且弱，为营虚之候。《经》言天癸将绝，系太冲脉衰，乃阴吹带浊，宿恙频兴。因知冲为血海，隶于阳明，阳明虚则冲脉不荣，而宗筋弛纵，无以束筋骨，利机关，法当调补营血，以实奇经。人参、杞子、茯苓、牛膝、酒蒸熟地、当归、杜仲（酒焙）、山药、炒木瓜，姜、枣水煎十数服渐愈。

痉

服致少阴伏邪，夏至后发，协热下利，口干脉数，舌绛目红，谵烦躁扰。服蔗、梨、西瓜等汁，转益狂躁，神昏不寐。症由心营受烁，势必液涸成痉，先用鲜菖蒲根汤下至宝丹，开窍涤痰，二服神识略清。但指臂动掣，胫膝不温，痉厥已露，宵分齿喋口喎，摇头直视，此火风入筋，劫烁血液热深厥深之象。急救营液以熄火风，阿胶汁水化，生地、犀角、麦冬汁、钩藤、木瓜、山栀、石斛、生藕汁煎，日再服，症定脉数减。去犀角，加生鳖甲、龙胆草，专退肝胆风热渐平。同时一佺孙症同，脉更沉数，饮以腊雪汤、西瓜汁暂定。逾时辄复躁扰谵妄，服至宝丹渐静。予一见其舌干薄，齿如灰糕，决其肾水枯竭，勉用方诸水煎。生地、犀角、生鳖甲、元参、石斛等，热势辄定，然卒不救。可知温热症由伏邪内发者，多死于阴虚水涸之体也。

眩 晕

褚氏高年头晕，冬初因怒猝发，先怔忡而眩仆，汗多如洗，夜不能寐，左寸关脉涌大无伦。此胆气郁勃，煽动君火，虚阳化风，上冒巅顶所致。用丹皮、山栀各钱半，甘菊、白芍俱炒各三钱，钩藤、茯神各三钱，柏子仁、枣仁生研各八分，桑叶二钱，浮小麦二两，南枣四枚，二服悸眩平，汗止熟寐矣。随用熟地、潞参、五味、茯神、麦冬、莲子、白芍，服尽全愈。凡营液虚，胆火上升蒙窍，须丹、栀、钩藤、桑叶以泄热，炒菊、芍以熄风和阳，再加茯神、枣仁、柏子仁、小麦以安神凉心。风静汗止，必收敛营液为宜。

丰氏眩晕痞呕，多酸苦浊沫，肝木土胃，乘虚食减，瘀浊不降，得虚风翔则倾溢而出。厥阳上冒，清窍为蒙，故眩晕时作，诊脉涩小数，两寸尤甚。先用降浊熄风，栝楼霜、苏子、半夏、茯苓、杏仁、天麻、甘菊炭、钩藤、橘皮，诸症平，思纳食矣。照原方去苏子、杏仁、钩藤，加茯苓、莲子、钗石斛、荷叶，煎汤，十数服而安。

室人烦劳伤阳，无寐耳鸣，头眩欲呕，伏枕稍定，虚阳上巅，风动痰升，眩呕乃作。宜潜阳熄风，牡蛎（煅研）、白芍、五味、甘菊炭、天麻、煨半夏、青盐（炒）、生地（炒）、茯神、杏仁、桑叶，二服随愈。

萧某劳力，先曾失血数次。近日头眩耳鸣，目昏心悸脘闷，两尺浮大弦劲。相火易炎，龙雷失制，痰随火乘，上干清窍，所谓无痰不作眩悸也。养阴潜汤，淡菜、牡蛎、熟地炭、石斛、甘菊、橘白、贝母、茯神，数服得效，后服六味丸。

姜某弱冠，劳力伤阳，神疲头眩，发热口苦，食减呕浊，两寸脉数，厥气上冒胃，有风翔浪涌之势。治以镇阳泄浊，牡蛎、白芍、茯神、橘红、制半夏、吴萸、甘菊炭，金器同煎。二服浊降呕止，脉仍小数，头目不清，缘春温胆火上升。仿叶氏泄胆热法，丹皮、嫩桑叶、荷叶边、钩藤、白芍、生山栀、生地炭，数服眩除热减。去桑叶、生地炭，加玉竹、茯神、杞子、焙山药、熟地俱炒、潞参、莲枣，脉平。

萧某冒雨后湿郁成热，蒸而为黄，宿恙又经操劳，屡次失血。当春阳升动，咳而头眩，口干目黄，怔忡失寐。治先清泄火风，生地、石斛、山栀心、茯神、丹皮、羚羊角、杏仁、钩藤、甘菊炒，四服头目清，怔忡息，食进寐稳矣。但神疲力倦去生地，加参、芍、莲、枣以扶脾元，数服更适。后去羚羊角、杏仁、钩藤、甘菊，加茵陈、松萝、茶叶，黄渐退。

淋 浊

丁某血淋溺痛，左寸脉洪数。此心移热于小肠，搏于血脉，入于胞中，与溲俱下，因瘀热迫注溺窍，并茎中亦痛也。当先清利火腑，用导赤散加赤苓、丹皮、麦冬、归尾、灯心、木通，一剂淋痛减。后用生地、茯苓、归身、丹参、远志、丹皮、侧柏叶、鲜藕数服寻愈。

王二给役书馆，夜私出，初便浊，秘不言，后乃不便自遗，瘦怯不任起立。常如欲溺状，或前欲溺而后亦不禁，此浊久气处下陷也。或以泻热之剂与服，病益剧。予用升举法，佐以利湿，升麻、茯苓、猪苓、白术、半夏、炙草、莲须、莲子，仿治浊固本丸意，滑泄自止。

贡某淋症，愈而忽发，色苍形瘦，食减便溏，咽干膝痛，脉沉濡，左寸稍大。是心移热于小肠，而与湿相搏，参萆薢分清饮。赤苓、生薏米各三钱，生白术、泽泻各八分，石斛、麦冬各二钱，防己、甘草各一钱，萆薢、通草各钱半，滑石（飞）三钱，数服淋愈。但脉来沉小，食少足酸，乃脾阳肾阴素亏，宜兼调为治。熟地、杞子、益智仁煨、茯神、甘草炙、薏米、山药、莲子俱炒、归身，同研末，加粳米屑调服，日二次，食进而足亦健步。

岳某劳淋是膀胱气分病。近日大便秘结，食顷必胀，足胫冷。诊脉弦而迟，乃阴结胃气不主下行，而膀胱之转输不利，乃为淋也。治宜温通，忽进止涩，川附、生术、缩砂壳、陈皮、白韭子、蒌仁、苏子（俱炒研）、茯苓、海金砂，四服逆气平，胀秘良已，脉亦和。去川附、蒌仁，加牛膝、莲子蒸服愈。

王某便浊而数且痛，午后寒热，不时头眩神倦，脉弱。自秋延春，兼溺血点，乃劳力伤阴，阴火迫注膀胱。先用分利法，导赤散加赤苓、莲须、归尾、赤芍、丹皮、栀子、灯草，二服眩痛止。去木通、竹叶，改熟地、归身，又加萆薢，三服诸症俱瘳。又令服六味丸愈。

陈某色苍体长，木火之质，阴分易亏。五旬外纳宠，月前因浊成淋，溺数而欠，着枕仍然遗泄，延至血水滴沥而痛，是为血淋。精室既伤，心火犹炽，诊两尺左弦右数，宜腰膝痿软，足心如烙也。夫不痛为溺血，痛为血淋，虽肾虚挟火，然导赤分清，如方凿圆枘，五苓八正，亦抱薪救焚。急用生料六味作汤，可济燃眉，熟地六钱，生地三钱，怀山药（炒）二钱半，茯苓三钱，丹皮、泽泻各一钱，生莲子（不去心）一两，莲须、麦冬各二钱，五味子五分，数服痛止淋减，汤丸兼进而安。

遗　精

　　吉某己巳同会，试前数日同寓，约观梨园，座中遗泄如注，归寓后寒热咳嗽吐痰，此阴虚兼外感也。令服补中汤寒热退，但脉虚而沉细欲绝，断为肾捐难治。粗毕场事，神愈疲乏，劳热喘促，痰嗽食减，乃脾肺虚而气不归源也，必用人参乃定。彼吝费，一友赠高丽参二钱，予谓代用效减，自须全投。书人参养荣汤，去熟地与桂，加茯神、山药、莲实，彼又将高丽参二钱分作四服，予哂之。服后喘热减，饮食颇加，又两剂，改用潞参而效更减矣。

　　吕某少年未室，每十日一梦泄，积久疲乏，面少神采。素服滋阴敛涩等药不效，改服镇心安神等剂亦不效。予谓肝肾脉虚，非相火为害，但精关久滑，气少固摄耳。询之果有时无梦亦泄，遂重用参芪，佐以五味、茯神、山药、莲子、菟丝、芡实、杞子，滑泄竟止，更用丸剂加鱼鳔炒研而固。

　　幼侄宵读，神劳即梦泄，夜热易饥，左关脉搏。按丹溪云：主闭藏者肾，司疏泄者肝，二脏皆有相火。而其系上属于心，心君火也。感物而动，君火动则相火随之，虽不交会，精亦暗流矣。又讱庵谓：肾之阴虚则精不藏，肝之阳强则气不固，故梦而精脱也。先用六味汤加减，熟地、山药、茯神、丹皮、远志、潞参、麦冬、芡实、莲心、石斛，数服而效，后加龙骨、白芍、五味炼蜜为丸，服愈。此补肝肾参养心之剂，君火安则神魂敛而龙雷不搅矣。

　　刘某试场受惊心惕，精走于下，延为怔忡悸恐。心君虚不主令，相代其权，乃至有梦无梦皆遗，腰膝酸软乏力。诊左寸沉数，左关尺沉细如丝，右尺微弦，此心营损极，神不精摄，宜补养心神，固纳肾真。且情志之病，尤在静养善调，勿希速效。潞参、熟地、茯神各三钱，龙骨、山药各二钱，枣仁、远志、当归各钱半，金樱子一钱，五味子、柏子仁各六分，莲子十粒，二服甚适。诊左寸绵绵不绝，惟尺泽空，精腑少藏耳。若滋填精室，旬日内漏卮勿泄，尺脉可起。又夜半易饥便滑，前方去当归、柏子仁、熟地、山药，加鱼鳔三钱，菟丝饼二钱，十服神安精固。惟骨节时酸，胁肉时眴，坐卧恍惚，如在波浪中，此病后神未复元，虚阳浮越也。宜招集散亡，封固管钥更用潜阳填髓丸，熟地八两，湖莲、芡实俱炒，线胶、淡菜、茯神、山药各四两，五味一两，龟板、远志、麦冬、朱砂拌炒各二两，猪脊髓熬为丸。又《经》云：精不足补之以味。午用猪心肾、海参煨食，晨用牛乳同糯米煎食，调理数月渐安。

便 血

夏某便红，遇劳辄甚，初服苦参子，以龙眼肉裹，开水送下十粒效，后屡试不验。予按东垣论脾为生化之源，心统诸经之血。思虑烦劳，致心脾不司统摄，宜用归脾丸，或暂服加味归脾汤，其血自止、如言而瘥。

张某辛苦佣作，日夜便血数次，由冬入夏未止，阴络已伤。渐至食减无味，神色惨悴，脉来沉细而数，势必寒热，延成损怯。勉用摄血，佐以益脾，以脾统血也。仿驻车丸，阿胶水化、炮姜、当归土炒、白芍、熟地、甘草俱炒黑、莲子炒、红枣、南烛子、茯神，三服红痢减，寒热亦止，口中和。据述腹中不痛，但里急必连便二次。此属气虚不摄，专用潞参、炙芪、茯苓、山药、地榆（酒炒）、赤石脂，便血遂止。

朱某春正痢血，一载未痊，阴络大伤，秋间三疟。历冬曾用常山劫剂未效，面浮足肿，食减神疲，懔寒宵热，脉虚近数，阴伤及阳，延成损怯矣。今痢纯红，日夜十数次，即培阳摄阴，尚恐不及。乃阅所服方，仍用制军辈，屡次通里，是欲竭其漏卮乎？毋怪愈治愈剧也。用潞参、茯苓、山药、白术炒、白芍、甘草、荆芥、乌梅、阿胶煨，一服血减，明日不甚怯寒矣。又加减十数剂，疟痢渐瘳。

癃 闭

朱某八旬，公车抵都，途次委顿。浃旬苦不得便，脉洪大，右尺虚。予谓大肠主液，此阳明液干热秘象也，宜润肠丸。因高年血液燥热，仿东垣润燥汤，用生熟地黄、麻仁、桃仁、当归、红花，蜜冲服效。

李氏腑失传送，胁痛脘胀便艰，皆气机阻窒为患。宜先导其腑气，用杏仁、苏梗、厚朴、郁金、橘白、郁李仁、当归，四服痛胀止。兼令服牛乳，便亦通润。后左胁钻痛，得汤浴则止。乃肝气滞由脏及腑，用麸皮炒熨，兼用延胡酒炒、白芍炒、当归、金橘皮煎汤，降香、木香磨汁冲服而平。

邓氏阴虚阳搏，谓之崩，崩久成漏，冲任经虚可知。据述五月间，因悲思血下成块，以后红白相间，当仲冬后淋沥未止，服药不效。近又少腹重壅，两拗掣痛如束，小便至夜点滴不通。或以为气阻窒痛，用茜草、归须、桃仁等通络不应。又以为血虚滑脱，用蒲黄、石脂、石英等镇摄，淋痛更剧，脉沉弦。予谓此症乃漏久而膀胱气陷也。通络则漏卮益渗，镇摄则胞门益坠，法宜温而升之，固以涩之，于理为近。用升麻六分，菟丝饼、赤苓各三钱，延胡、当归俱醋炒各二钱，阿胶、棕灰各一钱半，茴香、补骨脂俱酒炒各一钱，沙苑子二钱，一服得溺而掣痛止，数服淋漏俱除。

崩　漏

杭氏崩漏日久，近添腹痛。医疑孀居，气悒失调，用失笑散破血中气滞，加阿胶、归、芍熄风和营，究竟腹痛未止，淋沥益加，血如豆汁，晡时神倦火升。阴络既伤，奇脉不固，虚阳易炎，左部虚不受按，右部浮大少力。治宜固摄冲任，兼镇虚阳，赤石脂二钱，五味五分，龙骨煅、丹皮各二钱，杜仲盐水炒、熟地、砂仁蒸、白芍、山药俱炒各二钱，钗石斛、茯神各三钱，莲子十五粒，鸡血藤膏二钱，四服淋痛已止。去石脂、龙骨，加杞子焙钱五分，龟甲心炙三钱，虚火亦除。冲任为奇经，崩久不止，必固奇经之药。鸡血藤膏用以引入阴络也。

贡氏小水闭涩，服导赤散加归尾、赤芍、赤苓、牛膝得利，尺脉犹坚搏，知必经闭血瘀为患。逾旬寒热腹痛，暴崩紫黑成块，继而鲜红如注，后则淡红如水，红或白相间。淋漓匝月不止，头晕脘痞，粥饮不入，神疲肢冷，脉细欲绝。此阳衰不能摄阴，滑而将脱也。急用四维散加半夏、砂仁、茯神，脉症乃定，后用大补汤而安。

吴氏胎漏半产已匝月，崩带未止，用补气摄血之剂，犹淋沥不断。延至怔忡不安，腰腿酸痛，《脉诀》所谓崩中日久为白带，漏下多时骨髓枯也。急须摄固奇经，仿徐之才涩以止脱意，用金锁匙丹，龙骨煅研、牡蛎醋煅研、茯神、远志、炒赤石脂研、杞子酒焙，加杜仲、枣仁俱炒、乌梅，一服漏止，怔忡亦减。又加减前方而安。

王氏七七之期，经断半载，忽又崩淋不已。虽血海亏虚，但宜续杜摄血，兼艾附调气足矣。医辄以棕灰、黑蒲黄止涩，乃至小腹胀满，硬痛拒按，头疼脘痞，热渴心烦，小水短涩，脉左弦右数。此络瘀阻痹攻痛，宜主理瘀，佐通络，乃奇经治法，非失笑散决津煎之比。五灵脂、郁金汁各八分，牛膝、栝楼、橘络各钱半，延胡、桃仁、赤芍、木通各一钱，当归须、降香末各二钱，三服瘀行腹软。但口干微渴，色仍不清，必由液虚风动，改用阿胶、甘菊、炒麦冬、石斛、荆芥醋炒、枣仁、茯神、白芍、莲子、龙眼肉，血止诸症亦退。又下白带，为气虚陷，用党参、玉竹、茯苓、续断、杜仲盐水炒、生地炭、芡实、杞子俱焙，三服全愈。

许氏中年血脱，延为带浊，必冲任脉虚。夫冲为血海，任主担受，而冲脉隶于阳明，阳明先衰，胃纳不旺，致血海不固，担任失司，此淋漓根由也。近则食后脘腹不爽，或嗳腐宵胀，必由脾肾阳虚。治法摄阴先在益阳，以崇生气，以纳谷味，且脉来左右缓弱，温通为宜，制附子三分，益智仁煅八分，沙苑子、白芍、归身、制半夏各二钱，破故纸、杞子、乌贼骨、续断、胡桃肉二枚，煨姜白芍，三服漏止食进。去附子、故纸、半夏，加芡实、杜仲、菟丝子等俱炒，又数服乃固。

包氏经闭疑胎，血下每谓胎漏。忽然崩注，杂下脂膜甚多，身热头晕，面赤心烦，咳呕绿沫，上咳则下漏，呕作则晕频，汤饮不纳，急用煨姜汁止呕。咳逆定，神渐苏，脉虚小而数，沉候如无，两尺空空，显非胎象。良由起居不时，生冷失节，气血阻滞，一时暴下。阴虚阳失依附，变化内风，眩冒呕逆，如风翔浪翻。当知阴虚阳搏，崩漏乃成，血海空乏，虚阳升逆，乃气不摄血之咎。况阴从阳长，宜宗立斋、景岳两先生治法，敛阳以摄阴。用洋参焙、茯神、白芍炒各三钱，炮姜一钱，五味五分，制半夏、焦白术、甘草、续断、杜仲各二钱，二服漏止热退。稍恶寒，阳气尚虚，前方加制川附五分遂愈。

谢氏天癸当断之年，屡患崩漏。近兼利血白带，头震耳鸣，项麻面赤。症由任带两亏，火升风煽，致心神浮越，怔悸不安。治以镇阳摄阴，务使阳下交阴，阴上恋阳，震麻暂已，再血海存贮，阴络不伤，下元重振。专在静摄，勿以操持搅动厥阳，则宵寤汗泄渐安矣。熟地、山药、五味、杞子、龟板、龙骨、阿胶、牡蛎、杜仲、龙眼肉，数服甚适。去龙骨、牡蛎、杜仲，加羚羊角、丹皮、白芍、茯神、莲子、芡实、续断等熬膏，即用阿胶收，小麦煎汤和服，渐愈。

王氏崩漏成带，至小溲如泔如涕，髀骨痛楚膝酸，从未饵药，势必沥枯髓液，延成不治。近又春温气泄，身热食少，口渴颊红，液涸阳升，脉右弦左弱，急摄阴固下。熟地、炒阿胶烊、石斛各二钱，洋参三钱，麦冬、茯神、赤石脂各钱半，白芍、杜仲、甘杞子、续断各三钱，加莲枣煎数服，症渐减。去石脂再服，又去阿胶加芡实、山药各三钱，又数十服得效。

魏氏经阻暴崩，疑为胎漏，按脉无孕象，乃聚瘀日久致患，曾经调治得安。今暑湿令行，头晕呕恶，晡后骨蒸，寤不成寐。忽又暴崩，脉虚疾，症属内因。必由阳明脉亏，木火乘侮，是以贯膈犯巅，震及血海，血海一空，则骨骺生热。治宜和阳安胃，佐以镇络，嫩桑叶、甘菊、天麻、白芍、石斛、枣仁、茯神、牡蛎、海螵蛸、橘红、半夏曲、炒续断，数服诸症悉平。惟左关尺尪弱，乃肝肾阴伤，用熟地、萸肉、山药、白芍、茯苓、杜仲、海螵蛸、鳖甲、阿胶烊、数十服得痊，又接服鸡血藤膏而经固。

胎 产

石氏洒淅恶寒，呕吐绝谷，汤饮不下者，四旬余。奄奄沉困，身冷而阳垂绝，诊之脉伏，沉候似无。予断为胎，其家疑未信。予谓此恶阻之重者，胎无疑也。夫胞宫血聚，气不下行，必至浊阴上犯，阻塞阳和，呕逆厥冷，非姜附无以通阳泄浊。其翁惧热药胎堕，予曰：《经》云：有故无殒，保无忧也。先与热姜汁，继和以米汁，呕吐止。进附子理中汤加制半夏，二剂身温。嗣用异功散加砂仁、煨姜五服而安，至期产一女。

某氏经闭成块，疑为瘀，腹痛猝崩。医云瘀滞未净，用攻消药，淋胀日甚。予谓瘀血既行，理无作胀。诊脉阳虚而阴搏，知妊娠漏血。用七味阿胶散，加白芍、木香、杜仲、续断，血止胀消，后果孕产。此安胎止漏，兼畅脾摄血，胀痛自除。盖妊娠下血，名曰胎漏，多由闪挫损伤胞络致之。若转用攻伐，再动新血，益加虚痛作胀，直至堕胎方悔耳。

魏氏经止两月，腹痛胀，食减夜热。医谓经闭，用通利药，血下不止。更医见亦同，用牛膝、红花、炮姜、枳壳，漏益甚，腹加痛胀，色晕腰疼，烦热不寐。予诊之，觉尺脉搏指，两寸独别，胎脉也。但热久攻伐药多，恐损动胎元，且致胞系不固耳。用香附、白芍行气和血以除痛胀，蒲黄、荆芥止血而除晕，杜仲、熟地、阿胶固肾以摄下，茯神、麦冬、枣仁安神以止烦，一服症减而思食，胎如指堕。前方去白芍、阿胶、蒲黄、麦冬，加楂肉、当归、炙草、莲子，数服乃安。

谢氏孕逾三月，男女分形，病者漫谓血证，治者误行攻伐，致血下注胎堕，身热汗烦，眩晕不寐。索方乃桃仁、牛膝、莪术、红花等剂，明晨更加生楂肉，予见骇甚。询之则曰：胎堕未便告知，婉云瘀血已行耳。医尚未知所下男胎也，因叹庸手杀人，殊堪发指。急以参、芪、茯神固摄元气，佐以炙草、荆芥、阿胶、麦冬、五味、牡蛎、龙眼肉、红枣，数服汗收血止。

邓氏孕七月余，与夫口角，为曲杖所伤，左胁大痛，下部如裂，胎气上逼，撑拒欲死，服妇科药入咽格格不下，喘吼待毙而已。诊之脉洪数无论，体如烙，面如赭，察其唇舌，未变青紫，知胎未损，慰之曰：幸母子俱无恙也。用牛膝、苏梗、栝楼、红花各二钱，归尾、枳壳各钱半，降香锉三钱，丹皮一钱，煎服喘痛止定，热退进粥碗许，随用顺气安胎之剂而平。

某氏过期不产，按月经行，事所或有。今述孕已两载，兼见乳汁，腹大不产，计欲攻堕，然细诊却非产脉。须知漏卮不塞，孕何由成，且万无攻坠之理。虽属怪症，应以常法主治，惟明理者知之。方用熟地、潞参、当归、白芍、白术、炙草、杜仲、杞子、续断、砂仁、广皮、莲、枣，此以气摄血之剂，多服则漏止胎长。接服二十剂，又逾八九月而产。

包氏严寒坐蓐，肠出不收，身热面赤。思被冷无温，肠必干涩难上，如蓖麻子捣涂发顶，法必不验。即冷水噀面，亦虑滋病。令煎芎归汤入净桶，著人扶坐桶上，以旧绢托肠，乘热熏之，肠得热气，自润而升，且托且送，待其将尽，趁手托入，如法而收，再服补剂热退。

陈氏产数日，浮肿身重，不能转侧，不食不语，脉虚缓。当由产后浴早，水湿乘虚袭入子宫，下部先肿，渐至通体重著，殆伤湿之见症也。开发腠理，逐去湿邪，宜羌活渗湿汤加陈皮、半夏、防己、茯苓皮，一啜湿从汗解，身可转侧，浮重渐退，再为健脾利湿，饮食亦进。以妇体素肥，气郁生涎，时或昏冒，用温胆汤调理而痊。

某氏露产冒暑，烦热汗出，直视不语，脉软数。医谓恶露未行，治宜逐瘀。予曰：直视者，足太阳经血虚筋急，牵引直上也。不语者，暑先入心，手少阴脉系舌本，络舌旁，邪入营分，舌系缩也。烦热则易郁冒，汗多亦虑液亡，失治必变昏痉危疴，用生脉散加生地、当归、石斛、连翘、丹皮、木瓜、甘草，藕汁冲服，诸症退能言。又加减前方，数十服得安。

张氏官署坐蓐，辄动乡思。经旬宵热如烙，脉虚疾，插髻银簪，一夕色黑，以纸拭去，明晨如漆，骇极。予云：此产后血虚火炎，汗泽所蒸耳。宜滋阴退热，以熟地、白芍、丹皮、当归、丹参、石斛、茯神、杞子、甘草，四服热退，簪色不变矣。去丹皮、丹参，加枣仁、山药、莲子，蜜丸服愈。此前取甘凉除热，后取酸涩安神也。

吴氏蓐损不复，寒热往来，自汗咳呕吐沫，心悸耳鸣，脉虚数。《经》言：阳维为病苦寒热，阳失维护，奇脉已损。况中宫少镇，致咳呕悸眩，肝阳升逆，面色忽青勿赤，延为难治。惟大便未溏，肾关未撒，尚堪借箸。拟晨服黄芪建中汤去姜，加参、苓、山药、橘白，卫外扶中，晚服熟地、杞子、牡蛎、枣仁、白芍、茯神、五味、莲子、小麦煎服，摄阴敛阳，症减。背时懔寒，晨服方中再加鹿角胶，外以白胡椒末掺布膏药，贴背脊第三椎至第七节。仍照前方，早晚各服五七剂乃安。

邹氏冬寒当产艰难，损动元气。嗣以月内便泄，交春寒热往来，痰嗽汗泄，晡时火升，颊红唇燥，食入呕满，小腹痛坠，泻利稀白无度，支离委顿。所服丸剂，一味混补，不顾滋腻，岂胃弱火衰，食已不化，小腹重坠，气更下陷。

尚堪滑腻增泻，浸至蓐劳莫挽矣。急用温中运脾，痛利可减，呕满可除。炮姜、小茴、益智仁、茯苓、白术、半夏曲、谷芽、橘白，数剂利止，寒热减，食亦知味。去炮姜、小茴、谷芽、半夏曲、白术、橘白等，加砂仁、熟地、潞参、五味、丹皮、山药、莲子、钗斛，虚阳渐退。并去益智、茯苓，加甜杏仁、茯神、白芍、百合嗽止，调理而康。

王孟英医话精华

王孟英（士雄）又号潜斋，海盐人。曾祖学权，祖国祥，父升，三世均善医。孟英少孤贫，矢志向学，操术尤精，不慕荣利。时当洪杨之乱，往来苏浙间避难，所至有名，著述甚富，半毁于兵，今所存者，仅《潜斋医书五种》。

温　病

　　翁嘉顺室产后患风温，经孟英治愈，病染于姑。孟英诊曰：高年阴气太亏，邪气偏盛，《玉版论要》云：病温虚甚死。言人之真阴甚虚，曷足以御邪热而息燎原。可虞在两候之期乎？至十四天果殒，而嘉顺亦染焉。初发热即舌赤而渴，脉数且涩。孟英曰：非善证也。盖阴虚有素，值忧劳哀痛之余，五志内燔，温邪外迫，不必由卫及气，自气而营，急与清营，继投凉血，病不稍减，且家无主药之人，旁议哗然。幸其旧工人陈七，颇有胆识，力恳手援。孟英曰：我肠最热，奈病来颇恶，治虽合法，势必转重。若初起不先觑破，早已殆矣。吾若畏难推诿，恐他手虽识其证，亦无如此大剂，车薪杯水，何益于事。吾且肩劳任怨，殚心尽力以图之。病果日重，昏瞀耳聋，自利红水，目赤妄言。孟英惟以晋三犀角地黄汤加银花、石膏、知、斛、栀、贝、花粉、兰草、菖蒲、元参、竹沥、竹茹、竹叶、凫茈、海蜇等，出入互用。至十余剂，舌上忽布秽浊垢苔，口气喷出，臭难响迩，手冷如冰，头面自汗，咸谓绝望矣。孟英曰：生机也。彼阴虚热邪深入，予一以清营凉血之法，服已逾旬始得营阴渐振，推邪外出，乃现此苔。惟本元素弱，不能战解，故显肢冷，而汗仅出于头面，非阳虚欲脱也。复与甘寒频灌，越三日汗收热退，苔化肢温。自始迄终，犀角共服三两许，未犯一毫相悖之药，且赖陈七恪诚，始克起九死于一生，继以滋阴善后而康。

　　沈裕昆室偶发脘痛，范某与逍遥法，痛颇止，而发热咽疼。邀顾听泉视之，知感温邪，与清散法，疼已而热不退。七日后目闭鼻塞，耳聋肢搐，不言语，不饮食，顾疑证险，愿质之孟英。而沈之两郎，乃从王瘦石学，因请决于师，瘦石亦谓孟英识超，我当为汝致之。时已薄暮，乃飞刺追邀。比孟英往诊，见其外候如是，而左手诊毕即缩去，随以右手出之，遽曰：非神昏也。继挖牙关，察其苔色白滑，询知大解未行。曰病是风温，然不逆传膻中，而顺传胃府，证可无恐。听泉学问胜我，知证有疑窦，而虚心下问，岂非胸襟过人处。但温邪传胃，世所罕有，而此证如是骇人者，因素有痰饮，盘踞胃中，外邪入之，得以凭借，苔色之不形黄燥者，亦此故耳。不可误认为寒。夫温为热邪，脉象既形弦滑以数，但令痰饮一降，苔必转黄，此殆云遮雾隐之时，须具温太真燃犀之照，庶不为病所欺。且昔人于温证仅言逆传，不言顺传，后世遂执定伤寒在足经，温热在手经，不知经络贯串，岂容界限。喻氏谓伤寒亦传手经，但足经先受之耳。吾谓温热亦传足经，但手经先受之耳。一隅三反，既有其逆，岂无其顺。盖自肺之心包，病机渐进而内陷，故曰逆。自肺之胃府，病机欲出而下行，故曰顺。今邪虽顺传，欲出未能，所谓胃病，则九窍不和，与逆传神昏之犀角地黄汤证大相迳庭。郭云台云：胃实不和，投滚痰而非峻，可谓治斯病之真诠。遂疏小陷胸合蠲饮六神汤，加枳朴，以芦菔煮水煎药，和入竹沥一杯送下礞石滚痰丸四钱，沈嫌药峻，似有难色。孟英曰：既患骇人之病，必服骇人之药，药不瞑眩，厥疾勿疗。盍再质之瘦石听泉乎？沈颔之，王顾阅方，佥以为是，且云如畏剂重，陆续徐投可也。翌日孟英与听泉会诊，脉证不甚减，询知昨药分数次而服。孟英曰：是势分力缓之故也。今可释疑急进，病必转机，听泉深然之，病家亦胆壮矣。如法服下，黎明果解胶韧痰秽数升，各恙即减，略吐语言，稍啜稀粥，苔转黄燥，药改轻清，渐以向安。嗣与育阴柔肝而愈。

　　金禄卿室，沈裕昆之女也。患温，顾听泉连进轻清凉解而病不减，气逆无寐，咳吐黏痰，舌绛咽干，耳聋谵语。旬日外始延孟英诊焉。曰：体瘦脉细数，尺中更乱，竟是阴气先伤，阳气独发，所谓伤寒偏死下虚人。譬之火患将临，既无池井，缸贮又空，纵竭心力，曷能有济。再四研诘，乃知发热前一日，陡然带下如崩，是真液早经漏泄矣。否则药治未讹，胡反燎原益炽，痉厥之变，不须旋踵。禄卿坚恳勉图。孟英以西洋参、生地、二冬、二至、元参、犀角、黄连、鸡子黄、知母为方，另用石斛、龟板、鳖甲各四两，左牡蛎一斤煮汤代水煎药。顾听泉又加阿胶，且云我侪用此育阴镇阳，充液息风大剂，焉能津枯风动，痉厥陡生乎。服两剂果不能减，后惑旁言而祷签药，附、桂、干姜，罔知顾忌，径至四肢拘挛而逝，是误药速其毙而增其惨也。继而裕昆患湿温，亦犯重喝而亡。珠小耀太守令媛，骤患颐肿，连及唇鼻，乃至口不能开，舌不得出。孟英视之曰：温毒也。用射干、山豆根、马勃、羚羊、薄荷、银花、贝母、花粉、杏仁、竹黄为剂，并以紫雪搽于唇内，锡类散吹入咽喉，外将橄榄核磨涂肿处，果吐韧涎而肿渐消，诘朝即啜稀粥，数日而愈。

　　王皱石广文令弟患春温，始则谵语发狂，连服清解大剂，遂昏沉不语，肢冷如冰，目闭不开，遗溺不饮，医皆束手。孟英诊其脉弦大而缓滑，黄腻之苔满布，秽气直喷，投承气汤加银花、石斛、黄芩、竹茹、元参、石菖蒲，下胶黑矢甚多，而神稍清，略进汤饮。次日去硝黄，加海蛰、芦、菔、黄连、石膏，服二剂而战解肢和，苔退进粥，不劳余力而愈。继有张镜江邀治叶某，又钱希敏之妹丈李某，孟英咸一下而瘳。惟吴守旃之室暨郑又侨，皆下至十余次始痊。今年时疫盛行，医多失手，孟英随机应变，治法无穷，救活独多，不胜缕载。

季秋顾听泉邀孟英视康康侯副转之恙，切其脉滑数，而右歇左促，且肝部间有雀啄，气口又兼解索。望其面宛如熏黄，头汗自出，呼吸粗促，似不接续，坐卧无须臾之宁。便溺涩滞，浑赤极臭，心下坚硬拒按，形若覆碗。观其舌色，边紫苔黄，殊不甚干燥。问其所苦，曰：口渴甜腻，不欲饮食，苟一合眼，即气升欲喘，烦躁不能自持，胸中懊忱，莫可言状。孟英曰：此由湿热误补，漫无出路，充斥三焦，气机为其阻塞而不流行，蔓延日久，津液为之凝滞而成痰饮。不啻人禽杂处，苗莠同畴，邪正混为一家。医见肢冷自汗，不知病由壅闭而然，欲以培正，而邪气方张，得补反为树帜，岂非资寇兵而赍盗粮哉！非其类者锄而去之，乃为吃紧之治。听泉曰：良是也。夏间起病，闻自心悸少寐，杨某以为虚而补之，时尚出差办事，暑湿外侵，受而不觉。迨闹差未竣，其病斯发。而诸医之药，总不外乎温补一途，以致愈补愈剧，今拟温胆法待君可否。孟英曰：脉证多怪，皆属于痰，今胸痞如斯，略无痰吐，盖由痰能阻气，气不能运痰耳。宜于温胆中加薤白、蒌仁通其胸中之阳，又合小陷胸为治饮痞之圣法。参以栀豉泄其久郁之热，以除懊忱，佐以兰草，涤其陈腐之气，而醒脾胃，听泉深然之。连投二剂，各恙皆减，脉亦略和。而病者以为既系实证，何妨一泻而去之，连服大黄丸二次，承气汤半帖。孟英急止之，曰：畏虚进补固非，欲速妄攻亦谬。盖湿蒸为热，灼液成痰，病非一朝一夕而成，治以上下分消为是，不比热邪传府，可一泻而愈也。越日下部果渐肿。孟英曰：攻痞太速之戒，古人不我欺也。与听泉商，以前法加黄芩合泻心意，再配雪羹投之，痰果渐吐，痞亦日消，而自腹至足，以及茎囊肿势日加。孟英谓势已如此，难以递消，但从三焦设法，则自上而下，病必无虞。与听泉商，用河间桂苓甘露饮意。而姚平泉孝廉，力主崇土胜湿之法，深以寒凉为不可用，众议仍投前日之药。孟英曰：前药原可服也，嫌力不足耳。次日痰中带血甚多，孟英曰：湿热熏蒸不已，自气及营矣。与听泉暨王子能参军，商以知、柏、生地、犀角、鳖甲、白芍、苡仁、贝母、石斛、茅根、麦冬、滑石、栀子、藕汁、童溺，投之而止。逾数日又吐，且肢冷自汗，心馁畏脱。姚平泉谓气不摄血，当主归脾汤以统之。举家皇皇，连请诊脉者三次。孟英曰：脉来屡变，陈芝江所以不能指实其病，而杨阮诸人，皆疑为大虚之候也。然望闻问切，不可独凭于指下，今溲如赭石汤，浑赤有脚，其为湿热之病，昭昭若揭。初伤于气分，则津液受灼以为痰，渐及于营分，则阴血不安而妄溢。邪气内盛，岂非病实，而真实类虚，吾不受病之欺也。坚守前议，静镇不摇，服二剂果止。孟英曰：血之复吐也。由于气分之邪以扰及也，欲清气道之邪，必先去其邪所依附之痰。盖津液既为邪热灼烁以成痰，而痰反即为邪热之山险也。不妨峻攻其实，而缓行其势，初进滚痰丸三钱，得下泄气一次。副转云：四十日来未有之通畅也。连投数日，始解胶痰黑矢多遍，而小溲亦渐清长，苔色亦退，寝食遂安，惟下部之肿犹尔也。马香崖、陆虚舟皆主实脾行水之法。孟英曰：谛参脉证，病不在脾，况善饥便燥，口渴溺多，吾方虑转消证，亟投甘润之不遑，恶可渗利伤阴，补土劫液耶。且脾虚下陷之肿，与湿盛而肿之肿，其膝之上下，内外形势，必然相贯。今膝之上下内外凹凸迥判，毫不毗连。盖由湿热所酿之痰饮，既误补而痞塞中焦、复妄攻以流窜隧络，所谓不能一荡而蠲，势必旁趋四射。吾当以法取之，会又咳痰带血，而精神食饮如常。孟英曰：无恐也。此乃前次嚼三七太多，兜涩留瘀，最不宜用，吐而去之为妙。但须金水同治，冀咳止而血络不震动为要耳。与甘露饮加藕汁童溺服之，四剂而止，咳嗽亦宁。于是专治其下部之肿以固本，加知、柏、贝母、花粉、旋覆、橘络、丝瓜络、羚羊角、楝实、葱须、豆卷、薏苡、竹沥，出入为剂。二三帖间，其高突隆肿之处，即觉甚痒，搔之水出如汗，而作葱气，六七日后，两腿反觉干瘦燥痛，茎囊亦随之而消矣。孟英曰：用此润药消肿，尚且干痛咽燥，设从他议而投燥脾利水之法，更当何如哉。盖寒湿则伤阳，热湿则伤阴，血液皆阴也。善后之法，还宜滋养血液，稍佐竹沥以搜络中未净之痰，使愈后不为他日之患，更属法中之法。服之饮食中节，便溺有权，幸无消渴之虞，而竟愈焉。

程燮庭乃郎芷香，今春病温而精关不固。旬日后陡然茎缩寒颤，自问不支，人皆谓为虚疟，欲投参附。孟英曰：非疟也。平日体丰多湿，厚味酿痰，是以苔腻不渴，善噫易吐。而吸受风温，即以痰湿为山险，乘其阴亏阳扰，流入厥阴甚易，岂容再投温补，以劫液锢邪，而速其痉厥耶。伊家以六代单传，父母深忧之，坚求良治。孟英曰：予虽洞识其证，而病情纠葛，纵有妙剂，虽许速功，治法稍乖，亦防延损，虽主人笃信，我有坚持，恐病不即瘳，必招物议，中途歧惑，其过谁归。倘信吾言，当邀顾听泉会诊，既可匡予之不逮，即以杜人之妄议。程深然之，于是王顾熟筹妥治。午后进肃清肺胃方以解客邪，蠲痰湿而斡枢机，早晨投凉肾舒肝法，以靖浮越搜隧络而守关键，病果递减。奈善生嗔怒，易招外感，不甘淡泊，反复多次，每复必茎缩寒颤，甚至齿缝见紫血瓣，指甲有微红色，溺短而浑黑极臭。孟英曰：幸上焦已清，中枢已运，亟宜填肾阴，清肝热。以西洋参、二冬、二地、苁蓉、花粉、知、柏、连、楝、斛、芍、石英、牡蛎、龟板、鳖甲、阿胶、鸡子黄之类，相迭为方，大剂连服二十余帖，各恙渐退。继以此药熬膏晨服，午用缪氏资生丸方，各品不炒，皆生晒研末，竹沥为丸，枇杷叶汤送下，服至入秋，始得康健。孟英曰：古人丸药皆用蜜，最属无谓，宜各因其证而变运之，此其一法也。

仲秋久雨，吴汾伯于乡试后患恙，自言坐于水号，浸及于膝，人皆以为寒湿之病。孟英切脉甚数，溲赤苔黄口干燥呛。因谓其尊人酝香曰：病由暑湿，而体极阴亏，已从热化，不可以便泄而稍犯温燥之药。先与轻清肃解，继用甘凉撤热，渐能安谷。半月后，热始退尽，而寝汗不眠，投以大剂滋填潜摄之药，兼吞五味子磁朱丸数十帖，乃得康复。此证误治即败，少谬亦必成损。苟非诚信于平日，焉能诚服于斯时。闻其寝汗不收，夜不成寐之间，旁言啧啧。孟英恐其摇动主意，必致全功尽弃。嘱其邀顾听泉、许芷卿质政，而顾许咸是孟英议，于是主人之意甚坚，而大病乃痊。吁！谈何易耶？翁嘉顺之妇弟吴某，劳伤之后，发热身黄，自以为脱力也。孟英察脉软数，是湿温重证。故初起即黄，亟与清解，大便渐溏，小溲甚赤，湿热已得下行，其热即减。因家住茅家埠，吝惜舆金，遽尔辍药，七八日后复热，谵语昏聋，抽痉遗溺。再恳孟英视之，湿热之邪扰营矣。投元参、犀角、菖蒲、连翘、竹茹、竹叶、银花、石膏，泄卫清营之法，佐牛黄丸、紫雪丹而瘳。臀皮已塌，亟令贴羊皮金，不致成疮而愈。

沈南台年三十七岁，初冬在乡收租，将归饱啖羊肉面条，途次即发热头疼，到家招沈某视之。谓其体丰阳气不足，以致伤寒夹食。表散消导之中，佐以姜附，数帖后热壮神昏，诸医束手。交八日，所亲许锡卿、吴久山交荐孟英图之。苔色黄腻，口不甚渴，粒米不沾，时时火升，汗躁谵语，溲赤便秘，面晦睛红，呼吸不调，胸前拒按，脉则虚软微带弦滑，不甚鼓指。曰：体气素亏，然脉证太觉悬殊，必因痰阻清阳，故气壅塞而脉更无力也。剂以小陷胸合雪羹，加旋、菖、蕤、枳、栀子、胆星，服后痰即吐，脉较起，再服谵语息，三服痰中带出紫血数块，四服热退而汗躁胥蠲，七服苔净胸舒，溲长口渴。改予甘凉濡润之法，服数帖痰已渐少，舌布新苔而仍不更衣，觉有秽气上冲，亦不知饥。仍予甘凉养胃，佐以兰叶、野蔷薇露降其浊气，数帖后秽气除，粥食进，但不大解，家人忧之。孟英曰：既无所苦，能食脉和，静俟水到渠成，不可妄行催动也。既而加谷起床，便犹不解，病者停药旬日，计起病已交一月矣。粥嫌不饱，意欲食饭，复请孟英商之。孟英曰：可食也。药则不当停，亟宜培养涵濡，俾其转运也。授参、术、归、苏、杞、麻、半、芍，少佐枳壳为方，服十二剂，始得畅解坚矢。嗣与峻补善后，寻即复元。续有宣氏妇脉体极虚，患温而胸次痞闷，苔黄垢腻，医皆畏难而退。孟英以轻清肃化之药数剂，苔退胸舒，即能进粥。随予生津养血，又旬日更衣而愈。观此则黄苔宜下之说，须合脉体以为可否也。

癸卯春邵秋子令堂年近六旬，患寒热如疟者久矣。诸医杂治罔效，孟英视之曰：此湿邪久蕴，已从热化，误投提补，动其肝阳，痰饮因而上逆。与通降之法，寒热即减。而包某谓疟久阴虚，理宜滋养，病家闻之近是。遂进首乌、鳖甲等药，渐至脉伏胸痞，呃成自汗，渴饮不食，颧赤便泄，包某束手。疏生脉散以塞责，举家彷徨。再求孟英诊之，曰：此滋腻阻塞气机，清阳不司旋运，痰饮闭滞隧络，非脱象也。补药不可进，以栝楼薤白合小陷胸，加菖蒲、竹茹、旋覆、贝母、杏仁、紫菀、枇杷叶投之，呃止脉出，大有转机。而郑某谓病固属痰，须温热以宣通，勿寒凉而凝遏，病家又惑焉。姜桂频投，既而唇肿咽疼，不能进饮，舌干短硬，难出语言。复请孟英救疗，与犀角地黄汤，加元参、知母、银花、竹黄、花粉、胆星、石菖蒲、竹沥之类，六七剂吐出极臭胶痰甚多，粥饮渐进，此第三次生机也。奈狂澜莫障，邪说横行，辄以凉药不宜擅服，久病必定元虚，甘言悦耳。遂至升散温补，各逞所能，符咒乩方，罔不遍试。延至仲夏，腭腐龈糜，唇高数寸，竟成燎原莫救。仍恳孟英设法，乃坚辞不能措手，付局医黄某敷治，肿烂日甚而终。

戴氏妇年五十六岁，仲冬患感，初服杨某归柴丹参药一剂，继服朱某干姜苍术厚朴药五剂，遂崩血一阵，谓其热入血室，不可治矣。始延孟英诊之，脉形空软促数，苔黑舌绛，足冷而强，息微善笑，询其讯断逾十载。曰：冬温失于清解，营血暴脱于下，岂可与热入血室，同年而语耶，必由误服热药所致。因检所服各方而叹曰：小柴胡汤与冬温何涉？即以伤寒论，亦不能初感即投。况以丹参代人参，尤为悖谬。夫人参补气，丹参行血，主治天渊，不论风寒暑湿各气初感，皆禁用血药。为其早用反致引邪深入也。既引而入，再误于辛热燥烈之数投，焉得不将其仅存无几之血，逼迫而使之尽脱于下乎。女人以血为主，天癸既绝，无病者尚不宜有所漏泄，况温邪方炽，而阴从下脱，可不畏哉。病家再四求治，孟英与西洋参、苁蓉、生地、犀角、石斛、生芍、银花、知母、麦冬、甘草、蔗浆、童便，两剂足温，舌润，得解酱粪，脉数渐减而热益甚。乃去犀角，加高丽参数帖，脉潮和，热亦退，进粥，随以调补，幸得向安。

沈春旸之母，偶患咽喉微痛，服轻清药一剂，即觉稍安。且起居作劳如常，第五日犹操针凿至四鼓。第六日忽云坐立不支，甫就榻，即昏沉如寐。亟延王瘦石视之，用犀角地黄汤，化万氏牛黄丸灌之。继邀徐小坡，亦主是汤，云恐无济。乃邀孟英决之，切其脉左数右滑，皆极虚软。曰：王徐所见极是，但虽感冬温，邪尚轻微，因积劳久虚之体，肝阳内动，烁液成痰，逆升而厥，俨似温邪内陷之候。方中犀角靖内风，牛黄化痰热，不妨借用，病可无虞。今日不必再投药饵矣。翌日复诊，神气虽清，苔色将黑，孟英与肃肺镯痰，息风充液之剂，热退而苔色松浮。孟英曰：舌将蜕矣。仍与前药，越宿视之，苔果尽褪，宛如脱液之舌，且呕恶时作，大解未行。孟英于甘润生津药内，仍佐竹茹、竹沥、柿蒂、海䖳，数剂呕止便行。而舌上忽布白腐之苔以及齿龈唇颊，满口遍生，揩拭不去，人皆异之。孟英坚守清肃肺胃，仍佐茹沥加橄榄、银花、建兰叶，数剂白腐渐以脱下，舌色始露，惟啜粥则胸次梗梗不舒，夜不成寐。孟英曰：胃汗不充，热痰未净也。仍守前议，病家疑之，复商于瘦石，瘦石云：勿论其他，即如腐口满苔，酷似小儿鹅白，大方证甚属罕见，苟胸无学识者见之，必按剑而诧，今医者有不惑之智，而病家乃中道生疑，岂求愈之道耶！沈大愧服，一遵孟英设法。既而吐痰渐少，纳谷颇适，两胁又添辣痛。孟英诊脉左关弦数，曰：必犯忿怒矣。诘之果然。加栀、楝、旱莲、女贞、生白芍、绿萼梅等，数服各恙皆安。肤蜕成片，而右腿肿痛不能屈伸，或疑风气，思用艾灸。孟英急止之曰：此阴亏耳。误灸必成废疾，吾以妙药奉赠，但不许速效也。疏方以西洋参、熟地黄、苁蓉、桑葚、石斛、木瓜、归、芍、二冬、杞、菊、楝实、牛膝加无核白蒲桃干为剂，久服果得向愈，越三载以他疾终。

三舍弟拜枫之室，汛后患感，孟英视曰：冬温也。而营分素亏，左腹聚气，肝阳烁液，痰阻枢机，脉数而虚，黄苔满布。腰疼碍于呼吸，口淡不饥不渴，嗽则欲呕，溲热便秘，当变法治之。初授葱、豉、连、楝、薇、栀、延胡、丝瓜络、竹茹，少加苏叶，服二剂解溏矢，苔稍化而身热退。起榻梳发，复发热，脉尚数，改用南沙参、枇杷叶、橘、斛、栀、薇、芩、翘、芦、菔，服二帖，脉数渐退，大解复行。心悸汗多，时或发热，间有谵语，胁痛不饥，苔色根黄，即参养血。以北沙参、归身、石英、丹参、茯苓、黄连、葳蕤、甘草、小麦、红枣核为方，服三帖虚热不作，谵语亦休，大解已坚。夜不成寐，不饥胸痞，痰滞未清也。为去后四味，加竹茹、半夏、盐橘红、姜汁、炒栀子，二帖痰果吐，胸渐舒。仍不知饥，神疲不语，脉甚细软，乃去芩连栀半，加石斛、麦冬、冬瓜子、藕，而易沙参以西洋参，用陈仓米汤煎药和入野蔷薇露，服五帖脉渐起，神亦振。七帖后知饥，而苔花少液，去竹茹、冬瓜子、蔷薇露，加甘草、生地、白蒲桃干，服二帖粥食虽增，耳鸣神惫。复加枸杞，而地黄用熟者，易洋参以高丽参，服后苔净加餐，再加黄芪、杜仲而愈。惟素患带多，仿虎潜法善其后，汛至而康。

热　病

张养之弱冠失怙后，即遘无妄之疾，缠绵七载，罄其资财，经百十三医之手，而病莫能愈。因广购岐黄家言，静心参考，居然自疗而痊，然鼻已坏矣。抱此不白之冤，自惭形秽，乃闭户学书，专工作楷，其志良可悼也。孟英因与之交，见其体怯面青，易招外感，夏月亦著复衣，频吐白沫。询知阳痿多年，常服温辛之药，孟英尝谏之。而己亥九月间，患恶寒头痛，自饵温散不邀，逆孟英诊之。脉极沉重，按至骨则弦滑隐然，卧曲房密帐之中，炉火重裘，尚觉不足以御寒。且涎沫仍吐，毫不作渴，胸腹无胀闷之苦，咳嗽无暂辍之时，惟大解坚燥，小溲不多，口气极重耳。乃谓曰：此积热深锢，气机郁而不达，非大苦寒以泻之不可也。养之初犹疑焉，及见方案，辨论滔滔，乃大呼曰：弟之死生，系乎一家之命，唯君怜而救之。孟英慰之曰：我不惑外显之假象，而直断为实热之内蕴者，非揣度之见，而确有脉证可凭，但请放心静养，不必稍存疑畏。及二三帖后，病不略减，诸友戚皆诋药遍于峻，究宜慎重服之。有于某者，扬言于其族党曰：养之之命，必送于孟英之手矣。众楚交咻，举家惶惑。次日另延陈启东暨俞某并诊。孟英闻之，急诣病榻前谓曰：兄非我之知己也，则任兄服谁之药，我不敢与闻也。兄苟裕如也，则任兄广徵明哲，我不敢阻挠也。今兄贫士也，与我至交也。拮据资囊，延来妙手，果能洞识病情，投剂必效，则我亦当竭力怂恿也。第恐虽识是病，而用药断不能如我之力专而剂大也。苟未能确识是证，而以无毁无誉之方，应酬塞责，则因循养患，谁任其咎也。或竟不识是病，而开口言虚，动手即补，甘言悦耳，兄必信之，我不能坐观成败，如秦人视越人之肥瘠。今俞某之方如是，陈医殊可却之，速著人赶去辞绝。留此一款，以作药资，不无小补。况连服苦寒，病无增减，是药已对证，不比平淡之剂，误投数帖，尚不见害也。实由热伏深锢，药未及病，今日再重用硝、黄、犀角，冀顽邪蕴毒，得以通泄下行，则周身之气机，自然流布矣。养之伏枕恭听，大为感悟，如法服之。越二日大便下如胶漆，秽恶之气达于户外，而畏寒即以递减，糜粥日以加增，旬日后粪色始正，百日后康健胜常。嗣后虽严冬亦不甚畏冷，偶有小恙，辄服清润之方，阳道复兴，近添一女。养之尝颂于人曰：孟英之手眼，或可得而学也；孟英之心地，不可得而及也。我之病，奇病也。孟英虽具明眼，而无此种热情，势必筑室道旁，乱尝药饵，不能有今日矣。况不但有今日，而十余年深藏久伏之疴，一旦扫除，自觉精神胜昔，可为后日之根基，再生之德，不亦大哉。

仲冬大雪连朝，积厚丈许，严寒久冻，西湖可行车马。斯时也，盛少云患痰嗽夜热，自汗不寐，左胁痛如针刺，肌削不饥，自问不起矣。请孟英托以后事，及诊其脉，许以可生。盖病来虽恶，未经误药也。与固本加龟板、鳖甲、苁蓉、知、柏、青黛、石斛、花粉、白芍、楝实、海石、旋覆、贝母、蛤壳、牛膝，出入为大剂，投之即效，连服四五十帖而瘥。予谓斯证患于斯时，若经别手，未有不投温补者，而少云能与孟英游，其亦具眼之人乎？此真所谓患难交，不可不留心于平日也。然亦不能人人而遇之，殆佛氏所谓有缘存乎其间欤？

濮树堂室病，孟英甫为治愈，而树堂继焉。起即四肢厥逆，脉伏恶寒，发热头痛，左为甚，惟口渴。因与葱豉二帖，热虽退，脉仍伏，四肢冷过肘膝，大解频行，人皆疑为虚寒。孟英曰：此证俨似阴厥，然渴饮溲赤，真情已露，岂可泥于一起即厥，而必定其为寒乎。径投凉解，热果复发，而肢伏脉冷如故。幸病者坚信，服药不疑。至第七日，大便泻出红水，溺则管痛，呕恶烦躁，彻夜不瞑，人更危之。孟英曰：热邪既已下行，可望转机，以白头翁汤加银花、通草、芩、芍、茹、滑、知、斛、栀、楝、羚角之类，投三日红水始止，四肢渐和。颇有昏瞀谵语，用王氏犀角地黄汤一剂，四肢热而脉显滑数，苔转灰黄，大渴遗溺。病人自述如卧烘箱上，于昨方加入元参、银花、竹叶、生石膏、知、贝、栀、斛，服一剂夜间即安寐。而苔转黑燥，于昨方复加花粉，服一剂热退而头面汗多，懒言倦寐，小溲欲解不通。诸戚友咸以为危，各举所知，而群医佥云：挽救不及，病家皇皇。孟英曰：此证幸初起即予诊视，得尽力以为死里求生之举，非比他人之病，皆因误治致危。然不明言其险者，恐病家惶惑，而筑室于道旁也。今生机已得，不过邪去，真阴未复，但当恪守予法，自然水到渠成，切勿二三其德，以致为山亏篑。赖有一二知音，竟从孟英议，服西洋参、生地、苁蓉、麦冬、楝、芍、知、斛药，一剂溺行索粥，再服而黑苔退，三服而神清音朗，舌润津回。唯有韧痰不能吐，左偏头微痛，于原方加二至、桑、菊、贝母、牡蛎，又复五剂，得解硬矢一次，各患始安，眠食渐适而瘳。

周光远令正孀居十载，年已五十三岁，汛犹未绝，稍涉劳瘁，其至如崩。偶患少腹偏左掌大一块作疼，其疼似在皮里膜外，扪之痛甚。越日发热自汗，眩冒谵语，呕渴不饥，耳聋烦躁。孟英循其脉，虚软微数，左兼弦细，便溏溲热，舌本不赤，略布黄苔，营分素亏，而有伏热，阻于隧络。重药碍投，姑予芩、连、芍、楝、竹茹、桑叶、白薇、通草、橘核、丝瓜络、灯心，少加朱砂和，服一剂热即减，二剂热退呕止，啜粥神清。第腹犹痛，去桑、芩、灯心、朱砂，加茹、归、苡、藕，服数帖而起。迨季冬，其君姑七十八岁，患腹痛，痛亦仅在皮膜，仍能纳食，二便无疴。数日后痛及两腰，机关不利，碍于咳嗽，痰出甚艰，而有咸味，夜不能暝。孟英视曰：肝肾大虚，脉络失养也。以沙参、熟地、归、杞、茹、膝、杜仲、石英、羊藿、络石、薏苡、胡桃等药进之，日以递愈，继用一味桑葚，善后而康。

徐仲荣四令弟德生，患感至旬余，忽然大战大汗，而大便兼下瘀血。朱茂才视之不知战解之义，以为将脱也。率投大剂温补药，一服汗收壮热，杳不知饥，渴饮无眠，舌赤溲少，遂束手。更医谓汗下伤阴，滋填叠进，驯致身难转侧，懒语音低者，又旬余矣。所亲吴爱棠嘱延孟英图之，脉弦数而驶，按其胸下坚且痛，舌绛而根苔黄滞，曰：汗下伤阴固然，惟府犹实也，滋腻曷可投耶？然一病至此，又难攻夺，姑以善药通之。因予小陷胸汤合雪羹加茹、杏、紫菀、白前、冬瓜子、芦菔和梨汁服二帖，坚黑之矢果下，仍夹瘀血，身热遂缓，稍进稀糜。改用清养肺胃以充津液，旬日后热净溲澄，知饥安谷。惟舌不生苔，寐即汗出，授大剂滋阴而愈。德生有一婢年十七矣，陡患腹痛，稍一言动，则痛不可支。举家疑为急痧中恶，多方以图，皆不应，飞邀孟英往视。见其神色如常，并不吐泻，脉则牢涩，苔则腻黄，曰：此多食酸甘而汛阻也。询之果然，以桃仁、红花、生蒲黄、灵脂、海蜇、香附、延胡、芍药，芦菔汤煎药，吞当归龙荟丸而愈。

传与三令正，年已花甲，患疟服药，浃旬而断，乃夜不能眠者数日。忽然吐泻交作，肢冷自汗，渴喜热汤，神气张皇而有谵语。张某谓元虚，而所用之药，乃桂、芍、萸、连、葛、藿、乌药、木香之类，病家欲投温补，迎孟英质之。脉来浮弦软数，尺中甚弱，舌绛无液，稍有黄苔。乃真阴素亏，久伤谋虑，吸受暑热，化疟未清，扰及中州，则为吐泻。询所吐，果有酸甘苦辣之味，泻亦色酱而热如火，岂非伏热之的据耶？然邪已自寻出路，故腹无痛苦。况汗出如淋，不独用香燥疏散之药为耗液，即温补如理中四逆，亦无非助热而重劫其津也。乃定沙参、龙、牡、朱染、茯神、黑豆皮、薏苡、木瓜、小麦、竹针、鲜莲子之方，一剂而吐泻皆止，得寐神清，且略知饥，稍能纳谷。次日复诊，病者云：侬舌上脱液者三十年矣，是以最怕热药。奈群医谓疟宜温化，以致愈服愈殆。设非先生，眼光如炬，恐昨日已登鬼录矣。寻以充液柔肝而愈。

李华甫年六十三岁，仲夏患恶寒，气逆不饥，即请孟英视之。脉甚虚软，舌本紫而滑泽无苔，溲频数而浓赤不禁，阴茎已缩，两手紫黯。乃心阳过扰，热伏厥阴之象，不可谓无热恶寒发于阴，而认为真伤寒也。虽平昔耽饮嗜茶，设投燥剂，则液之涸也不须旋踵。爰以葱、豉、茹、芩、栀、薇、桑叶、通草轻解其外，至夜始发热，再剂微汗而解。独腹热如烙，舌渐干而口渴，改予西洋参、元参、生地、麦冬、甘草、花粉、栀、楝、苁、茹和青蔗汁，服二帖下坚矢而舌愈干，且谵语不寐，于前方加竹叶、木通，服之舌根始见黄苔，知伏热渐化。再一剂苔转黑，原方调以神犀丹一丸，即战解而舌始润，稍啜稀糜。犹妄言无寐，乃心阴久耗，阳不能收也。仍以前方加童溲和服两帖，大解复行，神气渐谧，诸恙寻愈。此证设犯温升，即难救药，幸初发得遇名手，始克扶危持颠，旬日而愈。故为相者治天下，当因民之所利而利之，不必务虚名而复井田肉刑也。为医者治人，亦当因病之所利而利之，不可守成法而泥麻黄、桂枝也。

霍　乱

　　戚媪者年六十余矣。自幼佣食于黄莲泉家，忠勤敏干，老而弥甚，主仆之谊，胜于亲戚也。秋间患霍乱转筋，孟英视之，暑也。投自制蚕矢汤，两服而安。三日后忽然倦卧不能反侧，气少不能语言，不饮不食，莲泉惶惧，不暇远致孟英，即邀济仁堂朱某诊之。以为霍乱皆属于寒，且昏沉欲脱，疏附子理中汤与焉。莲泉知药猛烈，不敢遽投，商之王安伯，安伯云：以予度之，且勿服也。若谓寒证，则前日之药，下咽即毙，吐泻安能渐止乎？莲泉闻之大悟，著人飞赶孟英至而切其脉曰：此高年之体，元气随泻而泄，固当补者，第余暑未清，热药在所禁耳。若在孟浪之家，必以前之凉药为未当。今日温补为极是，纵下咽不及救，亦惟归罪于前手寒凉之误也。设初起即误死于温补，而世人亦但知霍乱转筋，是危险之证，从无一人能此知证。有阴阳之异，治法有寒热之殊，而一正其得失者，此病之所以不易治，而医之所以不可为也。今君见姜附而生疑，安伯察病机之已转，好问者心虚，识机者智瞻，二美相济，遂使病者跳出鬼门关，医者卸脱无妄罪，幸矣幸矣。乃以高丽参、麦冬、知母、葳蕤、木爪、扁豆、石斛、白芍、苡仁、茯苓、蒺藜为方，服六剂始能言动，渐进饮食，调理月余而健。

　　七月十八日夜，某患霍乱转筋甚剧，仓卒间，误服青麟丸钱许，比晓急邀孟英诊之。脉微弱如无，耳聋目陷，汗出肢冷，音哑肌削，危象毕呈，药恐迟滞。因嘱家慈先浓煎高丽参汤，亟为接续，随以参术、白芍、茯苓、附、桂、干姜、木瓜、苡仁、扁豆、莲实为方，一剂而各证皆减。次日复诊，孟英曰：气分偏虚，那堪吐泻之滑夺，误服苦寒，微阳欲绝，昨与真武理中合法，脾肾之阳复辟矣。刚猛之品，可以撤去，盖吐泻甚而津液伤，筋失其养则为之转，薛生白比之痓病，例可推也。凡治转筋，最要顾其津液，若阳既回，而再投刚烈，则津液不能复而内风动矣。此治寒霍乱之用附桂，亦贵有权衡，而不可漫无节制致堕前功也。即于前方裁去姜、附、肉桂，加黄芪、石斛，服至旬日而愈。予谓此番之病，危同朝露，若非孟英，恐不能救。常闻张柳吟云：但使病者听孟英论病之无微不入，用药之无处不到，源源本本，信笔成章，已觉疾瘳过半。古云檄愈头风，良有以也。

　　李华甫继室，陡患霍乱而兼溺血如注，头疼如劈，自汗息微，势极危殆。迎孟英诊视，脉极弦驶，是肝阳内炽，暑热外侵，先用犀角、木通、滑石、栀子、竹茹、薏苡、银花、茅根、菊叶为大剂，和入藕汁送当归龙荟丸，而霍乱即安。惟溺血虽减，而小溲时头犹大痛，必使人紧抱其头，重揿其巅，始可略耐。尚是风阳僭极，肺胃不清也。以苇茎汤去桃仁，加百合、白薇、元参、竹叶、西瓜翠衣、菊叶、莲子心为方，和入童溺，仍吞龙荟丸，服旬日而愈。继有祝氏妇患溺血五六年，医皆作淋治。孟英诊视脉弦数，苔黄口苦，头疼溺热，曰：是溺血也。法宜清肝，与久淋当滋补者迥殊。病者极为首肯。盖其出路自知，而赧于细述，故医者但知其淋也。

暑　症

　　潘红茶方伯之孙翼廷，馆于许双南家，酷热之时啜冷石花一碗，遂致心下痞闷，四肢渐冷而上过肘膝，脉伏自汗。方某诊谓阳虚阴暑，脱陷在即，疏大剂姜附丁桂以回阳。双南在苏，其三郎杏书骇难主药，邀族人许芷卿诊而决之。芷卿云：此药断不可投，第证极危急，须邀孟英商之。时夜已半，孟英往视曰：既受暑热，复为冷饮，冰伏胸中，大气不能转旋，是以肢冷脉伏，二便不行。速取六一散一两，以淡盐汤搅之，澄去滓调下紫雪丹一钱。翌日再诊，脉见胸舒，溺行肢热，口干舌绛，暑象毕呈，化而为疟，与多剂白虎汤而愈，丙午举于乡。

　　赵铁珊乃郎子善，康康侯之婿也，回事抑郁，凛寒发热。汤某作血虚治，进以归、芎、丹参之类，多剂不效，乃移榻康寓，延孟英诊之。脉涩而兼沉弦以数，然舌无苔，口不渴，便溺如常，纳谷稍减。惟左胁下及少腹，自觉梗塞不舒，按之亦无形迹，时欲抚摩，似乎稍适。曰：阴虚挟郁，暑邪内伏。夫郁则气机不宣，伏邪无从走泄，遽投血药，引之深入，血为邪踞，更不流行，胁腹不舒，乃其真谛。第病虽在血，而治宜清气为先，气得宣布，热象必露，瘀滞得行，厥疾始瘳。子善因目击去年妇翁之恙，颇极钦服。连投清气，热果渐壮，谵妄不眠，口干痰嗽。孟英曰：脉已转为弦滑，瘀血伏邪，皆有欲出之机。继此常用凉血清瘀为治，但恐旁观诧异，事反掣肘。嘱邀顾听泉质之，顾亦云然。遂同定犀角地黄汤加味，而所亲陈眉生许小琴暨乃兄子勉，皆疑药凉剂重，纵是热证，岂无冰伏之虞。顾为之再四开导，总不领解。适病者鼻衄大流，孟英笑曰：真赃获矣。诸公之疑，可否冰释？渠舅氏陈人谷嗟尹云：证有疑似，原难主药，鼻血如是，病情已露，毋庸再议，径煎而饮之。次日衄复至，苔色转黑，孟英曰：三日不大便，瘀热未能下行也，于前方加滑石、桃仁、木通、海蜇、竹沥、石斛、银花、知母、花粉之类，又二剂大解始行，黑如胶漆。三日间共下七十余次而止，乃去木通、桃仁辈，加西洋参、麦冬以生液，病者疲惫已极，沉寐三昼夜，人皆危之。孟英曰：听之，使其阴气之来复，最是好机，醒后尚有微热谵语，药仍前法。又旬日始解一次黑燥大便，而各恙悉退。惟口尚渴，与大剂甘凉以濡之。又旬日，大解甫得复行，色始不黑，乃用滋阴填补而康。

仲夏淫雨匝月，泛滥为灾，季夏酷暑如焚，人多热病。有沈小园者，患病于越。医者但知湿甚，而不知化热，投以平胃散数帖，壮热昏狂，证极危殆。返杭日，渠居停吴仲庄浼孟英视之。脉滑实而数，大渴溲赤，稀水旁流，与石膏大黄数下之而愈。仲庄欲施药济人，托孟英定一善法。孟英曰：余不敢师心自用，考古惟叶天士甘露消毒丹、神犀丹二方，为湿温暑疫最妥之药。一治气分，一治营分，规模已具，即有兼证，尚可通融，司天在泉，不必拘泥。今岁奇荒，明年恐有奇疫。但甘露二字，人必疑为大寒之药；消毒二字，世人或误作外证之方，因易其曰名普济解疫丹。吴君与诸好善之家，依方合送，救活不知若干人也。

陈蕴泉陡患昏谵，黄夜乞诊于孟英。脉甚滑数，苔色腻黄。乃平素多痰，兼吸暑寒，与清解药一剂，化而为疟，脉亦较平。或谓其体弱不宜凉，药须用参，渠家惶惑。孟英坚持以为不可。盖暑脉颇类乎虚，而痰阻于肺，呼吸不调，又与气虚短促者相似，平昔虽虚，有病必先去病，况热能伤气，清暑热即所以顾元气也。何新之亦赞是议，遂连投白虎加减而愈。次年春因丧妾悲悼，复感温邪，失于肃清，病日以甚，迨孟英自豫章归诊，已不可救药矣。

泻症

姚树庭以古稀之年而患久泻，群医杂治不效，佥以为不起矣。延至季秋，邀孟英决行期之早晚，非敢望愈也。孟英曰：弦象独见于右关，按之极弱，乃土虚木贼也。调治得法，犹可引年，何以遽尔束手乎？乃出从前诸方阅之，皆主温补升阳，曰理原不背，义则未尽耳。如姜、附、肉蔻、骨脂之类，气热味辣，虽能温脏，反助肝阳，肝愈强则脾愈受戕。且辛走气，而性能通泄，与脱者收之之义大相刺谬。而鹿茸、升麻可治气陷之泻而非斡旋枢机之品，至熟地味厚滋阴，更非土受木克脾失健行之所宜。纵加砂仁酒炒，终不能革其腻滑之性，方方用之，无怪乎愈服愈泻，徒借景岳穷必及肾为口实也。与异功散加山药、扁豆、莲子、乌梅、木瓜、芍药、蒺藜、石脂、余粮，服之果效。恪守百日，竟得康强，越三载以他疾终。

方氏女久患泄泻脘痛，间兼齿痛，汛事不调，极其畏热，治不能愈。上年初夏，所亲崔映溪为延孟英诊之。体丰脉不甚显，而隐隐然弦且滑焉。曰：此肝强痰盛耳。然病根深锢，不可再行妄补。渠母云：溏泄十余年，本元虚极，广服培补，尚无寸效，再攻其病，岂不可虞。孟英曰：非然也。今之医者，每以漫无著落之虚字，括尽天下一切之病，动手辄补，举国如狂，目击心伤，可胜浩叹。且所谓虚者，不外乎阴与阳也。今肌肉不瘦，冬不知寒，是阴虚乎？抑阳虚乎？祗因久泻，遂不察其脉证，而佥疑为虚寒之病矣。须知痰之为病，最顽且幻，益以风阳，性尤善变，治必先去其病，而后补其虚，不为晚也。否则养痈为患，不但徒费参药耳。母不之信，遍访医疗，千方一律，无非补药。至今秋颈下起一痰核，黄某敷之始平，更以大剂温补，连投百日，忽吐泻胶痰斗余而亡。予按此痰饮滋蔓，木土相雠久则我不敌彼，而溃败决裂。设早从孟英之言，断不遽死于今日也。

杨某患感旬日，初则便溏，医与温散，泻止热不退，昼夜静卧，饮食不进。孟英诊脉迟缓，浮取甚微。目眵，舌色光红，口不渴，溲亦行，胸腹无所苦，语懒音低，寻即睡去。是暑湿内伏，而有燥矢在胃，机关为之不利也。先与清营通胃药二剂，热退舌淡，而脉证依然。加以酒洗大黄、省头草，即下坚黑燥矢甚多，而睡减啜粥，继以凉润，旬日而痊。何摺阶令正，素患肝厥，仲夏患感，沈樾亭按温证法治之。内风不至陡动，而大便泄泻，脉细而弦，渴饮痰多，不饥不寐。因邀孟英商之，投白头翁汤，加三甲、石斛、茯苓、竹茹而安，随以峻补善后而痊。

赵菊斋仲媳，素患阴虚内热，时或咯血，去年孟英已为治愈，既而汛事偶愆。孟英诊曰：病去而孕矣。今春娩，后患泻。适孟英赴豫章之诊，专科进以温热之方，而咳嗽乃作。更医改授养营之剂，则滑泄必加。签药乱方，备尝莫效。比孟英归，投以甘麦、大枣配梅连之法，证渐轻减。继为其姻党尼之，多方蛮补遂至腹痛减餐，日下数十行，皆莹白坚圆，如白蒲桃之形，上萦血丝。菊斋悔闷，仍乞援于孟英，予仲景当归生姜羊肉汤，每剂吞雅胆仁二十一粒，以龙眼肉为衣。果两服而便转为溏，痛即递减。再与温奇经之龟板、鹿霜、归、苓、杞、菟、甘、芍、乌鲗、苁蓉、蒲桃、藕等药，调理而痊。

家慈年七十四岁，陡患泄泻，腹微痛，身发热，神思不清，自汗呕恶，不进饮食。亟延医视，云虑其脱，拟进参药，迨孟英来诊。曰：暑脉微弱，不可谓之虚也。且兼数象，参不可投，高年固属阴亏，然去其所本无，即所以全其所本有也。爰定苓、连、滑、斛、茹、柏、竹叶、银花、橘皮、枇杷叶之方，东瓜汤煎药，一剂而热退神清，二剂霍然矣。既而五弟妇偶患微寒发热，医与柴芎等药一剂，遂昏狂悲哭，见人辄怒詈欲搏。屈孟英过诊，脉弦滑而数，面赤不瞑，苔色黄腻，胸下拒按，曰：痰热肝火为患耳。以菖蒲、胆星、旋、赭、连、娄、枳、半合雪羹投之，一剂而安，翌日寒热复作。孟英曰：幸其体实，药不可缓，庶免化疟也。照方服五剂，果寒热三作而遂痊。

鸳湖吴君小渔令宠，数年前因娩后，啖生菜而患便泻，久治不愈。仲秋余视之脉弦数，曰：此生菜之罪也。乃土受木乘，而频年温补，益广病机，头痛带多，脘疼食少，吐酸痰嗽，五热不眠，无非八脉无权，风阳偏盛，授宣养清潜之法而愈。继其令妹适岳氏者，久患带下，去冬崩止，赤白并行，延今不已，卧榻数月，金云无生理矣。余诊脉甚滑数，面赤口干。因问足冷乎？溲热乎？耳鸣无寐乎？向来辄服温补乎？皆曰：然。幸能安谷，是药病也；幸涩之不止，药力尚有分势也。授以大剂清热坚阴之法，服数十剂。仲冬余复游禾，已能踵寓就诊矣。

秀水吴君小渔，年近七旬，平昔善饮。久患便泻带血，日夜十余次，溺不单行，广治罔效，聘余往视。脉软而弦，用补中益气汤，去归柴，加乌梅、黄柏、白芍、茯苓，不十帖而痊。其季郎雅轩，素有失血之患。近由穹窿山归，途次发热，兼以咳逆见血，医治两旬，不应。余诊之，脉弦数而上溢气冲，则自觉血腥，喘汗睛红，面鼍足冷，饥不能食，胁痛耳鸣，苔腻口干，小溲短赤，寤不成寐，痰色甚浓。乃禀赋阴亏，水不涵木，心火内炽，肺金受戕，兼感客邪，胃浊不降，甚难措手，即欲辞归。而虞君梅亭胡君春田力乞疏方，勉图一二。爰以沙参五钱，蛤粉四钱，冬瓜子六钱，浮石、茯苓、石斛各三钱，桑皮二钱，竹茹、枇杷叶各一钱五分，丝瓜络、桃仁各一钱，芦根汤煎服，是清心肝以靖浮越之阳，肃肺胃而廓逗遛之热也。一帖脉色转和，气冲亦减。余留七日返棹，已热退便行，能安眠食。惟不能慎口腹，戒忿怒，故痰嗽胁痛，未能尽蠲。逾二月，余游闻川过禾，因喉痛复邀过诊，仍是心肝之火上炎。为留三日，与龚萍江茂才内外协治而瘳。但病源匪浅，情性不柔，春令深时，恐兴险浪。临别与其友人余姚岑君九鼎言之，以为左券。

沈君雪江令媛，黎里徐少严刑部之媳也。胎前患泻，娩后不瘳，半载以来，诸药莫效。余按脉弦数而尺滑，询知带盛口干，腰酸咽痛，溲热善噫，肢冷畏烦。乃肝热而风行于胃，液走则阴血日亏，与白头翁汤加余粮、石脂、熟地、龟板、竹茹、青蒿、砂仁，频服而瘥。

七月中旬，余游檇李归道出梅泾，吕君慎庵拉视沈则甫令正之恙。两年前曾患带下，嗣后便泻不已，今夏更剧，每晨尤甚。后又肠鸣，不饥不渴，畏热无汗，胸闷时呕，夜不成眠，形消色瘁，小溲通畅，脉软微弦，经事渐稀。乃中虚木侮，生化无权，气久虚而血将涸矣。若刚燥则助风阳，滋腻更增滑溜，议砥柱中流，回狂澜而镇风轮。以潞党参、山药、石脂、余粮各三钱，茯苓、白芍各一钱五分，煨诃子、橘皮各一钱，牡蛎八钱，乌梅肉炭八分，酒炒黄柏六分，熟附子、炙甘草各五分，甘澜水煎陈米汤，煮药使浓厚，徐徐细呷，俾留恋中宫，不致直下为法。迨八月下旬，在曹霭山茂才处，晤则甫云：前方服至四帖，病即愈，今已色华能食矣。因以诗什芽茶为赠。次年冬，闻患寒热亡。

桐乡冯诒斋广文年二十七岁，自上年患疬，至今已十余枚，皆破而不敛，肌肉渐削。迨季夏渐形发热，而纳食阻膈，溲短便溏，气逆嗽痰，咽喉疼肿，诸医束手。秀水庄丈芝阶，荐余诊之。脉数而左寸关兼弦大，是病由过扰心阳，兼伤谋虑，从前但从呆补，已成不治之证，近则吸受暑邪，犹日服滋填之剂，是以药造病也。而诒斋一见倾心，坚留数日，因谓其令兄静岩赞府曰：余仅许愈其新病也。以沙参、苡、斛、橘、半、蒿、薇、蛤、谷、浮石、茯苓煎吞香连丸二剂，而痛泻渐止，去香连加鳖甲，又二剂而热退。改用参、苓、橘、半、苡、蛎、石英、首乌、象牙、屑、冬虫草等出入为方，卧时另制噙化丸，以肃上焦痰滞，服四贴已能起榻，眠食皆安，余遂归。秋杪闻其没于奥江外科家，少年博学，惜哉。余邮挽一联云：倾盖相知，讵成永诀，著书未竟，遽赴修文。知渠方注顾亭林先生肇域志，而即病也。其夫人即于秋杪起患赤痢，延至次年春杪证已频危。适余游鸳湖，往视之。昼夜三四十下，汛断肌消，少腹素有聚瘕，跃跃而动，气冲胸下，绞痛难堪，仰不能眠，饥不能食口，口干舌绛，五热溺无，头项汗频，音低色夺。脉来细数，右软尺空，是久积忧劳，兼伤哀痛，真阴素弱，岂可与常痢同观。以沙参、熟地、黄连、黄柏、白头翁、秦皮、冬虫夏草、枸杞、橘核、白薇，用藕、苡、燕窝煮汤煎药，服二十剂。余游瀛洲，转禾复诊，脉和痢减，安谷能眠，痛止溺行，面有华色。改用人参、熟地、龟板、归身、黄连、黄柏、枸杞、白薇、薏苡、砂仁，以藕汤煎成，入阿胶烊服而愈。

疟　疾

海阳赵子升辛卯夏病疟，急延孟英诊之。曰：暑热为患耳，不可胶守于小柴胡也，与白虎汤一啜而瘥。甲午秋，范丽门患温疟，孟英用白虎加桂枝以痊之。丙申夏，盛少云病湿热疟，孟英以白虎加苍术汤而安。己亥夏，予舅母患疟，服柴胡药二三帖后，汗出昏厥，妄语遗溺。或谓其体质素虚，虑有脱变，劝服独参汤。幸表弟寿者不敢遽进，乃邀孟英商焉。切其脉洪大滑数，曰：阳明暑疟也，与伤寒三阳合病同符，处竹叶石膏汤，两剂而瘳。庚子夏，滇人黄肖农自福清赴都，道出武林，患暑疟。孟英投白虎汤，加西洋参数帖始愈。辛丑秋，顾味吾室人患瘅疟，孟英亦主是方而效。庄芝阶中翰张安人，年逾花甲，疟热甚炽，孟英审视再四，亦与竹叶石膏汤而安，闻者无不惊异。予谓如此数证，体分南北，质有壮衰。苟非识证之明，焉能药与病相当，而用皆适宜哉。

石符生随乃翁自蜀来浙，同时患疟。医者以小柴胡汤加姜桂投之不效，改用四兽休疟等法，反致恶寒日甚，谷食不进。惟饮烧酒姜汤，围火榻前，重裘厚覆。胸腹痞闷，喜以热熨，犹觉冷气上冲，频吐黏稠痰沫。延至腊初，疲惫不堪，始忆及丙申之恙，访孟英过诊。脉沉而滑数，苔色黄腻不渴，便溏溺赤。曰：是途次所受之暑湿，失于清解，复以温补之品，从而附益之，酿成痰饮，盘踞三焦。气机为之阻塞，所以喜得热熨热饮，气冲反觉如冰，若不推测其所以然之故，而但知闻问在切脉之先，一听气冷喜热，无不以为真赃现获。孰知病机喜幻，理必合参，以脉形兼证并究，则其为真热假寒，自昭昭若揭矣。与大剂苦寒之药，而以芦菔汤煎，渐服渐不畏寒，痰渐少，谷渐增。继用甘凉善后，乔梓皆得安全。

九月间张春桥患疟，寒少热多，间二日而作，甫两发，形即清瘦。孟英诊曰：脉弦而细，尺中甚数，疾作于子夜。口干嗜饮，乃足少阴热疟也。两发遽尔形消，胡可玩视。吾以妙药奉赠，可期即已，但请即服，不可商于人而致生疑议也。方用元参、生地、知母、丹皮、地骨皮、天冬、龟板、茯苓、石斛、桑叶，春桥以向所心折，遂服之，一剂疟即止，再以滋阴善后而愈。予谓此证一贴而瘳，似乎轻易，但非真才实学，焉有此种妙治。设遇别手，非温补即提表，其祸可胜道哉。然天下之病，无论轻重，总贵初治得法，何致轻者重而重者危耶。奈世俗之情，必使轻者重而后转安，始知医药之功，殊可叹也！

庄晓村芝阶姊夫之侄孙也，馆于金愿谷舍人家，病疟。孟英曰：吸受暑热，清涤即瘳。阅数日疟作甚剧，目赤狂言，汗如雨下，居停大惊，闻服凉剂，疑为药误。亟速孟英至，正在披狂莫制之时，按其脉洪滑无伦，视其舌深黄厚燥，心疑其另服他药之故。而扑鼻吹来一阵姜枣气，因诘曰：得无服姜枣汤乎？曰：恣饮三日矣。孟英即令取西瓜一枚，劈开任病者食之。方从白虎，而生石膏用一两六钱，病即霍然，逾六年以他疾亡。继有陈仰山如君患疟，孟英连与清暑法，病不少减。孟英疑亦姜枣汤所致，询知果然，亟令屏绝遂愈。余如汪子觉、魏云裳、胡秋纫等，暑疟治案，皆以白虎化裁，案多不备载，录此以备读者之隅反焉。

　　何永昌者，孟英之舆人也，其妻病疟，间二日而作。乃母曰：疟不可服官料药。径服签方，旬日后势甚危，永昌乞孟英救之。脉沉细而数，尺为甚，口渴，目不欲张，两腰收痛，宛如锥刺，寒少热多，心慌不能把握。曰：异哉病也。此暑入足少阴之证，喻氏所谓汗下温三法皆不可行者。若病在别家，虑其未必我信，病在汝而求诊于我，事非偶然也。汝母云官料药不可治疟，此语出于何书？而药别官私，何人所创？既官料之勿服，则私料更不可妄试矣。殊属可噱。然是证若延医诊，非表散即温补，不可谓非汝母之一得也。疏方元参八钱，龟板、石斛各一两，地骨皮六钱，知母五钱，桑叶、金银花各四钱，花粉三钱，丹皮二钱，令用大砂锅煎而服之，不必限剂。服三日疟断而各恙皆减，粥食渐进，不劳余药而起。

　　陈足甫室，怀妊九月而患疟，目不能瞑，口渴自汗，便溏气短。医进育阴清解法，数剂不应，改用小柴胡一贴，而咽疼舌黑，心头绞痛。乃翁仰山闻之，疑其胎坏，延孟英过诊。曰：右脉洪滑，虽舌黑而胎固无恙也。病由伏暑，育阴嫌其滋腻，小柴胡乃正疟之主方。古人谓为和剂，须知是伤寒之和剂。在温暑等证，不特手足异经，而人参、半夏、姜枣皆不可轻用之药。虽有黄芩之苦寒，而仲圣于伤寒之治，犹有渴者，去半夏加栝楼根之文。古人立方之严密，何后人不加体察耶？投以竹叶石膏汤，四剂疟止便秘，口渴不休，与甘凉濡润法数贴，忽腹鸣泄泻，或疑寒凉所致。孟英曰：吾当以凉药解之，人莫识其意，问难终朝，语多不备录，果以白头翁汤，两啜而愈。迨季秋娩后，发热不蒸乳，恶露淡且少，家人欲用生化汤，孟英急止之曰：血去阴更伤，岂可妄疑瘀停而攻之。与西洋参、生地、茯苓、石斛、女贞、旱莲、甘草为大剂，数日而安。继因触怒，少腹聚气如瘕，疲痛夜甚，人又疑为凉药凝瘀所致，孟英力为辨析。与橘核、橘叶、橘络、楝实、苁蓉、木香、栀炭、乌药、丝瓜络、海蛰、藕、石斛、两头尖等药，外以葱头捣烂贴之。两贴后腹中雷鸣，周身汗出而痛止。人见其汗，虑为虚脱，急迫孟英。视之曰：此气行而病解矣。但脉形细数，阴津大伤，苔黄苦渴，亟宜润补。奈枢机室滞，滋腻难投，且以濡养八脉为法，服之各恙皆蠲，眠食渐适。缘平素多郁，易犯痧气，频发脘痛，屡次反复。孟英竭力图维，幸得转危为安，渐投滋补而愈。

黄鼎如令堂，年七十七岁，季秋患间疟，每发加剧，寒甚微而热必昏痉，舌不能伸。三发之后，人皆危之。孟英视之，颧赤目垂，鼻冷额颏微汗，苔色黄腻，舌根纯红，口渴痰多，不思粥饮，脉至弦数，重按少神。证属伏暑挟痰，而阴虚阳越。先与苁蓉、鳖甲、楝、斛、茹、贝、燕窝、藕，两剂而颧红颏汗皆蠲。继佐参、沥、蕹、麦、枇杷叶、旋覆，去竹茹、苁蓉，投三贴，而昏痉不作。又去蕹、楝加生地、花粉，服五日而疟休，饮食渐加，居然告愈。方疟势披猖之际，鼎如、上水两昆仲，颇以为忧，延诸名家议治。有主人参白虎汤者，有用犀角地黄汤者，有欲大剂温补者，有执小柴胡加减者。赖孟英力排众议，病家始有把握。与孟英意见相合者，何君新之也。怂恿参赞，与有功焉。

余朗斋形瘦体弱，患间日疟，寒少热多，二便涩滞，脘膈闷极，苔腻不渴。孟英切脉，缓滑而上溢，曰：素禀虽阴亏，而痰湿阻痹，既不可以提表助其升逆，亦未宜以凉润碍其枢机。投以滑、朴、茹、旋、通草、枇杷叶、苇茎、郁金、兰叶之方，苔色渐退。即去朴郁，加连枳半夏，胸闷渐开，疟亦减，便乃畅。再去滑、半、连、枳，加沙参、石斛、橘皮、黄芩，浃旬而愈。

庄芝阶舍人，年七十矣。患间疟，寒则战栗，热则妄言。孟英视之，脉弦数而促，苔黑口干，是素有热痰，暑邪内伏。予知母、花粉、元参、石斛、黄芩、竹茹、连翘、海蛰、芦菔、莲子心等药，数啜而瘳。至仲冬因泛湖宴客，感冒风邪，痰嗽头疼，不饥寒栗，自服羌苏荆芥药二剂，势益甚，而口渴无溺。孟英切其脉，与季秋无异，但兼浮耳。证属风温，既服温散，所谓热得风而更炽也。舌绛无津，亟宜清化。以桑叶、枇杷叶、栀子、知母、冬瓜子、元参、菊花、花粉、贝母、梨汁为剂，投七即减，旬日而痊。

朱生甫明经令郎仲和，于六月初旬患疟，寒少热多，呕渴痞闷逆，孟英视之曰：曩会屡患此病，证形大略相同，广延名手治疗，总难即愈，辄病经年，大受其累。闻君疗疟极神，不知能否于月内即痊。孟英曰：何限之宽耶，余非神于此。盖寒暑燥湿风五气之感于人也。重则为伤寒，轻则为疟疾。今所患者，暑湿之疟也。清其暑湿，旬日可瘳。前此之缠绵岁月而不能已者，必是不分五气之源流，徒以见疟治疟，而用柴胡姜枣等风疟之方，以致暑热之邪，滋蔓难图耳。兹以清暑化湿汤奉赠，放胆服之，不可商于人，恐其于五种伤寒未能辨晰，而泥少阳正疟之法以相争也。仲和韪之，方用石膏、杏仁、半夏、厚朴、知母、竹叶，果八剂而安。既而梁甫之仲郎亦患疟，孟英视曰：脉数舌绛，热炽寒微，素质阴亏，暑邪为患也。更不可用疟门套药，予元参、青蒿、白薇、丹皮、黄菊、知母、花粉、银花、竹叶、栀子，数剂而脉减，乃去青蒿、丹皮，加生地、甘草，数服而瘳。

　　韩正甫患疟，越医王某进以柴、桂、姜、朴等药，势乃剧。所亲何新之知为药误，改用清解而不效，始乞诊于孟英。脉数而右更滑大搏指，胸闷不堪，溲赤而渴，苔极垢腻，以凉膈散去芒硝、甘草，合雪羹加厚朴、杏仁、石膏、半夏、石菖蒲，投四帖，频下宿垢，各恙皆减。改投轻清以涤余邪，遂以向愈。其时渠兄贡甫之室，患疟初起，肢麻且冷，口渴苔黄，眩瞀善呕，心烦无寐。孟英诊曰：此亦暑湿为疟，不可温散者。而越医劝服术、朴、姜、椒等药，病家闻用温化，恪守弗疑，二剂后呕渴愈甚，经不当期而至，四肢终日不温，汗频出而热不休。再邀孟英诊之，脉渐伏，曰：此热深厥深之谓也。温燥热补，切弗再服。病家不信，另招张某、黄某会诊，佥云阴暑，宜舍时从证。径用姜附六君加萸桂沉香等药服之，肢愈冷，药愈重，八剂后，血脱如崩而逝。即以春间为贡甫所治之棺殓焉，岂非数已早定耶。故虽一家之中，同时之病，而疑信不同，死生判别。况春间贡甫之病，治有成效，尚蹈此辙，无怪乎未经目击温热之害者，宜其以服凉解药为可耻矣。继有赵廉士表弟潘少梅乔梓同时患暑湿疟，孟英咸与清化法，数剂皆愈。潘反生疑，谓病邪被凉药遏伏，故疟遽止，恐将来必有他患。孟英谓然曰：甚矣！医之不可为也。世人患疟苦无良治，缠绵不愈，习见不疑。余之治疟则不然，但专力治其所以病，故疟疾虽与伤寒同有五种之别，而受病究比伤寒为轻。苟治之如法，无有不数剂而愈者。设误药以遏其邪之出路，则苔不能化，溲不能澄，神不能清，食不能进矣。子自思之，其真愈乎，抑假愈乎，潘始恍然大悟而首肯焉。

　　同门相简哉室患疟，始则消散，继则补中益气。治之匝月，萎靡不堪，腹中似有聚气，时欲上冲，气促心摇，汗多眩晕，左胁震跃，渴饮无眠，骨瘦如柴，医皆束手。吾师赵菊斋先生拉孟英往诊，脉弦细而数，按之不鼓，因谓相曰：不可再以疟字横于胸中，则旬日可安。若见其久疟而欲截之，且闻有前医谓令正初次患疟为胎疟，务令发透，不妨形瘦似鹤，此皆非余之所知也。夫一生不患疟者有之矣。未闻先在胞中患过疟疾而后生者也。若以初次患疟为胎疟，则他病之初患者，无不可以胎字冠之矣。何以不闻有胎痫、胎伤寒之名乎？因医者治疟而不知治其所以疟，以致缠绵难愈者多，遂妄立胎疟、鬼疟等名以绐世俗，而自文其浅陋。今昔相沿，贤者不免。故世人又有疟疾不可服官料药之戒，其实药亦何尝有官私之别耶？服药不当，皆能增病，不服药为中医，不仅为疟疾而言也。令正素禀阴亏，感邪不重，过投消散，营液重虚，再升其阳，本实欲拨。补中益气，原是成方，与证不宜，于体不合，即为毒药。我仪图之，介类潜阳，重镇理怯，甘酸化液，厚味滋阴，大剂而投，肤功可奏。相极感服，如法服之，果未浃旬，霍然病已。方以西洋参、熟地、牡蛎、紫石英、龟板、鳖甲、枸杞、当归、冬虫夏草、龙齿、阿胶、麦冬、龙眼、甘草、桃干、红枣、莲子心、小麦等，出入互用也。

　　陈载陶年五十五岁，患疟两旬，始邀孟英诊之。脉不浮而弦滑且数，按之愈甚。苔色黄腻满布，热至大渴，极喜冷饮，小溲赤臭，热时则点滴茎痛，大解不行，间数日则略下稀水，是暑热挟痰见证，疏清解法予之。及阅前医之方，初则柴桂姜枣，嗣用参甘芪术首乌草果之类，温补杂投，其疟日甚，其发日迟，其补日峻，其口日渴。乃令热时少饮西瓜汁一二杯，病者饮瓜汁而大快，辄恣饮一二碗。盖谓其体厚阳虚，中气不足，故溺赤而便稀水。又云：暑是阴邪，热自湿来，不可稍犯寒凉之药，因仿景岳治阴虚伤寒以冷水与桂附并行之例，而令其服温补以治疟，少佐瓜汁以解渴也。噫！景岳此案之不可为训，叶香岩发挥于前，魏玉璜辨谬于后，奚可尤而效之乎？治而勿愈，反责病人过饮瓜汁使然。余谓此证，苟非日饮瓜汁一二碗，早以液涸痰胶，燎原莫救矣。病者闻而颔之，服数剂，胸前赤斑密布，疟渴皆减，溲渐通，苔转白。前医云：再不温补，恐其骤变。病者惑之，仍服其药并加鹿茸、附子。又旬余，疟如故而形瘦面黧，气冲干嗽白糜满舌，言謇无眠，医者皇皇，病家戚戚。复延孟英视之，脉仍数，曰：邪较衰矣，西瓜汁之功也；阴受劫矣，温补之力也，极早回头，尚堪登岸。爰以西洋、生地、甘草、石斛、白石英、葳蕤、麦冬、黄连、阿胶、牛膝为方，并令熬鳖汁饮之，五剂而岸罢嗽蠲，得眠安谷，苔亦全退。但舌红口辣，溲赤不清，前方去连膝加归杞服八剂，始解坚燥黑矢而愈。然病者喜温补，既愈仍嘱前医善后，故舌红口辣，与胸前斑点，久不能消，直至冬令，孟英力劝停药，始渐除也。有朱湘槎者，与载陶年相若，体相似也。秋杪自越患疟旋杭，屡药不应。邀孟英视之，面赤脘闷，二便不行，热则谵言，苔焦口渴，予小陷胸汤加菖、茹、栀、翘、花粉、竹叶等药。群谓肥人之体虑虚其阳，不敢服此凉剂。治载陶之前医，迎合主见，大投温补，载陶偶见孟英而述之，孟英曰：湘槎殆矣。此时恐无西瓜汁以救药误也。旬日后果狂躁而亡。其未亡前一日，人已昏狂。毕某诊云：暑热内陷，意欲挽救。投以犀角等药一贴，故前医于陈证，则攘为温补之功；于朱证则卸为犀角之罪。盖明知温补易售，可以避罪徼功，故乐操其术，而不肯改弦易辙也。后载陶令兄哲堂乔梓，同时患疟，因前车之鉴，虽汗多懒语，酷类虚象，不敢从补，均依孟英作暑湿内伏治而愈。

　　沈陶安寒热初作，医用温散药，即眩悗不安。延孟英视之，舌绛无苔，大渴多汗，疟则寒微热甚，发时咳嗽兼呕，溺少不饥，脉洪且数。清癯之体，阴分素亏，而伏暑化疟也。予知、芩、茹、贝、花粉、白薇、银花、元参、枇杷叶、紫菀、冬瓜子等药出入为方，服后连解赤粪，疟即递轻，不半月而愈。乃兄秋粟贾于苏，因八月初五日上海寇警，吴门震恐，遂踉跄旋里。迨十七日忽发疟，但热无寒，汗多昏谵，脉亦洪数，呕嗽溺频，曲糵素耽，体丰痰滞。孟英即以治陶安法佐以开痰治之，溏解频行，其色皆赤，伏邪虽有去路，缘心阳过扰，谵渴不休，加犀角、竹叶、莲子心之类。至月杪诊时，适大战大汗之际，其家疑为有祟，方在禳祷，铙鼓喧阗，病者神气，更不安恬。孟英令将醮坛移远，并灌以神犀丹一丸。其家问此证何不用石膏？孟英曰：药有定性，病无定形，况旬日以来，苔退将净，疟即可罢，何必石膏。次日内叔兰谷另邀一医视之，方虽相似，而迎合主人之意，加入石膏三钱，冰糖四钱，粳米一两，连进两帖，左胁即痞胀不堪，按之如疟，杳不思谷。病者悔恨云：月杪大汗之后，吾疟已休，何以更医，致生痞胀。仍迓孟英诊之，脉来涩滞，苔腻复黄，因询曾服滋腻之药乎，陶安始述其所以。孟英曰：石膏为治暑良药，吾非不善用者，因此证不止肺胃二经受暑，心肝二经皆有所病，故不用也。且内挟痰湿者，虽当用亦必佐以宣化之品。辛丑夏家辛伯茂才患疟，初起误服此公石膏两剂，遽腹胀，延成鼓疟，几至不起，后服多剂桂附及金液丹而始愈。盖此公但见其疟至睛赤，裸衣狂走，而不研察其病情也。余究其因，遽云疟发时，其热自下而上，比至心头，即觉昏冒，且口不渴而恶凉饮，乃湿上甚为热之证。彼时若以苍术同用，则湿热之邪一齐同解，奚至延留哉。贤昆仲之疟热亦自下而上，系挟肝阳上升，故热升则必呕嗽。而令兄更有伏痰，故余剂中多用连、夏、菖蒲、滑石之类以化之。今疟罢热去之后，痰湿未清，石膏已误，再佐糖米之甘缓，俾腻塞而不行，苟不急为宣导，则鼓胀之萌也。遂以蒌、薤、菖、枳、连、夏、旋、橘、陈、实、延胡、鸡金、雪羹之类，出入互用至二十剂，痞始泯然，粥食递加，苔亦退尽。而竟不更衣，改用参、归、杞、芍、橘、半、苁蓉、首乌、鳖甲等药十剂，大解始下，坚黑异常，连解数日始净，随予峻补善后而痊。秋粟之室，怀妊九月，加以忧劳，九月初七日患疟间作。寒热之时，胎痛上窜，或下坠腰疼，更兼痰嗽带下，口渴无苔，其势甚危。孟英但于清解之中加葱白、苏梗投之，连下赤矢，痛势递减。第疟虽渐杀，至期必两发，病者苦之，孟英曰：愈机也，毋忧焉，果浃旬而愈。复苦脘痛呕吐，勺水不纳，药亦不受，授以藕汁、芦根汁、梨汁、少加生姜汁，和入蔷薇露、枇杷叶露、香橼露，徐徐呷之渐瘥。嗣予滋养药加黄柏服之而愈，迨冬至分娩甚快健。又秋粟令郎十岁，陶安令爱八岁，俱患间疟。金虑胎疟难瘳，孟英曰：无是理也。小儿内无七情，苟能慎饮食，较大人易治焉。剂以清解，旬日胥痊。

施玉林之侄顺老，患疟失治，自头至足，庞然浮肿，溲赤便溏，不饥痰嗽。孟英授杏、朴、橘、半、苏、滑、桑皮、通草、银花、冬瓜皮、芦菔为方，服六剂疟愈肿消，便坚溲畅，而善饭矣。沙沛生嗟尹令堂年五十七岁，体素弱而多怫郁，秋间患疟于诸暨，医治未效。冬初来杭，谢某叠进温补，其势孔亟，寒微热炽，昏谵瘈疭，目不识人，舌绛无液，苔自黄燥，便秘不行。延孟英视之，脉洪滑右甚，左手兼弦，乃痰热深蟠，内风煽动也。予知母、花粉、蒌仁、竹茹各三钱，佐以栀、薇、翘、贝、橘红、莲心，一饮而更衣溲畅，胸次较宽，痰嗽口糜。且知头晕，乃去知母、花粉、蒌、翘，加沙参、苡、斛、麦冬、野蔷薇露，次日疟来甚减，糜退口干，神惫音低，津虚痰滞也。去苡仁、枇杷叶、蔷薇露，加知母、花粉各一钱五分，甘草五分，和入藕汁一杯，服二帖疟至甚微。口干倦卧，脉则右虚左数，用养气充津蠲痰清热法，西洋参、盐橘红、归、甘、杞、斛、冬、茯、茹、蕤，和入藕汁，服两帖疟休神爽。咽痛唇糜，饥不能餐，余焰内燃也。去杞、斛、甘草，加生地、牛膝，四剂后咽唇皆愈。神惫懒言，仍加杞子、甘草，服二剂胃气渐苏。口犹少液，因涉嗔怒，暮有微热，肤肿欲呕，口干便秘，即去地、冬、蕤、杞、甘、膝，加连、楝、蒺藜、石英、丝瓜络、冬瓜皮，一啜热去呕蠲。而腹犹胀，去西洋参、归身、冬瓜皮、石英、黄连，加沙参、旋、芍、延胡、香附、藕，一剂胀消。而口淡便秘，饥不能餐，改用西洋参、木瓜、银花、延胡、蒺藜、苏、归、芍、斛为方，投七而便行，三啜而肿尽消。始予高丽参、紫石英、橘、半、归、冬、菖、茹、牡蛎调养，续去菖、半，加杞、地、鳖甲而愈。嗣因登圊跌仆而发寒热，周身骨痛，会阴穴起一瘰甚疼，乃以高丽参、骨碎补、合欢、木瓜、杜仲、丝瓜络、鹿角霜、首乌、鳖甲、杞、柏、归、甘、苡、膝、苏、斛等出入为方，外用葱白杵烂，蜜调敷患处，七日而痊。

痢　疾

金愿谷舍人次郎魁官，九月间患五色痢。日下数十行，七八日来，口噤不纳，腹痛呻吟，危在旦夕矣。有主人参以补之者，有主生军以荡之者，举家皇皇，不知所措。孟英视之曰：暑挟风耳，误服热药矣。攻补皆不可施也，轻清取之，可以愈焉。以北沙参、黄连、鲜莲子、栀子、黄芩、枇杷叶、石斛、扁豆、银花、桔梗、山楂、神曲、滑石为方，其家以为病深药淡，恐不济事。西席庄晓村云：纵使药不胜病，而议论极是，定不致加病也。竭力赞其居停投之，覆杯即安，旬日而起。孟英因谓之曰：莲子最补胃气而镇虚逆，若反胃，由于胃虚而气冲不纳者，但日以干莲子细嚼而咽之，胜于他药多矣。凡胃气薄弱者，常服玉芝丸，能令人肥健。至痢证噤口，皆是热邪伤其胃中清和之气，故以黄连苦泄其邪，即仗莲子甘镇其胃。今肆中石莲皆伪，味苦反能伤胃，切不可用。惟鲜莲子煎之清香不浑，镇胃之功独胜。如无鲜莲，则干莲亦可用，或产莲之地，湖池中淘得入水不腐之老莲，即古所谓真石莲也。昔人治噤口痢多用此，然可不必拘泥，庶免作伪之人，以赝乱真，反致用而无效，徒使病不即愈也。

　　高若舟之庶母，年逾花甲，体丰善泻，张某向用参术取效。今秋患白痢，张谓寒湿滞中，仍与理中加减，病遂日增。因疑老年火衰，蒸变无权，前药中复加附子，白痢果减，而腹胀且疼，不食不溺，哕逆发热，势已危殆。始迓孟英视之，脉沉而滑数梗梗，曰：暑热未清，得无补药早投乎。与芩、连、杏、朴、曲、芍、滑、楝、银花、海䖏、鸡内金之类，一剂溺行痛减，而痢下仍白。其女为屠西园之室，乃云：向服补药，白痢已止，今服凉药，白痢复作，盖病本久寒，凉药不可再用矣。孟英曰：言颇近理，使他医闻之，必改温补。但病机隐伏，测识匪易，前此之止，非邪净而止之止，乃血得补而不行之止。邪气止而不行，是以痛胀欲死。夫强止其痢，遽截其疟，犹之乎新产后妄沥其恶露也。世人但知恶露之宜通，而不知间有不可妄通者。但知疟痢之当止，而不知邪未去而强止之，其害较不止为尤甚也。今邪未清涤，而以温补药壅塞其流行之道，以致邪不能出，逆而上冲，哕不能食，此痢证之所畏。吾以通降凉润之剂，搜邪扫浊，惟恐其去之不速，胡反以白痢复作为忧？岂欲留此垢滞于腹中，冀得化脂膏而填空隙，故若是之宝惜而不愿其去耶。幸若舟深信，竟从孟英议，寻愈。

　　十八涧徐有堂室病痢，医作寒湿治，广服温补之药，痢出觉冷。遂谓沉寒，改投燥热，半月后发热无溺，口渴不饥，腹痛且胀，巅痛不眠。翁嘉顺嘱其求诊于孟英，察脉弦细，沉取甚数，舌绛无津，肌肉尽削，是暑热胶锢，阴气受烁。与北沙参、肉苁蓉、芩、斛、楝、芍、银花、桑叶、丹皮、阿胶合白头翁汤为剂，次日各患皆减，痢出反热。有堂不解问故，孟英曰：热证误投热药，热结而大便不行者有之；或热势奔迫，而泄泻如火者有之；若误服热药，而痢出反冷者，殊不多见也。无怪医者指为久伏之沉寒。吾以脉证参之，显为暑热。然暑热之邪，本无形质，其为滞下也，必挟身中有形之垢浊。故治之之道，最忌补涩壅滞之品。设误用之，则邪得补而愈炽，浊被壅而愈塞，耗其真液之灌溉，阻其正气之流行，液耗则出艰，气阻则觉冷。大凡有形之邪，皆能阻气机之周流，如痰盛于中，胸头觉冷，积滞于府，脐下欲熨之类，皆非真冷，人不易识。吾曾治愈多人矣。徐极叹服，仍进育阴涤热，病果渐瘳。

　　王雨苍室仲秋患滞下，治两旬而罔效。何新之荐孟英往视，脉来弦数而滑，腹坠腰疼，溲少口干，面红烦躁，知饥能食，夜不成眠，而滞下赤白，从无粪色相兼。及至更衣，又极艰涩，略无痢色相杂。通补温凉，服皆不应，稍投升举，气塞于胸，询其月事，因痢愆期。孟英曰：此病不在肠中也。能食便坚，府气并不窒滞，阴虚木旺，营液因而旁溢。缘冲任隶于阳明，平人气血循经，各行其度，岂有冲任之血液可从大肠而出之理乎。然天地虽有定位，山泽可以通气，周身脉络，原自贯穿，挹彼注兹，风阳所煽，犹之交肠证粪从前阴而出。举一反三，病机可悟，何极叹服。爰以乌贼、茜根、阿胶、鲍鱼、苁蓉、枸杞、柏子仁、黄柏、银花、藕为剂，一服即减，不旬而瘥。续参、熟地、当归、龟板、鹿霜，善后而愈。

　　朱生甫明经以花甲之年，偶在嘉兴患滞下甚剧，急买棹旋杭，集诸医议治。许敬斋宗景岳，谓痢必本于寒湿，主干姜桂朴以温化；洪石生尚东垣，闻其向患脱肛，主清暑益气以举陷。或云：素善饮而有鼻衄，血热阴亏，既受暑邪，宜玉女法以两清；或云：痢必有积，不必问其余，宜大黄归枳以荡涤。聚讼纷纭，乃郎仲和等不知所从，而质诸孟英。诊毕遂问此何证，当用何药？曰：此滞下证之最难治者也。痢初作即不能起于榻，而五色并见，噤口不食，非暑热之深受，一何至于此极耶。满面红光，鼻赤尤甚，肺热素炽，暑火烁金，故水湿化源，溺少而涩，此不可以温燥再劫其津也。肢掣无眠，合目呓语，时时烦躁，视物不明，畏热喜风，口干易汗，阳气浮躁，逐渐侵营，故苔见腻黄，尖红根黑，此不可以升散再扰其阳也。胸次不舒，饮水欲噎，欲噎不达，欲咽不能，短缩易嚏，时有恶梦，肝多怫郁，痰阻清阳，故升降不调，中多窒碍，此不可以滋涩再碍其机也。又有寻常之痢，病仅在府，可以推荡以为功也。参之于脉，右寸关缓滑而寸较抑，左则弦洪而数兼上溢，故知其气郁痰凝，邪火深受，风阳内动，久耗心营。所幸两尺甚平，身无大热，如能治之中肯，尽可无碍。仲和出诸方云：然则此皆不可服乎，曰：咸治痢之法也。惜尊翁之症，不能合于此药耳。若尊翁之恙，见证虽太错杂，而责重在于肝经。肝属厥阴，风火内寄，故此经之痢，宜柔宜凉，忌刚忌温。以肝为角木，龙性难驯，变化飞腾，病机莫测，但使风阳靖息，庶几险浪不兴。纵有别脉未清，自可徐为疏瀹也。仲和闻而心折，力恳图维。于是以仲圣白头翁汤为主方，加石菖蒲、川贝母、竹茹开痰舒郁以调其气，犀角、银花、竹叶凉血息风以清其心，冬瓜、蔗梢、凫茄、海蜇煮汤煎药，以清胃热而生津，化府气而濯垢。吞送滋肾丸三十粒，引肝火迅速下行，服后诸恙递减，粪色渐见，痰果频吐，神气亦安。既而粥食日增，夜眠恬适，始去犀角雪羹滋肾丸，加西洋参、阿胶以复其津液。迨痢净而时有血随粪下，为加鸦胆仁，以龙眼肉包而吞之果止。惟肠鸣气泄，稀粪随流，肛坠难收，脉亦弦软，知其病去而正虚也，改用三奇散而安。继予气血交培善后，仍佐蠲痰舒郁，康健较胜曩时，盖并其积年宿疾而去之也。故生甫谢孟英时五排结句云：不因施上药，那得挽沉疴，磈磊从今尽，先生殆缓和。

濮树堂患滞下，医者以其脉弱体虚，第三日即参补养。延至匝月，痛痢不减，谷食不思，肌瘦如豺，面浮足肿，口干舌绛，懒语音低，气短汗多，略难转侧。诸医无策，始迓孟英诊之。曰：初起脉微弱，为暑之本象，今按之尚数，乃阴液已伤，渴饮无苔，岂容温补？溲赤而痛，胡可酸收？见证虽危治不可紊，为定白头翁汤加西洋参、干地黄、炙草、白芍、麦冬、阿胶酒炒、银花之剂，以水露煮陈仓米汤煎药。群议以为药太凉润，不可轻试。孟英曰：此厥阴证而胃液已伤，幸而脉未空数浮弦，亟予养阴清热，庶可图功。若徒议药不议病，纵有一片婆心，未免好仁不好学矣。病者忆及乙巳之病，深信不疑，遂服之一剂知，六剂而痢净，舌润知饥，溲通得睡。第便溏腹痛，日必两行，左龈赤肿而疼，外涂以玉枢丹，内治以三奇散，加潞参、炙草、薏仁、扁豆、鸡脏腔、黄柏、橘皮吞香连丸，旬余而浮肿消，大便坚，舌苔生。起于榻而口腹不节，发热口干，乃食复也。按法治之热退，至七日始更衣。因嘱其加意珍摄，俾易康痊，奈家务纷繁，既愈，即不能静养，神机曲运，心气涣散不收，液涸津枯，而前功尽坠，惜哉。

发　斑

姚禄皆在金陵，适遇大水，继而回杭，途次酷热患感。顾某诊为湿邪，与桂枝葛根药三帖，病乃剧。赵笛楼知其误治，连用清解，因见蓝斑，不肯承手。迓孟英视之，脉细数而体瘦，平昔阴亏，热邪借风药而披猖，营液得温燥而干涸，斑色既绀，危险万分。勉投大剂石膏、知母、白薇、栀子、青蒿、丹皮、竹叶、竹沥、童溲之药，调以神犀丹，三服大解下如胶漆，斑色渐退。而昏狂遗溺，大渴不已，仍与前方，调以紫雪，数剂热退神清。而言出无伦，犹如梦呓，或虑其成癫，孟英曰：痰留包络也。与犀角、菖蒲、元参、鳖甲、花粉、竹茹、黄连、生地、木通、甘草为方，调以真珠牛黄，始得渐安，改授存阴，调理而愈。

梅溪蒋君宝斋令堂，自上年夏秋间，患痢之后，神疲少寐，不能起床。医谓其虚，率投补药，驯至惊疑善悸，烦躁呓言，胁痛巅疼，耳鸣咽痛，凛寒暮热，大汗如淋，晕厥时形，愈补愈殆。李君苍雨邀余诊之，脉弦滑而数，白睛微红，而眼眶如墨，舌绛无苔。因问胸闷乎？曰：闷甚。便秘乎？曰：秘甚。溺热乎？曰：热甚。岂非气郁而痰凝，痰阻而气痹，肺胃无以肃降，肝胆并力上升，浊不下行，风自火出。虽年逾五旬，阴血不足，而上中窒塞，首要通阳。为处小陷胸，加菖、薤、旋、茹、芩、枳、郁李仁，群医谓是猛剂，无不咋舌。宝斋云：镇补滋敛，业已备尝，不但无功，病反日剧，且服之。果一剂知，三剂安。已而余有会垣之游，前医谓病既去，复进守补月余，仍便秘不眠，胸痞躁乱，加以发斑腹痛，人皆危之。时余在禾中，函乞往视，仍用前法加减，合雪羹投数剂，连得大解。率皆坚燥，改与柔养，更衣渐畅，粥食渐增，以潜镇舒养之剂善其后。

痦疹

溽暑之令，痦疹盛行，幼科仅知套药，升、柴、防、葛乱施，殆亦疫疠之病，造化默行其杀运欤。陈仰山家患此者十余人，其长郎书芾孝廉之女势最剧，以痦甫出，而汛至也，医者却走。始延孟英视之，脉滑而数，舌绛大渴，面赤失音，不食便泻。曰：此由发散太过，火盛风炽，气血两燔。气分之邪，由泻而略泄其焰；营分之热，由汛而稍解其焚，岂可畏其脱陷，妄投止涩耶。与西洋参、石膏、知母、麦冬、犀角、生地、连翘、甘草、石斛、丹皮、桑叶、竹叶，大剂投之，三日而愈，养阴善后，遂以渐安。其余或轻或重，孟英一以清解而痊。

濮东明令孙女，素禀阴虚，时发夜热，少餐不寐。仲夏患感发疹，汛不当期而至。孟英用犀、羚、知、贝、石膏、生地、栀、翘、花粉、甘草、竹叶、芦根等药，疹透神清。唯鼻燥异常，吸气入喉，辣痛难忍，甚至肢冷，复于方中加元参、竹茹、菊叶、荷杆，各患始减。而心忡吐沫，彻夜不瞑，渴汗便泻，改投西洋参、生地、麦冬、小麦、竹叶黄、真连珠、百合、贝母、石斛、牡蛎、龟板、蔗汁诸药而愈。季秋适姚益斋为室。

胡季权子珍官，甫六岁，目患内障，继则夜热痰嗽，小溲过多。医作童损治，服滋补数月，病日以甚。孟英持脉右大，口渴苔黄，曰：伏热在肺，法当清解。及详诘其因，始言病起痦后，盖余热未净，而投补太早，与滑石、知母、花粉、桑叶、茅根、枇杷叶、芦根、冬瓜子、杏仁，服二剂，遍身发出斑块，又二剂，斑退苔化，乃去滑石，加沙参饵之。其热头面先退，次退四肢，以及胸背，又数日甫退于腹。人皆诧其热退之异，孟英谓热伏既久，复为半年之补药，腻滞于其间，焉能一旦尽涤，其势必渐清而渐去也。热退既净，溺亦有节，痰嗽递蠲，餐加肌润，而内障亦渐除矣。

朱敦书令爱患感，医投温散，服二剂遍身麻瘄。汛事适来，医进小柴胡汤，遂狂妄莫制，乞援于孟英。脉至洪滑弦数，目赤苔黄，大渴不寐，是瘄因温邪而发，所以起病至今，时时大汗，何必再攻其表。汛行为热迫于营，胡反以姜枣温之，参紫升之，宜其燎原而不可遏也。与大剂犀角、元参、生地、石膏、知母、花粉、银花、竹叶、贝母、白薇，以清卫凉营，服后即眠，久而未醒，或疑为昏沉也。屡为呼唤，病者惊寤，即令家人启医易服，穿已梳发，告别父母云：欲往花神庙归位。人莫能拦，举家痛哭。急迓孟英复视，脉象依然，嘱其家静守勿哭。仍以前方加重，和以竹沥童溲，灌下即安，继用养阴清热而愈。

朱敦书令正患感，吴某与表药二贴，发出赤疹，神气渐昏。叶某知其素患耳聋目障，为阴虚之体，改用犀角地黄汤三剂，而遗溺痉厥。始延孟英视之，曰：虽形瘦阴亏，邪易扰营，幸非湿盛之躯，尚可设法。但心下拒按、呃逆、便闭，是痰热尚阻气分，误服升提，每成结胸。地黄滋滞，实为禁药，今人临证不能详审，往往用非所当用。本年败证甚多，余每见神未全昏，便不甚闭，惟胸前痞结，不可救药而死者，皆升提之误进，或滋滞之早投也。石北涯在旁闻之叹曰：无怪乎君素以犀角地黄汤奏奇绩，而他人效尤屡偾事，岂非能与人规矩，不能与人巧耶。于是以犀角、元参、茹、贝、旋、蒌、杷、菀、白前、菖蒲为方，调紫雪，两服呃逆止，神渐清。而咽疼口渴，乃去紫雪、前、菖，加射干、山豆根、知母、花粉，吹以锡类散，二日咽喉即愈，胸次渐舒，疹回热退。去犀角、紫菀、射干、豆根，加银花、栀子、竹叶、海蜇、凫茈，渐安眠饮，唯大解久不行。孟英曰：腹无痛苦，虚体只宜润养，佐以苁蓉、麻仁、当归、生地等药，多服而下，遂愈。

汤西塍年逾花甲，感证初起，周身肤赤，满口苔黄，头痛腰疼，便溏溲痛。伊亲家何新之诊为险候，嘱延孟英诊之。脉见细弦而软，乃阴虚劳倦，湿温毒重之证。清解之中，须寓存阴，以犀角、羚、苓、茹、银翘、桑、苇、通草、兰叶为方，煎以冬瓜汤，服之遍身赤疹，而左眼胞忽肿，右臂酸疼不举，耳聋神不清爽。亟以元参、丹皮、菊花、栀子、桑枝、丝瓜络、石斛、竹叶，煎调神犀丹为剂。偶邀疡科视外患，亦知病因湿热，连进木通等药。脉更细弱，神益昏惫，饮食不进，溲涩愈疼，新之以为难挽矣。孟英曰：急救阴液，尚可转机，援复脉汤去姜、桂、麻仁，易西洋参加知母、花粉、竹叶、蔗浆灌之，一剂神苏脉起，再服苔退知饥，三啜身凉溺畅，六帖后肤蜕安眠，目开舌润。或疑甘柔滑腻之药，何以能清湿热？孟英曰：阴虚内热之人，蕴湿易于化火，火能烁液，濡布无权，频溉甘凉，津回气达，徒知利湿，阴气先亡，须脉证详参，法难执一也。又服数剂后，忽然肢肿，遍发风块，瘙痒异常，或又疑证之有变。孟英曰：此阴液充而余邪自寻出路耳。与轻清药数帖，果瘳也。

喘　咳

美政关毛内使，年逾花甲，而患喘嗽。医与肾气汤、全鹿丸等药，反致小溲涩痛，病日以剧。孟英诊之，与纯阴壮水之治。毛曰：我辈向吸鸦片烟，岂敢服此凉药。孟英曰：此齐东之野语也，误尽天下苍生。幸汝一问，吾当为世人道破机关，不致误堕火坑者，再为积薪贮油之举也。夫阿片本罂粟花之脂液，性味温涩，而又产于南夷之热地，煎晒以成土，熬煎而为膏，吸其烟时，还须火炼，燥热毒烈，不亚于砒，久吸之，令人枯槁，岂非燥热伤阴之明验哉！毛极拜服，果得霍然。或问曰：阿片之性，殆与酒相近乎？孟英曰：曲糵之性虽烈，然人饮之，则质仍化水，故阴虚者饮之则伤阴，阳虚者饮之则伤阳，景岳论之详矣。若阿片虽具水土之质，而性从火变，且人吸之则质化为烟，纯乎火之气焰，直行清道，烁人津液，故吸烟之后口必作渴，久吸则津枯液竭，精血源穷，而宗筋失润。人因见其阳痿也，不察其所以痿之故，遂指阿片为性冷之物，抑何愚耶！凡吸阿片烟而醉者，以陈酱少许瀹汤服即醒。若熟烟时少著以盐，即涣散不凝膏，吸时舌上预舐以盐则不成瘾。虽瘾深者，但今舐盐而吸，则瘾自断。岂非润下之精，能制炎上之毒乎？

邻人汪氏妇之父王叟，仲秋患痰嗽不食，气喘不卧，囊缩便秘，心摇摇不能把握，势极可危。伊女涴家慈招孟英救之，曰：根蒂欲脱耳，非病也。以八味地黄汤去丹泽合生脉，加紫石英、青铅、龙、牡、胡桃肉、楝实、苁蓉投之，大解行而诸恙减。乃去苁蓉、麦冬，服旬日以瘳。初冬邵可亭患痰嗽，面浮微喘，医谓年逾花甲，总属下部虚寒。进以温补纳气之药，喘嗽日甚，口涎自流，茎囊渐肿，两腿肿硬至踵不能稍立，开口则喘逆欲死，不敢发言，头仰则咳呛咽疼，不容略卧，痰色黄浓带血，小溲微黄而长。许芷卿荐孟英视之，脉形弦滑有力。曰：此高年孤阳炽于内，时令燥火薄其外，外病或可图治，真阴未必能复，且平昔便如羊矢，津液素干，再投温补，如火益热矣。乃以白虎汤合泻白散，加西洋参、贝母、花粉、黄芩，大剂投之，并用北梨捣汁，频饮润喉，以缓其上僭之火。数帖后势渐减，改投苇茎汤合清燥救肺汤，加海䖳、蛤壳、青黛、竹沥、荸荠为方，旬日外梨已用及百斤而喘始息。继加坎板、鳖甲、犀角，而以猪肉汤代水煎药，大滋其阴，而潜其阳，火始下行，小溲赤如苏木汁，而诸证悉平。下部之肿，随病递消。一月已来，捣用梨二百余斤矣。适大雪祁寒,更衣时略感冷风,腹中微痛,自啜姜糖汤两碗,而喘嗽复作。口干咽痛,大渴舌破,仍不能眠,复用前方,以绿豆煎清汤,代水煮药,始渐向安。孟英谓其乃郎步梅曰:《内经》云:阴精所奉其人寿。今尊翁津液久亏,阳气独治,病虽去矣,阴精非药石所能继续。况年逾六秩,长不胜消,治病已竭人谋,引年且希天眷,予以脉察之,终属可虞。毋谓治法不周,赠言不早,致有他日之疑,成败之论也。

鲍继仲患哮,每发于冬,医作虚寒治更剧。孟英诊之,脉滑苔厚,溺赤痰浓,与知母、花粉、冬瓜子、杏、贝、茯苓、滑石、栀子、石斛而安。孙渭川令侄亦患此,气逆欲死。孟英视之,口渴头汗,二便不行,径与生石膏、橘、贝、桂、苓、知母、花粉、杏、菀、海蛰等药而愈。一耳姓回妇病痹,自以为寒,频饮烧酒,不但病加,更兼呕吐泄泻,两脚筋掣,既不能卧,又不能坐。孟英诊曰:苦口而渴乎?泻出如火乎?小溲不行乎?痰黏且韧乎?病者云:诚如君言,想受寒太重始然。孟英曰:汝何愚耶!见证如是,犹谓受寒,设遇他医,必然承教,况当此小寒之候,而哮喘与霍乱,世俗无不硬指为寒者,误投姜附,汝命休矣。与北沙参、生薏苡、冬瓜子、丝瓜络、竹茹、石斛、枇杷叶、贝母、知母、栀子、芦根、橄榄、海蛰、芦菔汁为方,一剂知,二剂已。

周光远无疾而逝,其母夫人年逾七旬,遭此惨痛,渐生咳嗽,气逆痰咸,夜多溲溺,口苦不饥。孟英曰:根蒂虚而兼怫郁也。与沙参、甘草、麦冬、熟地、龟板、石斛、贝母、蛤壳、小麦、大枣而安。迨夏间吸暑而患腹痛滞下,小溲热涩,其嗽复作,脉仍虚弦,略加软数。但于前方增滑石,吞香连丸而瘳。因平昔畏药,既愈即停。至仲秋嗽又作,惟口不苦而能食,因于前方去沙参,加高丽参、五味、石英、牛膝熬膏,频服而痊。十月下旬,天气骤冷,陡患吐泻腹痛,肢冷音嘶,急邀孟英视之。脉微为寒邪直中,亟与大剂理中,加吴萸、橘皮、杜仲、故纸、石脂、余粮而瘥。其夫人亦因悲郁而患崩漏,面黄腹胀,寝食皆废,孟英用龟板、海螵蛸、女贞、旱莲、贝母、柏叶、青蒿、白薇、小麦、茯苓、藕肉、莲子心而康。次年夏,其母夫人患温邪痰嗽,脘闷汗多,孟英投石膏、竹茹、知母、花粉、旋覆、贝母、蒌仁、紫菀等药,三十剂而愈,闻者无不叹异。

古方书云:喘无善证,喘而且汗,尤属可危。潘肯堂室仲冬陡患气喘,医治日剧,何新之诊其脉无常候,嘱请孟英质焉。孟英曰:两气口之脉,皆肺经所主。今肺为痰壅,气不流行,虚促虽形,未必即为虚谛。况年甫三旬,平时善饭,病起于暴,苔腻痰浓,纵有足冷面红,不饥不寐自汗等证,无非痰阻枢机,有升无降耳。遂与石膏、黄芩、知母、花粉、旋覆、赭石、蒌仁、通草、海蜇、竹沥、菔汁、梨汁等药，一剂知，三剂平，乃去二石，加元参、杏仁，服旬日而安。俟其痰嗽全蠲，始用沙参、地黄、麦冬等，以滋阴善后。

壬子春，沈峻扬年五十七岁，素患痰嗽。年前顾某与小青龙汤一剂，喘逆渐甚，汪某进肾气汤一服，势更濒危。医云：治实治虚，不能舍此二法，而皆不应。病真药假，不可为矣。王月钮嘱迎孟英图之，脉来虚弦软滑，尺中小数，颧红微汗，吸气不能至腹，小便短数，大解甚艰，舌红微有黄苔，而渴不多饮，胸中痞闷不舒。曰：根蒂虚于下，痰热阻于上，小青龙治风寒挟饮之实喘，肾气汤治下部水泛之虚喘，皆为仲景圣法，用之得当，如鼓应桴，用失其宜，亦同操刃。所以读书须具双眼，辨证尤要具双眼也。此证下虽虚而肺不清肃，温补反助其壅塞；上虽实而非寒饮，温散徒耗其气液。耗之于先，则虚气益奔，壅之于后，则热亦愈锢，其加病也，不亦宜乎。爰以杏仁、苇茎、紫菀、白前、蒌仁、竹沥开气行痰以治上实，而佐苁蓉、胡桃仁，以摄纳下焦之虚阳，一剂知，再剂平。旋去紫菀、白前，加枸杞、麦冬、白石英，服三帖而便畅溺长，即能安谷。再去杏仁、竹沥、苇茎，加熟地、当归、薏苡、巴戟，填补而痊。

呕　吐

赵子善令爱，患发热呕吐，口渴便秘，而年甫三龄，不能自言病苦。孟英视其舌微绛而苔色干黄，因与海蜇、鼠矢、竹茹、知母、花粉、杏、贝、栀、斛之药，二剂果下未化宿食，色酱黏腻。设投俗尚温燥消导法，必致阴竭而亡，继往维扬。孟英临别赠言，谓其体质勿宜温补。次年偶病，果为参术殒命，惜哉。

潘妪久患痛吐，多药莫瘳。孟英视之，脉弦劲而数，曰：口苦而渴乎？大便不畅乎？小溲如沸乎？病者云：诚然。第冷气时冲，欲呕不畅，渴喜饮沸，吐沫极酸，总由积寒深重耳。孟英曰：因此谅诸医必用温燥之药矣。须知气冲觉冷者，热极似寒；渴欲饮沸者，饮邪内踞；吐沫作酸者，曲直所化，其病在络，故吐之不易。方以茹、旋、栀、楝、枇杷叶、丝瓜络、木通、生姜衣、海蜇、凫茈、苏叶炒黄连，煎吞当归龙荟丸，一剂知，五剂愈。

噫

某素患噫气，凡体稍不适，其病即至，既响且多，势不可遏。戊子冬发之最甚，苦不可言。孟英曰：此阳气式微，而浊阴上逆也。先服理中汤一剂，随以旋覆代赭汤投之，遂愈。嗣后每发，如法服之辄效，后来发亦渐轻，今已不甚发矣。予闻孟英常云，此仲圣妙方，药极平淡，奈世人畏不敢用，殊可陋也。

袁某患噫，声闻于邻，俞某与理中汤，暨旋覆代赭汤皆不效。孟英诊之，尺中虚大，乃诘之曰：尔觉气自少腹上冲乎？病者云：诚然。孟英曰：此病在下焦，用胡桃肉、故纸、韭子、菟丝、小茴、鹿角霜、枸杞、当归、茯苓、覆盆、龙齿、牡蛎，服一剂，其冲气即至喉而止，不作声为噫矣。再剂寂然，多服竟愈。

许太常滇生之夫人，患腿痛而素多噫气，若指头一搓，或眉间一抹，其噫即不已。向以为虚，在都时服补剂竟不能愈。冬间旋里，孟英诊脉弦滑，乃痰阻于络，气不得宣也。以丝瓜络、竹茹、旋覆、橘络、羚羊、茯苓、豆卷、金铃、柿蒂、海蛰、荸荠、藕为方，吞当归龙荟丸而安。其媳为阮芸台太傅之女孙，在都因丧子悲哀，患发厥，屡服补剂，以致泛恶，或疑为娠。孟英曰：脉虽弦数以滑，乃痰挟风阳而为厥也。与大剂蠲痰息风舒郁清营之剂，渐以获愈。

呃

黄履吉截疟后患浮肿，赵某闻其体素虚，切其脉弦细，遂用温补，驯致呃忒不休，气冲碍卧，饮食不进，势濒于危。请孟英决其及返余杭否。孟英曰：脉虽弦细而有力，子必误服温补矣。肯吾服药，犹可无恐。因与栝楼、薤白合小陷胸、橘皮竹茹汤加柿蒂、旋覆、苏子、香附、赤石、紫菀、杷叶为方，四剂而瘳。

陈笠塘年近花甲，于初冬时偶从梯半一跌，遂发寒热，痰多咳逆。沈辛甫作虚痰类中挟风温治，热退便行，而痰逆不休，且兼呃忒。改从清肃镇摄，其呃日甚。因拉孟英商之，诊脉左弦涩不调，右兼软滑。察其呃，时有微甚而有欲呃不爽之象，询其喷嚏，久不作矣。曰：此气郁于肝，欲升而不能升，痰阻于肺，欲降而不能降之证也。补摄之品，咸在禁例，以柴胡、枳壳、石菖蒲、紫苏、薤白、蒌仁、竹茹、橘皮、白前为剂，覆杯而减，再剂而安。

钱某患感，医治旬日，渐致神昏瘈疭，大便泄泻，以其体素弱而吸洋烟也。胥束手矣。始丐诊于孟英，左脉弦软，右则虚大而滑。汗出不解，目眵耳聋，呓语溲红，时时呃逆，心下拒按，舌不能伸，龂齿视昏，满黄微燥。曰：温邪虽陷，气分未清，里气虽虚，伏痰内盛，幸泻数次，邪势稍衰。先予人参、牡蛎、犀角、元参、竹叶、竹茹、银花、石斛、枇杷叶、川贝母、莲子心为剂，调服万氏清心丸一颗，目明热退，呃减舌伸，臂显赤斑，夜亦能寐。诘朝去参蛎牛黄丸，加竹沥、桑枝、丝瓜络，痰果大吐，瘰疭即平。再去犀、元、桑枝，加紫菀、海苔，呃止胸舒，苔色渐退，稀糜渐进，耳听略聪。再去竹叶、莲心、紫菀，加沙参、花粉，服五帖而下坚矢，嗣投调养而安。

胀

许某于醉饱后，腹中胀闷，大解不行，自恃强壮，仍饮酒食肉。二日后腹痛，犹疑为寒，又饮火酒，兼吸洋烟，并小溲而不通矣。继而大渴引饮，饮而即吐，而起居如常也。四朝走恳孟英诊之，脉促歇止，满舌黄苔，极其秽腻，而体丰肉颤，证颇可危。因婉言告之曰：不过停食耳，且饮山楂神曲汤可也。午后始觉指冷倦怠，尚能坐轿出城。到家气逆，夜分痰升。比晓，胸腹额上俱胀裂而死。盖知下之不及，故不于药也。

吴醖香大令四令媳，时患肠胀减餐，牙宣骰痛，久治不效，肌肉渐消。孟英诊脉，弦细而数。肝气虽滞，而阴虚营热，岂辛通温运之可投耶？以乌梅、黄连、楝、芍、栀子、木香、首乌、鳖甲、茹、贝，服之果愈。继与甘润滋填，肌充胃旺，汛准脉和，积岁沉疴，宛然若失。

吴诵青室年近五旬，天癸已绝，偶患腹胀。局医黄某，知其体素羸也，投以肾气汤而寒热渐作，改从建中法，旬日后病剧而崩。愈补愈甚，乞援于孟英。脉洪而数，渴饮苔黄，是吸受暑邪，得温补而血下漏也。与犀角、元参、茅根、竹叶、栀、楝、知、斛、花粉、白薇等药，数剂始安。续加生地二至二冬，滋养而愈。次年患病，仍为误药而殒。

何氏妇年未四旬，于庚戌冬患腹胀善呕。或云寒凝气滞，宜吸鸦片烟以温运之。及烟瘾既成，而病如故；或云冷积也，莫妙于蒜罨，往夏遂以蒜杆如泥遍涂脊骨，名曰水灸。灸后起疱痛溃，骨蒸减餐，其胀反加，经乃渐断。招越医庄某治之，云：劳损也，进以温补，病乃日甚。复邀张凤嗜、包次桥、姚益斋诸人视之，佥云劳损已成，或补阴，或补阳。服至冬令，便泻不饥，骨立形消，卧床不起。今春请神方于各乩坛，皆云不治。其夫因蒲艾田荐于许信臣学使，随任广东，家无主意，束手待毙而已。蒲闻而怜之，为屈孟英一诊，以决危期之迟速，初无求愈之心也。切其脉弦细数，循其尺索刺粗。舌绛无津，饮而不食，两腿肿痛，挛不能伸，痰多善怒，腹胀坚高，上肤黄粗，循之戚戚然，昼夜殿屎，愁容黎瘁，小溲短涩而如沸，大便日泻十余行，脉色相参，万分棘手。惟目光炯炯，音郎神清，是精气神之本实未拨。病虽造于极中之极，欲非虚损之末传也。殆由木土相凌，为呕为胀，洋烟提涩其气，益令疏泄无权；蒜灸劫耗其阴，更使郁攸内烁；进以温补，徒为壮火竖帜而涸其津；溉以滋填，反致运化无权而酿为泻。固之涩之，煞费苦心。余谓赖有此泻，尚堪消受许多补剂，纵临证心粗，不询其泻出之热而且腻，岂有肾虚脾败之泻，可以久不安谷而延之今乎？夫人气以成形耳，法天行健，本无一息之停。而性主疏泄者肝也，职司敷布者肺也，权衡出纳者胃也，运化精微者脾也，咸以气为用者也。肝气不疏，则郁而为火，肺气不肃，则津结成痰，胃气不通则废其容纳，脾气不达，则滞其枢机，一气偶愆，即能成病。推诸外感，理亦相同，如酷暑严寒，人所共受，而有病有不病者，不尽关乎老少强弱也，以身中之气有愆有不愆也。愆则邪留着而为病，不愆则气默运而潜消，调其愆而使之不愆，治外感内伤诸病无余蕴矣。今气愆其道，津液不行，血无化源，人日枯瘁，率投补药，更阻气机，是不调其愆而反锢其疾也。疾日锢，腹愈胀，气日愆，血愈枯，或以为干血劳，或以为单腹胀。然汛断于腹胀半年之后，是气挛而致血无以化，非血病而成胀矣。既胀而驯致腿肿筋挛，不可谓之单胀矣。肿处裂有血纹，坚如鳞甲，显为热壅，不属虚寒，借箸而筹，气行则热自泄。首重调愆，展以轻清，忌投刚燥，热泄则液自生，佐以养血，须避滋腻，宜取流通。徐洄溪所谓病去则虚者亦生，病留则实者亦死，勿以药太平淡，而疑其不足以去病也。艾田云：薛一瓢谓人须修到半个神仙身份，才可当得名医二字，聆君妙论，不愧名医。于是以沙参、竹茹、丝瓜络、银花、楝实、枇杷叶、冬瓜皮、黄柏、当归、麦冬、枸杞、白芍出入为方，用水露煮苇茎藕汤煎药，服四剂，脉柔溲畅，泻减餐加。乃参以西洋参、生地、黄连、花粉、薏苡、栀子之类，又六剂，舌色渐淡，腿肿渐消。服至匝月，忽然周身汗出漇漇，而肿胀皆退，舌亦津润，皮肤渐蜕，肌肉渐生，足亦能伸，便溺有节，并不另授峻补，两月后可策杖而行矣。天时渐热，服药已久，以虎潜丸方熬为膏，用藕粉溲捣成丸，因丸剂皆药之渣质，脾运殊艰。孟英凡治阴虚须熬补者，悉熬取其精华，而以可为佐使者和之为丸，不但药力较优亦且饵之易化。如法服至长夏，健步经通，遂以康复。艾田云：此证人不能治，神亦不能治。君竟能肉白骨而生之，不仅半个神仙，殆人而仙者耶，抑仙而降为人者耶。

余虽挈眷回籍，而会垣戚友，未能恝然置之，故时往寓焉。今六月初二日刺船返里，欲避暑月应酬之繁也。嗣因亢旱河涸，舟楫不通，或以肩与相招，余畏长途而却之。中秋后，河渐通，乃二十夜梦先慈以不必进省为训，初谓心有所忆也。至九月下旬，欲展墓于高亭山，因赴杭视弟妹。舟人忘备白米，强啖冬春米饭一餐，遂腹胀不饥，越日抵寓，身渐发热。徐君亚枝为余多剂清化，至十六日始解极坚燥矢，解后，大渴喜饮，少顷则倾囊而吐，吐则气自少腹上涌，味及酸苦，甚至吐蛔。赵君笛楼诊云：十六日不食，中已大虚，一解之后，更无砥柱，故肝木乘而冲侮也。投参、苓、椒、梅、萸、连、橘、半、茹、姜等四剂，吐止，稍进饮食。然饥肉削尽，痹则肢惕，而稍一展动，则络痛异常，大解必旬日一行，极其艰沥，扶病而归，两跗皆肿，自知虚不易复，而性不受药，遂啖肥浓。至冬杪肿消，而大便始润，津液易夺而难复，如此，且稍或烦劳，即作寒热。至次年三月，各恙始休，而步履如常。惟肌肉不能复旧，以脾主四肢，胃主肌肉，而束骨利机关也。余脾胃素弱，故畏药如虎，稍有恶劣之气者，饮之即吐，若吞丸药，则不能克化，生冷硬物，概不敢尝。最奇者，冬春米饭之气，亦所素畏，偶食之辄小病，而未有如此之剧者，嗣后不敢略试矣。且深悔不遵先慈母梦示，遂息影穷乡，不复寓省。乃不知者，径目余为神仙中人，盖余能安其痴也。而吴越之间，亦未尝不偶游焉。次年夏，游武林晤许贾之茂才，见其令爱琼姑，患痞臌聚气，云起于桐卿外家，食冬春米饭也。可见人之脾胃，有同于我者矣。

肿

一妪患面目肢体浮肿，便溏腹胀，肠鸣时痛，饮食日减。医与理中、肾气多剂，病日剧而束手矣。始丐孟英诊焉。按脉弦细，沉之带数，舌绛口干，肿处赤痛，溺少而热，乃阴虚肝热，郁火无从宣泄而成此病。火愈郁则气愈胀，气愈胀则津愈枯，再服温燥，如火益热矣。授白头翁汤加楝实、银花、元参、丹皮、绿豆皮、栀子、冬瓜皮数剂，证减知饥，渐佐养血充津之品而愈。前此诸医谓其山居久受湿蒸，且病起毒雨之时，而又便溏脉细，遂不察其兼证而群指为寒湿也。嗣有黄梅溪令堂，患证类此而燥热之药服之更多，肌削津枯，脉无胃气，邀孟英往勘，不遑救药矣。

沈雪江光禄年五十岁，于客腊偶患头晕，既而右手足麻木，医进再造丸九十余颗，渐至挛曲不伸，针药无效。仲春余游檇李，吴门李君院村招往视之。手足亦肿而痛，便坚溲赤，口干舌绛，准头一瘰磊然，脉象弦滑而数，平时屡有鼻衄。肝阳易动，曲运神机，体质情性，阴虚火盛，风自火出，烁液成痰，窜入络中则为是证。初起若以竹沥一味灌之，可以渐愈，乃温补率投，遂成锢疾。幸而病在经络，停补尚可延年，苟欲望有转机，必用清通宣泄。拟方三剂，肿痛稍瘥。议者谓药太清凉，多服恐妨脾胃。更医复进温补，并院村亦不延诊矣。迨四月中旬，大便忽秘，饮食不思。半月余，更衣极艰滞，而解后胸次愈形室塞，遂不食，然参药不辍也。至五月十八日，复解燥矢，仍不思食，勉强啜粥辄呕吐，次日转为滞下，色如鱼脑，日数十行。医谓有出无入，脾胃两败矣。温补方再加固涩之品，遂鼻衄如注，且有成块成条之坚韧紫血，自喉间涌出。虽米饮不能下咽，小溲涩滞不行，时欲呷茶以润口，或云已传关格，无药可施，而引火归元之法，愈用愈剧。诸医无策，眷属皇皇，业办后事矣。乃弟云峰待诏余春日所嘱，浼人聘余往援。二十四日余抵禾，见其面色枯黧，牙关紧而舌不出齿，脉至右滑左弦细数皆上溢，而尺不应指。胸闷溺涩，阳宜通而不通，是滋腻阻塞气道也；血溢下利，阴宜守而不守，是温燥灼烁营液也。吾先慈所谓人身如欹器，满则必覆。半年蛮补，填满胃中，设不倾筐倒箧而出，亦必塞死。岂可不加揣测，而误认为神机化灭之出入废，关闸不禁之下利，阴盛格阳之吐衄，而再施镇纳堵截之药哉。古云上部有脉，下部无脉，其人当吐，不吐者死。今火炽上炎，鼻血大流，汤水不能下咽，有升无降，与吐何殊。况见证虽危，而呼吸不促，稍能安寐，皆是未绝之生机。考古下利而渴者属厥阴，白头翁汤主之；滞下不食者为噤口，参连汤主之。余合而用之，加石菖蒲宣气通阳，石斛、茅根生津凉血，一服而利减其半。次日去连柏加元参、犀角、童便专治其衄，一服血渐少，利渐止。然离络之血，不可不使之出；未动之血，亟当使其各安于位。故以西洋参、丹参、麦冬、茯苓、菖蒲、石斛、小麦、竹叶、栀子、甘草梢、燕窝等出入三剂，血既止，牙关渐开，苔色黄腻，啜饮必拍膈始得下行。因参以小陷胸法数剂，自觉身体略轻，手腕稍舒。改清肃肺胃，展气化以充津，苔渐退，渴亦减，脉较平。守至闰月二十二日，尺脉滑动，于方中加肉苁蓉、麻仁二味，夜间即解坚黑燥矢，而渐能进粥。随去麻苁加生地，服至六月初七日，口始不渴而吃饮。继因过饮西瓜汁，大便溏泻。复延余往，以六君去术草加苡薏数帖而安，随去藿加首乌、络石、石斛、十大功劳，服二十剂，渐能起坐，右腿可以屈伸，但软而无力耳。中秋后又邀余往，则胃气已复，右指已伸，皮肤色泽，而右臂未能动，右颊犹觉木硬，是络中之痰未净，肝脏之风易生，气血之灌溉流行，因有所阻碍，而不能贯注也。以养血息风蠲痰宣气之方，加竹沥为向导，服后足渐能立。十月间食蟹过多，大解泄泻，余以六君加苏木、香苏叶调愈。嗣余游盛湖转禾，适交至节，而天暖不藏，又因劳怒陡发头晕，呕吐痰涎，目闭不言，不食不便，举家无措。医者率主首乌、牡蛎等滋摄之治。余脉之，弦而缓，是中虚不能御木，故内风上僭，阴柔之品，徒滞中枢，不可服也。仍用六君，去甘草加菖蒲、黄连、旋覆花、姜皮、钩藤，三帖霍然。小寒后余游姑苏转禾，又因天暖而发鼻衄，改换养阴潜阳法而瘳。次年春季出门，因不节劳，至端阳复中而逝。

　　贤倡桥朱君兰坡令堂，年已六旬，素患跗肿。夏季患疟转痢，痢止而腹之疼胀不休，渐至脘闷，面浮，一身俱肿，遍治罔效。卧床百日，后事皆备，闻余游禾，谆乞一诊。左极弦细，右弱如无，舌赤无津，呻吟呕沫，不眠不食，溲短目眵。系肝旺之体，中土受伤，运化无权，气液两竭，如何措手，勉尽人谋。方用参须、石菖蒲、仙夏各一钱，石斛、冬瓜皮、建兰叶各三钱，竹茹一钱五分，姜汁炒川连四分，陈米汤煎服。诘朝兰坡忻忻然有喜色而相告曰：已转机矣。求再诊，余往视，面浮已减，病者辗然曰：胸腹中舒服多矣。故不呻吟，且进稀粥，按脉略起。遂于原方，加冬虫夏草一钱，乌梅肉炭四分，服后连得大解，色酱而夹蠕蠕之虫盈万，腹之疼胀遂蠲，肢肿亦消，舌润进粥。又邀余诊，色脉皆和，喜出望外，初亦不知其虫病也。所用连梅不过为泄热生津柔肝和胃之计，竟能暗合病情。殆兰坡孝心感格，故危险至是，可以一二剂取效。谨志之以见重证，不可轻弃。而余徼幸成功，实深惭恧。将返棹，留与善后方，惟加燕窝根、薏苡、白蒲桃干而已。冬初余游禾，询其所亲，云已出房矣。因索原方案归录之。

痞 积

高若舟偶患腹胀，医投温运，渐至有形如痞。时欲冲逆吐酸，益信为虚寒之疾，温补之药备尝，饮食日减，其痞日增，肌肉渐消，卧榻半载。甲辰春迓孟英诊脉，沉软而弦滑，大解不畅，小溲浑短，苔色黄腻。乃肝郁气结，郁则生热，补则凝痰。与楝、茰、连、元胡、乌药、旋、枳、鸡金、鳖甲、茹、橘、茯、芩、夏等药，服之证虽递减，时发寒热，四肢酸痛，或疑为疟。孟英曰：此气机宣达郁热外泄病之出路，岂可截乎？参以秦艽、柴胡、豆卷、羚羊、蚕砂、桑枝之类，迎而导之。人皆疑久病元虚，药过凉散，而若舟坚信不疑，孟英识定不惑。寒热渐息，攻冲亦止，按其腹尚坚硬，时以龙荟滚痰丸缓导之，饮食递加，渐次向愈。若舟善作隶，因集诗品书一联以赠孟英云：古镜照神，是有真宰，明漪绝底，如见道心。盖颂其隔垣之视也。

王士乾室素多郁怒，气聚于腹，上攻脘痛，旋发旋安。花甲外病益甚，医治益剧。李西园荐孟英视之曰：此非人间之药所能疗矣，辞不与方。其夫子及婿环乞手援，孟英曰：既尔，吾当尽力以冀延可也。然腹中聚气为瘕，攻痛呕吐，原属于肝。第病已三十载，从前服药，谅不外乎温补一途，如近服逍遥散最劫肝阴，理中汤极伤胃液，名虽疗疾，实则助桀。人但知呕吐为寒，而未识风阳内煽，水自沸腾，专于炉内添薪，津液渐形涸竭。奈医者犹云：水已不吐，病似渐轻，是不察其水已吐尽，仅能哕逆空呕，所以不能纳谷，便秘不行，脉弦无胃，舌萎难伸，蕴隆虫虫，何所措手？可谓女人亦有孤阳之病矣。勉以西洋参、肉苁蓉、麦冬、葳蕤、生白芍、石斛、竹茹、柏子霜、紫石英为方，猪肉煮汤煎药，和入青蔗浆、人乳，服后呕哕皆止，人以为转机。孟英曰：譬草木干枯已久，骤加灌溉枝叶似转青葱，奈根荄槁矣。生气不存，亦何益耶？继而糜粥渐进，颇思肉味，其家更喜以为有望。孟英曰：且看解后何如，越数日大便颇畅，殊若相安。呕逆复诊，孟英曰：枉费苦心矣。脉不柔和，舌不润泽，虽谷进便行，而生津化液之源已绝，药石焉能于无中生有哉！夏至后果殒。

蔡西斋令正，腹有聚气，时欲攻冲。医者以为下部虚寒，进以温补摄纳，如桂、附、沉香、芦巴、故纸、吴萸之类，愈服愈剧。酷暑之时，其发益横，日厥数十次，医皆望而却走，乃迎孟英视之。脉数舌绛，面赤睛红，溺如沸汤，渴同奔骥，少腹拒按，饥不能餐，日事急矣。缓剂恐无速效，令以豆腐皮包紫雪一钱，另用海蜇、凫茈煎浓汤，俟冷吞下，取其芳香清散之性直达病所也。服后腹如雷鸣，浑身大汗，小溲如注，宛似婴儿坠地，腹中为之一空，其病已如失矣。继有许梅生八令爱，患痛屡日，筋掣神迷，肢冷息微，脉伏唇紫，多药无效。孟英亦以此药灌之而苏。

高鲁川三令爱，为外科姚仰余令郎杏村之室，年三十五岁。自去年仲夏患痢，白少赤多，昼夜一二十行，或有溏粪相杂，医治日殆，延至今冬，经断半年。胁腹聚块，时时上窜，宛如虫行，痒至于咽，食压始下，腹胀腿肿，唇白口糜，舌绛无津，耳鸣巅痛。略有干呛，渴饮汗频，热泪常流，溺短而热，善嗔多劳，暮热无眠，心似悬旌，屡发昏晕。痢门与虫门方药，遍试无功，舍病而补法备施，亦无寸效。金云不能过冬至，棺衾咸备，无生望矣。杏村之僚婿蒋礼园黄上水交荐孟英图之，脉至左弦数上溢，尺中滑大，按之细弱，右手软滑，略兼弦数。诊毕谓杏村曰：令正幸能安谷，得以久延。然下痢至五百日，喉屑辣燥，阴液固已耗伤，而尺肤淖泽脂膏未剥，其中盖别有故焉。腹中之块，痢前曾有乎？痢后始起乎？杏村云：起于痢前。然则前此曾有产育乎？云：去年二月间分娩艰难，胞已碎糜，生而未育。曰：是矣。此实似痢而非痢也。夫胞衣糜碎，必有收拾未尽而遗留于腹中者，恶露虽行，此物未去，沾濡血气，结块渐成，阻碍冲任之常道。而冲任二脉，皆隶阳明月事，既不能循度以时下，遂另辟捷径，旁灌于阳明，致赤白之物，悉由谷道而出，宛如痢疾。据云姅期向在中旬，故每月此时，痢必加甚，仍与月汛相符，虽改途易辙而行，尚是应去之血，所以痢至年半，尺肤犹不至枯瘁也。且其痢由腰脊酸楚而下，显非肠胃之本病。缘病起夏月，正痢疾流行之候，病者自云患痢，医者何暇他求，通之、涩之、举之、填之，无非肠胃之药，不但未切于病情，抑且更广其病机。

试思肠胃之痢，必脂膏削尽而后经枯，则焉能纳食如常而充肌肤耶。然非谓不必治其痢也。欲治痢，必治其所以痢；则当治冲任，必治冲任之所以病。则当去其遗留之物，遗留之物去，则冲任二脉遵道而行，月事如期，痢亦自愈。第物留已将两载，既能上行求食，谅已成形。前医指为虫病，而无面白唇红之证据者，虫必饮食挟湿热之气所化。此但为本身血气所凝，似是而非，判分霄壤。况此物早已脱带，不过应去而未去，欲出而不能。开通冲任二脉，其物自下。不比肠覃石瘕，有牢不可拔之势，必用毒药以攻之者。爰以乌鲗、鲍鱼、茜根、龟鳖甲、血余、车前子、茺蔚子、藕汁为初方。众见方案，佥云舍垂危之痢而不顾，乃远推将及两年之产后，而指为未经人道之怪证，不但迂远穿凿，未免立异矜奇，疑不敢从。蒋礼园令弟敬堂云：徐洄溪批叶案，以十年九年之病，仍标产后为大不然，谓产后过百日而起病者，不作产后看，举世皆以为定评。余读孟英所辑叶案瑕瑜，谓案中所云十年九年者，乃病从产后起，延至于今而屡发也。否则胀泻浮肿，何必远推多载之前而隶于产后耶。更有新产之后，其病不因产育所致者，虽在百日之内，亦不可谓之产后病，仅可云病于产后耳。此证痢虽起于百日之外，块早形于两月之前，因流溯源，正是治病必求其本也。今人之病，何必古书尽载，此医之所以不易为，而辨证之所以为最难也。听其议论，具有根柢，并非捕风捉影之谈，况药极平和，又非毒剂，似与久病元虚无碍。他医既皆束手，盍从其计求生，具嘱仰余勿改其方，于是群议始息。服两剂后，病者忽觉粪从前阴而出，大骇，急视之，乃血裹一物，头大尾小，形如鱼鳔而有口，剖之甚韧，血满其中。众始诧为神治，而病者汗晕不支。孟英即与人参、龙骨、牡蛎、茯苓、麦冬、甘草、小麦、红枣为方，服数剂神气安爽，始知脐下之块已落。而左胁下者犹存，然上窜之势，向亦脐下为甚。窜势既减，痢亦渐稀，改用白头翁汤，加阿胶、甘草、小麦、红枣，吞仲景乌梅丸，和肝脾之相贼，养营液而息风。旬日后头目渐清，肿消胀减，复以初方合《金匮》旋覆花汤，服四剂，又下一物，较前差小，而胁块乃消，窜痒悉罢，痢亦径止。惟溺热便溏，口犹辣渴，心摇易汗，肌软无眠，烦躁火升，脉形虚豁。乃阴火内炽，脾受木乘，营液久伤，浮阳不敛也。授归芪建中汤去姜，加黄柏、乌梅、龙骨、牡蛎、小麦，以羊肉汤煎送下交泰丸一钱，脉证虽觉渐和，惟病久元虚，屡生枝节。孟英坚持此法，不过随机略为进退而已。而旁观者议论纷纭，因嘱邀王篾伯会诊，篾伯亦主是法，浮言乃息。服至匝月，喉间渐生甘液而各恙递平，又匝月，甘液布及舌尖而满口皆润。次年二月中旬，经至肌充而愈。适吴楚之警，遂辍药。迨仲冬患疮，误用药水洗之，致毒内陷而殒，惜哉。

九月初旬，蒋君寅昉，招余治其令兄仲卿孝廉夫人之病，年五十九岁。平素操持，腹有聚气，脘痛时作，大便易溏。半月以来，身热耳聋，病泻不食，胸中痞塞，痰韧如胶，口腻欲呕，神情惫甚。脉来虚弦而软，舌苔黄腻无津。乃营津久耗，气郁不舒，虽挟客邪，过头清散，以致本实欲拨也。与参、苓、橘、半、蒌、薤、茹、连、菖、斛、燕窝、枇杷叶，用水露煎服，三帖后，泻止痰稀，胸宽进粥。医见苔退舌红，惊为脱液。仲卿复邀余往视乃病退之象也。舌上无津，前案已述，今脉渐转，如何反为诧虑。于前方去蒌、薤、连、半，加归、地、麦冬、藕，服之而愈。

痰

张养之令侄女，患汛愆而饮食渐减，于某与通经药，服之尤恶谷。请孟英诊之，脉缓滑，曰：此痰气凝滞，经隧不宣，病由安坐不劳，法以豁痰流气，勿投血药，经自流通。于某闻而笑曰：其人从不吐痰，血有病而妄治其气，胀病可立待也。及服孟英药，果渐吐痰而病遂愈，养之大为折服。予谓世人头痛治头，脚疼疗脚，偶中而愈，贪为己功，误药而亡，冤将奚白。此《寓意草》之所以首列议病之训也。孟英深得力于喻氏，故其议病，迥出凡流，要知识见之超，总由读书而得。虽然，人存政举，未易言也。

沈某患脘痛呕吐，二便秘涩，诸治不效。请孟英视之，脉弦软苔黄腻，曰：此饮证也。岂沉湎于酒乎？沈云：素不饮酒，性嗜茶耳。然恐茶寒致病，向以武彝红药，熬浓而饮，谅无害焉。孟英曰：茶虽凉而味清气降，性不停留。惟蒸遏为红，味变甘浊，全失肃清之气，遂为酿痰之媒。较彼曲蘖，殆一间耳。医者不察，仅知呕吐为寒，姜萸沉附，不特与病相反，抑且更煽风阳。饮藉风腾，但升不降，是以上不能纳，下不得通，宛似关格，然非阴枯阳结之候。以连、楝、栀、芩、旋覆、竹茹、枇杷叶、橘、半、苓、泽、蛤壳、荷茎、生姜衣为方，送服震灵丹，数剂而平，匝月而起。

康康候司马令郎尔九，在玉环署中，患心忡自汗，气短面赤，霎时溲溺数十次，澄澈如水。医金谓虚，补之日剧，乃来省就孟英诊焉。左寸关数，右弦滑，心下似阻，因作痰火阻气，心热移肺，治用蛤壳、黄连、枳实、楝实、旋覆、花粉、橘红、杏仁、百合、丝瓜络、冬瓜子、海蜇、荸荠、竹茹、竹沥、梨汁等，出入为方，服之良愈。而司马为职守所羁，尝患恙，函请孟英诊视者再四，竟不克往，继闻司马于冬仲竟卒于瓯。乃知病而得遇良手，原非偶然，前岁遇而今岁不能致，岂非命也耶。

鲍继仲于季春望日，忽然发冷而喘汗欲厥，速孟英视之。脉沉弦而软滑带数，是素患痰饮，必误服温补所致也。家人始述去冬服胡某肾气汤，颇若相安，至今久不吐痰矣。孟英曰：病在肺，肺气展布，痰始能行，虽属久病，与少阴水泛迥殊，辨证不明，何可妄治。初服颇若相安者，方中附桂刚猛，直往无前，痰亦不得不为之辟易，又得地黄等厚浊下趋之品，迴护其跋扈跳梁之性。然暴戾之气，久而必露，柔腻之质，反阻枢机。治节不伸，二便涩少，痰无出路，愈伏愈多，一朝卒发，遂壅塞于清阳升降之路，是以危险如斯。须知与少阴虚喘，判分霄壤，切勿畏虚妄补。投以蒌、蒌、枳、杏、旋、赭、橘、半、菀、茹、芦根、蛤粉、雪羹之剂而平，继与肃清肺气而涤留痰，匝月始愈。

朱绀云令正去年娩后，自乳而月事仍行，至仲冬乳少汛愆，咸以为妊也。既而右胁筋绊作疼，渐及肩背，医投平肝药，痛益甚，改用补剂，遂嗽痰带血，人皆以为损矣。广服温补，其病日增，延至仲春，卧榻已匝月，群医束手，始求诊于孟英。面赤足冷，时时出汗，食减无眠，脉来右寸溢，关尺滑而微数，左手弦而带滑，舌赤而润，微有白苔，气逆口渴。所吐之血，淡红而夹痰涎，大解溏，小溲短且热，曰：冲为血海而隶于阳明，自乳而妐不爽期者，血本有余也。因阳明经气为痰所阻而不能流通输布，致经断乳少，痰血纠葛而为络痹窜痛，医者不为分导下行，病无出路，以致逆而上溢。再投补剂，气愈窒塞，在上过颡，夫岂水之性哉！予苇茎汤加茜根、海螵蛸、旋覆、滑石、竹茹、海蛰为剂，和藕汁、童溺服，以肃肺通胃导气化痰而领血下行，覆杯即愈。旬余汛至，不劳培补，寻即受孕。此证不遇孟英，必至补死，而人亦但知其死于虚劳也。服药可不慎耶？

虚　损

湖墅张春桥，素禀不坚，头眩脑鸣。频服温补药，甚觉畏冷，人皆谓其体偏于寒也。辛丑春始请孟英诊之，脉甚数，曰：阴亏也，温补非宜，改服滋水培元之剂，颇为有效。夏间或劝以灸火，云可以除百病。盖未知灼艾之可以除百病者，谓可除寒湿凝滞，阳气不能宣通之证，非谓内伤外感一切之病，皆可灸而除之也。故仲景有微数之脉，慎不可灸之训，正以艾火大能伤阴也。灸后数日，即寒少热多，宛如疟疾。医者以为脾寒病，投以温散，日以滋甚。春桥知药治未符，坚不肯服，乃父与之询其故。漫曰：要儿服药，须延王先生诊视，与之遂邀孟英治之。切其脉滑数倍加，曰：阴虚之体，内热自生，灸之以艾，火气内攻。时当溽暑，天热外烁，三者相交，阴何以堪？再投温散，如火益热，当从瘅疟治。专以甘寒息热，则阴津不至枯涸，而寒热不攻自去。所谓治病必求其本也，竟不用一分表散药而治愈。

瓯镇孙总戎令郎楚楼，自镇江来浙，住于石北涯家，途次即患寒热如疟，胁痛痰嗽。北涯见其面鬵形瘦，颇以为忧，即延医与诊。医谓秋疟，与疏散方，北涯犹疑其药不胜病，复邀孟英视之。曰：阴亏也，勿从疟治，以苇茎汤加北沙参、熟地、桑叶、丹皮、海石、旋覆、贝母、枇杷叶为剂。北涯见用熟地，大为骇然。孟英曰：君虑彼药之不胜病，吾恐此病之不胜药，赠此肃肺润燥，滋肾清肝之法，病必自安。楚楼闻之叹曰：妙手也，所论深合病情。前在姑苏，服疏散药，甚不相合，居停无疑，我服王公之药矣，果数日而痊，逾旬即东渡赴瓯去。

萧某素患痰多，常服六君子汤，偶延孟英诊之。脉细数而兼弦滑。曰：六君亟当屏绝，病由阴亏火盛，津液受灼而成痰，须服壮水之剂，庶可杜患将来。萧因向吸鸦片烟，自疑虚寒，滋阴不敢频服。继患咽痛，专科治而不效，仍乞治于孟英。因谓曰：早从吾策，奚至是耶。此阴虚于下，阳浮于上，喉科药不可试也。大剂育阴潜阳，其痛日瘥，而喉腭皆形白腐。孟英曰：吸烟既久，毒气熏蒸之故耳。令吹锡类散，始得渐退。补后复患滞下，孟英曰：今秋痢虽盛行，而此独异于人，切勿以痢药治之。盖火迫津液，结为痰饮，酿以烟毒，熏成喉患。吾以燃犀之照，而投激浊扬清之治，病虽愈矣，内蕴之痰浊尚多，奈向来为温补药所禁，锢于肠胃曲折之间，而不得出。今广投壮水之剂，不啻决江河而涤陈莝，岂可与时行暑热之痢同年而语耶。治不易法，食不减餐，日数十行，精神反加。逾月之后，大解始正。计服甘凉约二百剂，肌肉复充，痰患若失。

吴芸阁因壮年时患霉疮，过服寒凉之药，疮虽愈，阳气伤残，虚寒病起。改投温补，如金液丹、大造丸之类，始得获安。奈医者昧于药为补偏救弊而设，漫无节制，率以为常，驯致血溢于上，便泄于下，食少痰多，喘逆碍卧，两起不能屈伸。童某犹云：寒湿为患，进以苓姜术桂汤多剂，势益剧，且溲渐少而色绿如胆汁，医皆不能明其故。延孟英诊之，脉弦硬无情，曰：从前寒药戕阳，今则热药竭阴矣。胃中津液，皆灼烁以为痰，五脏咸失所养，而见证如上。水源欲绝，小溲自然渐少，木火内焚，乃露东方之色。与章虚谷所治暑结厥阴，用来复丹攻其邪从溺出，而见虚碧之色者，彼实此虚，判分天壤，恐和缓再来，亦难为力矣。寻果殁。

《薛氏医案》每以补中益气汤，与地黄丸并用为治，虽虑不远之贤，亦或效尤，其实非用药之法也。如果清阳下陷而当升举者，则地黄丸之阴凝滞腻，非所宜也。设属真阴不足，当用滋填者，则升柴之耗散，不可投也。自相矛盾，纪律毫无。然上下分治，原有矩矱。有屠敬思素属阴亏，久患痰嗽，动即气逆，夜不能眠，频服滋潜，纳食渐减，稍沾厚味，呕腐吞酸。孟英视脉左弦而微数，右则软滑兼弦。水常泛滥，土失隄防，肝木过升，肺金少降。良由久投滋腻，湿浊内蟠，无益于下焦，反础乎中运，左强右弱，升降不调。以苁蓉、黄柏、当归、芍药、熟地、丹皮、茯苓、楝实、砂仁研为末，藕粉为丸，早服温肾水以清肝；以党参、白术、枳实、菖蒲、半夏、茯苓、橘皮、黄连、蒺藜生晒研末，竹沥为丸，午服培中土而消痰，暮吞威喜丸肃上源以化浊。三焦分治，各恙皆安。悉用丸剂者，避汤药之助痰湿耳。

王炳华之媳屡次堕胎，人渐尪羸，月事乱行，其色甚淡，医谓虚也。大投补剂，其瘦日甚，食少带多。遂加桂附，五心如烙，面浮咳逆，痰壅碍眠，大渴喜喷。医皆束手，始请孟英脉之。两尺虚软，左寸关弦数，右兼浮滑，乃阴虚火炎也。然下焦之阴虽虚，而痰火实于上焦。古人治内伤，于虚处求实，治外感于实处求虚，乃用药之矩矱也。爰以沙参、竹茹、冬瓜子、芦笋、枇杷叶、冬虫夏草、石英、紫菀、苁蓉、旋覆为方，两剂即能寐，五六剂嗽止餐加。乃去紫菀、旋覆、沙参，加西洋参、归身、黄柏，服五剂热减带稀，口和能食。再去芦笋、冬瓜子、枇杷叶，加熟地、枸杞、乌鰂骨服之而愈。又吴氏妇陡患咳嗽，痰不甚多，不能著枕者旬日矣。神极委顿，孟英察脉虚数，授枸杞、苁蓉、归身、石英、龟板、牡蛎、冬虫夏草、麦冬、牛膝、胡桃肉之剂，覆杯而病若失。

戊戌春张雨晨司马，必欲孟英再赴环山。孟英因其受病之深，且公事掣肘，心境不能泰然，诚非药石之可以为力也，固辞不往。司马泣然哀恳，但冀偕行旋署，则任君去留可耳，并嘱赵兰舟再四代陈曲悃。孟英感其情，同舟渡江，次剡溪。司马谈及体气羸惫情形，孟英忽曰：公其久不作嚏乎？司马曰：诚然有年矣。此曷故也。孟英曰：是阳气之不宣布也。古惟仲景论及之，然未立治法，今拟鄙方奉赠，博公一嚏如何，司马称善。遂以高丽人参、干姜、五味、石菖蒲酒炒、薤白、半夏、橘皮、紫菀、桔梗、甘草为剂，舟行抵嵊，登陆取药，煎而服之。驾舆以行，未及三十里，司马命从人诣孟英车前报曰：已得嚏矣。其用药之妙如此。

朱氏妇素畏药，虽极淡之品，服之即吐。近患晡寒夜热，寝汗咽干，咳嗽胁疼，月余复渐至餐减经少，肌削神疲，始迓孟英诊之。左手弦而数，右部涩且弱，曰：既多悒郁，又善思虑，所谓病发心脾是也。而平昔畏药，岂可强药再戕其胃，诚大窘事。再四思维，以甘草、小麦、红枣、藕四味，令其煮汤频饮勿辍。病者尝药大喜，径日夜服之。逾旬复诊，脉证大减，其家请更方，孟英曰：毋庸。此本仲圣治脏躁之妙剂，吾以红枣易大枣取其色赤补心，气香悦胃，加藕以舒郁怡情，合之甘麦，并能益气养血，润燥缓急。虽若平淡无奇，而非恶劣损胃之比，不妨久任，何可以果子药而忽之哉。恪守两月，病果霍然。

高石泉仲媳，骨小肉脆，质本素虚，冬间偶涉烦劳，不饥不寐，心无把握，夜汗耳鸣。冯某连进滋阴法，病日甚。孟英察其左寸甚动，两关弦滑苔色腻黄，乃心肝之火内燔，胃府之气不降，阴亏固其本病，滋填未可为非。然必升降先调而后补之有益，授盐水炒黄连、石菖蒲、元参、丹参、栀子、石斛、小麦、知母、麦冬、竹叶、莲子心等药，服之即应。续予女贞、旱莲、牡蛎、龟板、地黄，善后而瘥。室女多抑郁，干嗽为火郁，夫人而知之者。王杞庭之姊，年逾摽梅，陡患干嗽无一息之停，目不交睫，服药无功，求孟英诊焉。两脉上溢，左兼弦细，口渴无苔。乃真阴久虚，风阳上僭，冲嗽不已，厥脱堪虞。授牡蛎、龟板、鳖甲、石英、苁蓉、茯苓、熟地、归身、牛膝、冬虫夏草、胡桃肉之方，药甫煎，果欲厥，亟服之即寐。次日黄昏，犹发寒痉，仍灌前药。至第三夜，仅有寝汗而已。四剂后诸恙不作，眠食就安。设此等潜阳镇逆之方，迟投一二日，变恐不可知矣。况作郁治，而再用开泄之品耶？故辨证为医家第一要务也。

许兰屿令正，正月中旬偶食蒸饼，即觉腹中攻痛，而寒热间作，以为疟也。请孟英诊之，脉弦软而微数，曰：此不可以疟论。缘营素亏，往岁愈后，少于调补，仍当濡养奇经。盖阳维为病，亦能作寒热，而八脉隶于肝肾，温肾凉肝，病即霍然矣。授以苁蓉、枸杞、当归、白薇、青蒿、茯苓、竹茹、鳖甲、楝实、藕，数帖果愈。迨二月中旬其病复作，举家佥以为疟，或云必前次早补，留邪未去使然。而兰屿远出，家无主议之人。孟英曰：前次愈之太易，我之罪也。不为善后，谁之过欤？如信我言，指日可瘳。第须多服培养之剂，保无后患。于是仍服前药，亦数剂而安。续以集灵膏去牛膝，加羊藿、阿胶、当归、黄柏、菟丝、苁蓉、蒲桃干，熬膏服之，竟不再发。

李健伯夫人因伤情志而患心跳，服药数月，大解渐溏，气逆不眠，面红易汗，卧榻不起，势已濒危。其次婿余朗斋浼孟英诊之，坚辞不治。其长婿瞿彝斋力设恳法，且云：妇翁游楚，须春节旋里，纵使不治，亦须妙药稽延时日。孟英曰：是则可也。立案云：此本郁痰证，缘谋虑伤肝，营阴久耗，风阳独炽，烁液成痰，痰因火动，跳跃如春。若心为君主之官，苟一跳动，即无生理，焉能淹缠至此乎？但郁痰之病，人多不识，广服温补，阴液将枯。脉至右寸关虽滑，而别部虚弦软数，指下无情，养液开痰，不过暂作缓兵之计，一交春令，更将何物以奉其生。莫谓赠言之不详，姑顺人情而予药，方用西洋参、贝母、竹茹、麦冬、茯神、丹参、苁蓉、薏苡、紫石英、蛤壳等，服之痰果渐吐，火降汗收，纳谷能眠，胸次舒适，而舌色光绛，津液毫无。改授集灵膏法，扶至健伯归，因谓其两婿曰：我辈之心尽矣。春节后终虞痉厥之变也，已而果然。

惊

邵鱼竹给谏，起居饮食如常，惟仅能侧卧，略难仰卧。仰而寤，无恙也，稍一合眼，则惊窜而醒，虽再侧眠亦彻夜不得寐矣。多年莫能治，孟英以三才合枕中丹加黄连、肉桂，服之良效。其长郎子旅，久患痰多，胸膈满闷，连年发痫，药之罔效。孟英脉之曰：气分偏虚，痰饮阻其清阳之旋运，宜法天之健以为方，则大气自强，而流行不息，胸次乃廓然如太空矣。与六君去甘草，加黄芪、桂枝、薤白、蒌仁、石菖蒲、蒺藜、旋覆，服之满闷渐舒，痫亦不发矣。

周菊生令正，患少腹瘀坠，小溲频数而疼。医投通利不效，继以升提温补，诸法备试。至于不食不寐，大解不行，口渴不敢饮水，闻声即生惊悸。孟英脉之曰：厥阴为病也，不可徒治其太阳。先与咸苦以泄其热，续用甘润以滋其阴，毫不犯通渗之药而愈。一圊人诣孟英泣请救命，诘其所以，云家住清泰门内马婆巷。因本年二月十五日卯刻，雷从地奋，火药局适当其冲，墙垣廨宇，一震泯然，虽不伤人，而附近民房，撼摇如簸。其时妻在睡中惊醒，即觉气不舒畅。半载以来，渐至食减形消，神疲汛少，惟卧则其病如失，药治罔效。或疑邪祟所凭，祈禳厌镇，亦属无灵，敢乞手援，幸无却焉。孟英许之，往见妇卧于榻，神色言动，固若无恙。诊毕，病人云：君欲睹我之疾也，坐而起，果即面赤如火，气息如奔，似不能接续者。苟登圊溲便，必费逆欲死。前所服药，破气行血，和肝补肺，运脾纳肾，清火安神，诸法具备，辄如水投石。孟英仿喻氏治厥巅疾之法用药，一剂知，旬余愈。

章养云室患感，适遇猝惊。黄包二医，皆主温补，乃至昏谵痉厥，势极危殆，棺衾咸备，无生望矣。所亲陈仰山闻之，谓云：去秋顾奏云之恙，仅存一息，得孟英救愈，盍图之。章遂求诊于孟英。证交三十八日，脉至细数无伦，两手拘挛宛如角弓之反张，痰升自汗，渴饮苔黄，面赤臀穿，昼夜不能合眼。先与犀、羚、贝、斛、元参、连翘、知母、花粉、胆星、牛黄、鳖龟甲、珍珠、竹黄、竹叶、竹沥、竹茹为方，三剂，两手渐柔，汗亦渐收。又五剂，热退痰降，脉较和，而自言自答，日夜不休，乃去羚、斛、珠、黄，加西洋参、生地、大块朱砂两许，服之，聒絮不减，或疑为癫，似有摇惑之意。孟英恐其再误，嘱邀许芷卿商之。芷卿极言治法之丝丝入扣，复于方中加青黛、龙、牡服二剂，仍喋喋不已。孟英苦思数四，径于前方加木通一钱，投匕即效。次日病者自语，前此小溲业已通畅，不甚觉热，昨药服后，似有一团热气从心头直趋于下，由溺而泄。从此神气安谧，粥食渐加，两腿能动，大解亦坚。忽咽肿大痛，水饮不下，孟英曰：余火上炎也。仍与前方，更吹锡类散而安。惟臀疮未敛，腿痛不已，乃下焦气血伤残，改用参、芪、归、芍、生地、合欢、山药、麦冬、牛膝、石斛、木瓜、桑枝、藕肉，数服痛止餐加。又与峻补，生肌而愈。

杭城温元帅例于五月十六日出巡遣疫，有魏氏女者，家住横河桥之北，会过其门，将及天晓，适有带发头陀，由门前趋过，瞥见之大为惊骇，注目视之，知为僧也，遂亦释然。而次日即不知饥，眩晕便秘。医谓神虚，投补数帖，反致时欲昏厥，更医作中风治势益甚。旬日后，孟英持其脉弦伏而滑，胸腹无胀闷之苦，旬余不更衣，是惊则气乱，挟痰逆升。正仲圣所谓诸厥应下者，应下其痰与气也。以旋、赭、栀、连、雪羹、楝、贝、金箔、竹沥、藐汁为方，并以铁器烧红淬醋，令吸其气，二剂厥止，旬日而痊。

狂

李叟年越古稀，意欲纳妾，虽露其情，而子孙以其耄且瞀也，不敢从，因以渐病狂惑。群医咸谓神志不足，广投热补之药，愈服愈剧，始延孟英诊之。脉劲搏指，面赤不言，口涎自流，力大无制。曰：此禀赋过强，阳气偏盛，姑勿论其脉证，即起病一端，概可见矣。如果命门火衰，早已痿靡不振，焉能与此念头。医见其老，辄疑其虚，须知根本不坚实者不能享长年，既享大寿，其得于天者必厚。况人年五十，阴气先衰。徐灵胎所谓千年之木，往往自焚。阴尽火炎，万物皆然。去冬吾治邵可亭孤阳喘逆，壮水清火之外，天生甘露饮，灌至二百余斤，即梨汁也。病已渐平，仅误于两盏姜汤，前功尽坠。可见阴难充长，火易燎原。今附、桂、仙茅、鹿茸、参、戟、河车等药，服之已久，更将何物以生其涸竭之水，而和其亢极之阳乎？寻果不起。

朱养心后人名大镛者，新婚后神呆目瞪，言语失伦。或疑其体弱神怯，与镇补安神诸药，驯致善饥善怒，骂詈如狂。其族兄己生邀孟英诊之，右脉洪滑，与犀角、石膏、菖蒲、胆星、竹沥、知母，吞礞石滚痰丸而愈。其大父患四肢冷颤，常服温补，延久不痊。孟英切其脉弦而缓，曰：非虚也，与通络方，吞指迷茯苓丸而瘥。

陈氏妇年逾四旬，娩后忽然发狂。时值秋热甚烈，或以为受热，移之清凉之所势不减。或以为瘀，投以通血之药而不效。金顾二医皆为虚火，进以大剂温补则狂莫能制。或云痰也，灌以牛黄丸亦不应。浼孟英视之，切脉弦数，头痛晴红，胸腹皆舒，身不发热，乃阴虚而肝阳陡动也。先灌童溲势即减，剂以三甲、二至、丹参、石英、生地、菊花、牛膝、藕，用金饰同煎，一饮而病若失。愈后询之，果因弄瓦而拂其意耳。

陆渭川令媳患感，适遇姅期，医治数日，经止而昏狂陡作。改从热入血室治，转为痉厥，不省人事。所亲沈雨阶为延孟英诊之，脉弦软而虚滑，气逆面青，牙关不开，遗溺便闭，令按胸次，坚硬如石，此冬温尚在气分。如果热入血室，何至昼亦昏迷，良由素多怫郁，气滞痰凝。用柴胡则肝气愈升，攻瘀血则诛伐无过，予小陷胸合蠲饮六神汤加竹沥，调服牛黄至宝丹一颗，外以苏合丸涂于心下，痰即涌出。胸次渐柔，厥醒能言，脉较有力。次日仍用前方调万氏清心丸一粒，果下痰矢，渐啜稀糜，改授肃清，数日而愈。续有顾某陡患昏狂，苔黄便闭，卧则身挺，汗出五心。医云：热入膻中，宜透斑疹，治之加剧。孟英诊脉弦缓不鼓，身无大热，小溲清长，的非外感，乃心虚胆怯，疑虑忧愁，情志不怡，郁痰堵窍也。以蠲饮六神汤合雪羹加竹叶、莲子心、竹沥，服二剂狂止。自言腹胀而头偏左痛，仍以前方吞当归龙荟丸，大解始下。改用清火养心，化痰舒郁之法而愈。

瘫 痪

徐月岩室，患周身麻木，四肢瘫痪，口苦而渴，痰冷如冰，气逆欲呕，汛愆腹胀，频饮极热姜汤，似乎畅适。深秋延至季冬，服药不愈。孟英诊脉沉弦而数，曰：溺热如火乎？间有发厥乎？病者唯唯。遂以雪羹、旋赭、栀、楝、茹、斛、知母、花粉、桑枝、羚羊、橄榄、蛤壳为方送下当归龙荟丸，服之递效。二十剂即能起榻，乃去羚、赭，加西洋参、生地、苁蓉、藕，投之渐愈。

郑芷塘令岳母年逾花甲，仲春患右手足不遂，舌謇不语，面赤便秘。医与疏风不效，第四日延诊于孟英。右洪滑，左弦数，为阳明府实之候。疏石菖蒲、胆星、知母、花粉、枳实、蒌仁、秦艽、旋覆、麻仁、竹沥为方，或虑便泻欲脱，置不敢用。而不知古人中藏宜下之藏字，乃府字之伪。柯氏云：读书无眼，病人无命，此之谓也。延二旬病势危急，芷塘浼童秋门复悲恳孟英视之。苔裂舌绛，米饮不沾，腹胀息粗，阴津欲竭，非急下不可也。即以前方加大黄四钱绞汁服，连下黑矢五次，舌謇大减，渐啜稀糜。乃去大黄加西洋参、生地、麦冬、丹皮、薄荷，服五剂，复更衣，语言乃清。专用甘凉充津涤热，及旬日舌色始淡，纳谷如常。改以滋阴，渐收全绩。逾三载闻以他疾终。

赖炳也令堂，年近古稀，患左半不遂。医与再造丸暨补剂，服二旬病如故。

孟英按脉弦缓而滑，颧赤苔黄，音微舌謇，便涩无痰，曰：此痰中也。伏而未化，与犀、羚、茹、贝、菖、夏、花粉、知母、白薇、豆卷、桑枝、丝瓜络等药，服三剂而苔化，音渐清朗。六七剂腿知痛，痰渐吐，便亦通。既而腿痛难忍，其热如烙。孟英令涂葱蜜以吸其热，痛果渐止。半月后，眠食渐安。二旬外，手能握。月余，可扶掖以行矣。

晕　眩

王雪山令媳，患心悸眩晕，广服补剂，初若甚效，继乃日剧。时时出汗，肢冷息微，气逆欲脱，灌以参汤，稍有把握，延逾半载，大费不赀。庄之阶舍人，令延孟英诊视，脉沉弦且滑，舌绛而有黄腻之苔，口苦溲热，汛事仍行，病属痰热纠葛，误补则气机壅塞，与大剂清热涤痰药，加当归龙荟丸，服之渐以向安。仲夏即受孕，次年二月诞一子。惜其娠后停药，去痰未尽，娩后复患悸晕不眠，气短不饥。或作产后血虚治不效，仍请孟英视之。脉极滑数，曰：病根未刈也，与蠲痰清气法果应。

胡秋谷令爱，年甫笄，往岁患眩晕。孟英切其脉滑，作痰治，服一二剂未愈。更医谓虚，进以补药颇效，渠信为实然。今冬复病，径服补药半月后，眠食皆废，闻声惊惕，寒颤自汗，肢冷如冰，以为久虚欲脱，乞援于孟英。脉极细数，目赤便秘，胸下痞塞如柈，力辨其非虚证。盖痰饮为患，乍补每若相安，具双眼者，始不为病所欺也。投以旋、赭、茹、贝、蛤壳、花粉、桑、栀、蒌、薤、连、枳等药，数服即安。而晕不能止，乃去赭、薤、蒌、枳，加元参、菊花、二至、三甲之类，服匝月始能起榻。

王瘦石令郎迟生，年未冠而体甚弱，夜梦中忽如魇如惊，肢摇目眩，虽多燃灯烛，总然黑暗，醒后纳食如常，月一二发。乃父以为忧而商于孟英，脉之弦细而涩。曰：真阴不足，肝胆火炎所致耳。令服神犀一月，病遂不发。继与西洋参、二地、二冬、三甲、黄连、阿胶、甘草、小麦、红枣，熬膏服之，竟刈其根，逾年完姻，癸丑已生子矣。

厥

秋初家慈猝仆于地，急延孟英诊之。脉浮弦以滑，用羚羊角、胆星、牡蛎、石菖蒲、丹参、茯苓、钩藤、桑叶、贝母、橘红、蒺藜等，以顺气蠲痰息风降火而瘥。癸卯春前数日，忽作欠伸而厥。孟英切脉微弱而弦，曰：病虽与前相似而证则异矣。以高丽参、白术、何首乌、山茱萸、枸杞、桑葚、石斛、牛膝、蒺藜、橘红、牡蛎等，镇补摄纳以瘳。予谓此等证安危在呼吸之间，观前后卒仆数案，可见其辨证之神，虽古人不多让，况世俗之所谓医乎？家慈两次类中，予皆远出，微孟英吾将焉活。感铭五内，聊识数言，惟愿读是书者，体其济世之心。临证得能如是，将胥天下之沉疴而尽起矣。

牙行王炳华室，夏患臂痛，孙某曰：风也。服参芪归芍数帖，臂稍愈而脘痛，孙曰：寒也。加以附桂，痛不止而渐觉痰多，孙曰：肝肾不足也。重用熟地、枸杞，令其多服取效，不料愈服愈剧，渐至昏厥，孙尚以为药力之未到。病体之久虚，前方复为加重，甚而时时发厥。始请孟英诊之，脉沉而有弦滑且数之象。乃谓炳华曰：此由过投温补，引动肝风，煽其津液为痰，痰复乘风而上，此晕厥之由来也。余波则奔流经络，四肢因而抽搐，阳气尽逆于上，宜乎鼻塞面浮，浊气不能下达，是以便滞不肌。炳华曰：神见也。温补药服几三月矣，不知尚可救乎？孟英曰：勿疑吾药，犹有望焉。遂与大剂甘寒息风化饮，佐以凉苦泄热清肝，厥果渐止，各恙递蠲，两月后康复如常。予偶于旧书中检得无名氏钞本一册，所录多岐黄之言。内一条云：附桂回阳，在一二帖之间。万一误投，害亦立至，功过不掩，其性之毒热也。概可见矣。奈世人不知药为治病而设，徒以贪生畏死之念，横于胸中，遂不暇顾及体之有病无病，病之在表在里，但闻温补之药，无不欣然乐从者。模棱之辈，趋跄存心，知其死于温补而无怨悔也。乃衣钵相传，不必察其体病脉证之千头万绪，仅以温补之品二十余味，相选为用，即成一媚世之方，且托足《金匮》之门，摹拟肾气之变。盖知熟地之阴柔，可缚附桂之刚猛，误投不至即败，偶中又可邀功，包藏祸心，文奸饰诈，何异新莽比周公。子云：学孔圣哉，人以其貌古人而口圣贤也，多深信而不疑。迨积薪既厚，突火顿燃，虽来烂额焦头之客，其不至于焚身者幸矣。较彼孟浪之徒，误投纯阳药，致人顷刻流血而死者，其罪当加十等。诛心之论，救世之言，知我罪我，不遑计焉。孟英见之，拜读千过。且曰剿汉学以欺世，由来久矣。徐灵胎之论，无此透彻，可与退之原道文并峙。当考其姓字，于仲景先师庙内建护圣祠以祀之。予谓孟英如此称许，则其可传也奚疑。故附刊此案之后，以证王氏妇温补药服及三月，即所谓阴柔束缚刚猛之故，致人受其愚而不觉者，后之人可以监矣。

血　证

范庆簪年逾五十，素患痰嗽，乙酉秋在婺骤然吐血，势颇可危。孟英诊曰：

气虚而血无统摄也。虽向来咳嗽阴亏，阴药切不可服，然非格阳吐血，附桂更为禁剂。乃以潞参、芪、术、苓、草、山药、扁豆、橘皮、木瓜、酒炒芍药为方，五帖而安。继去甘草、木瓜，加熟地、黄黑驴皮胶、紫石英、麦冬、五味子、龙骨、牡蛎，熬膏服之，全愈，亦不复发。后范旋里，数年以他疾终。

戊申元旦，陈秋槎参军，大便骤下黑血数升，继即大吐鲜红之血，而汗出神昏肢冷搐搦躁乱妄言。速孟英至，举家跪泣救命。察其脉左手如无，右弦软按之数，以六十八岁之年，佥虑其脱，参汤煎就，将欲灌之，孟英急止勿服，曰：高年阴分久亏，肝血大去，而风阳陡动，殆由忿怒，兼服热药所致耳。其夫人云：日来颇有郁怒，热药则未服也，惟冬间久服姜枣汤，且饮都中药烧酒一瓶耳。孟英曰：是矣。以西洋参、犀角、生地、银花、绿豆、栀子、元参、茯苓、羚羊、茅根为剂，冲入热童溲灌之；外以烧铁淬醋，令吸其气，龙牡研粉扑汗，生附子捣帖涌泉穴，引纳浮阳。两服血止，左脉渐起，又加以龟板、鳖甲，服三帖，神气始清，各恙渐息，稍能啜粥。乃去犀羚，加麦冬、天冬、女贞、旱莲投之，眠食日安。半月后，始解黑燥矢，两旬外，便溺之色皆正。与滋补药调痊，仍充抚辕巡捕，矍铄如常，秋间赴任绍兴，酉秋以他疾终。

关琴楚令孙少西，年三十四岁，素善饮。夏间已患著枕即嗽，讳而不言，家人未之知也。迨秋发热，呕吐腹痛，伊父母以为痧也。诸痧药遍投之，寻即气冲咳嗽，血涌如泉，不能稍动，动即气涌血溢。沈某但知其素禀阴亏，遽从滋补，服后益剧。迟孟英诊焉，脉弦洪而数，曰：虽属阴虚，但饮醇积热于内，暑火外侵，而加以治痧丹丸，无不香窜燥烈，诚如火益热矣，亟当清解客热。昔孙东宿治族侄明之一案，与此略同。必俟热退血止，再为滋养，知所先后，则近道矣。病家素畏凉药，而滋补又不应，遂求乩方服之，药甚离奇，并木鳖麝香亦信而不疑。旬日后血已吐尽，气逆如奔，不寐形消，汗多热壮，再乞诊于孟英，已不可救药矣。

秀水怀某三十五岁，自春前偶失血一日，嗣即频发，所吐渐多，延至季冬。聘余往视，左脉虚弦而数，右软大，气逆自汗，足冷面红，夜不成眠，食不甘味，音低神惫，时欲呕酸。此由心境不怡，肝多怫郁，而脉候如斯，有气散血竭之虞，坚欲返棹。然既邀余至，不得不勉写一方，聊慰其意。而病者强作解事，反以所疏舒郁之品为不然，执意要用五味、山萸、姜、桂之类，性情刚愎，此病之所由来，而执迷不悟，更为速死之道矣。既而其妻出诊，脉至弦细，顶癣头疼，心悸带多，不饥五热，亦是水亏木旺。退而谓其所亲曰：兹二人何郁之深耶？始如其无子欲买妾，而妻不许，遂以反目成病，及病成；而妻乃忧悔交萦，因亦致疾，此与曩视省垣顾金城之病同。因家拥钜资，故壮年即虑无子，亦可谓欲速不达矣；而愚妇不知大计，径为一妒字，以致溃败决裂，此时虽亟为置妾，亦无济矣，即以身殉，亦何益乎？录之以垂炯戒。

一少年久患内热，鼻衄龈宣，溺赤便艰，睛红口渴，热象毕露。因阳痿经年，医者但知为阳虚之证，而不知有因热而萎之病，遂进温补，其热俞炽。父母不知为之毕姻，少年大窘，求治于余，脉滑而数，曰：无伤也。与元参、丹皮、知、柏、薇、栀、石菖蒲、丝瓜络、沙参、蛤壳、竹茹，服六剂。来报昨夜忽然梦遗，余曰：此郁热泄而阳事通矣，已而果然。

诸　痛

金某久患脘痛，按之漉漉有声，便闭溲赤，口渴苔黄，杳不知饥，绝粒五日，诸药下咽，倾吐无余。孟英察脉沉弱而弦，用海蛰、荸荠各四两煮汤饮之，径不吐，痛亦大减。继以此汤煎高丽参、黄连、楝实、延胡、栀子、枳竹、石斛、竹茹、柿蒂等药，送服当归龙荟丸，旬日而安；续与春泽汤调补收绩，盖其人善饮而嗜瓜果以成疾也。

吴沄门年逾花甲，素患脘痛，以为虚寒，辄服温补，久而益剧。孟英诊曰：肝火宜清。彼不之信，延至仲夏，形已消瘦，倏然浮肿，胁背刺痛，气逆不眠，心辣如焚，善嗔畏热，大便时泻，饮食下咽即吐。诸医束手，乃恳治于孟英。脉弦软而数，与竹茹、黄连、枇杷叶、知母、栀、楝、旋、赭等药而吐止，饮食虽进，各恙未已。投大剂沙参、生地、龟板、鳖甲、女贞、旱莲、桑叶、丹皮、银花、茅根、茹贝、知柏、枇杷叶、菊花等药，出入为方。二三十剂后周身发疥疮而肿渐消，右耳出黏稠脓水而泻止，此诸经之伏热，得以宣泄也。仍以此药令其久服，迨秋始愈，冬间能出门矣。

朱湘槎令媳，患小溲涩痛。医与渗利，反发热头疼，不饥口渴，夜不成眠。孟英诊之，脉细数，乃阴虚肝郁，化热生风，津液已烁，岂容再利？与白薇、栀子、金铃、知母、花粉、紫菀、麦冬、石斛、菊花，服之即愈。其侄新泉之室怀娠患痢，医投温燥止涩，腹痛甚，而遍身发黄，饮食不思。孟英视之暑湿也。与芩、连、银花、茅根、桑叶、栀、楝、竹叶、茵陈、冬瓜皮而愈。吴酝香大令仲媳泛愆而崩之后，脘痛发厥，自汗肢冷。孟英脉之，细而弦滑，口苦便涩，乃素体多痰，风阳内鼓，虽当崩后，病不在血。与旋、赭、羚、茹、枳、贝、薤、蒌、蛤壳为方，痛乃渐下，厥亦止。再加金铃、延胡、苁蓉、鼠矢，服之而愈。迨季冬因卒惊发狂，笑骂不避亲疏。孟英察脉，弦滑而数。与犀羚、元参、丹皮、丹参、栀子、菖蒲、竹叶、鳖甲、竹沥，吞当归龙荟丸，息风阳以涤痰热，果数剂而安。然平时喜服补药，或有眩晕，不知为风痰内动，益疑为元气大虚。孟英尝谏阻之，而彼不能从。至次年季春，因伤感而狂证陡发，毁器、登高，更甚于昔。孟英视之，苔黑大渴，与前方加真珠牛黄服之；苔色转黄，弦滑之脉略减，而狂莫可制。改以石膏、朱砂、铁落、菖蒲、青黛、知母、胆星、鳖甲、金铃，旋覆元参、竹沥为大剂，送礞石滚痰丸，四服而平。继而脚气大发，腹痛便秘，上充于心，肢冷汗出，昏晕欲厥。与连、栀、茹、小麦、百合、旋、贝、元胡、乌药、雪羹、石英、鼠矢、黄柏、藕等药而安。

儒医何新之素患脘痛，每日必吐水数缶始舒畅，吐后啖面食肉，如汤沃雪，第不能吃饭者十余年矣。季秋痛吐益甚，饮食不进，平肝通络，诸治不瘳，人极委顿。屈孟英视之，脉弦滑而软，曰：中虚停饮也。以六君去甘草，加桂枝、厚朴、牵牛，服之积饮果下，痛亦渐休，吐止餐加，精神稍振。乃去牵、朴，加附子、白芍、薏仁，与之遂愈，且能吃饭。病者谓既能吃饭，善后药不肯多服。迨仲冬中旬出门诊疾，骤与严寒，归即痛作，连服荔香散数日而逝。盖中气素虚者，不可专用香散之药也。

许兰屿令正，自夏间半产后患感证，虽已治愈，而腰腹左痛时作，多医杂治，其痛日增，食减汛愆，卧床不起。黄某谓诸药无功，惟有肾气汤先固其根本，频服之痛益剧，且痛作之时，则带下如注。黄谓显系真火无权，附桂复为加重，遂至痛无停晷，呻吟欲绝。陈春湖嘱迎孟英诊之，左关尺弦数无伦，形消舌赤，彻夜无眠，是肾阴大亏，肝阳极炽，营液耗夺，八脉交虚之证也。用龟板、乌鲗、苁蓉、枸杞、归身、楝实、竹茹、白薇、黄柏、丝瓜络、蒲桃、干藕为方，一剂知，数剂已；续加熟地、阿胶，调理月余，经行而愈。

孙位申陡患喉偏左痛，下及乳旁，神疲欲卧，动即凛寒。速孟英视之，脉弦细以软，苔薄白，口不渴，痰多且韧，溺赤不饥，是暑湿内伏而肝郁不舒，且阴分素亏，复伤劳倦也。昔人之清暑益气汤、藿香正气丸，皆是成法，设误投之，悉为戈戟。幸病家深信不疑，旁无掣肘，予射干、兜铃、蒌、壳、通草、滑石、竹茹、丝瓜络、冬瓜子、枇杷叶、荷杆，极轻清之药一剂，即吐胶痰数碗，汗出周身，喉痛较松，凛寒亦罢；而身痛微热，苔色转黄，去射干、兜铃，加栀子、豆卷服之，热退痛减；再去滑石、豆卷，加石斛、沙参、野蔷薇露投之，知饥啜粥，诸恙悉安，嗣用养阴充液而愈。

许兰屿令此，素属阴亏，舌常脱液，季秋患脘下疼胀，得食愈甚，映及胁背，宛如针刺；稍合眼则心掣动而惊寤，自按痛处，则涌水苦辣，不渴欲饮，溲少神疲，自疑停食，服楂曲而益剧。孟英视脉弦软，曰：此停食也。饮停则液不能上，故口渴，而饮即水也，内有停水，故不喜饮；其舌上脱液，虽属阴虚，亦由阴隔，寐即心掣者，水凌火也，得食痛加者，遏其流也。以苓、泽、橘、半、旋、蛤、连、蛰，加生姜衣投之，溲行得睡。惟晚食则脘下犹疼，疼即心热如火，且面赤头痛，腿冷腰酸，必俟脘间食下，则诸恙皆平。孟英曰：此停饮虽蠲而肝火升也，宜参潜养为治矣，改授沙参、苏、归、竹茹、楝、槲、石决明、丝瓜络、姜汁炒栀子，少佐生黄连，服之遂愈。

便　秘

沈东屏年逾八秩，患腹胀便秘。孟英诊曰：耄年脉实，天界独厚，证属阳结，法宜清火。与西洋参、石膏、白芍、知母、花粉、桑皮、杏仁、橘皮、枳壳、甘草，送更衣丸，四剂而愈。设投别药，势必迁延而败。人亦谓其天年之得尽，断不料其药治之误也。后四年始殁。夏间汪湘筠明府，因食肉病胀。医谓老年气弱火衰，辄投温补，直至腹如抱瓮。始延孟英视之，弥留已极，不可救药矣。

海盐任斐庭，馆于关琴楚家，季夏患感。黄某闻其身热而时有微寒也，进以姜、萸、柴、枣等药，数帖热愈壮，而二便不行。更医连用渗利之剂，初服溲略通，既而益秘，居停以为忧。始延孟英视焉。证交十四日，骨瘦如柴，脉弦细而涩，舌色光紫，满布白糜，夜不成眠，渴不多饮，粒米不进，少腹拒按，势将喘逆；虽属下证，而形脉如斯，法难直授。先令取大田赢一枚，鲜车前草一握，大蒜六瓣，共捣烂加麝香少许，罨脐下水分穴，方以元参、紫菀、栀子、知母、花粉、海蛰、凫茈、苁蓉、牛膝、天冬为剂，加鲜地黄汁服之，其夜小溲即行，气平略寐；又两剂，大解始下，退热而渐进稀糜。乃去雪羹、栀、菀、苁蓉、膝、地黄汁，加西洋参、麦冬、石斛、干生地、竹茹、金花等药，又服十余剂，凡三解黑矢，而舌色复于红润，眠食渐安而起矣。

金愿谷中翰患便秘，广服润剂，粪黑而坚如弹丸，必旬余始一更衣，极其艰涩。孟英诊脉迟软，舌润不渴，小溲甚多。乃久患痹证，坐卧不安，健运迁迟，法宜补气，俾液濡布。所谓中气足，则便溺如常矣，非凉润药所能治也。予大剂参、术、橘、半，加旋覆花以旋转中枢，鸡胜胵以宣通大肠之气，鸡不溺而粪易下也；更仿《金匮》谷实之例，佐血余、苁蓉俾为流通腑气之先导，如法服之，数日即解，且较畅润。至三十剂其病若失。

吴奏云三令郎甫八龄，患感，幼科治以清解弗瘥。迓孟英视之，脘闷便秘，曰：气机未展耳。投小陷胸加紫菀、通草、杏仁，服三剂，先战汗而解，寻更衣以愈。当战解之时，家人不知，诧为将脱，欲煎参汤灌之，孟英适至，阻其勿服。既而其妇弟陈某之病略相似，亦用此法而痊。

王子庵令堂，年已古稀，患便秘不舒，时欲努挣，汗出头晕。医谓其肝气素滞，辄与麻仁丸等药，其势孔亟。伊婿陈载陶屈孟英诊之，脉虚弦而弱，是虚风秘结。予人参、苁蓉、当归、柏子仁、冬虫夏草、白芍、枸杞、楝实、胡桃仁，数帖而痊。次年秋患脘痞疼胀，医者率进温补香燥之药，驯致形消舌绛，气结津枯而死。

管君芝山，拉余治其表嫂吴媪，年五十五岁。上年仲夏患癍二十余日，愈后小溲迄未通畅，已成锢疾，今秋分后，溺秘不行。医疗旬余，温如姜、桂、乌药，凉如栀、芩、黄柏，利如木通、滑石，皆不效；甚有用益智等以涩之者。渐至腰腹皆胀而拒按，胸高腿肿，不饥不食，大便不通，小便略滴几点，热痛异常，舌绛无津，渴喜沸饮，而不敢多啜，以增胀满，呻吟待毙。脉软而微，乃阴虚气化无权也。以沙参、熟地、连、蒌、芩、泽、麦冬、紫菀、牛膝、车前，加附子一钱，桂心五分，煎成冷服。一周时，溺出桶许，而大便随行，进粥得眠。口苦而喜凉饮，即去附子、桂、连、蒌、菀、膝，加知柏、芍药、砂仁，数帖而起。缘境窘不复调理，锢疾闻犹存也。

胎　产

《仁术志》者，海丰张君柳吟所题孟英之医案也。吾师赵菊斋先生，暨庄舍人芝阶为之序，余以未与其事，深以为歉。秋间偶过孟英，适有陈姓者牵羊来谢，孟英颇疑之。其人曰：三月间次媳患时感，而气逆不能眠，医皆畏却，特延君诊。甫按脉云：甚滑，疾是为娠象，用药必须顾及。此时次媳于去秋娩后，月事尚未一行。君为此言，阖家未尝不窃笑也。迨疾渐平，哺儿之乳亦不觉少，虽自问亦断断非孕。至六月间腹渐胀，方谓有病，不料昨日倏产一孙，举家敬服高明，故来致谢耳。孟英因谓余云：昨诊魏子恒之室亦妊也，诸医作虚损治，脉虽虚微软数，而滑象仍形。病家深不以吾言为然者，缘病人之女兄二人，皆死于虚劳也。然其伯仲之证，吾皆诊焉，今已十余年矣。犹忆伯字于关氏，未嫁而卒，证非不治，亦为药误，病中阅吾方案，极为折服，且曰：先生来暮，侬不能起矣。前此延致诸名家，徒曰虚证宜补，而不治其所以虚。方则群聚补药，必以地黄为之冠，虽有参、芪，亦列于后。即使用药不乖，而阳生阴长，气为血帅之旨，尚未分晓，况其他乎？吾闻而愕然。何以闺中女子，亦解谈医？细询始知为乾隆间名医吴颖昭先生之女孙也，尤为惋惜。仲适于陈少帘少府，的系损证，若季者因其家怀先入之见，遂致医人迎合误事，岂不可叹！迨秋，仲果闻魏氏分娩，母子皆亡，方叹孟英之卓见为不可及也。故余谓习医必须才、学、识三者俱备，否则行见其动。手杀人耳。

胎前产后，疑似极多，号曰专科，尚难措手。陈肖岩孝廉媳，屠仲如之女也汛愆一度，次月仍行，方疑其病也。孟英诊曰：尺虽小弱，来去缓和，是娠也，继而果然。仲如令弟子绿之室，轻事稍迟，孟英偶诊，亦以孕断，寻验。甫三月患胎漏，适孟英丁内艰，遂不克保而堕。堕后恶露虽行，而寒热头疼，时或自汗，且觉冷自心中出，医谓类疟。与温化之药，病日甚。交八日，孟英始出门，即延诊之。脉来沉实而数，舌色紫黯，乃瘀血为患耳。予桃仁、泽兰、山楂、茺蔚、旋覆、红花、丹参、通草、琥珀、蛤壳、丝瓜络之剂，服后腹大痛，下瘀血如肺者一枚，次日诸恙较减，乳汁大流。再以前方去通草，加麦、柏投之，服后腹仍痛，复下瘀块累累，而诸恙若失。或问先生尝言产后腹无痛苦者，不可妄行其血，此证恶露已行，腹无疼胀，何以断为瘀阻，而再行其血耶？孟英曰：正产如瓜熟蒂落，诸经荫胎之血，贯串流通，苟有瘀停，必形痛胀，堕胎如痈疡未熟，强挤其脓，尚有未化之根柈不能一齐尽出，所以胎虽堕而诸经荫胎之血，萃而未涣，浅者虽出，深者尚留；况是血旺之躯，加以温升之药，挽其顺流之路，窒其欲出之机；未到腹中，胀疼奚作。吾以循经通络，宣气行瘀之法，导使下行，故出路始通，而后腹痛瘀来，然必有脉可征，非谓凡属堕胎皆有是证也。

李华甫继室，娠三月而崩。孟英按脉弦洪而数，与大剂生地、银花、茅根、柏叶、青蒿、白薇、黄芩、续断、驴皮胶、藕节、胎发灰、海螵蛸而安。奈不能安佚，越数日胎堕复崩。孟英于前方去后六味，加犀角、竹茹、元参为治。或谓胎前宜凉，产后则否，乃招专科暨萧山竹林寺僧治之。咸用温药，且热暴崩宜补，服药数剂，虚象日著，时时汗出昏晕，畏闻人声，懒言息微，不食不眠，间有呃忒，崩仍不止，皆束手待毙矣。复邀孟英视之，曰：此执死书以治活病也。夫血因热而崩，胎因崩而堕，岂胎堕之后，热即化为寒乎？参、术、姜、桂、棕灰五味之类，温补酸涩既助其热，血益奔流，又窒其气，津亦潜消，致现以上诸证；脉或不知，而苔黄黑燥，岂不见乎？因与犀角、石膏、元参、知母、花粉、竹沥、麦冬、银花、栀子、石斛、旋覆、青蒿、白薇、等大剂投之，神气渐清；旬日后，各恙始平，继去犀角加生地，服两月全愈。

汪氏妇自孟秋患痢之后，大解溏泄未愈，已而怀娠，恐其堕也，投补不辍，延至仲冬，两目赤障满遮，气逆碍眠，脘疼拒按，痰嗽不食，苦渴无溺。屈孟英诊之，脉甚滑数，曰：此温补所酿之疾也。夫秋间滞下，原属暑湿热为病，既失清解，逗留而为溏泄；受孕以来，业经四月，虑其堕而补益峻，将肺胃下行之令，皆挽以逆升，是以胸次堵塞而疼，喘嗽不能卧；又恐其上喘下泄而脱也，补之愈力，治节尽废，溲闭不饥，浊气壅至清窍，两目之所以蒙障而瞽也。与沙参、蛤壳、枇杷叶、冬瓜子、海石、旋覆、苏子、杏仁、黄连、枳实、海蛇、黄芩、栀子，重加贝母，服二剂，即知饥下榻，目能睹物矣。

庚子春戴氏妇产后恶露不多，用山楂、益母草酒煎，连服数日，遂发热自汗，口渴不饥，眩晕欲脱，彻夜不眠。孟英视之曰：此禀属阴亏，血已随胎而去，虽恶露甚少，但无胀痛之苦者，不可妄投药饵。酒煎益母、山楂，不特伤阴，且能散气而汗泄口干，津液有立竭之势，即仲圣所谓无阳也。盖人身天真之气谓之阳，阳根于津，阴化于液，津液既夺，则阳气无根而眩晕，阴血不生而无寐；若补气养阴，则舍本求末，气血不能生津液也，惟有澄源洁流，使津液充而气血自复，庶可无忧。以西洋参生、黄芪、龙骨、牡蛎、葳蕤、百合、甘草、麦冬、生薏苡、生扁豆、石斛、木瓜、桑叶、蔗浆投之，一剂即安，数日而愈，后以滋填阴分服之乃健。

张郑封室，娩后即发热，服生化汤二帖，热益炽而发赤疹。顾听泉诊之，即与清解，三剂不应，欲进犀角地黄汤，而恐病家之狃于产后以生疑也，乃拉孟英质之。诊其脉弦滑而数，面赤热燥，胸闷善悲，肢肿而疼，两肘白疱如扁豆大者数十颗，舌上亦有一颗，痛碍食饮，大便不解，已旬日矣。曰：此不但胎前伏暑，且有蕴毒，而误服生化汤以助其疟，幸初手即用清解，尚不致于昏陷。犀角、地黄极是治法，犹恐不能胜任。乃与听泉商加西洋参、滑石、知母、银花、花粉、人中白、蒌仁、竺黄、贝母、桑叶、栀子为剂。其所亲曰：高明断为热证，何以病者虽渴而喜热饮耶？孟英曰：此方中所以多用痰药也。凡胸中有热痰阻碍气机者每如是，不可以其向不吐痰，而疑吾言之妄也；若因此而指为寒证，则祸不旋踵矣。进四帖始得大解，频吐稠痰，而各恙皆减，饮食渐加。孟英曰：病势虽稳，余热尚炽，苟不亟为清涤，而遽投补益，犹有蒡损之虞。其母家果疑药过寒凉，必欲招专科调治，幸将前方示彼，尚不妄施温补。然隔靴搔痒，纪律全无，旬日后余火复燃，郑封坚恳孟英设法。仍用甘寒疗之，周身肤蜕如蛇皮，爪甲更新，其病之再生也可知，继与滋补真阴而起。

翁嘉顺室娩后发热，竹林寺僧治之不应，温龚二医，皆主生化汤加减，病益剧。请孟英诊之，脉软滑微数，曰：素体阴亏，热自内生，新产血去，是以发热，惟谵妄昏瞀，最是吓医之证；渴喜热饮，宛似虚寒之据，宜其猜风寒而表散，疑瘀血以攻通，帖帖炮姜，人人桃桂，阴愈受劫，病乃日加，幸而痰饮内盛，津液未致涸竭。与蠲饮六神汤去橘、半，加西洋参、生地、花粉、竹茹、知母、生白芍为剂，数日而瘳。逾旬复发热，或疑凉药之弊，或谓产蓐成劳，众楚咻之，病渐进矣。其小姑适吴氏者，向役于冥曹，俗谓之活无常，偶来探病，忽仆地而僵，口中喃喃，或问汝嫂病何如？答云：须服王先生药，人皆异之。次日仍乞诊于孟英，曰：脉浮数而弦，是风温也，与前病异，便泻无溺，肺热所迫，大渴无苔，胃汁受烁。亟与天生建中汤频灌，即蔗汁也。药主大剂甘凉，果得津回舌润，渐以痊可。

高禄卿室，吴濂仲之妹也。孟夏分娩发热，初疑蒸乳，数日不退，产科治之，知挟温邪，进以清解，而大便溏泄遂改温燥，其泄不减。另招张某视之，因谓专科误用蒌仁所致，与参、芪、姜、术、鹿角、肉果等药，泄泻愈甚。连服之，热壮神昏，汗出不止，势频于危。酝香孝廉徐夫人，病者之从母也，心慈似佛，有子十人皆已出。闻其殆，黾夜命四郎季眉，请援于孟英。按脉洪数七至，口渴苔黄，洞泻如火，小溲不行，因谓秀眉曰：病犹可治，第药太惊人，未必敢服。季眉坚欲求方，且云在此监服。乃疏白头翁汤，加石膏、犀角、银花、知母、花粉、竹叶、栀、楝、桑叶与之。次日复诊，脉证较减，仍用前方。而病家群哗。以为产后最忌寒凉，况洞泄数日乎？仍招张某商之，张谓幸我屡投温补在前，否则昨药下咽，顷刻亡阳。复定芪术之方，业已煎矣，所亲张芷舟孝廉闻之，飞告于酝香处汾伯昆季，即驰至病家，幸未入口，夺盏倾之。索孟英方，煎而督灌，且属群季轮流守视，免致再投别药。孟英感其情谊，快舒所长，大剂凉解，服至七帖，泻全止，热尽退。乃去白头翁汤，加生地、元参、茹、贝，服半月始解黑色燥矢，而眠食渐安。第腑脏之邪，虽已清涤，而从前温补，将热邪壅滞于膜络之间者，复发数痈于胸乳之间，孟英令其恪守前法，复入蒲公英、丝瓜络、橘叶、菊花等药，服至百剂，始告痊愈，而天癸亦至。孟英曰：世俗泥于产后宜温之谬说，况兼泄泻，即使温补而死，病家不怨，医者无憾也，或具只眼，其谁信之？此证苟非汾伯昆仲笃信于平时，而力排众论于危难之间，余虽见到不疑，亦恶能有济耶！余尝曰：病不易识，尤不易患；医不易荐，尤不易任；药不易用，尤不易服，诚宇宙间第一难事也，而世人浅视之，可不悲哉！

赵子循室，娩后服生化汤二帖，更因惊吓，三朝发热，连投四物六合等汤，病日以甚。半月后始延孟英诊之，脉象左弦急，右洪滑数，苔黄大渴，谵语嗽痰，恶露仍行，唇齿干燥。是因阴虚之体，血去过多，木火上浮，酷暑外烁，津液大耗，兼有伏痰之候也，亟与营卫两清，冀免他变。而母家极畏石膏，坚不与服，越三日势益剧，计无所施。子循之叔笛楼，与其表兄许芷乡，径以白虎加减投之，证有转机。翼日再迓孟英会同笛楼，暨其舅氏许吉斋山长，协商妥治，咸是王议。且以西瓜汁助其药力，热始日渐下行，二便如火，又数日渐安粥食，神气亦清，起坐梳头，夜能静寐。然热蕴太久，下焦患痈，脓虽即溃，阴液漏伤，脉复空数浮大，便泄善嚏，口干多梦，皆木少水涵，烁津侮胃之见证也。孟英与笛楼商以白头翁汤，加龙骨、三甲、甘草、木瓜，以育阴潜阳；余粮石脂丸中，加梅连以息风镇胃，果得疮口脓干，餐加泻止，脉柔热净苔退神怡。正须善后，甫授滋填，不期酷热兼旬甘霖忽降，窗开彻夜复感风邪，身热微寒，鼻流清涕，而阴液久夺，外患未痊，培养碍投，又难发汗，肝风内应，瘈疭旋形，九仞之功，遂成画饼。门外汉未免以成败论，然此案自堪传也。

辛亥春，孟英治其令正，诞子三朝，忽浑身麻冷，寻即壮热大渴，汗出不解，耳鸣眼泪，舌绛无津，苔色燥黄，腹痛拒按，不饥脘闷，恶露仍行，小溲极热，脉则弦滑右甚，是胎前吸受风温，兼挟痰食内滞；虽新产血去阴伤，见证较剧，然病不在营，亟宜撤热以安营，不可破血以伤营，亦不可养阴而助病。遂以元参、白薇、栀子、知母、竹茹、旋覆、菖蒲、枳实、栝楼为方，服之热虽退而脉不减，仍用此方。越二日复麻冷而后热，惟舌稍润，苔较薄耳，再饮之，热亦即退，并吐胶痰数碗，略进稀糜。间一日又发寒热或疑为疟，或疑分娩不易，用力劳伤，恐是虚证，苟不及早温补，蒡损堪虞。孟英一一领之，复与前药热果渐减，渴亦递减。逾日寒热犹来，亦不更方。至十一朝始下黑燥矢而寒热乃休，即能安谷。计服此药已十大剂矣，始出方与戚党阅之，盖恐眷属之预闻凉解而有阻挠也，诸亲莫不骇诧。然此证非孟英独断独行，断难成功，设泥新娩而通瘀，或以为疟而温散，或疑其虚而滋补，势必骤变，即稍有瞻顾，亦必邪热纠缠而延成蒡损。世人之病，往往弄假成真者，大率类此。

管君锡棠仲郎兰谷之室，季秋患寒热，娠已八月矣。继因其子患惊，忧劳数月，遂兼痰嗽，而舌糜口臭，服药数帖而娩，其胎已腐，然寒热咳嗽口糜诸恙不减。医以其产后也，用药益无把握，驯致气逆自汗，面赤无眠，束手嘱备后事矣。适余游武原归，延诊其脉，寸关弦滑右大，恶露流通，二便无阻，是下焦无病，虽在产后，而病与产后无涉。若云产后宜温，固是谬说，而此之口舌糜臭，亦非大热，毋庸重剂凉解，良由胎已早殒，失于早下，以致浊气熏蒸于肺胃，故见以上诸证。既见诸证，而早为肃清，则源澄流洁，奚至是耶？设再误作产后虚喘，而妄投补剂，则虽死而莫知其所以死也。爰以南沙参、省头草、厚朴、杏仁、菖蒲、桑皮、竹茹、枇杷叶、冬瓜子、丝瓜络为方，蔷薇叶、芦根煎汤煎服，两剂气顺嗽止，知饥进谷。去杏、朴，加苡仁、甘草，口舌随愈，寒热亦休。惟骨节酸疼，合目即汗，改清热养阴而起榻，腰足尚酸软，授滋补气血而痊。

经　带

赤山埠李氏女，素禀怯弱，春间汛事不行，胁腹聚气如瘕，减餐肌削，屡服温通之药，至孟秋加以微寒壮热，医仍作经闭治，势频于危，乃母托伊表兄林豫堂措办后事，豫堂特请孟英一诊以决之。孟英切其脉时，壮热烙指，汗出如雨，其汗珠落于脉枕上，微有粉红色，乃曰：虚损是其本也。今暑热炽盛，先当治其客邪，庶可希冀。疏白虎汤，加西洋参、元参、竹叶、荷杆、桑叶。及何医至，一筹莫展，闻孟英主白虎汤，乃谓其母曰：危险至此，尚可服石膏乎？且《本草》于石膏条下致戒云：血虚胃弱者禁用，岂彼未之知也？豫堂毅然曰：我主药，与其束手待毙，盍从孟英死里求生之路耶！遂服二帖，热果退，汗渐收；改用甘凉清余热，日以向安。继与调气养营阴，宿瘕亦消。培补至仲冬，汛至而痊，次年适孙变伯之弟。

里中张君雪沂令正，三十七岁，于乙巳年患经行腹痛，医进胶艾汤多剂，痛乃日盛，而加以呕吐，迄今十载。诸药备尝，迩年经至益频，痛势益剧，满床乱滚，声彻比邻。迄余诊之，脉弦滑而数，曰：巅痛口渴乎？带多腰痛乎？汛色紫黑乎？病者惊以为神，惨容为之一展。余谓雪沂曰：此证不但温燥腻补不可用，即四物汤亦在禁例，宜乎遍访女科，而竟无一效也。与芩、连、栀、胆、茹、柏、蒿、薇、乌贼、茅根、藕为剂，服至下月经行，即不吐，痛亦大减，此等药服逾半载，各恙悉蠲。

王西翁令孙芝生茂才室，久患泛行太速，头痛神疲，形瘦内烦，渴喜热饮，纳食滞膈，络胀少眠，脉至软滑虚弦，腿酸而有赤块，甚痛，乃阴亏水不涵木，风阳内炽，气郁痰凝。议宜养清潜互用法：沙参六钱，鳖甲八钱，首乌三钱，茯苓、菊花各二钱，栀炭、竹茹、桑叶各一钱五分，白薇、黄柏、丝瓜络各一钱，以藕二两，十大功劳一两，煮汤煮药，外用葱白杵烂，蜜调涂腿上赤块。仲冬复视，烦减能眠，汛行较缓，头疼腿块均已渐差；乃与通补柔潜之剂，后信来服之甚效。

管授青翁季郎蓉舫之室，初冬患寒热，耳聋胸闷，便秘，带下如注，呕渴不眠，粒米不沾者旬余矣，人皆危之。余按脉弦数，舌绛无苔，气逆面红，自求速死。此肝郁深沉，木火内烁，耗津阻气，出入无权；小柴胡施道遥散，皆貌合而神离，误施必然决裂，此辨证用药之所以难也，幸其乔梓深信。遂以小陷胸加菖、茹、旋覆、栀、芩，芦根汤煎服一帖，胸渐舒，气渐平，再服稍寐，三服呕止进粥，五剂便行溺畅，寒热亦休，苔布知饥，始改柔养而痊。

　　娼女荣瑛，就诊于余。自述本良家子，十四岁而天癸至，二十二岁而适人，二十五岁初产，但觉腰腹微酸，子即堕地，三十二岁，再产亦尔。兹又嫁二夫，向不自乳，而产育渐频，分娩渐慢。今春诞子为第十胎，腹痛逾四时而生，在他人犹以为极快，而我已觉渐徐；且年虽五十，天癸不衰，锢疾全无，向不服药，素有微带，近年全无。惟每日吐痰，别无他苦，恐此后有难产之虞，求为设法。余闻而讶之，其貌虽不甚都，而粉黛不施，风致嫣然，肌肤尚似三十许人，真尤物也，始信鸡皮三少之说为不诬。按脉六部皆缓滑而长，左寸关带弦数，是聪明有寿之征，故年愈长而气愈固，是以分娩渐慢也；向有带而近有痰，以左寸关合之，火搏其液，而不下趋也。嘱以六君子加减为常服之方，设再孕，至七八月，以束胎饮频服，可期易娩。渠闻之忻然，受方而去，录之以见赋体之奇。

李冠仙医话精华

李冠仙（文荣），晚号如眉老人，丹徒人。精于文，暇读方书，间出其余。技以济人，应手即活。嗣为陶文毅座宾，赏识尤有加，一时名噪遐迩。生平服膺喻嘉言论述。著有《仿寓意草》。

戴 阳

田展初夫人偶染时邪，医者皆用伤寒药发散，升提太过，其热不减；又皆竞用寒凉，如黄芩、黄连、山栀、石膏之类，连进多剂，热仍不退，面反通红，头皮作痛，手不可近，近则痛甚，病势沉重，医曰：邪已传里，无法可治。又延某医，于前药中加犀角、羚羊，谓只此一着，不应则难，仍无效，且更加重。乃邀余诊，其脉浮大而空，两尺沉细欲绝，虽气微弱，不欲言，幸心尚明了，并不昏迷。询其欲饮否？曰：不欲。询其二便，大便少而稀溏，小便清白，少腹有痛意。余急曰：此戴阳症也。乃本素阴亏，不能潜阳，今以时邪，误作伤寒论治。温散太过，虚阳上浮，治宜引火归原；医者见其烦躁，不知其为龙雷上升，侵犯清虚之府所致，反以为热邪传里，肆用寒凉，阳即欲回，归路以塞，再用寒凉，不独腹痛自痢，症必加重，而无根之火，将一汗而亡。奈何？于是竟用真武汤，劝其速进。病者迟疑，促之，勉进半剂。本已十日不寐，进药后，不觉安睡两时许始醒，头皮不痛，面赤尽退，腹痛亦止，心中不烦。复进半剂。次日延余覆诊，其病若失。细询平日本有鼻衄之恙，生育又多，其阴本亏，故脏中之阳易动也。改用附子理阴煎一剂，又专用理阴煎兼服三剂，后以八珍加减，调理全愈。

痰 闭

颜凤尧夫人盛夏病时邪，人事昏沉，壮热口渴，渴欲热饮，沸水不觉其热，脉来洪数而滑，惟右寸见沉，实热症也。而见寒象，又非热极似寒。余问有旧恙否？曰：平时每日约吐痰三碗许方觉爽快，今五日病中并未吐痰。余曰：得之矣。时邪乃热证，脉亦热象，而寸口独沉者，肺气为痰所遏也。是可知痰塞肺气，上下不通，内虽甚热，气不得上，口鼻吸入，无非冷气，至喉而止，亦不得下；肺气通于喉，今为痰所阻，故肺以下则甚热，喉以上则甚冷，是非先用吐法，提去其痰不可；但沸汤下喉而不热，痰之胶固非常，肺之闭塞已极，虽用瓜蒂散、栀豉汤等法，恐格之不入，不足以披肺窍，提肺气，而鼓动其痰，是非仲景麻杏石甘汤不可。主人曰：麻黄乃夏令所忌，奈何？余笑曰：药不执方，相宜而用，古之训也。今痰阻肺脾，非麻黄之大辛大热，不能搜肺活痰；且有石膏之寒以制其热，杏仁之降以济其升，有甘草之甘，以缓其急，非真同伤寒之用麻黄汤，专取辛热表散也。此方取其下喉必先达肺，肺气开提，痰涎必活，活则涌吐，药随痰出，岂能再作大汗哉？况时邪亦须解，吐中有发散之意，石膏乃白虎汤之主药，为《金匮》治中暑之首方，色白入肺，兼清阳明之热，一散一清，邪热从而得解，是在意中。乃用麻黄八分，杏仁三钱，石膏五钱，甘草一钱，嘱其必服而去。次朝覆诊，谓已吐痰升许，不过微汗，外热已退，人事亦清；诊脉不洪，按之仍数，不热饮而欲冷饮，舌赤无苔，知其大热伤阴，改用犀角地黄汤，一服减，再服全愈。

癃　症

大侄小村小溲不通者三日，腹膨急胀，至不能忍，医进通剂愈甚。余诊其肺脉独大而数，知其素来善饮，因问近饮何酒，曰：烧酒。余曰：是矣。时届端节，急令买大枇杷二斤啖之，另易补中益气汤方法，去党参、黄芪、白术、当归，惟用陈皮一钱，甘草梢八分，醋炒柴胡五分，蜜炙升麻三分，加天冬二钱，麦冬三钱，北沙参三钱，车前草三钱与服，一时许，小溲大行而愈。后有邵瓣莲患沉疴甚奇，每发当腹作痛异常，而必先溲闭，百医罔效，必得小溲而腹痛乃止。此症少时即有，至四十外乃更甚。适当举发，延余往诊，其脉肺部独大而数，与小村侄同，予曰：素嗜烟酒否？曰：皆有之，而尤酷爱水烟。即以与小村方，去升柴加黄芩、知母，与服之，乃小溲大行，腹痛亦止。伊以沉疴速痊而奇之，曰：何药之灵也？余曰：肺为气主，又为水之上源，《经》云：膀胱为州都之官，津液藏焉，气化则能出矣；有属中气者，中气不足，溲便为之变；有属肾气者，肾与膀胱乃表里也。而气化之权，肺实主之，肺在人身主乎天气，天气常清明而下降，即肺气宜清明而下行，上逆行乎所不得不行，下流自有所不得不通，其有所不行者虚也、热也，虚则气不足以行；热则气反为上源。肺气不行，则诸气不利，通则不痛，痛则不通。今溲不通而腹乃痛，肺脉独大而数，症经卅年，此先天肺热，后天烟酒积热，日伤肺阴，肺失清肃之令，故病愈发而愈重也。以后将此方常服，且戒烟酒，可望不发。瓣莲连服至二十余剂，后果不发。盖尝观诸群兽有肺者有尿，无肺则无之，可知肺之关乎小溲者大矣。小村用升柴，而邵兄不用升柴加芩知者，以小邨曾服利药，气滞更结，非加升柴以提其气，断不能通。如酒壶然，壶嘴不通，揭其盖，自通也。邵兄未服利药，而热久且重，故不用升柴，而加黄芩、知母也。虽然，勿谓癃闭之尽在清肺也。吾乡钱光斗之弟妇，因产育用力太过，正气大伤，三日小溲不通。予用补中益气汤全方，姜、枣引，加冬葵子三钱，一服而通。华秋岩夫人怀孕六七月，偶因下楼一跌坐地，腹中坠胀，小溲不通者半日，乃胞胎震压膀胱。亦用大剂益气补中，姜、枣引，一服而通。此皆用温补升提法，治在中气而不在肺气也。夫冬葵子或用或不用者，一则癃闭三日，以葵子引经通之；一则仅半日许，提其气而溲自行，毋烦通利也。后又有吴晴椒明府，患便结，数日不行，一日登厕数次，努力干结不出，而小溲反闭，次日自用车前泽泻等药，不应腹部加胀。又次日延余，余曰：大肠与膀胱相隔一间，分运而行，本不相碍；今因直肠胀满，挤合膀胱，小便无路可出，此非膀胱自病，虽加通利，徒增胀满耳，只有下法，以通其大便，则小便自行。闻者不信，且以病者年迈，恙久正虚，不能堪此，乃辞去。三日后请复往诊，则胀已至胸，卧不能动，盖以杂进他方数剂也。余曰：在昼大便不通四五日无妨，而小溲不通五日必死。今已三日，下或不死，不下必危，诸君奈何欲必置诸死地耶？乃用党参三钱，於术二钱，归身三钱，陈皮一钱，炙草一钱，炒柴胡一钱，炙升麻六分，煨姜二片，大枣二枚，生川军三钱，玄明粉三钱。因告众曰：此病不得不下，但有三虚，年高一也，久病二也，连日未曾纳谷三也，故用补下之，亦古人黄龙汤，玉烛散之意也。若得此而大便行，则膀胱宽而小溲自畅，有参以扶之，则正气亦何患其下陷哉！大便畅行，小便随至，腹中畅快，病乃若失。以上五症皆小溲不通，四用东垣补中益气法，而变化不同，法则仿古，用则因心，神而明之，存乎其人。

牙 痛

赵义之牙痛，缠绵月余不已。予诊其脉左关尺数，以六味地黄汤加升麻三分，柴胡五分与之，曰：服后当更痛，然片刻即止矣。次日登门谢曰：服药后，果如君言，愿闻其理。余曰：齿乃骨之余，而肾主骨，是下焦肾水大亏，肾火上浮，而为此痛，故用六味补之；然其已浮齿牙之火，不能下归于肾，不若用升柴以透之，升透之时未免较痛，唯滋补之力较大，阴能潜阳，火降则不复作痛矣。嗣后余以此方治肾虚牙痛者，无不立效。又某艺员下牙床作痒，至不能受，不寝者累日矣。予诊之曰：此大肠风热也。上牙床属足阳明胃，下牙床属手阳明大肠；大肠有积热，热生风，风生痒。问大便结否？曰：结甚。乃以调胃承气，小其剂，加生地、槐花、荆芥、防风与之，一服得大解畅行而愈。

中　暑

契友龚玉屏子，十六岁，自扬受暑归，发热头胀，倦怠少气，心烦渴饮，天柱倾欹欲倒。余用人参白虎汤。其家以时症用参为疑，或谓时邪用参，如吃红矾，入腹必死。余曰：先天气弱，暑又伤气，脉象数而甚虚，非参不可，争持良久始服。翌早往视，已霍然矣。嗟乎！医道之不明，至今日而极矣。《经》云：热伤气，又云：壮火食气，盛夏酷热，烁石流金，未有不伤气分者。故孙真人生脉散，东垣清暑益气汤，丹溪十味香薷饮未有不用参以顾气者也。至人参白虎汤，乃《金匮》中暍门专主之方，更何疑乎？且此症乃中暑，非时邪也。时邪者，春当暖反寒，秋当凉反暖，冬当寒反温，为四时不正之气，感而病者，谓之时邪。至风、寒、暑、湿、燥、火六者，应时而至，本天地之正气，人或不慎，感之为病，谓之中寒中暑而已，不得谓之时邪也。若许此症之虚，则清暑益气亦可；然因其大渴欲饮，恐黄芪、白术，过于温补，故用人参白虎。余本细加斟酌，岂漫然获效哉。复数年又抱恙延余诊治，时十二月一日也。其症外似洒淅恶寒，寒后烦躁觉热，舌赤无苔，溲带白浊；脉来洪数无伦，按之空象。因告其叔曰：此不治症也，至春殆矣。夫冬见夏脉，书称不治。伊脉洪数无伦，在夏脉尚为太过，而况见于冬令闭藏之日，且又无根，肾水告竭，肝火独旺，木生于水，无水生木，何以应春气之发生乎？如木树然，当冬月闭藏，莫能定其生死，至春则生者生，而死者死。人身一小天地，肝木应乎春气，根本既拔，故知其死于春也。遂未立方而行，后果于正月十八长逝云。

喘

包式斋患尿血二年未痊，经余药治而愈。盖肾虚人也，偶因伤风，某医发散太过，转致喘不能卧者累日。乃急延余诊之，曰：咳出于肺，喘出于肾，肺肾为子母之脏，过散伤肺，母不能荫子，则子来就母，而咳亦为喘，肾虚人往往如此。今已肾气上冲，脉象上部大，下部小，而犹以为邪风未尽，更加发散，无怪乎喘不能卧也。与以都气全方，加紫衣胡桃肉三钱纳气归肾，一药而愈。

数年后又因伤寒服发散重剂，喘又发，仍令检服前方。其内因夫病笃，着急万分，忽得笑症，终日哑哑不止，亦求余诊。其脉左关皆数甚，余曰：膻中为臣使之官，喜乐出焉，此肝火犯心包络也。与西犀角地黄汤，加羚羊角。次日复请余诊，则笑病若失而式斋之喘如故，惟至夜阑稍平耳。某曰：异哉！何药之效于当年，而不效于今日耶？细诊脉，象上部大下部小，实属肾气不纳，毫无他疑。因问何时服药，曰：晚饭后，予曰：是矣。今可于晚前服药，当必有效。次日问之，则喘平而安卧如常矣。盖药本纳其肾气，饭后服药，则为饭阻，不能直达有肾，故上半夜全然不效，下半夜药气渐到，故稍平也。今于饭前服，腹中空空，药力直达于肾、然后饭压之，肾气岂有不纳者哉？嘱其加十倍为丸常服，并嘱外感时不可肆用发散，其症乃终不复发。

疯

厉登铭初秋患疟，余治之，始以和解；继以景岳归柴饮，加生地一两，姜皮三分，得汗透而解。愈后即往城南观火，至大门，忽谓家人曰：适土地老爷过此，汝等见否？是夜遂疯，喊骂大闹，掷毁什物，且持厨刀欲杀其妻。次早其妻来请余治。既至，正持破碗欲伤人，见余至，忽放下呼余。余知其有怯意，乃正言厉色曰：坐！妄动吾将治汝。按脉毕，出谓其家人曰：诸邪从虚而入，邪祟亦以虚而入。登铭本疟病初愈，疟发于少阳胆经，疟后受伤，其胆必虚，适遇邪祟从虚入胆，而疯成矣。夫疯字从风，有风象；然疯之或重或轻，犹风之或大或小，疯之发忽忽止，犹风之忽起忽息。邪祟之中人而成疯，未尝不凭人身内风之力，而鼓动乎肝，因木生风，因风生火，因火生痰，痰火相搏，势乃大张，而人之魂魄神明，皆扰乱而不能自守。所幸邪祟初入，譬如匪人初至，左右邻居，并无识者，其势尚孤，驱逐亦易；若失其治，盘踞既久，巢穴已固。风鼓其势，火张其威，痰助其力，如恶人居久而党已成，则驱逐良难也。于是用温胆汤，制半夏、化橘红、云茯、神生草、炒枳壳、鲜竹茹、粉丹皮、龙胆草同煎，另加朱砂三分，猪胆汁少许和服。此方专于泻胆，使邪祟不能宁居；又兼清火化痰，使邪祟无所凭依，法虽平平，竟一药而愈。后以十味温胆汤，沙参代人参，以生地代熟地，且重用之，以生地能补胆，贼去关门法也，连进四帖，神志如常。此乃嘉庆十六年事也。余得识王九峰先生，实见此案为之先导也。

吴预生客淮北，一日忽大疯，屡举刀自戕，幸救得不死。友人送归，求诊于余。余如诊厉登铭法，正容庄色以诊其脉。脉象或大或小，或疏或密，或大或促，知其邪祟无疑，厉声谓之曰：尔遇我即当去，不去我将在鬼哭穴针灸法针汝，虽然尔来路远，我当嘱伊家多赠盘川。一言一应，旁观者无不称奇。余知其邪祟重而且久，气血耗伤，先将参地两味补之，加犀角、羚羊、琥珀、朱砂、龙齿、虎骨、龟板、鹿角诸多灵通之品，以镇其神魂；更仿喻嘉言法，用羊肉汤一碗为引，使邪祟借腥膈之气而出，惟不与病人知恐二竖避入膏肓也，又嘱其父多烧冥资以践余言，翌日果愈。

热　泻

刘竹湄，岭南人也，由山东济南府，保举赴都，自都赴镇，遂病，久不愈。延余往诊，询其病源，乃有四月之久。黎明泻起，日行五六次，而仆仆道途，屡治不验。余诊其脉，诸脉皆平，肺部独大，按之而数。余曰：此肺热移于大肠，乃热泻也。公曰：途中皆值冬令，感受风寒，反致热泻乎？余曰：据脉象而言，实为热泻，右寸属肺，肺与大肠表里相通，今独数大，故知其移热作泻也。唯前方所服，可系温燥药否？泻时热且有声否？刘曰：然。余曰：岂有寒泻急迫作声乎？《经》云：暴注下迫，皆属于热，岂人止有寒泻，而无热泻乎？脉症相合，属热何疑。乃用天冬，麦冬孩儿参各三钱以养肺阴，加泻白散、地骨皮一钱，甘草五分，以泻肺热；又加茯苓三钱，以分利，淮山药五钱，以顾脾胃。一剂知，二剂已，遂未服药。翌日泻又作，急来请诊，问以何故？余曰：一百二十日之羔，可以一药而止，不能一药而除，再服二帖，病当霍然。虽然诊公之脉，沉部颇有数象，似乎有伏热，泻不难止，恐春气大透，木不生火，变生他症耳。刘以有事须赴阳关，月余后返，逾十日忽来请诊。余往见其面左部，自头项，全行红肿，左目肿，合不能开；上下唇皆厚浮寸许，心烦意乱，形神潦倒；脉数有力，而无浮象。余曰：此症似若大头瘟症，而实则非也。此系久有郁热，热郁成毒，春透木旺，借肝气发生，热上毒透，肝位于左，气由左而升，故病在左，所喜六脉根本甚固，尚能胜病，月余可痊。于是用东垣普济消毒饮子，而去其升柴，以症无外感，火发于肝，延炽于胃，其势已甚，不敢再为升提也。且加犀角、羚羊角清肝胃之火，恐其火之上咽喉也。大便艰结异常，加调胃承气以下之，十日后火势渐平，肿亦渐消。知其血热阴伤，加丹皮生地，以凉之，每帖药计四五两，始多苦寒，继以甘凉，而总不用发散。其始尚用桔梗、薄荷二味，取其辛凉疏解，后并此而去之。症虽日减，惟偏左头内尚觉沉闷，终以余不为发散为疑，疑且惧伏头风病根，余姑从之。用荆防等数分，外加监制，伪为发散也者；另立清凉表散，镇摄肝风之方与之，日服前方半剂即已，如有不适，再进此药即安。次日往诊，公曰：日昨服药片时，即觉火势轰轰，似觉头面复有肿大之患，头晕眼花，急服后方始定，尝闻风善肿而主散。又闻有大头瘟症，属乎风火，亦用发散，而予症似亦风火之症，独不可散，何也？予笑曰：公之恙非风火，乃火风也。风火者，因风生火，风为本而火为标，散其风，兼泻其火，而风自息。试观天地之道，热极生风，得大雨施行，天气清凉，而风亦顿息。今火风之症，若误作风火论治，妄用发散，譬如炉火已旺，而又以风扇扇之，火岂有不更炽者哉？公若误进发散大剂，将火势焮腾，焦灼肌肉，蔓延咽喉，虽有善者，恐将难为力矣。夫大头瘟症，余岂不知，其初起也，恶寒体重，头面俱肿，必兼表象，两目鼻面肿起者，阳明也；耳前后并额角肿起者，少阳也；脑后项下肿起者，太阳也。三阳多表症，故可先加表散。公恙初起，毫无恶寒风，面肿于左部肝也；公岭南人，地气温热，秉赋偏阳，在京十数年，饮食皆用煤火，毒积已久，又值春生之令，肝旺火升，上扰阳明，致成此症。故治法只宜消毒泻火，《经》所谓高者抑之，不可散也。后调理拾余日而愈，公意深为器重。

温　疟

宫保陶云汀晚年于夏秋间奔走过甚，而是年秋燥又更甚于盛夏，蕴受暑热，未能即发，至八月初始病。医者妄用伤寒辛温发散，其热转甚，致成温疟，寒少热多；医复改用柴胡加桂枝，多属一派温燥之品，病益甚。邀余往诊，细询其病。疟在阴分，不过旋即发热，壮热六时许，解而无汗，热时烦躁渴欲冷饮，饮亦不多；脉甚弦数，舌红绛无苔，溲赤如血，且不寐者累日矣。余曰：此大热症。加以燥剂伤阴，阴虚则不能作汗，无汗则不能化邪。热邪不解者，因无汗，烦躁不寐者；因阴虚，治宜养阴化汗以达邪。以小柴胡去参，加大生地五钱，当归二钱，赤芍钱半，夜交藤三钱。三更后，疟势减，而人亦安卧矣。次日与某医会诊，谓余曰：药方用何首焉，似若太早。余曰：未也，意在谓夜交藤乎，此乃首乌之藤，非首乌也，取夜交之意，为不寐而设。叶氏治疟，亦常用之，以交通阴阳，非首乌之能温补者可比。余知道不同不相为谋，惟是日遂由某医立方，尽去温燥，改用黄连石膏，服后燥热有加不已。盖伊等只知寒凉以治热，不知黄连苦燥，仍能伤阴；石膏虽能清热，而不能养阴，虚人服之，转伐胃气。余以交浅不必言深，且以病家未能信任，余屡告辞，又留不肯放行。余曰：既令余治，则当从余。此乃阴虚作疟，当用四物合小柴胡加减，以熟地改生地。譬如天气亢热已极不得一场大雨，何以回凉？若黄连、石膏，则冰雹之类也，反足伤人。余必如此治，从则留，不从则去。幸听余言，乃为处方服之。用大生地二两，当归三钱，柴胡二钱，黄芩一钱，赤芍二钱，赤苓三钱，甘草五分，会皮一钱。不过二时许，即大汗热清，疟势较前大减，即宗此方出入而愈。

尸　厥

陶公云汀病温疟，服余药而效。一日，伊友刘某抱病，又求诊于余。时值大雨，拟不往，因问何症，曰：尸厥半日许，死而复苏，奄奄一息，请速驾，缓恐不及，遂冒雨行。至则陶公亦在，曰：刘君病危，恐不治。因先生精于理沦，特邀一诊。迳入，见其大汗如雨，面白如尸，两目直视，牙关紧闭，喉中痰鸣，口角流涎，不省人事。令探下体，则囊缩遗尿。余曰：死在顷刻，无能为矣，欲辞去。病家坚不肯放。陶公曰：予亦早已知之，无已，请背城借一。余因问前曾服药否？病家出方示余，类皆发散温燥之法，而热终不减。内有病中所服一方，用麻黄一钱五分，羌活二钱，甘草五分，桂枝二钱，见之殊为骇异。遂诊其脉，应指洪数，重按即空，惟尺部尚能耐按，似有一线可得；真元素固，虽经猛剂之戕，而脉尚有根，盖可获幸于万一也。于是用犀角地黄汤，犀角三钱，大生地一两，大白芍三钱，丹皮三钱，取其通心达肾，养阴化热；又念服温燥伤阴之品，脉来洪数，阴不潜阳，当于养阴药中，再加介类以潜阳，不得以大汗亡阳，脉来空大，而即以参附投之也。遂加牡蛎一两，龟板五钱，橘红一钱，竹沥五钱，姜汁三滴，命速进，勿缓。另以乌梅擦牙开关，而灌之，若痰涌而药不得入，则必死矣，方成乃去。翌日往询之，家人大喜曰：昨日进药，初皆不受，三次后，下喉一匙许，旋即汗收、痰平，而人事亦清，惟言语尚有蹇涩耳。连进两剂，痰降言清，而汗仍微出，盖表虚也。于是由本方外，另仿玉屏风法，用黄芪皮五钱，防风一钱，五味子七分，一服而汗即止；遂去犀角，加麦冬三钱，高丽参一钱，竹沥减至二钱，约服六七剂，后又改用归脾汤，调理而痊。

气　喘

同乡张伟堂太夫人，患疟，过服寒凉，病剧。邀余往诊，先进温疏，继以温补，不数剂，而病已霍然。越明年，冬十二月，伟堂又病，危殆将死，医莫能救，乃来求诊于余，以冀获幸于万一。余往见其坐凭儿上，一人以手扶其头，胸闷，痰鸣气急，难于平卧者已旬余日矣，神识昏沉，不能语言。脉滑数，洪大而浮，惟尺部尚疑似有根。遍阅前方，自八月起，尽用发散消导，月余后，病仍不减，疑为正虚，改用补剂，既以痰阻气急，又改用顺气化痰，仍兼疏散，以解其表，攻补并呈，终莫能效。医士朱某，与张甚交好，以二陈汤泛丸服之，而病乃益剧。余曰：此肾气上冲也，诸气皆以循环周行者为顺，冲逆喘急者为逆，肺不宣化，气失清降而肾气乃逆，气平则痰降，气逆则痰升；今痰涌气急，不能俯仰，脉甚虚数，似为湿热而兼阴虚，湿热不化，阻滞气机，而肾气反以上冲，若能内气归肾，气平痰降，则湿热亦化而安卧自如，症虽剧当无妨也。遂仿都气丸意，用熟地八钱，萸肉四钱，山药四钱，丹皮三钱，泽泻三钱，茯苓三钱，北沙参四钱，杏仁三钱，桃肉三钱，橘皮一钱。立方后遂往九峰先生处。翌晨复来求诊，余又往讯之若何？曰：药尚未服。余以求医不诚，意欲辞。忽闻内有惊惶号哭之声，一人急出告余，曰：病者猝变，有无急救法否？余曰：勿惊，是厥脱耳，非真死也，不久即醒。病至笃，不药死不远矣，药之幸或可免。越半时许，果醒。病家以余言之有验，遂以昨方进半剂，病者稍稍能俯仰。病家向余曰：药甚效，惟犹未能平卧，如能令其平卧，则甚快矣。余曰：此自误也，早服，焉至于此。令速再进，则自可酣睡无虑也。病家如所言，叠进数剂，病去其七八；继乃缓缓调补，而病乃霍然矣。

伤　寒

　　李青原兄病伤寒，头痛项强背扳，身尽痛，甚恶寒而不甚发寒，自服发散药，无汗。予诊之，脉浮而弦甚，知素来阴虚不能作汗，以九味羌活汤去生地、黄芩，加当归八钱，一服得透汗而解。方本景岳归柴饮。景岳专用柴胡，只治少阳症，不能治太阳症，特变而通之。陶节庵九味羌活汤，治江南伤寒最好，江南无正伤寒，不能用麻黄也。或议其不用黄芩、生地，须知口渴欲饮，用之有效，否则不妨易之。予自治李青原后，每遇伤寒夹阴虚者，即以节庵景岳法参用，去生地加当归，少则五钱、多至一两，无不得汗而解，三载以来，取效不下数十人，然则斯方亦殆可传也。凡发散药太阳经居多，阳明胃经则白芷、葛根、升麻三味，少阳胆经则柴胡一味。仲景小柴胡汤为少阳证而设也，疟疾不离乎少阳。今人用小柴胡汤治疟疾，未尝不可，乃景岳五柴胡饮及正柴胡饮，皆用柴胡治太阳伤寒，恐不能散邪，而反引入少阳也。至叶天士治疟症，则不敢用柴胡，更不可解。今吴人患疟不敢少用柴胡，以致缠绵日久，甚有死者，皆其遗祸也。景岳天士，皆医中翘楚，一则重柴胡如此，一则弃柴胡如彼，岂非偏之为害哉！

类　中

予三十岁时，馆于京口旗营呼协领家。呼公六旬外，忽得类中症，眩晕非常，头不能抬，夜不能卧，面色浮红。请唐朗山诊治，朗山君以为虚阳上浮，以真武汤坐镇北方，用附子多至三钱，合家疑惧不敢服，朗山力主之，予亦极为赞助，一服而定。调理煎方百余帖，总用附子五钱，丸药亦重附子，统计服附子十余斤，精神加旺，后不服药，寿至七十七岁。江西宜服附子，而能用之于江南，朗三先生真大手笔也。一时称奇，余亦心服。十余年后，徽人余姓，年卅岁，六月出门，抱恙而回。医者以为受暑，投以清凉，忽变周身寒冷，热饮嫌凉。诊其脉沉细如无，知其体本阳虚，虽为夏令，仍属感凉。以桂附理中汤，用附子一钱，如弗服也，加至三钱，身寒稍减，而热饮仍嫌凉，直加至五钱，乃日见有效，计服附子二两许，病乃全愈。盖其家婆源，皆服山涧之水，其性极寒，生斯地者，体多偏寒，以寒体受寒凉，服寒药，故一寒至此。医贵审时，兼宜度地，非易易也。然予之所以敢用重剂者，由先得朗山先生之教也。虽然脉沉多寒症，而亦有不尽然者。嘉庆十八年，予往常州，有朱某者，小贩人也。忽得奇症，周身畏寒，医投以热剂，不应，因投以温剂，如附桂之类，而其寒愈甚。爰求予诊其脉，皆沉，按之至骨，略见弦数，知其为同气相求症也。以犀角地黄汤与之。朱本贱业，以得予至为幸，见方即服，一服而寒减，三服而全愈。此等证候，身寒脉沉，未有不用热药者，不知其伏热在至阴之地，一遇热药，相引而入，并人身之阳，亦随之而入，故外反憎寒也，幸朱服热剂不多，否则恐难救矣。

眼　病

李楚生三兄患目，二目皆病，左目尤甚，红痛异常，瞑不能开，勉强开之，盲无所见；头痛难忍，亦左为甚；大渴欲饮，每日饮浓茶十大碗。蔡医以白虎汤投之，石膏每剂一两许，愈服愈渴，数剂后浓茶加至三十大碗，饮食不思，神烦不寐，终日终夜饮茶而已，两月有余，困顿已甚。乃延予诊，脉皆弦数而大，而右关数疾之中，尤见和柔。予笑曰：此非白虎汤证也。白虎汤乃伤寒时邪，胃有实热，大渴欲冷饮症所用；今因患目，而渴欲热饮，不欲冷饮；且素嗜浓茶，克伐胃气，胃液干枯，求饮滋润，其实润之者，乃更伤之，故愈饮愈渴。彼石膏能治实热，而不能治虚热，《本草》谓虚人禁用，恐伐胃气。彼庸庸者，以为渴饮则当用石膏，而不知外感内伤，有天渊之别，热饮冷饮，有毫厘千里之分，率意妄投，不独损人之目，即损人之命不难也。其仲兄问曰：闻目属肝窍，何患目而言胃病？予笑曰：肝开窍于目，夫人而知之；乙癸同源，肝亏则肾亏，亦夫人而知之；不知五脏六腑十二经脉三百六十五络，气血皆禀受于脾土，上贯于目而为明，故脾亏则五藏之精气皆失所使。然脾与胃相表里而为胃行精液，胃主降，脾主升，胃降然后脾升；饮食入胃，游溢精气，上输于脾，然后脾气散精，而上输于肺。今胃汁干枯，胃气不降，脾有何精液可升，尚何能归明于目哉？况病者肝肾本亏，肾不养肝，肝虚生热，热甚生风，以久虚之胃，木火乘之，故不独热难堪，饮不解渴；且胃无和气，直致饮食不思，胃不和则卧不安，故夜不能寐也。至目痛自属肝火，头痛自属肝风，而今欲治之，必先救胃，救胃必先戒茶，然后大养胃阴，并养肝肾，胃喜清和，得滋润而气自能降，木虑枯燥，得涵濡而火自能平，火平则风息，眼无火不病，头无风不痛，如此调治，症虽险无虞也。病者虑茶不能戒。予曰：非戒饮也，特戒茶耳。于是以菊花、桑叶代茶，而先投以养胃阴，扶胃气，重剂十日后即不思饮茶，然后兼调肝肾，或清肺以滋生水之源，或清心以泻肝家之热，千方百计，乃得渐痊。

戒　烟

郭秉和求戒烟于余。余思烟瘾甚怪，书称怪病属于痰，痰病求之不得，则属于虫；五脏之中，为虫所扰，则精神气血皆不能自主，而听虫所为，烟瘾之怪，虫为之也。诸病从虚而入，诸虫亦以虚而生。五脏之中，何脏为虚，则烟毒先入，而虫亦先生，故同此吸烟，而烟瘾之发，迥乎不同，或神疲呵欠，或腹痛异常，或时欲更衣，或精泄如溺，种种不一。大抵何脏生虫，则现何脏之病，虫欲得烟，其瘾乃至。今欲戒烟，非杀虫不可，而杀虫又非兼补其虚不可。今瘾来时欲大便，中气肾气皆虚，乃以补中益气，合补阴之品，每日作大剂而服，另用药末，以贯仲、雷丸、芜荑、鹤虱、苦楝、锡灰、槟榔、榧子、粟壳诸多杀虫之品，稍加烟灰为引，沙糖调服。当瘾初到时，仍吃烟一二口，使虫头皆向上，再将药末调服，虫食而甘之，不知其为杀之也。平时吸烟廿四口，如法则减去其半。又三日，仅每早四口，粪后逐日下细黑虫，小而且多。十数日后，下午四口，总不能免，复询于余。余曰：此必虫根未尽，子姑待之。去十数日，而午前亦戒矣。后问其故？曰：昨予大便后，似有物堵塞肛门，极力努挣，突然而下，视之如小包衣，破之皆小虫也，一时传以为奇。后如法以试人，亦皆应手。因恁之，以供世之求治者。

鼻　渊

张瑞超得鼻渊症，就诊于予。神色恍惚，头昏且痛，鼻塞涕臭，服药三剂，臭涕大减，鼻不塞而头痛亦止。再诊，将原方加减，七服而愈，照方加二十倍，熬膏常服，以杜后患，遂竟不复发。张问予神效之理，予应曰：医必当知古方，识其方意，而更能变化之，则必有效，否则不惟不能奏功，甚且激其反动，而益增疾苦。所谓治病在乎得诀，而尤贵医有虚机。鼻渊一症，古方多用辛夷、苍耳等通脑之品，殊不知《内经》有云：胆移热于脑，则涕腥鼻渊。不知病路之来，惟用辛热之药，疏通其脑，脑得辛热之气，则热愈甚而浊涕更多，日久脑虚，则目昏头痛，不能免矣。此症由脑热而来，脑热由胆热所致，须凉胆使其无热可移于脑，脑之余热即由浊涕而泄，何患病之不愈哉！方用犀角地黄汤，以羚羊易犀角，清补肝胆。肝胆相为表里，清肝即为泻胆，甲乙皆得其所养，则火不生而热自清。再合温胆汤，重用竹茹，兼清肺胃以化痰热，药煎已成，入猪胆汁少许，以为引导。此方之所以应效者无所异，知病之源而得其治也。

传　尸

邹氏子年将二十，生而肥白，病虽久而形貌是若，吐红不多，未久即止，今惟食入必吐，不能纳谷，已有日矣。神色疲惫，脉来大小细数不匀。予细询其家，曾有患此症而死者否？则父死于痨瘵，长子亦然。因告之曰：此非寻常怯症，乃传尸症也。此症内有痨虫，历代相传，可以灭门；其虫之灵，甚于二竖，男子由肾传心，心传肺，肺传肝，肝传脾，至脾则痨症已成。其初尚能进食，支持精气，及至脾脏，则不容人进食矣，今已食入必吐，无法可治。病家闻之，乃大惊，请求救。予曰：仲景有獭肝丸一方，最妙，以獭肝加于六味中，三料或可就愈，予曾试之，有奇验。然虫未成则可治，虫既成则恐难必效。且獭肝一月一叶，必至腊月，十二叶变化始全，而功用乃大。今处初秋，肝不过七叶，以变化未全之獭肝，治痨瘵已成之虫症未必有益。再四思维，只有鳗鱼汤一法，见《东医宝鉴》，载有以鳗鱼治验者，请以此法试之。惟此物不得与病者语，只可以甲鱼汤诱之，食之足以补阴，或可不吐，倘能一日不吐，则日日食之。一月后，渐能纳谷而增进之，当可告痊。待至冬令，再觅獭肝合丸服之，则可矣。予辞别，遂赴姑苏游。病家因请王九峰诊，王视之，乃大声曰：此传尸症也。有虫为患，必得大鳗鱼，用老僧尿壶，和陈仓米煨烂，捣丸食之，其病可愈。言时适为病者闻，后如言合药，到口即吐，竟至不治，噫！虫之灵亦云奇矣。

不 寐

谢蕉石平素胆怯多疑，因忧气抑郁，忽间日不寐，昼则神倦肢酸，头昏头痛，腰疼心跳肉瞤，腹痛腹胀等症，时起时伏，似痊似剧，变幻无定。脉象大小，至数不一，似有邪脉，然察其神气，绝无外邪。因恍然曰：必三尸为之也，尝考三尸，或称三彭，上尸彭踞，住泥丸宫；中尸彭质，住膻中；下尸彭矫，住脐下丹田。三尸喜人为恶，不喜人为善，修道家，必斩三尸而后得道，然不能斩之者，其人修炼反成疯魔，皆三尸为之也。夫人之运用，总在一心，夜寐则神静藏，何反多梦，亦三尸为之也。人有隐讳之事，而梦中每有自语者，三尸揭人之恶也。心为君主之官，胆为中正之官，如心正胆壮，三尸亦能平静；若心虚胆怯，疑惧环生，则三尸从中侮弄。病情愈出愈奇，俗云疑心生暗鬼，理实有之，不必外来之鬼，实惟三尸之祟耳。蕉石心本虚怯，又复疑惧，故三尸得从而祟之。此症非治虫不可，但用药不得令病者知之，否则三尸之灵，二竖之奸，必无益矣。因立方，皆用杀三尸之药，加以朱砂、琥珀，镇邪宁心之品。服后安寐，二十日来，并不反复。后为病者知方有杀虫之品，遂不寐如故，虽以前药倍进，而病仍加剧，复邀予往。病者时时多汗，每饮则汗更淋漓，不食则汗亦稍收，予知三尸已知药有制杀之品，故更幻出此象也。予筹思少顷，慰之曰：勿虑，予当设法止之。因思蕉石每食，必服沸热者。乃谓之曰：素服热食者，胃中必有积热，大汗急宜挽救，不然恐汗脱也，不寐似可缓治之。用芦根清通甘凉，汗必渐收，但以此常服，虑其太凉恐泄泻，当加黄精以补脾肾，则必无他患也。如此法服后，即汗渐止。遂以二味煮汤，日日服之，夜寐乃安。盖三尸只知前药之足以杀之，而不知黄精之更足以杀之也，治有出于事理，非夷所思者，此道光十六年所治之症也。越数年，复有戴姓名槐卿者，素亦胆怯多疑。一日在场独宿空房，意颇疑惧，忽觉背部渐寒，肢冷憟栗，畏惧不敢动，既而迷睡，似入地狱中，绳捆素缚，困苦异常，欲喊不能出声，欲动身殊牵强，恶境多端，不能尽述，必待人推喊之方得转醒，脱出苦海。次日另移卧室，而恶梦依然。从此精神恍惚，饮食渐减，且有寒热笑哭不常。医以归脾汤与之，三服后，觉心忽从下落，突然有声，由此而后，遂五日彻夜不寐。予诊其脉，大小疏数不一，知是三尸为患，与蕉石之症相同。乃以凉胆养心药中，加黄精，嘱令卧服，即得安睡，而药终不令病人知之。又开丸方，用黄精为君，佐以犀角、羚羊、龙齿、鹿角霜、虎骨、龟板、雷丸、朱砂，诸多宝贵之品，壮心胆，通神明，阴制三尸，又加箭羽、桃、奴，兼制鬼魅之邪；另用上等朱砂一大块包藏顶发内，待二十日后，诸恙全除。此余悟出睡梦颠倒之由三尸为祟之治验也。《内经》论梦甚详，所分虚实偏胜，皆有至理。夫人卧寐之中，精秘神藏，已无知觉，梦又谁为之主，非三尸为之而谁为之，此其治殆开千古不传之秘矣。

肝 气

吴晴椒夫人得异疾，忽于梳头后，胸乳间便发紫斑，心中殊觉不适，约一二时，斑退心定，病已十余日矣。邀予往诊，余曰：何不早梳？曰：早梳亦然。何不迟梳？曰：迟梳亦然。诊其脉，皆沉象，按之两关，则左弦数，而右滑数。予曰：此乃脾气而兼挟肝气。左沉弦而数者，脾气郁而肝阴亏也；右沉滑而数者，脾气郁而湿热不宜也。脾主健运，肝主调达，今多抑遏不畅，故土受木制，湿热相郁，而脾失宣化之功。梳头时两手齐举，而脾气得以上升，湿热乘机，而亦随之以升泄，故心殊不适，而外发斑点；梳头后两手下垂，则脾家湿邪仍流于下，故病象顿除，而其实病之巢穴犹未破也。疏运其肝脾，调畅其郁结，热透湿化，则病自退矣。予进以补阴益气汤，以熟地柔肝，山药健脾，柴胡、升麻醒脾解郁，陈皮、炙草、归身调和中土，数剂而愈。病后更服数剂，遂永不复发。

顾某因忿怒争气起见，忽然直立不能卧。予诊之曰：此肝叶倒竖也。用小温胆汤，加龙胆草金器同煎；另以猪胆一个，悬之炉上，针一小孔，令胆汁滴入炉锅，候胆汁滴下大半，则药亦煎成，如法一服，病果全愈。或问肝叶倒侧，何专治胆？不用肝经药耶？予曰：胆为甲木，肝为乙木，胆附肝叶之下，凡有肝气上逆，胆火未有不随之而上者，故平肝不及，不如泻胆，胆气平，则肝火自熄也。

疟 痢

剑松亭年将七旬，夏患暑疟，寒轻热重。某医见热重，即加大黄，两剂后，遂变为痢，红多白少，里急后重，病势转剧。乃就诊于予。予仍以大黄为主，曰：痢疾滞下，大黄原为当用之品，但此症初起非痢，乃疟症也。少阳热邪陷入太阴，脾气一虚，有下陷之虑，书称和血则下痢自愈，调气则后重自除，似宜以此为主；兼用喻西昌逆流挽舟法，使邪仍从少阳而出，始为正治。乃用当归、白芍各八钱，甘草八分，以和其血；红糖炒楂肉三钱，木香五分，陈皮八分以调其气；川连五分，黄芩八分以清其热，加柴胡二钱，以提其内陷之邪，仍由少阳而外出。一服，大解乃畅，滞下全无矣，再服而红白皆净。病家以柴胡之升提，虑疟仍作，而疟竟不来。盖邪去正复，精神血气既和，尚何所病哉？余以此方重用归芍，治虚人痢疾，屡试屡效。可见用药之重量，妙在与病相称，而不可轻视之也。

吴泽芝患暑疟，一日至酉刻，忽然昏厥，手足抽搐，不知人事，惟时时作笑；旋又身热如炭，烦躁异常。天明予往视之，诊其脉，洪数之中，更现躁急，或谓中暑，予曰：非也，此乃中热，热入厥阴症也。热入足厥阴肝经，故手足抽搐；中手厥阴心包，故善笑，且中暑脉数而濡，暑乃阴邪也。中热之脉数而洪，热阳症也。此症洪数而兼躁急，中热无疑，若不清热，而以暑症治之，恐难挽救。乃以大剂犀角地黄汤，加羚羊片三钱，犀羚清其心肝之火，生地清热养阴济阳，外加竹茹、竹叶，西瓜翠衣，清心化痰以为佐，服后神识稍清，不复作笑，而抽搐亦止，然尚烦躁谵语，身热灼灼。三服后，始盖单被，渐渐调养而愈。越半月后患疟疾，予知阴分大伤，必非一二月所能复原，而疟症又最易耗伤阴液。乃用小柴胡汤，重加生地、沙参等甘凉益阴之品治之，十余剂，方始告痊。

李曜西子初秋患疟寒少热多，多汗而热仍不退。医屡以白虎投之，始则热减寒重，既而但寒不热，少腹有气上冲，疼痛异常，至不能受，约一时许，乃渐转热，而痛亦稍平，热退则痛止，胸闷不食，神气萎疲。因问何以用白虎，据云热多渴饮，每服必碗许，问饮冷者乎？抑热者乎？曰：喜热饮。今曰：据此论之，则大谬矣！汗多而热仍不清，明系暑中挟湿之故，暑属阴而热属阳，岂可专治其热而不顾虑湿邪耶！此必误用转寒，阴寒逼入肝肾，寒气与肝气交争，随经上冲，故作痛也。疟主少阳，少阳胆经受寒，由表入里，由腑入脏；而内传之肝，肝肾均为阴脏，物喜类聚，乙癸同源，故又传归于肾，少腹逆气上冲，谓之肝气固宜，名曰肾气，亦无不可。盖夫气冲疼痛，由寒转热，热退而痛亦全止者，寒气透而肝肾之气亦宁也。至初起能食，而今则不欲食者，肾脾虚寒，胃中失其命火之蒸气，独阴无阳故耳。诊其脉，按之沉象，左关弦数不静，右关沉微无力，绝无数象，阴邪内陷，寒证无疑，非用附子理阴煎不可。但以此方猛烈，病家恐生疑虑，遂先用建中试之。改生姜为煨，以观动静，一服后痛发较轻，微思饮食；再服而转现热象，然气仍冲而疟仍不止。予竟用附子理阴煎与服，病家畏猛，不敢用。予乃告之曰：桂枝，附子之先声也；煨姜，炮姜之先声也，归、芍，熟地之先声也；建中既效，何疑焉？建中虽能温中，不能纳肾气，补肾阴，以托邪也。今用附子理阴，温肾化寒，一服必效，果如言。

齐有堂医话精华

　　齐有堂（秉慧），叙州人。少业商。年三十三遇舒绍之弟子黄超凡于汉口，从之学三年，乃弃商而行医。治病迎刃而解，活人累万。著有《齐氏医书》四种。

伤 寒

曾治王玉珏未发谵语。外见头眩嗜卧，身重恶寒，便泄不渴，夜间发热，渐加大热，不恶寒转恶热，掀去衣被，扬手掷足，身渐出汗，渐至大汗，其势方解，明日亦复如是，医经半月无效。予细察之，果何症也？将谓阴盛格阳于外耶？亡阳之证无此大热，将谓三阳之表热耶？并无头项腰背骨节疼痛，及耳聋口苦等症，且未见烦渴饮冷，白虎非所宜也。以此而论，定为热结旁流矣。不烦渴者，乃为结燥隐匿肠间，不在胃腑，故不能耗其在上之津液也。吾用黄芪、白术、炮姜、附子、半夏、故纸，重加大黄一剂，而下燥屎二三枚，是夜不发热矣，于是方中去大黄数剂而全愈。

曾医继唐魏舅氏，善人也，身举孝廉，形体素丰，谦恭仁厚。自谓六十后，多食则胀闷，今年七十有三，目精不慧，近视不明，六七年矣。乃一日午膳后，县尊请商公事，时当酷热，过劝绿豆粥一碗，是夜下利数十次，不能起床，起则眩晕。明早诊视，按之六脉沉细而微，其粪内带清水。愚曰：此太少二阴鹜溏之症，而兼陷暑邪也。虽有外邪，不可清解。法当大补中气，扶脾固肾，温经御邪，回阳止泄，方可无虞。乃用芪、术、芡实、怀山各八钱，胡巴、故纸、苡仁、半夏各三钱，炮姜、附、桂各一钱，砂仁、白蔻各七分，连进五剂，而利稍减。再进十剂，仍然昏沉。又服十全大补汤十剂，病微退而精神渐爽，饮食亦进，但四肢无力，难于转侧，利微下而卒不止。又与人参养营汤十剂，虽然起床，不能久坐，但见皮肤光泽，身轻易于转侧。又与理脾涤饮十剂，是夜不安，烦闷之甚，愚意日久，虽在下利，而未见粪，更见胀闷不安。以此察之，定为热结旁流矣。遂以参芪附子汤加桔梗一钱，大黄二钱，服之不安；又用麸面炒熨，夜半稍安。次早复作更甚，自觉腹中气壅，十分危急。其间予为舅氏调理五十余日，往返在二百余次，晨夕焦劳。又令前汤再进，炒麦面再熨。自云：目中出火，其心欲落。急令扶起，挣下一物，其状如茄子，不软不硬。良久病去如失，自出中堂，即进饮食，言语如常。随即剃头，见须发内长出一层黑发，约长数分。公闻之而喜曰：我之病难望保余生耳，今何以病愈，而长黑发，目睛复明，竟能视细字乎？神哉医也！此后之寿而康，皆赖吾甥之力也，赐酒浆脯醇领谢，孔方十万却之。

曾治知府杨迦怿，任兴邑事，禀性仁慈，居官清肃。因署马边抚夷府，军务焦劳，患溢饮症，右肩痹软酸痛；又署邛州不能签押，神色衰惫，医治无效。纳禀告病，上以廉能不允，令复兴邑任，促骑请治。诊之两寸洪大而紧，余皆沉微。余曰：公之恙，乃太阴溢饮为患，病在气分，前医不知分辨气血，误用血分之药，以贻害耳。法宜补大中气醒脾崇土，宣通气分，即当奏功。乃用芪、术、砂、半、干姜、白蔻、虎骨、威灵仙、桂枝、姜黄，十剂而效；再服十剂，其痛如失。遂与归脾汤去木香、甘草，加五味子、鹿茸、肉桂为丸，脾肾两补而愈。但公行年五十，尚未生子，向余索求种子方饵。余念公谦恭仁厚，与之龟首丸，服毕，致书曰：前赐妙丹，服之神效，恳烦再配二料，遂如命复之。调理数月，步履轻健，精神康壮，如夫人有喜矣。明年壬申，降生一子，又明年，又生一子，骨秀神清，均甚壮美，余见而喜。公顿首谢曰：起我沉疴，身受益矣，赐我后嗣，泽及先矣，绸缪订交，浓情款洽。后升迁别去者二十三年。辛卯秋闱，卸宁远府事，引见候升，吾子于省垣一遇，年已七十二矣，重话巴山，犹深缱绻。是时精神矍铄，尚运笔如飞，前后手书，见惠不一，中酬我以锦联曰：自是君身有仙骨，遍与人间作好春。匾曰：妙合六经。盖公之书法，见重当时久矣。

曾治钱仲仁患喉痹，阴火上蒸，津垢积而成块，坚白如骨，横于喉间，痛痹异常。其症恶寒嗜卧，二便不利，舌苔滑而冷，口不渴而懒言。观诸症形状，总属虚寒，何以二便不利？盖为阴邪上逆，喉间清涎成流而出，津液逆而不降，故二便不利。吾用生附子驱阴散寒，熟附片助阳温经，桔梗苦以发之，炙甘草以缓之，半夏辛以开之，阿胶以润咽膈。服一剂，喉间白骨即成腐败而脱去其半，痹痛稍缓，略可糜粥，小便渐长；三四剂而大便行，粪多且溏，如是十二剂而愈。由今思之，曩时学识犹欠，阿胶、桔梗可以不必用，当用黄芪以助胸中之阳，白术以助脾中之阳，接引真阳上达，方为合法。

曾治萧以德患阴寒，面白肤冷，青紫成团，见于足而足不能移，见于臂而手不能举，见于腮而口不能言；且牙龈冻冽溃烂，然时而心悸，昏眩欲绝。此为阳虚阴盛并见也。吾以生熟附子并用，更加参、芪、茸、术，以固其脱，历两旬而愈。

曾治乡中一家八口，患斑皆同，急求医治。予即用消斑神效汤而施治之，方用玄参一两，麦冬一两，升麻三钱，白芷二钱，白芥子三钱，沙参三钱，丹皮五钱，水煎服。一剂斑势减，再剂斑纹散，三剂斑影尽消矣。此方妙在玄参、麦冬以消斑，尤妙在升麻多用，引玄参、麦冬以入于皮肤，使群药易于奏功，而斑无不消也。此症如众人患一般者，天行时疫也。嘉庆丙寅，予在洧水，城乡皆染斑疫，概施前方，而活人甚多。甲戌回郡，又遇大疫，兼有夹斑者，亦以此方救活甚众。若非神力，人岂尽能之耶？吾愿仁人医士宝之录之，以遍传天下，则功德无量。

曾治王荣庆心窝发斑，壮热口渴，神昏志乱，告急求治。予以起斑汤与之，方用升麻二钱，当归一两，玄参二两，荆芥三钱，黄连三钱，天花粉五钱，甘草一钱，茯神三钱，水煎服，连进三剂而安。此症乃火毒结于内，必须尽行发出；然内无血以养心，则心中更热，火毒益炽，而不得外越也。故用当归、玄参以滋心中之血，用黄连以泻心中之火，天花粉以消心中之痰。然无开关之散，则火藏于内，而不得外泄，故又用升麻荆芥以发之，甘草、茯神以和之，自然引火外出，而不内蓄也。火既外越，斑亦渐消，又何致于危殆。

曾治萧万有患伤寒发狂，弃衣而走，不避羞耻，登高而歌，遇岩而跳，詈骂呼号，终日惟思饮水，其友请治。以祛热生胃汤，用石膏三两，知母三钱，人参五钱，玄参三两，茯苓一两，麦冬三两，车前五钱，煎水十碗，一日灌完，是夜狂定。明日亦如前法一剂，明夜而口渴减半，又明日亦如前法一剂，而口渴方止，火亦顿息。乃改用四物汤，重用生地一两，以保护元阴，滋养肝血而愈。前方妙在石膏、知母以泻胃火，人参以生胃气，玄参去浮游之焰，麦冬生肺中之阴，茯苓、车前引火下行于膀胱，从小便而出。且火盛者口必渴，口渴必多饮水，吾用茯苓、车前二味，以分消水湿，则水流而火自随水而散矣。方中泻火，又不伤气，较胜于白虎汤。予常以此治火热发狂，或汗如雨下，口渴舌燥，或起芒刺者，即奏奇功。但要知病之轻重，而斟酌乎用药之轻重，庶不致误耳。

曾治乡中一健汉患伤寒，结胸症，具烦燥不宁，胃气将绝之候，促骑求治。予与之化结汤，用天花粉五钱，枳壳二钱，陈皮二钱，麦芽三钱，天门冬三钱，桑白皮三钱，吴神曲三钱，连煎二剂，即结胸开，而津液自生也。此方用天花粉代瓜蒌，不至陷胸之过猛，盖天花即是瓜蒌之根也，最善陷胸，而无性猛之忧。枳壳消食宽中，麦芽与桑皮同用，而化导更速，神曲陈皮调胃，真有神功，天门冬善生津液，佐天花粉有水乳之合，世人鲜有知也。且天花粉得天门冬化食化痰，殊有不可测识之妙，所以既结者能开，将死者可活。若以大陷胸汤荡涤于已汗已下之后，鲜有不速其死矣，予又不得不深为告诫也。

　　曾治毛天禄恶寒身蜷，四肢逆冷，下利不止，命在须臾，其弟求治。予用黄芪一两，附子二钱，甘草二钱，干姜二钱，白术一两，茯苓五钱，水煎服。方名救逆止利汤，一剂而逆回，二剂而利止，三剂而全愈。此症雷真君用参附汤，予因贫人无力购参，故易芪附汤加减亦效。盖芪附回元阳于顷刻，以追其散失之元阳，更祛其阴寒之气；白术、茯苓以分消水湿，而仍固其脾中之阳；干姜、甘草调和腹中，而使其热生于内，则外寒不祛而散，自然寒者不寒，蜷者不蜷，逆者不逆，利者不利矣，夫亦安有不愈者乎。

　　曾治黄大元患伤寒，吐利交作，四肢逆冷，又加烦燥，饮食不进，来寓求治。予以奠安汤，用黄芪二两以代人参，白术二两，肉桂二钱，丁香二钱，故纸三钱，水煎灌之，立即救危。此方用黄芪以救胸中阳气之绝，白术以救脾胃之崩，实有至效。丁香止呕，肉桂温中又能止泄，故纸收固肾气，救中土之危亡，奠上下之变乱，转生机于顷刻，杜死祸于须臾。若有真正官参，十人可救九人活也。

　　曾治杨子宽患阴寒直中肾经，面青鼻黑，腹痛欲死，更加囊缩，促骑告急。予曰：死亡顷刻之症，治之少迟，必一身尽黑而死。急与之救亡丹，用人参五钱，白术二两，附子一枚，干姜三钱，肉桂五钱，水煎，急与之服，一剂而效。此症全是一团死气，现于身之上下，若不用此等猛烈之大热重剂，又何以逐阴寒而追亡魂，驱毒气而夺阳魄哉，故人参少用而桂、附不可不多用也。然而白术又何以多用之耶？不知白术最利腰脐腹痛欲死，非此不能通达，故多之以驱驾桂、附，以成其祛除扫荡之功，而奏返魂追魄之效耳。

　　曾治王尚贤患阴寒直中肾经，心痛欲死，呕吐不欲食，下利清水，其兄求治。予曰：乃弟病犯不治，寒邪犯心，脾胃立绝，此时药缓不济事，速以针刺一下于心窝穴，出紫血少许，然后用逐寒返魂汤救之，或可得生否。予以黄芪一两，良姜三钱，附子五钱，茯苓五钱，白术三两，丁香一钱，煎服而苏。此方专逐心中之邪，返元阳于顷刻，心君定而诸邪退走，脾胃自安，不致上下之逆，庶可冀其重生，否则因循观望，有立死矣。

　　曾治陈会元患阴寒直中肾经，手足指甲尽青，两胁作痛，肾囊缩入，拽之不出，蜷曲而卧，其弟告急。予曰：此阴寒从肾气以入肝，而筋先受病，肝气欲绝，势在不可救之例。夫肝木之绝，由于肾气先绝，今欲救肝，不得不先救肾。乃与之救肾活肝汤，用白术二两，当归一两，熟地一两，山萸肉五钱，附子三钱，肉桂二钱，人参五钱，连进三剂而安。此方祛寒之中，仍用回阳之药，且加入熟地、山萸，则参、术无过资之益，附、桂无过燥之忧；肝得火而温，亦得水而养，自然筋活而青去，囊宽而缩解也。

　　曾治李映山亦患症如前。予诊之曰：险候也。乃与荡寒汤，重用白术三两，以利腰脐之气；肉桂三钱，以温命门之火；丁香一钱，止呕逆；吴萸一钱，返厥逆，则寒邪无所匿藏，故能一剂阳回，神清而气爽矣。予于五十年内，经历此危症数十人，均以一剂回春，故敢告之同志。

　　曾治一乡人中暑亡阳，汗出不止。其兄求治，予曰：此气从汗出，法当急补其阳气，则阳气接续阴气，而不至气脱也。用独参汤神应之极，但足下无力买参，不若以当归补血汤救之。当归一两，嫩北芪二两、蜜炙，加大桑叶三十片，煎服而汗立止。又与十全大补汤，重加黄芪二剂而安。前方妙在桑叶，故有补阴之功，无阴则阳无以生，无阳则阴无以化；黄芪补气，得当归则补血，得桑叶则尤能以生阴也。

　　曾治一人患口舌生疮，鼻中不时流血，口中不时吐血。来寓求治，予曰：此乃火气勃于上焦，不能分散，故上冲而吐衄，口舌生疮也。其法当用寒凉之品，以清其火热燎原之势，并泻其炎上巅顶之威。遂与生地一两，捣成泥汁，当归一两，老芎五钱，玄参一两，黄芩三钱，炒黑荆芥三钱，甘草一钱，水煎调三七末服之，连进三剂而效。此方妙在不用大苦大寒以逐火，而用微寒之药以滋阴，盖阴气生，则阳气自然下降，尤妙用黑荆芥引血归经，用三七末以下截其新来之路；加黄芩以清其奔腾之路；诚恐过于寒凉，冷热相战，又加甘草以和之，此治热之最巧妙法也。若用寒凉之重者折之，非不取快于一时，然火降而水不足，则火无所归，仍然焰生风起，必较前更甚，而始以清补之药救之，前胃气已虚，何能胜任。今之速效者，是病之初起也，若再迟缓，主治者又自当有法，又不可作如是治疗也。

　　曾治乡中一人患心中卒痛，手不可按。来寓来治，予曰：此火邪直犯心君也，若不急救其火，则脏腑内焚，顷刻立逝。急与黑栀三钱，白芍五钱，甘草一钱，良姜七分，天花粉三钱，苍术三钱，贯仲二钱，煎服二剂而效。此方妙在用栀子以清火，若疑心经之热，而用黄连误矣。黄连性燥，不可以燥益燥，而转助其焰矣。惟栀子泻肝木之火，母衰则子亦衰，不泻心火，正所以泻心火也。且又重用白芍，同以泻肝，又加良姜以引入心经；复增天花粉，以逐其火热之痰，痰去而火热自散，肝郁亦舒，此急治肝，而以治心也。谚云：要得锅中不滚，除是釜底抽薪，余可类识。

　　曾治一邻友患心痛欲死，问治于余。即与贯仲三钱，乳香二钱，白芍三钱，黑栀子三钱，甘草六分，煎服，而痛去如失。又以此方治一人，口渴呼号，煎服渴止，亦验方也。

　　曾治梁济舟患腹中痛极，手足皆青。予曰：此乃寒邪直中肾经也。急与人参三钱，白术五钱，黄芪五钱，熟地五钱，附子二钱，肉桂二钱，吴茱萸五分，干姜五分，煎服即安。此方妙在急温命门之火，而佐热其心包之冷，故痛立止，不致上犯心而中犯肝也。临证之工，当于平日留心，不致以仓卒误人性命也。

　　曾治张天元患心中疼痛，手足温和。予以热手试按之则痛微，乃曰：此寒气侵入心经也。宜用散寒止痛汤，良姜三钱，苍术三钱，白术三钱，贯仲三钱，甘草一钱，肉桂一钱，草乌一钱，煎服一剂而安。此方妙在用贯仲以祛邪，用二术以祛湿，邪湿俱去，而又加之散寒之品，自然直中病根，而其病去如扫也。

　　曾治钟兴顺患心中疼痛，三日而加剧，危在顷刻。予扪其手足反冷，即语之曰：此乃火气焚心而痛也。遂与泻火止痛汤，用炒栀三钱，甘草一钱，白芍二两，半夏二钱，柴胡三钱，水煎服，一剂而安。此方之妙，在用白芍之多，泻水中之火，又加栀子直折其热；而柴胡散邪，半夏逐痰，甘草和中，用之得当，故奏功如响耳。前后二案，一寒一火，皆一剂奏效，全在认症之确也。

　　曾治余天明患腹痛不能忍，按之愈痛，口渴饮冷水即止，少顷依然大痛，其兄皇迫。予曰：此火结在小肠，若不急疗，顷刻即逝。乃与定痛至神汤，用炒栀三钱，甘草一钱，茯苓一两，白芍五钱，苍术五钱，大黄二钱，厚朴二钱，水煎一剂，服毕痛止。此方妙在舒肝木之气，利膀胱之水，更妙在甘草和诸痛，栀子泻郁热，又恐其效不速，更佐之走而不守之大黄，则泻火逐瘀，尤为至神也。

中　风

　　曾治凌秀才之母，年五十，已生九男二女，气血衰惫。一日外出，饮食过伤，途遇风雨，食填太阴，倒晕床褥，水浆不入，已四日矣，举家议以必无生理，三子促骑而请。予因家有要事，辞以不果。其七子生弼祖在馆攻书，闻之来寓，长跪而请，予念救母心诚，扶起允之，登与，顷刻而至。视之衣棺具备，静候死耳。其夫亦府痒，引予入室，见其手撒口开，诊之寸关如丝，两尺全无。乃谓其夫曰：《经》云：上部有脉，下部无脉，其人当吐，不吐者死。令其子烧淡盐汤三品碗，入童便一碗搅匀，扶起病人，三饮而三吐之，果吐出宿食痰涎碗许，而人事稍苏。乃与六君子汤，加芪、术、白蔻一剂，是夜即服稀粥一碗，明早乃起床矣。又用归脾汤数十剂，兼服六味地黄丸而安。

　　又治傅福兴，年三十，形体魁梧，因酒色过度，忽一日至街仆地，口眼㖞斜，语言謇涩，不省人事，痰涎上涌，右手足不活，腰俯不伸，四肢不动。乃弟迎诊，按之六脉沉伏，惟肝脉洪数，面色青而兼黑。予曰：此肾水枯竭也。

乃与大剂补中益气汤，加酒炒黄柏三分，以滋化源，泻阴中之伏火；酒炒红花三分，以入血分，而养心血，连进二剂，人事稍苏，痰涎渐少，语言颇觉爽利，行动亦觉自如。仍用前汤，去黄柏、红花，合六味地黄汤，大剂煎饮十剂而诸症悉退，单服补中益气渴，又兼服龟鹿地黄丸，而元气大复。

曾治元配周氏，年四十，勤俭过甚，气血久怯，忽一日早，头晕仆地，人事不省，痰涎满口，手撒鼾睡，气息如丝。按之六脉浮迟，乍有乍无，吾料其不可为也。勉强与三生饮，浓煎灌之，外以神应散吹鼻，得嚏而苏；乃以六君子汤，兼六味地黄丸服之，一载无功，交春而殁。可见气血虚甚者，即治之得法，亦竟不能保其长年。

曾治宋豪士令正，年二十七，性禀端淑，忽一早将饭，自去空室，以腰带结喉，微笑而不语，若痴呆状。其家以为染邪，巫师以为邪制，桃符棘矢御之不应。乃叔肇堂曰，此必病耳，盍请医诊之。急延予视，予曰：喉中有杂声，乃风痰塞喉，即以神应散吹鼻取嚏，吐痰而苏。其人仍然郁郁，予思其家富饶，姑亦贤良，因何而思自缢，又不死于金，死于水，死于火，而必欲死于木。木者肝也，肝藏魂，肝血不足，而外邪深入，肝木被郁而人不知也。乃与逍遥散吞左金丸，平肝开郁，一剂而效。继服六君子汤，加黄芪八剂而愈。后余见《松峰说疫》书中，载有扣颈瘟一案，其所论症，皆与愚见符合，可见理无二致，古人已先得我心之所同然耳。今之男妇，多有无因而竟以一绳自经于一木者，其枉死良多也。后学知此，或可为救生广一法门。

暑　证

曾治一书生附余馆，患呕吐泻利，烦燥搐搦，咽干引饮，医者误作惊风治之病渐昏沉。延予视之，曰：此子因脾虚气弱，乃伤热暑也。遂与人参一钱，麦冬三钱，五味子十三粒捣碎，酒炒黄连八分，甘草四分，煎一剂冷服，少顷即睡，醒来病去如失。

曾治一富翁张某，感冒盛暑，壮热大汗，烦渴恶热，晕眩倒仆，昏睡懒言，其子来寓求诊。按其六脉，微细而缓，惟右关弦紧而芤。余曰：此暑邪侵入阳明之里，故壮热大汗，烦渴饮冷，乃为热越，晕眩不言，热盛而神昏也。乃与白虎汤以撤其热，更加人参二钱，黄芪五钱，桑叶十三片，以大补其气，而收其汗，果服一剂而热退汗止，再服生脉散二剂，而全愈矣。

曾治汪三元，暑月吐利，汗出，恶寒腹痛厥逆，喜手摩按，心中烦热无状，时时索饮，饮而即吐，服姜附不纳，心中烦热加剧。此为伏阴在下，错杂阳邪在上。予依白通汤，加半夏、吴萸、白术、茯苓入人尿、猪胆汁，因有汗去葱白，煎服一剂而效。二剂而遂收功焉。

又治乡中一人，暑月忽吐利发热，以手触之则痛甚，其父求诊。按之六脉弦细而芤，余曰：此溽暑也。乃与益元散合四苓散，煎服一剂，而吐利痛热，退去大半。因其人气弱，更用补中益气汤，倍参芪加麦味，二剂而安。

咳　嗽

曾治周嘉兴，每夏至患咳嗽，服降火化痰之药而益甚。诊之脾肺肾三部，脉皆浮而洪，按之微细。予曰：此脾土虚不能生肺金，肺金不能生肾水，而虚火上炎也，朝用补中益气汤加麦味，夕用八仙长寿丸而愈。

曾治一儒者，夏月唾痰，用清火药不应。予曰：此火乘肺金，用前麦门冬汤而愈。后因劳复嗽，遂与补中益气汤，加桔梗、黄芩、麦、味而愈。但体倦口干，小便赤涩，日服生脉散，多服八仙长寿丸，其后遂不复发。

又治一儒者，咳嗽壮热，自汗、口干、便赤。予诊其脉虚而洪，先与白虎汤，以彻其热；热退遂用补中益气汤，加山栀、麦冬、五味，煎服数剂，兼服八仙长寿丸而愈。

痰　饮

曾治明经某，素称实学，举动狂傲，不善保养，忽饮食无味，口干吐痰，肚腹膨胀，二便不利。医家不问虚实，便与之化痰行气，转见胃满痞闷，痰饮愈甚，与之导痰，又与分消，腹胀胁痛，坐卧不安，又与破血耗气，两足浮肿。知予在英公署内，告急求治，即谓余曰：贱躯被诸医治坏，请问先生还可救否？予诊其脉，右寸大而无力，右关微弦，右尺倏有倏无，左三部软而无力。余曰：足下脾肾两伤之症，令以午前服补中益气汤，早晚服金匮肾气丸。初服数剂更胀，余曰：不妨，久服则不胀。果信余言，逾月而诸症尽退，饮食渐进。继服八味丸，去附子，加北味，兼服归脾汤，去木香、甘草，加五味子、肉桂，半载而康，元气大复。

曾医幕友柯南，年五十，体素丰，患痰喘，每遇风寒即发，饮食不进，旦夕不寐，数日方安。余寓长邑，道经彼过，其证复作，较前更甚，就诊于余。按之右寸洪大而数，右关微弦滑甚，余脉无力。余曰：手足太阴二经亏损，以致痰饮益甚，兼之肾气涣散，气虚上干而喘。法宜黄芪、白术大补中气，砂、半、茯苓醒脾豁痰，白蔻、草蔻宣畅胸膈，且消滞气，干姜、草果温中逐饮。柯友曰：尝闻芪术提气，我素畏服。余曰：分经用药，乃千古指南，一定而不可易之法。今君患太阴留饮，芪、术乃补中宫阳气之的药，足下畏如鸩毒，又何药之用乎？柯友顿首谢曰：我门外汉也，今幸遇明公教我，不然，贱躯不知病至胡底。领服一剂而效，数剂而安。遂与补中益气汤，加茯、半，兼服八仙长寿丸而痊。

曾治汤孝廉，年四十有四，形体魁梧，性孝友，与余莫逆。素好勤学，四鼓方卧，忽患中满吐痰，十指麻木，劳则眩晕，自谓知医。一日遇诸涂，恭谓予曰：贱恙已半载矣，服清痰理气之剂不少，而病渐加剧，医书曰：痰因火动，降火为先，火因气逆，顺气为要，弟依此法调理，何乃不应，吾兄何以教我也？余曰：书中所论，是治有余也，足下患不足，服之必相反。中满者，脾气虚而作痞也。四鼓勤劳，劳伤脾也；痰盛者，脾气亏损，不能运化也；头晕者，脾气虚而清阳不能上升也；十指麻木者，脾气虚而不能周也，岐伯曰：脾居中央，灌溉四旁，故为孤脏，太过则令人四肢不举，不及则令人九窍不通，名曰重强，是以百病生焉。孝廉曰：吾兄所见甚明，敢问贱疾主何药，当用何方？余曰：东垣补中益气汤，治内伤不足之症，实万世无穷之利，足下宜此方；加半夏、茯苓以补脾土，滋其化源；八味丸，以补脾母，调理三月，而元气大复。

虚　劳

曾治子东山，于一岁时出花，不密不稀，红润可喜，精神如常，未药而安。及至四岁而淋出，亦红润如前，至屇未药，因有伏火匿于血分，将与清凉解毒之药。忽徐进士家迫请，因友谊重强去。及二日归，见此子火热已极，人事恹恹，刻不容缓，即请儿科刘卓然。先生诊视曰：病势迫矣，药不能及。速用取蟾酥的癞虾蟆，劈破扑胸，但得鼻中有水出去之，果扑二个而应，遂与之药。明日先生复视曰：无忧也，仍服前方。余知先生确有识见，所用归、地、知柏、栀子、连翘、桑皮、玄参、桔梗、石膏，连进四剂，而热减八分，仍然精神不慧。先生曰：归师勿掩，穷寇勿追。歇三日连服二剂，而精神爽慧，行动如常。明年五岁中秋夜二更，忽周身如火，扪之烙手，而人安然熟睡，及至五更，热退身凉，醒来仍然清爽，饮食如常。乃请前医，与以人参败毒散，连服二剂，其热更甚，于滋阴药内加阳药十余剂而不效，病渐昏沉，如痴如醉。自九月初八至十五不大便，摸其腹肚全无影响。余与先生商曰：七八日不大便，得非少阴转阳明乎？先生依余言而用下法。愚思此子发热一退，身即凉矣，想腹中必有伏阴以致阴邪干犯胃阳，灼干津液，以致热邪结于肛门，不能运送而然。但于方中加黄芪、白术各三钱，大补中气，附子、肉桂各一钱，以助肾中真阳。煎服一剂，是夜稍平，腹中全无响动。天明令伊登厕，催挣时许，果出干软黑粪三寸，余皆稀溏，连日药水尽下，而人事略疏快。即以补中益气汤，滋其化源而热退身安，因幼不肯服药，以致失补。明年前症复作，又治而愈，然竟费手。又明年又发，是夜更甚。余心恨天不明，去请前医。明早已行，自揣顿止，若去请他，仍用发散，静而等之半日，方得其解。此子徭于痘麻后，未与滋阴，以致阴亏火旺，每因失调而作。是以昼则静，夜则热，若用发散，相隔天渊，可见从前治法一概误矣。余用四物汤生地倍用，加栀子、仁、知、柏、黄连、粉丹、柴胡六味各二钱，酉初煎药，布滤去渣，进服二次，自必阴气回而邪不敢入矣。譬如人家门户紧防，锁钥严整，司更值宿之仆，俱各精健绝伦，贼必望风退却，此亦理之所有者也。故日将晡乃服，服早则至夜不能敌矣。果服后安然熟睡，不发热矣。明夜安好如故，但不能除根，每发则服一剂而安，其效如鼓应桴。自十二岁以后，至今不复发矣。

曾治萧善人大公郎廪员萧岱瑞，年十六，读书勤劳。患阴虚发热，自与补中益气数剂，每夜身热如焚，手不可近，天明退去。善人仓皇来舍请诊，详说病情。余哂曰：不须诊视，倘信吾方，便教晚服一帖，夜静即安，明晚再服一剂全愈，乃以前案方药与之。善人曰：我止有此子，发热数夜，我与同卧，扪之烙手，寸心如割，望名公赐一妙方，何乃又用四物加知、柏、黄连大队阴药？况小儿本之先天不足，以此施之，恐未相宜乎？余曰：要知病在阴分，不可用阳分之药，以犯仲景之禁耳。善人独不闻有是病必用是药。我乃分辨阴阳，断不致有错误，用此方药，活人多矣，又何疑哉？遂信余言而依其法，煎服一剂，是夜烧热减去大半。明晚仍依前法，一剂而安。又明日迎予诊，与之八珍汤，加黄芪五味归脾汤料，去木香、甘草，加五味子、肉桂、鹿茸为丸，汤丸并进，元气大复。

曾治宋豪士乃郎，患症如前，缘徭内伤外感。医家不与温经解表，肆行发散。病已数旬，表证虽罢，干犯阴血，愈治愈热，病者医家，无法可措，交相为苦，来寓求诊。按之六脉沉细而数，右关微弦。余曰：发散太过，血虚之甚，又被阴火逼迫，而其势不可缓。乃用当归、白芍、玄参、生地各三钱，熟地五钱，知柏、栀子、黄连、川芎各二钱，柴首三钱，如前法煎药，晚服而效。改服八珍汤，八剂诸症渐退。是日晴明，走出街口观望，以致迎风复作，是夜较前更甚。豪士复延余问曰：是病复作，其热如火，扪之烙手，热若不退，此子危矣。余曰：足下勿忧，不过再多服药，可保无伤。又如前药二剂而热退，其身健安矣，多服十全大补汤体遂旺。

又治三子辑五，年六岁时因麻痘，后患阴虚发热，其症与二子东山无异，亦服前方，一剂而愈，屡发用之屡效。乃一日发时，投之不应，又明日已刻，人事昏昏，扪之亦热，较夜则轻。余细察之，是阴居六七，阳居二三之症。《经》曰：火郁则发之。升阳散火汤是的对之方。果煎服一剂，热退身安，神气清爽。再煎八珍汤，加黄芪、五味子，兼服六味地黄丸，至今不发。

曾治邹姓者，素患咳嗽吐血，去秋大作，昼则发热，夜则安静，误服滋阴之药，卧床不起，饮食不进，诸医断以必死。伊表曾其恒，代请诊视。按之六脉沉微，惟右寸浮大而软。余曰：此阳虚之症。前医不知分辨阴阳，一见发热，寒凉肆投，转致阴愈长而阳愈消，不救之候也。犹幸脉小身温，许予数剂而安。遂以补中益气汤，加黑姜、茯神、远志、熟地、麦、味，倍用芪术一剂而苏，明日不发热矣，即进饮食。再服十全大补汤，兼龟鹿地黄丸，旬日而愈。

曾治韩千总，每至夏月无阴，一到三伏之时，全无气力，悠悠忽忽，惟思睡眠，一睡不足，再睡不足，懒于言语；或梦遗不已，或夜热不休，问治于予。予曰：皆子不善保养。肾水泄于冬天，夏月阳盛，阴无以敌，所以如此。须用干熟地一两，山萸四钱，当归、白芍、麦冬、白术、芡实、生枣仁各三钱，茯苓、陈皮、北味子各一钱，水煎服，峻补其肾水。肾水充足，则骨始有力，而气不下陷，神自上升矣。此方纯是补阳，骨空则软，补其骨中之髓，则骨不坚而坚也。此方治骨软气软，神验。

又治方州同色欲过度。烦热作渴饮水不绝，小便淋沥，大便秘结，唾痰如涌，面目俱赤，满舌生刺，两唇燥裂，遍身发热，两足心如火烙。诊其脉，左三部洪数无伦。予曰：此肾中之真阴大虚，阳无依附，而发越于外。《经》曰：大热而盛，寒之不寒，是无水也，亟当峻补其阴。乃与加减八味丸料一斤，内肉桂一两，以水熬六碗，水冷与饮，熟睡半刻，至晚又温饮一碗，诸症悉退。翌日畏寒，四肢作逆，诸症仍至，是无火也，亟当大补其阳，乃煎八味地黄丸汤四剂，诸症尽退，继服龟鹿地黄丸而痊。

曾治季三思患尸虫症。饮食如常，但瘦削不堪，卧床不起，起则晕眩，举室仓皇。访求良医，知予在孙公署内，投刺促骑请治。余曰：是病起于何时？得于何因？其母泣曰：寒门单传已三代矣，昔者吾祖吾父死于此症，吾夫又死焉，今吾子又染此症，年未及强，虽有一孙向幼，祖姑年九十有六，姑多病，望先生怜而救之。余慰之曰：尔勿忧。此尸虫症也，余屡医验。乃与救劳杀虫丹，用鳖甲一斤，茯苓五两，干熟地、山药、沙参、地骨皮各一斤，山萸八两，白薇、白芥子各五两，人参二两，鳗鲡鱼一尾，重一斤余，或二斤更好，煮熟先将白鳝捣烂，和前药为细末，粳米饭碾成丸，梧子大。每夜五更时，洗脸，北面仰天念北斗咒七遍，即以开水送丸五钱。服毕，南面吸生气入腹中，烧降香置床下，午时又依前法吞服。至七日，三思向伊母言，曰：有堂先生良医也。吾知其不死也，心中安稳，全无忧惧，吾家当戴德于无涯矣。服至半料，其虫尽化水由小便长驱而下，状若稀糊。此方大补真阴，全无杀虫伤气之药，补中用攻，若非天仙救人，乌立此方，果服之三月而效。半载而康，连生五子，至今二十五年而不发，亦无恙矣。

曾治州吏目，宋豪士，为人清高，二代单传，年十八，患前症。医家不识尸虫之害，误作虚劳治之，一味清阴，以致阴愈长而阳愈亏。不竭力杀虫，反去养虫，则虫之子若孙，愈肆猖獗，不亡何待。乃叔肇堂延请诊之，六脉沉细而数，左关数甚，观其面黯色滞，肤无润泽，发焦耳枯，形神俱败，尸虫旺极之候。遂与人参芪术各五钱，星、半、姜、附各三钱，吴萸、川椒、枯矾各一钱，服十剂，觉神气稍清；又服十剂，皮肤光泽；又服三十剂，发润耳红，人事利爽，元气渐复，步履自如。乃为之竭力杀虫，兼以制鬼。法用室女顶门发一小团，皂角汤洗去垢，酒醋浸晒，同黄纸卷筒烧存性，川芎五钱，当归三钱，广香一钱，安息香、明雄各二钱，全蝎二枚，生活鲤鱼一尾，取头，酒醋酥炙，共为粗末，分四服。每服入降真香末五分，书北斗符一道，火化入药中，如前法念北斗咒七遍，五更时井花水煎服，务要初旬治之乃灵。另又买大鳗鲡一尾去肠腹，用水清蒸，调和五味汤，肉任吃，留其全骨以火炕干，入降真香雷丸、大黄、川椒、吴萸、甘草、明雄各七钱，共为粗末，入当门子七分，和匀，卷黄纸筒以药贮之。令患者高卧于大油纸内，覆好，留头面向外，燃纸筒熏之，熟睡半时，九窍作痒，醒则诸虫尽在油纸中矣。延余视之，形如针嘴，近人气犹作跳跃状，殊甚骇然，命除之。继服补中益气数百剂，龟鹿地黄丸数十斤，而元气大复，连生五子。

曾治廪生高鸣务，性孝友，行端方，因堂弟鸣岗文中二人，外染尸虫，相继沦亡，比时无人知觉。鸣岐念叔父仁慈公直，不忍二子连丧，日夕不离病者侧。明年诸馆读书疾作矣，自察知是尸虫传染之故，茫茫归去，来寓求取玉枢丹。更深时用无灰酒磨服三钱，静坐一时许，自觉腹内似蚂蚁搬迁之状，不安殊甚，禁食一日饿甚，只服稀粥少许。又明日，其虫化成鱼冻而下，若水条然，即服八珍而安。未几一仆，一裁缝，均曾服侍二亡者，同染亦作。鸣岐以前法施治，均下恶物而瘥。此丹为驱毒杀虫神品，初起用之，奏功自捷。若诸症俱见，虚劳已成，仍依前汤药丸饵，诸法调理，自必有效。

反　胃

曾治富商汤名扬，自谓体旺，酒色无度，行年四十，饮食渐减，形神尫羸。或教以每早进牛乳酒，初食似可，久之朝食至暮，酒乳结成羊屎形，一一吐去，其大小便日夜不过数滴，全无渣滓下行，卧床不起，告急请诊。按之两尺脉微如丝，右关弦紧，乍有乍无，两寸与左关洪大而散。余曰：足下之恙，乃本实先拨，先天之阴虚宜补水，先天之阳虚宜补火，水火既济，庶可得生。富商请方，乃用熟地一两，山茱、山药各四钱，茯苓、泽泻、丹皮、肉桂、附子各三钱，煎服一剂。明早令进牛乳酒，至暮则下行，而不上吐矣。连服十剂，饮食渐进。遂以前方药料为丸，日服二次，嘱戒酒色，半载而康。

曾治筠邑令叶进士，坐西台回任，涂中沐雨栉风，致患反胃之症。余有一面之交，令进八味地黄丸，不信。初食官燕，次饮牛乳，数旬无功，以致朝食暮吐，命在垂危。叶与余友王馨桂同乡，交好莫逆。时王母年逾七旬，亦患症同叶，延余诊治。余曰：伯母之恙，乃肾中真水竭，真火衰，非得上上紫油肉桂合八味丸，壮水之主，益火之原，不可活也。忽叶令书至，托王聘余治疗。余曰：叶公之恙，前不信余方，延至今日，恐不可及也。王友迫至筠邑，诊之，果不能起。但见觅得肉桂甚佳，催令速合八味地黄丸，计图脱身。余行而公明日不禄，来至庆邑，幸遇王友，遂语之曰：足下与叶公父子交厚，顺去致吊，便求丸饵，令堂可得生也。王求之，果惠然而与，归奉母服，三日而饮食下行，不复上吐，丸药服毕，安康如常，后犹享寿十二年。以此观之，信药者存，不信药者亡，何幸不幸若斯也，其命也夫。

失　血

向日在泸城，曾治曾荣庆，患虚劳咳嗽，予已治愈三载矣，并嘱禁服凉药。后因纳宠，酒色沉迷，忽吐血不止。医用泻火之剂，而血愈吐；又用止血之剂，闷乱不安，饮食不进，昏晕欲死，病者医家，相依为苦。闻予在江邑署中，买舟告急。按其脉小细数而微，其势将脱，刻不容缓。予曰：此血不归经，俗医误认为火，肆用寒凉，真阳受困，恐无及也。荣庆曰：悔不听先生之言，至有今日之苦。书曰：自作孽不可活宜也。痛念母老，年逾八旬，膝下幼子无养，望先生垂怜，自当结草。予曰：仆不居功，亦不认过也，但视有缘否耳。乃与天师引血汤，用黄芪一两六钱，当归七钱，黑荆芥穗五钱，粉丹皮、黑侧柏叶、黑姜炭各三钱，炙草二钱，官拣参一钱，另熬冲药水服之，一剂而血顿止，略进稀粥。此方之妙，不专补血妙在补气，尤妙在不单去止血，反去行血以止血。血得寒而凝滞不行，逢散则归经而不逆，救危亡于呼吸之间，实有神功也。再进一剂而起床，继用补中益气汤，合六味地黄丸十剂滋化源以补肾水，而行动如常。后服人参鹿茸丸一料，而元气大复也。

　　向游永宁，曾治陈秀才，因父互讼被辱，怒气吐血，倾囊而出，昏绝于地，知余在孙公署内，急延予诊。按之六脉沉小，惟左关弦细而数，其兄知医，乃谓予曰：用止血药可乎？曰：不可。若强止之则气闷而不安。又问用补血药可乎？曰：不可。若骤补之则胸痛而不受。曰：先生高论，补止皆不可已闻命矣，敢问治之将何法乎？曰：乃弟因怒气伤肝，一团郁气，结在胸中，以致冲激而吐。宜逍遥散吞左金丸二剂，而舒散其肝木之郁；继服散血平气汤，白芍二两，当归一两，黑荆芥穗、软柴胡、鲜红花、黑姜炭、黑栀子各三钱，甘草一钱水煎服。夫怒气伤肝，不能平其气，故至大吐，不先舒肝而遽止血，愈激动肝木之气，气愈旺而血愈吐矣。方中白芍多用，妙在平肝又能舒气；荆芥穗炒黑，皆能引血归经；柴胡舒肝神品，适是开郁之剂，所以奏功甚速，而摄血归经甚神也。至于当归非用补血，不过佐白芍以成功耳。果服一剂，而气舒；连服二剂而血无矣；再服归脾汤，解郁结、生脾血，兼服八仙长寿丸加牛膝、鹿茸以滋补肾肝而愈。

　　曾治友人周大有之妾性多欲，忽暴崩不止，昏晕床褥。适余在渝回，彼知请诊，按其脉小无力，乍有乍无，乃血脱之象。大有曰：敝妾还可治否？予曰：幸脉小身凉，可有救危。乃与安崩汤，用黄芪、白术各一两，另用人参二钱煎汤，调三七末三钱冲服，可反危为安也。夫血崩之后，惟气独存，不补气而单补血，缓不济事。今亟固其欲脱之气，佐之三七末三钱，以涩其血，真气固而血自不脱也，果服一剂而崩止。吾意男女好色，均皆所同。遂与补中益气汤合六味地黄汤，大剂煎饮十余剂顿愈，又与六味地黄丸加龟胶、鹿茸、鹿鞭三味，配服一料，而元气大复。

　　曾治李符山之妻，午膳后，闻夫舟覆，怒气填胸，忽患血崩，四肢作逆，痰涎上涌促骑求诊。按之六脉沉小，惟左关尺细数无伦，乃与逍遥散，加黑山栀、黑侧柏、黑姜炭各三钱，炒黑马通五钱，桔梗、枳、半夏壳各二钱，白蔻一钱，为细末调药水，服一剂，吐出痰涎碗许，神思稍清，明晨进稀粥一碗。惟左乳胁胀痛，寒热往来，欲呕不呕，四肢困倦。予曰：比肝火炽盛，中州不运，遂与六君子汤加柴胡、栀仁、芥穗而诸症顿退，惟血崩时下。其夫归家谢曰：拙荆恐肝火未息，先生用凉血之药可乎？予曰：不可。此乃心、肝、脾三经血弱气虚，宜服补中益气汤，补脾土，脾统血也。连服四剂而崩止，乃与鹿茸、鹿鞭加于六味地黄丸内，兼服前汤，而元气复，明年四十八双生。

曾治雷元子，素患衄血，一日长流不止，奔走求治，至即昏晕倒地，观者骇然。予曰：不妨。乃用黄栀子一枚，香白芷一钱，纸卷烧存性为末，以笔管吹之，其血立止而苏，令人扶归。乃父曰：令承妙方，虽然止住，但每月数发，其流异常，敢求先生垂怜，再施妙剂，拔去根株，否则此子终必亡于此病也。予曰：我有收血妙方，治之当效，用黄芪、熟地、生地、当归各一两，黑荆芥穗、黑侧柏叶、黑姜炭各三钱，用水煎，调三七末三钱，明日前证即作，乃与一剂，少顷其衄微流而止。此方补血而不专补血，妙在补气，止血而不专止血，尤妙在引血归经。夫血既归经，气又生血，自然火不沸腾，相安无事矣。果服一剂而安，连进补中益气汤，加麦冬、五味三十余剂，兼服八仙长寿丸，至今不发。

曾医廪贡王美秀患吐血，发热，其病已久，精神倦怠，肌肉瘦削，向治无效，渐见沉重。乃一日暴吐，昏晕床褥，其气将绝，周身俱冷，独心中微温，乃兄料不能起，将衣冠尽附其身。时夜将半，忽苏，云到城隍祠中，父命速回，又昏昏睡去，次早促骑求治。余诊其六脉沉小而微，手足厥逆。余即用加味补中益气汤，黄芪、白术、当归、沙参各五钱，升麻一钱，柴首三钱，怀山、茯苓、麦冬各三钱，远志二钱，五味子六分，红枣六枚，干熟地八钱，煎服一剂而苏，连进二剂，而饮食渐进，精神亦长。再用补中益气汤，兼服龟鹿地黄丸而痊。赠我诗曰：国手肱三折，青囊蕴太和。一经仙术点，几叹俗人讹。虎口医原少，杏林种已多。寿人还寿世，到处沐恩波。

曾治曾其恒乃弟，冬月患吐血，老医与以犀角、芩、连、知柏数剂，叫楚烦乱，不能起床，其吐加剧，乃兄皇皇求治。按其六脉沉小而微，势在将脱，刻不容缓。余曰：此太少二阴中寒之症。前医不明六经，不知分经辨症，温中散邪，肆用寒凉克伐脾阴，真阳受困，故其血冲激而出，孤阳将绝，危候也。犹幸脉微身凉，谅或可救。乃与黄芪、白术各八钱，半夏、干姜各二钱，砂仁、白蔻各一钱，碾细末冲药水服，一剂而苏，连进四剂，而血顿止，饮食渐进。因卧室当风，夜即壮热无汗，腹痛作泄，人事恹恹，又似不救之象。余细审之，壮热无汗者，寒伤营也，腹痛作泄，属少阴。急于前方中，加肉桂、故纸大剂温里，少加麻黄、桂枝各三分，兼散太阳表邪，服一剂而热退身安，腹痛作泄俱已。改服补中益气，兼服龟鹿地黄丸一料而愈，明年康壮生子。

曾治国学杨厚重，冬月患吐血，其人本实先拨，因构讼失算，忿激暴吐，是夜呕鲜血盈盆，昏晕于地，不能床褥，举室仓皇莫措。伊戚其恒，代为请诊。

按之六脉沉微。余曰：尔勿忧，是病虽险，犹幸身温脉微。《经脉篇》云：凡失血证，脉微身凉者生，吐衄后，其脉洪数，身热者死。足下是劳伤肺肾，又兼肝木被郁，故其血冲激而吐，但非我不能及。乃与补中益气汤，加麦冬、五味、茯神、远志、怀山、熟地，大剂煎服而安，多服补中益气，兼地黄丸而愈。

曾治门人王臣杰，受业未几，患白浊，伊岳知医，与之调理一载无效，转加吐血，饮食俱困，胀闷不安，伊师代为请治。余细察之，病在太少二阴，斯时不为之扶脾固肾，一味克削，致犯肾肝。余述丹溪云：肾主闭藏，肝主疏泄，脾主化导。今脾、肾、肝三经失职，而误用茯苓，去白陈皮，泄其精气，开其孔道，以致玉关不禁，精无统摄。又妄谓为火，肆用寒凉，孤阳将绝之候，何可及也？其父变色曰：如先生之言，此子微矣？余曰：以脉决之，按之沉小而微。乃曰：王氏有福，乃郎之症虽险，幸脉微小，天犹或永其寿，尔勿忧，吾与治之。遂与黄芪、白术各五钱，砂仁八分，炒黑姜二钱，炙草、白蔻各一钱，煎服一剂，而人事稍定。连服数剂，而血顿止，饮食渐进，精神益增。又与补中益气汤归脾汤，生脾血，滋化源，兼服六味地黄丸，壮水之主，逾月脾胃顿强，精神倍长。乃父喜形于色，其后每见恭敬有加焉。

曾治四弟秉珍，暴患吐血盈盆，每吐则面青，形神俱倦，不思饮食，坐卧不宁。按之六脉沉小，自胸前背心微热，心中甚紧。余曰：此少阴厥阴二脏受伤，惟肝尤甚，因怒气所致。乃与逍遥散煎服，吞左金丸三十粒，以疏肝气，兼和脾气，二剂而血渐微。继与补中益气汤，加麦冬、五味、茯神、远志、怀山、熟地、生姜、枣子，连进数剂，以摄血归经而愈。自谓强壮，即不服药，已三年矣。去冬复吐，时以贸易匆匆，不以为事。今春加剧，方来求药。仍与前逍遥散方加左金丸二剂，加味补中益气汤，连进数十剂，神气清爽，饮食渐旺，身渐强壮。吾弟顾曰：今而后，我再不敢不信药矣。又问归脾汤可服乎？曰：可。但其方中去木香、甘草，加五味子、肉桂，脾肾两补，兼服龟鹿地黄丸，壮水之主补血生精而愈。

曾治徐柱之女李徐氏，年三十，患大便久下鲜血，医治三载无功，起坐不宁，昏晕床褥，饮食不进，肌肉瘦体，白若枯骨。内兄为之请诊。按之六脉沉微，势在将脱，不可救也。乃勉强作剂，用干熟地一两，当归七钱，酒芍五钱，川芎三钱，黑姜炭、黑侧柏叶、黑马通各五钱，炙草一钱，令进六剂。旬日外不见信息，余意其病必死矣。谁知两旬，其兄来寓曰：舍妹近日因移居，诸事匆匆，是以羁绊，今特请余来致谢先生，并求补剂。余闻摇首曰：嘻！令妹之寿长也，李氏之福也。我之药力幸遇也，余焉得居功哉！又与补中益气汤，兼服龟鹿地黄丸，而元气复。

曾治南邑张配先，其家殷实，年三十，患劳瘵，前医乃用全真滋膏治之，一载无功，病在垂危。伊舅宋肇堂，代为请视。诊之两寸浮大而空，余脉沉微，面部黑黯，毛发干燥，肤无润泽，形神俱疲，声哑无音，欲咳气紧，步履维艰。余曰：足下初患三阴虚寒之症，法当驱阴回阳。医者不知分经辨症，一味滋阴以致阴愈长而阳愈亏，种种难明之疾具矣。然欲治之非数百剂之汤药，数十斤之丸饵不可。问愈期以年许，不可以月计，仆方认劳也。彼曰：贱躯十死，只冀一生耳，先生怜而救之，敢不惟命是听。爰与补中益气汤，加麦冬、五味、茯苓、半夏、诃子、银杏三十余剂，病未增减。又与前药三十剂，兼服八味丸，加鹿茸去附子十二斤，咳声虽小，其音清亮，又三十剂，其气渐平，又服十全大补四十剂，前丸十二斤。是时冬至，明年仲春，汤丸服毕，皮肤光泽，声音和谐，欢笑如旧矣。又与人参养荣汤六十剂，前丸十二斤。又明年春，病已全愈。彼曰：再服一年，庶免后患。余曰：善。又与补中益气四十剂，以滋化源，龟鹿地黄丸十六斤，滋补肾肝，至今十五载而无恙。计服汤药二百三十剂，丸饵五十二斤。此服药之最有恒者，予亦遇之罕矣，可为较量锱铢，不知爱身惜命者示。

曾治西席达夫樊孝廉，向有血证，来家馆复作，人事倦怠，饮食少进，面青唇黑。余曰：先生贵恙，乃心肾肝脾四经，俱属亏损，先与逍遥散一服，便左金丸三十粒，以舒肝和脾，而神气清爽；再与补中益气汤，加麦冬、北味、茯神、远志、怀山、熟地，以滋化源，摄血归经，兼服龟鹿地黄丸一料，壮水生血而愈。明年赴京，至今不发。又治其弟，廪生三锡亦余西宾也。同患血证，亦用前法，调理而愈。次年体偏枯，右手足不遂，乃与独活寄生汤二十剂，补中益气汤，加红花三分，黄柏三分，史国公药酒四十斤，汤药二十剂而全愈。药酒方多，试之神验者惟此也。

向日在渝曾治张洪泰，年五十，形体魁梧，酒色过度，本实先拔，忽吐衄盈盆，昏晕床褥，不省人事，知余在英公署中，告急请治。按其脉，右寸浮大而空，左关弦细而数，余俱沉小，皮肤微温。余曰：血势奔腾，脱症已具，刻不容缓。乃用人参五钱，黄芪一两，当归七钱，熟枣仁三钱，浓煎二次，布滤去滓，调真三七末三钱。行内有知医者，进而问曰：血乃有形之物，今忽暴吐，则一身之中，如大兵之后，仓廪空虚，田野萧然，何况倾囊，其无血以养可知，斯时不急生血补血，先生方中一味补气，得无迂而寡效乎？余哂曰：治吐血不得喻嘉言之传，不读赵养葵绛雪丹书，虽皓首穷经终归无用。《经》云：有形之血不能速生，而无形之气所当急固。当奉为吐衄之妙诀。盖血乃有形之物，气乃无形之化，有形不能速生，而无形实能先得，况有形之物，必从于无形中生来，阳生则阴长之义，不知补气正所以补血，生气正所以生血也。今既大吐，止存几希一线之气，若不急补其气，一旦气绝在何地，补血而生血哉？问者大悦，唯唯而退。煎服一剂而苏，血亦顿止。又与归脾汤，去木香、甘草，加五味、肉桂煎汤，调鹿茸末数十剂，兼配六味地黄丸一料，服之而愈，元气大复。

曾治庠生聂子闻，年十八，患吐血、屡治不效。乃堂伯灼三公，为人孝友，见侄如子，来寓求诊。按之右关微涩而芤，余脉如常。余曰：饮食所伤，而致吐血。乃与理脾涤饮四剂，饮食有味，精神渐爽。忽又吐血甚多，其伯曰：恐干姜燥动其血。余曰：非也。今多吐者，早有停蓄，乃为积满之故也。皆由脾胃气虚，致不能传布。法当理脾健胃，大补中气，宣畅胸膈，又服数剂而血渐止。乃与补中汤，加麦、味、茯、神、远志、怀山、熟地，兼服六味地黄丸，加五味子、鹿茸而愈。

又治庠生闵晋士，年十六，患吐血甚多，诸医罔效，形神倦怠，懒于行动，乃舅谭秀才送来求治。余曰：童子未室，病何沉重至此？问前所服之药，一味滋阴清火，损伤脾胃，以致饮食顿减，胸中作痞，四肢无力。乃与加味补中益气汤，以滋其化源，兼以摄血归经，又兼服理脾涤饮，宣畅胸膈，六十余剂。继用归脾汤，去木香、甘草，加五味子、肉桂、鹿茸，脾肾两补而愈。

曾医恒裕李曜采，其年六十有六，为人公直，因店务匆匆，未暇省视，每云思念亲恩，寸心如割。乃一日忽报老母弃世，仰天椎心，口吐鲜血，昏晕于床。医者不察病因，但据其形体健旺，主用三棱、莪术、黑丑、大黄等，破血破气，寒凉肆投，脾胃大伤，胸腹痞满，咳嗽增剧，饮食大减，形神俱惫，举动艰难，留连日久，舌苔积粉，口吐痈脓，腥臭稠黏。医又曰：肺已坏矣，药不必服，速具衣棺可也。幸有屈、戴二契交者，不忍坐视，迫余治之。余曰：病者与仆交厚情深，恨当日不信余言，致害深矣，我亦无如之何也。今承二公美意，非不欲救余生，奈病沉危，恐不可。乃勉强与以人参养营汤，加附片、倍、熟地煎服一剂，安眠熟睡，明日而人事稍苏，面上病色略退，俨有可生之象。连服十剂，饮食渐进；再服二十剂，行动自如，精神渐起。又与加味补中益气汤，兼服龟鹿地黄丸而安。三载后，因店务劳心，血又复吐，其势诚不可当，病者惶惶，人事困倦，形羸不堪，仍求余治。遂与洋参三钱，黄芪八钱，白术五钱，白片干姜炒黑五钱，炙甘草二钱，煎服二剂，而血顿止。继服干极熟地一两，山药、山萸各四钱，粉丹、泽泻、茯苓各三钱，麦冬五钱，北味八分，历两句而元气大复。已上治内伤吐衄诸案，必重用黄芪。昧者不知，予为畅发其妙。黄芪为诸药之长，本草冠之为首，如建中汤用黄芪治诸虚不足。《准绳》曰：血不足而用黄芪。黄芪味甘，加甘草而益气，此仲景二千余年之秘，故东垣补中益气汤中多用之。近世鲜有知其补气之功，补气即是补血，血从气中生也。《经》曰：无阳则阴无以生，无阴则阳无以化，以甘温益胃而生血，厥有旨哉。余思当归补血汤，黄芪五倍于当归，而余之所重用者，即此意也，敢以告之同志焉。

遗 精

曾治魏孝廉发热遗精，或小便不禁。诊其脉，右寸浮大，右关微弦，左寸关俱沉微，两尺俱迟而芤。余曰：此劳伤脾肾，俱属亏损。遂与补中益气汤合六味地黄丸料，煎服十剂顿愈。劝令多服补中益气汤，以滋化源，兼服六味地黄丸，壮水之主，至今不发。

又治王孝廉劳则遗精，牙龈肿痛。余即以补中益气汤，加茯苓、半夏、白芍，并服六味地黄丸，渐愈，更以十全大补汤，而元气大复。

又治俞万顺梦遗白浊，口干作渴，大便燥结，午后发热。余以补中益气汤，加白芍、玄参，兼服八味丸而瘥。

曾治雷监生患茎中痛，或小便作痒出白津。余用逍遥散，加半夏、茯苓、山栀、泽泻、木通、龙胆草，煎服二剂而痊，继服六味地黄丸壮水，永不再发。

曾治李文龙便血精滑，或尿血发热，或小便不禁。余曰：足下肾经亏损已极，遂以补中益气汤，合六味地黄丸料，滋其化源而愈。

又治汤孝廉遇劳遗精，申酉二时大热，其齿痛不可忍。余曰：此脾肾虚热。先煎补中益气汤，送六味地黄丸，更服人参养营而瘥。

曾治春桥茂才魏表弟。禀性刚直，为人厚道，素患中气不足，遗精唾血。愚于庚午春诊之，右寸脉大于五部，惟左尺沉迟而芤。余曰：足下之恙，乃浊气下降，清阳不升，中州郁滞，脾失健运，黄庭衰败，不能摄血；兼以肾气涣散，或观书久坐，或作文用心，每劳必遗精，缘因茯苓、陈皮疏泄太过，一味滋阴，以至阴愈长而阳愈亏矣。春桥曰：分经用药，阳生阴长，既闻命矣。敢问治之当何法？余曰：明乎哉问也。乃用黄芪、白术大补中气，益智、故纸收摄肾气，砂仁、半夏醒脾开胃，干姜、白蔻宣畅胸膈，使中州气旺，转运有权，肾气收藏胸中之气，萧然下行。再加煎当归、茯神、远志、枣仁安神，益智、麦冬甘寒润燥金而清水源，五味子酸温泻丙丁而补庚金，更以鹿鞭大补肾阳，芪、术、参茸温补黄庭，益其气而举其陷，则肾自固而精自守。再服龟鹿地黄丸，壮水之主，大补精血，可保长年矣。彼见余议病精确，依法调理而安。明年冬以书谢我曰：三折妙手，俾得远近回春，万应仙方，普动亲疏诵德，弟不知何修而得遇此矣！

甲戌冬，又因惊闻戚友家难，不忍坐视，代为忧郁。前症复作，偶因外寒，邪中章门，痛如刀插，人即昏晕，倒卧床褥，乃兄仓皇，急延予诊。按之六脉已伏，惟右寸浮大，乍有乍无，细察其候，脱症已具八九。刻不容缓，乃与逍遥散舒肝气，归脾汤解郁结，合煎一剂而苏。明早复诊，脉出如常矣。以理脾涤饮，加草蔻一钱，煎服二剂而安。春桥复问余曰：章门结块，痛似刀插，又兼麻木，人即昏晕，而脉即伏，果为何症？余曰：窘乎哉问也，其理莫措，静而筹之，明日方得其解。麻乃血虚，木乃湿痰，皆脾肾经寒所致。缘君平日懑直善怒，怒则未有不伤心肝脾三经者也。理脾涤饮，乃对症之方；兼服归脾汤，解郁结，生脾血，补中益气汤，壮脾胃，生发诸经，龟鹿地黄丸，以滋补肾肝，汤丸并进，自必永寿。丙子秋又书曰：弟自幼至壮，多病床褥，父母常忧不寿，庚午春，天以兄台赐弟，一饮妙剂回生，不独弟蒙深恩，即堂上白发，亦暗自怡颜，以为弟身强壮，可以读书稍慰于万一耳。

曾医优生雷大壮，赋性端方，为人诚厚，素患遗精，缘先天不足，中气大虚，幸自调养，究之治未得法。丙戌之秋，病卧床褥，脱症已具，举室仓皇，乃弟求诊。按之六脉沉微，右寸脉大而空，左尺迟细而芤。察其色，询其状，肾气涣散，屁无休息，尤兼下利不能收固，心慌之极，自知其不可为矣。余哂曰：不妨。观子面白唇红，声音清亮，目睛尚慧，生气勃勃，雷氏尚有福庇也。纵病虽重，吾药可解，子何忧哉？乃与黄芪、白术大补中气，砂仁、半夏醒脾崇土，胡巴、故纸收固肾气，怀山、芡实、莲子兜塞大肠，涩以固脱，大剂多服，使精生神足，肾气收藏，元气自复。兼服龟鹿地黄丸，加牛膝、虎胶，壮水生津，强筋壮骨，如法调理，果逾月而安。

虫　证

曾医谢生者，初患缩阳，服黄芪、白术合四逆汤而愈，但人事倦怠，饭量反加。善消善饥，食未久，又索食，于是日食五飧，夜食二飧，凡三碗，出恭二次，通计一日所食过平时三倍。人事倦怠，不能起床，起则晕眩，此虫症显然。凡虚弱之人，不能多食，食固难消，日食三倍，非虫何以消之？食愈多而愈倦者，饭为虫消不能养人，反消耗其气也，起则晕眩者，虫因人动扰乱而神昏也。方用芪、术各八钱，星、半、姜、附各三钱，以扶阳驱湿。因其病源从厥阴而来，用吴萸、川椒各二钱，加枯矾二钱以杀虫。服二剂，饭减如常，人能起床。乃减去枯矾，又数剂而愈。治虫之法，无过于此，其他诸药，皆非法也。盖明矾性凉，煅枯则温且燥，故能驱湿杀虫。凡治痰饮咳逆，于理脾涤饮汤药中，另用枯矾饭碾成丸，服一二钱，屡见速效。治湿毒，溃清脓，流水不干者，服枯矾丸，亦可收功，盖屡试屡效者也。

痢　疾

嘉庆庚辰，曾治公祖贡太守。夏月患痢，症见身重欲寐，少气懒言，胃中夙有寒饮，喜食辛温，此太少二阴陷邪也。前医不明，阴阳虚实，不知分门为治，误用下法，克伐真阳，损伤胃气，呕逆不止，腹痛加剧，神气昏寐。余用六君子汤，倍加黄芪、白术各八钱，砂仁、丁香、草果、草蔻各八分为末，冲药水服一剂，其呕止而腹痛减，人事稍苏，略进饮食，但醋胀不安。予曰：醋胀者，大肠气滞也，薤白（即苦蘸子）能利之。前药中加入此味十三颗打碎，俟药煎好，入蘸子再煎一沸去渣服之，连进二剂，醋胀顿除。明日又曰：腹中又微膨胀，先生可用厚朴槟榔乎？余曰：不可。公祖今当大病之后，肾气涣散，气化不行，中气不得升降，壅而作满；若再破气行气，则真气愈伤，其满愈甚。曰：然。则治之当何法？余曰：其法当用黄芪、白术大补中气，益智、故纸收固肾气，砂仁、半夏醒脾开味，白蔻宣畅胸膈，四剂膨胀消而痢亦微。再加芡实、怀山，又四剂而全愈。

曾治贡太守门丁张四美秋月患痢，恶寒嗜卧，见食即吐，下痢纯白，其症甚微。医者曰：痢而鱼脑必死，辞以不治。徐友来寓谓余曰：此症还可生乎？余曰：利如鱼脑，一味虚寒，何云死证？此太少二阴之陷邪也。乃与人参三钱，黄芪、白术各五钱，故纸三钱，苓、半、姜、附各二钱，吴萸、丁香、白蔻各八分，研细末，调药水一剂而效，四剂而全愈矣。

又治门丁王五美，亦患痢也，身体燠燥，声音重浊，腹痛心烦，口涩无味，证日加剧，昼夜无宁，胀醋异常，诸医不效，来寓求治。予曰：此秋燥证也。乃与生地、真阿胶各二两，桔梗、甘草、麦冬各五钱，煎三碗，一日服尽，再煎夜又服之。明日神清气爽。忽想黄蜡丁鱼汤拌饭，与之食得大汗，而病去如失。门人清华问曰：吾师方中无治腹痛之药而效，其证寒乎？热乎？予曰：非寒非热。此乃肺气为燥气壅塞，混乱清肃之令，陷入腹中，搏结而为腹急痛，故止清其燥邪而病去如扫矣，何不效之有？清华曰：吾师所论，直切了当，弟子涣然而水释矣。

又治牛四病后久虚，下痢滑脱诸医不效，延予治之。乃与参、芪、归、术各五钱，怀山、砂、半、白蔻、草蔻各一钱，芡实、故纸、益智各三钱，姜、附各一钱，煎服二剂，而病略减。不思饮食，因令其家，以白饭鲜鱼置其前，令香气入鼻观中，胃口顿开，饮食渐进，调理而愈。予常见病后不思食者，即令以鲜肴美食嗅之，亦可为引开胃口，外助之一妙法也。盖香先入脾，脾喜食自进矣，神而明之，存乎人耳。

曾治武生张三元热痢甚危，三日不食，医治无效。促骑告急，往视其症。上身发热，下身作冷，此乃阳热在上，阴寒在下也。心中烦热，乃阳明里证，法用石膏；口苦咽干，乃少阳里热，法主黄芩；饮食不下，属太阴脾。身热多汗，少阴亡阳，厥逆腹痛，厥阴里寒，其症错杂，寒热互用。遂与芪、术、砂、半以理太阴，石膏以清阳明腑热，黄芩以解少阳里热，姜、桂、故纸以温少阴亡阳，吴萸、川椒、生附子以驱厥阴之寒逆，煎服一剂，诸症减半。于是减去生附子、石膏、黄芩，再加熟附、茯苓、炙草、芡实、山药服数剂而全愈矣。

曾治一武童患痢，寒热往来，默默不欲食，下痢赤白兼绿冻，其粪内带青水，来寓求药。予乃与小柴胡汤去黄芩，以治少阳之经证；以芪、术、砂、半、姜、附，以温太阴脾经之脏寒，四剂而全愈。予曰：凡不能食皆为噤口，皆因不知分经辨证之故耳。此证寒热往来不欲食，是少阳之表证也。绿冻者，少阳之本色也。少阳属甲木，主东方青色，清水为惊溏，是太阴之里寒也，阴阳表里，懵然不识，求其不杀人者几希耳。

又治一武生黄姓者患赤白痢，其症身壮热，饮食不下。医家误用香薷、黄连，痢转纯红，不能起床，起则眩晕。延予视之，其症恶寒发热，头项强痛，微汗自出，太阳风伤卫也；前额两侧连痛者，阳明少阳之表证也。胸膈不开，饮食不下，属太阴；目瞑倦卧，少气懒言，属少阴，腹痛拘急属厥阴。余曰：先生乃六经陷邪皆见之症，宜桂枝、葛根、柴胡以解三阳在经之表，芪、术、砂、半补中开胃，以理太阴，附子、炮姜，以温少阴而散寒邪，吴萸、川椒，以入厥阴而驱寒降逆。煎服一剂而头痛即止。利转白而无红，其三阳表证皆退。三阴里寒未减，乃于方中去桂枝、葛根、柴胡，倍芪术，再投一剂，饮食渐进，腹痛略松，利亦稍轻。于是方中再加山药芡实，连进数剂而安也。

曾治万人和患痢纯红，一日间至数十次。医治无功，来求予治。乃与天师救绝神丹。方用归、芍各二两，枳壳、槟榔、甘草、滑石、莱菔子各三钱，磨广香末一钱，调药水，又和苦蘵汁服之。一剂轻，二剂止，三剂全愈。此方妙在白芍用至二两之多，则肝血有余，不去克制脾土，则脾气有生发之机，自然大肠有传导之化，加之枳壳、槟榔、莱菔子，俱逐秽驱积之神药，尤能于补中用攻；而滑石、术香、甘草调和其迟速，蘵子善能破滞，不急不徐，使淤浊尽下，而无内留之患。其有些小痢疾，不必用此大剂，减半治之无不应，不分红白痛不痛。凡夏秋感热气而患痢，用之皆神效。

前 阴

曾治邑门陈患强阳不倒，延求诊治。按之右尺洪大而紧，余脉如常，视之满面红光，全无滞气，乃是肾中真阳之火飞越耳。遂与玄参三两，麦冬三两，煎好取汁一大碗，入油桂末七分，调药水服。此方妙在用玄参最重，以泄肾中浮游之火，尤妙在用桂末少许，以引其入宅，而招散其沸腾之火，同气相求，火自回舍。况麦冬能助肺金清肃之气下行，以生肾水，水足而火自得其养矣，此不求倒而自倒也。他日亦可重整戈矛，再图欢合耳。

曾治江西徐茂松患阳痿。来寓谓余曰：愚贸叙郡，以勤劳颇获蝇头利，三十方娶，未数月而阳忽痿，饮食无味，精神衰减。松虽不肖，亦知不孝有三，无后为大，如此景况，命恐不保，焉望嗣乎？敢求先生怜治。余遂与之酌一方，芪、术各五钱，姜、桂、附半各二钱，砂、蔻、吴萸、川椒各一钱，服一剂，阳物出而不举。又服一剂，举而不坚。改用干熟地一两，白术五钱，山萸、杜仲、枸杞各四钱，远志、巴戟、苁蓉、茯神各三钱，熬汁冲香甜肉桂末一钱，服一剂，而阳起，三剂而阳强矣。此方用热药于补水之中，则火起而不愁炎烧之祸，自然煮汤可饮，煮米可食，断不至焦釜沸干，或虞暴碎也。继服强阳壮精丹，用干熟地、嫩北芪各一斤，当归、白术各八两，巴戟天八两，麦冬、柏子仁、覆盆子、枸杞子、虎胫骨、嫩鹿茸、附子、肉桂各四两，白蜜为丸，服一料而阳强势举，饮食健旺，步履如旧，连生二子，甚称余神。

曾治邓隆太冬月患中寒，初则四肢厥逆，耳心痛连少腹，冷厥关元，势在垂危。冒雪请诊，六脉俱伏，面青唇黑，舌卷阳缩。余曰：此正缩阳证也。阳缩属少阴，舌卷属厥阴，且耳心亦属少阴，是症乃因酒色过度而酿成耳。急用芪、术各五钱，砂、蔻各八分，干姜、附、桂各二钱，吴萸、川椒各一钱，煎服一剂而效。再加芦巴、故纸各三钱，收固肾气，四剂而安。继服八味地黄丸，而元气大复。

调 经

曾治一妇患奇证，每当经期，腹中痛连少腹引入阴中，其经血不行于前阴，反从后阴而行，三日则腹痛诸证自已。次日当期，亦复如是。延予诊视曰：此太阴脾气虚弱，不能统摄。少阴真阳素虚，阴寒内结，而为腹痛，侵入厥阴，则痛连少腹，引入阴中，其证总为三阴寒结，阻截前阴，经血不能归于冲任，而直趋大肠。宜用芪、术、茯苓大补中气，附、桂、姜、砂以散少阴之寒，吴萸、川椒以散厥阴寒结，更加山药、芡实兜涩大肠。香附万年霜，即老瓦屋前半面瓦缝内黑阳尘条，取来炒用，引导前阴，一定之理也。其夫依法调理数月，则经自调，乃未几而自受孕矣。

曾治龚云从之妇经信两月未行。医用胶艾四物汤，加红花二十余剂，则芒刺满生舌苔，腹膨作泄，人事困倦，身重恶寒，云从来寓求治。予曰：饮食减少，腹膨作泄，属太阴；人事困倦，身重恶寒，属少阴。苔刺干黑，太阳虚不能薰腾津液之所致也。方用芪、术、姜、附、砂仁、桂、苓、故纸，服六剂，而身发大热。吾知其泄，且夕必可止，再三剂其泄止矣。身热渐微，而腹中又觉大热，惟大恐附子太过。予曰：里阳来复，佳兆也，积阴可化，经当自通。又十余剂，而人事康复，饮食加健，膨胀俱消，舌苔尽退，经信行通如故。

有为精积一症，乃因经信当行，血海未净，而强与交媾，精与污浊，互结而积于胞胎之中，以致阻塞经闭不通，状似有孕，而症不同。有孕之妇，饮食喜恶不常，且腹中胎息泪泪微动。精积之症闷乱不安，饮食不下，腹无胎息可验。更当密问其夫果有此事与否，以凭用药。庶不误，其法攻坚破结。方用糯米一两，斑蝥十五个同炒黄色，易斑蝥再炒；去斑蝥用糯米，花乳石一两，石硫黄五钱同煅，烟净取出研末；山羊血、甲珠、制硫黄、无名子、肉桂、黄芪、白术、人参各五钱，巴霜、红花、桃仁、降真香各三钱，飞净朱砂一两。虚寒者加姜、附五钱，火旺者去肉桂，加大黄、香附各五钱，已上共细末，吴神曲糊丸，每用开水送五钱，攻破坚结，即愈。若用药不得其法，延至牢不可破，无能为也。

有为湿痰占据胞胎者，其腹渐大，白带常来，饮食非如孕妇，喜怒不常，且又无胎息可验，皆由脾胃素虚，而生化之源为留饮窒塞，是以精血不行，兼之肾气不足，不能化气，故痰踞之。法宜六君子汤，加砂仁、草果、姜、桂南星、香附，其痰自随白带长驱而下，其腹渐消，经信通而受孕矣。

胎　产

曾医房婶怀孕三月而患热病，求予药。吾见其口燥心烦，渴欲饮冷者，阳明里热也。法宜白虎汤，以撤其热。汗出恶热，大便闭结者，胃实也，法宜调胃承气汤，以荡其实。口苦咽干者，少阳腑证也，法宜黄芩以泻腑热。舌苔干黑，芒刺满口者，内火烁干精液，阴欲竭之征也。腹微痛，而胎欲动者，热邪逼及胞胎也。若不急行驱阳救阴之法，胞胎立坏，不可为矣。即用白虎汤合调胃承气汤，加黄芩一剂，而热势略杀。再投一剂，泄下二次，结去津回，诸症皆愈,其胎立安。此但治其病,不必安胎,而胎自无不安也。

曾医一症产后而瘀未行,小便滴沥,醒胀异常,医用破血之剂三服,更加胸腹胀满,人事昏迷,喘促不能卧。余曰:此非污积。仲景有云:小便不利者,为无血也。此病在气分,不当用血分之药。盖为膀胱蓄尿过满,胀翻出窍,致尿不得出。吾用白蔻宣畅胸膈,砂仁、半夏醒脾开胃,肉桂化气,桔梗开提,生姜升散。令服是药,并教以手从上拂,而膀胱之气,乃能转运,斯窍自顺而尿出,果如吾言,其窍通利,自然宽了一节。旋即又行,更觉苏畅,乃索食,食讫则安睡,睡起再行,腹消知故。于是改用扶脾健胃之剂,数服而全愈。此所以小便不利,而验其无血也。又医产后一症,身重恶寒,饮食不下,大便泄,小便不利,腹中痞块作痛。庸工谬谓血气,用元胡四物汤,加蒲黄服之无效,转加膨胀矣。于是再加厚朴、木香,则胀满加剧,凑上胸膈,喘促不能卧。予曰:其身重恶寒者,少阴证也。腹中痞块作痛,阴寒凝结也。食不下者,阴邪逼塞胃口也。且阴邪下奔而作泄,膀胱无阳,其气不化,而小便不利,凡此皆为病在气分。彼妄投血药,阴愈长而阳愈消,又误破其气,则气亏而邪愈凑,其症危矣。吾用砂、蔻、姜、半宣畅胸膈,温醒脾胃,附子御阴,肉桂化气,使上焦得通,中枢得运,而后气化行;桔梗开提,生姜升散,俾转运之机,乃得先升而后降。一剂而小便通,胸膈略宽,再加芪、术,三剂而腹痛止,胀渐消,食饮加健,身复发热。其家曰:表见发热何故也?予曰:真阳来复,休征也。《经》曰:伤寒先厥后发热,下利必自止。再重加黄芪、白术而泄止,其胀更消,忽加口渴,腹中作饿,食未久又索食。其家恐服附、桂助起胃火,故能消食,商议改用清凉。余曰:不可也。《经》曰:脉滑而数,手足自温,渴欲饮水,饥欲得食,此阳进欲愈之证也。再加益智、故纸收固肾气,又二剂而身轻,腹胀俱消。加再覆盆、菟丝、鹿鞭,兼补肾阳,数剂而全愈矣,痞块消弥,终无血行下者。调理两月,经信行通如故。

黎明入署有洪元正薄莫问曰:吾姊于午间产一女,胞衣未下,特来求方。予问此刻人事何如,曰:其腹仍大,不作胀痛,饮食有味,嗜卧懒言,别无所苦。予曰:此骈胎也,还有一个在内,故腹大而无所苦。若为胞衣灌血,势必浊气上干,而为胀痛闷乱,莫可名状,欲其饮食有味而安静,何可得也。此为气虚不能运送,观嗜卧懒言,骈胎显然矣。吾用黄芪、白术、苡仁各三钱,肉桂、半夏、益智各二钱,生姜一片,令即煎服,明早再看。次日元正来云:吾姊服药后,即熟睡至半夜,又产一女,胞衣随落无恙。可见用药,必当详察,不可忽略,此明验也。

许珊林医话精华

许珊林（榬），海宁人。政治之外留心医籍久之，遂精其术。官平度州时，治幕友杜某肿胀病，名乃大著。盖良医良相可谓兼而有之矣。

暑 热

马姓妇夏月患气喘呕吐,头汗如雨,粒食不进,已二日矣。乃邀余诊,其脉洪大而数,舌苔微白,中心黄而四旁带赤。余曰:此暑邪充斥肺胃,气失肃降而喘。乃以葶苈子、知母、南花粉、枇杷叶、碧玉散、川连一剂而愈。

冯某年四十余,素质本虚,更患暑邪,脉极虚大而数近八至,舌绛目赤,面色戴阳,头汗淋漓,目直视而神昏。余曰:病原暑邪未透,但真元虚极,医甚棘手,当先固其元。急用四逆加人参汤,益以龙骨牡蛎,佐以胆汁童溺,用地浆水一杯为引,浓煎候冷,徐徐投之。服下一时许,汗敛神定,目能转动,但大渴舌燥,暑象毕呈。令食西瓜,神气顿觉清爽。次日再诊,脉象稍敛,有根而数,减去一至,为立竹叶石羔汤,服二剂,身能起而口能言,但觉困倦少食,此由胃津已耗,余烬未熄之故。乃以沙参、麦冬、石斛、知母、生甘草、银花、生扁豆等滋养肺胃而清余热,数剂即安。徐洄溪惯用此法,用之颇不易也。盖此证象白虎,开手即用白虎,用则必死。何以辨之?全在脉之虚实而已。

定海东山下翁姓子年十二,丙戌夏患暑热病,内挟秽浊,身热如炽,十余日不解。乃邀余诊,脉极洪大,面色老黄,唇焦舌黑,舌本短缩,牙根舌心鲜血盈口,渴饮不止,两目直视,不能出声。阅前方系正气散。余曰:症已至此,何能为也?病家再三请方。余思木被火焚,杯水车薪,终归无益。乃拟大剂辛甘咸寒之法,于是以西瓜汁、芦根汁、金汁水、银花露、蔗浆、藕汁各一茶钟,合置一瓻。方用生石膏二两,连翘五钱,鲜竹叶一握,黑山栀四钱,细生地一两,犀角一钱磨汁,羚羊角三钱,西洋参、鲜石斛、丹皮各三钱,滑石四钱。嘱其用大罐煎成去渣,和入诸汁,候冷恣饮,如再口渴,西瓜任食可也。第一日服药尽,又啖西瓜一枚。次日复诊,脉症如故。仍用前法石膏再加一两。第三日再诊热仍未退,津液略见濡润,而右旁之颐发赤肿,大如卵而痛甚。余曰:暑毒之邪,结聚于此,肉恐烂穿敷药无济,仍用前法。石膏又加一两至四两,又加元参、麦冬、生地，至五剂而热方退，更下黑矢数枚，诸恙尽解，胃亦渐动。此症转危为安，全赖病家之坚信不摇，而余得以一尽其技，否则难矣。

宁郡乐姓女年及笄，夏秋之交，患腹胀痛，瞀闷呕逆，水谷不入，肢冷汗出，身热口渴，脉之浮部洪数，沈部弦劲。是为暑秽之邪，从口鼻吸受，直趋中道，入于募原，挟少阳胆火而上冲，故胸腹痛而呕逆也。方用荸荠汁、藕汁、西瓜汁、莱菔汁各一杯，磨郁金、枳实、木香、槟榔各五分，投之而瘳。

武林吴子翁女陆点翁孙媳也。丁亥冬患伏暑症，卒然厥逆，目瞪神昏，点翁急柬召余。余往诊之，脉沉数有力，确系暑邪内闭。以夜分不能用针，急刺十指出血，及曲池、人中；方用石菖蒲、郁金、竹沥、石膏、藿香、槟榔等，先调紫雪丹八分。次早复诊，症复如前，乃用针从印堂刺入，沿皮透两率谷，开目知痛，余即告以无妨。凡治卒厥及小儿急惊风症，全视此穴。针入得气与不得气，以及顶门入针之知痛与否，决其生死。如印堂针入无气，针下空虚，如插豆腐，及顶门针入不知痛苦，虽华扁亦难再生。此症针毕即能开言，而方则仍主芳香利窍通神之品，数剂即愈。

宁波提标湖南弁勇患暑热证，初微恶寒，旋即发热。彼地医士，喜用温药，以桂枝、吴萸、苍术、厚朴等燥热之药服之，身热如炽，口大渴，喜饮凉水，小便涓滴俱无。邀余诊之，脉洪大而数。曰：此暑热证误服温燥之所致也。乃用白虎汤加芦根、花粉、麦冬、银花、鲜石斛、鲜竹叶、金汁水、滑石，大剂煎成，候冷饮之，一剂即差。次日扶行至寓，诊之热势甚微，小便已通，脉象已和，口舌濡润，诸恙均差。乃照前方增减之，去金汁、知母、鲜斛，加西洋参、荷叶、川斛，服两剂而愈。盖省分虽分南北，而六淫之邪，感人则一，总须审体质之强弱，辨脉证之寒热，不可固执成见以施治耳。

湿 温

宁波张义乾秋间患湿热证，发热十余日不解，大肉脱尽，肌肤甲错，右脚不能伸动，小腹右旁突起一块，大如拳，倍极疼痛，大便已十四五日不解。延医治之，皆谓肠内生痈。伊亲胡宝翁乃商治于余，余谓肠痈胀急，《金匮》以败酱散主治，今此草罕有。伊于第三日觅得，乃问余服法。余曰：果尔，须同去诊视，瞑眩之药，岂堪悬拟，因同至张家。见张倚于床褥，张目摇头，病苦万状，面色青惨而枯，脉极坚实，沉部如弹石，尺愈有力，时或一趺。余曰：此非肠痈也。肠痈脉洪数为脓已成，脉弦紧为脓未成，今浮部不洪数而沉部实大，腹筋突起，目有赤缕，乃湿热之邪，结于阳明，腹旁之块，乃燥矢之积聚也，但得大便一通，块即消散，而腹亦不痛矣。病者闻之曰：曾与前医商过下法，医云：人已虚极，岂可妄下。余思胀疼不下，病何由除？今先生为我用下法，死且不怨。余遂书大承气方，大黄五钱，芒硝三钱，旁视者惶惶未决。余曰：不下必死，下之或可望生。于是煎成置于几上，病人力疾起坐，一饮而尽。不逾时腹中大响，旋复登厕，先下结粪如弹丸者三四枚，既而溏泻半桶，腹平块消，明日脚伸而胀痛俱失。继进增液汤二剂而热亦退。再与益胃汤法，胃纳渐旺，津液渐濡，余便上郡。病者欲食羊肉，以问近地之医士，云：病后胃气当复，羊肉最能补胃。由是病者坦然无疑，恣意饱餐。次日身又发热，舌苔又厚浊而脉又数，复来召余。余曰：湿热证初愈，以慎口味为第一要务，何如是之蒙昧耶？乃与平胃散加神曲、焦楂、谷芽而分量遽减，以胃气久虚，不任消耗之故也，果服二剂而安。按是症初则失于清解，至热已日久，津液枯涸，胃土燥烈，而犹日服运气之药，愈益其燥，迫至结粪成块，腹旁突起，筋脉不能濡润而脚挛急。医又误认为缩脚肠痈，设或误投以败浆散，攻伐无过之血分，又将何如耶？士君子涉猎医书，大忌悬议开方，药不对症，生死反掌，可不惧哉！

　　宁波石碶周子章室人吴氏，仲秋患湿热证，迁延月余，每日晡时必先微寒，旋即发热，至天明而热始退，胸闷不食。前医固执小柴胡汤出入加减，愈治愈剧，乃延余诊，诊毕告曰：疟脉自弦，今脉不弦而濡小，其为脾胃虚弱，湿邪阻遏募原而发，此潮热当从太阴阳明两经主治。且令阃体肥痰盛之质，外盛中空，中者阴所守也。中虚即是阴虚，是以治法又与寻常湿热不同。若用风药胜湿，虚火易于上潜，淡渗利水，阴津易于脱亡；专于燥湿，必致真阴耗竭，纯用滋阴，反助痰湿上壅。必须润燥合宜，刚柔相济，始克有效。乃以沙参、石斛、麦冬、芡实、牡蛎、仙半夏、竹茹、陈皮、薏仁、黄芩等，调理数剂，潮热除而胃渐开。余因上郡，彼就邻近之医治之，方中仍用柴胡，服一剂而寒热又作。复来邀余，仍仿前法，以桑叶、川贝、芩、泽、谷芽等互相出入，调理而愈。叶天士云：柴胡动肝阴，非正疟不可用之，观此益信。

哮　喘

　　宁人郑姓子甫七岁，患哮吼症，脉形俱实，结喉两旁，青筋突起如笔管，喉中作牛马声。此系果饵杂进，痰浊壅塞，始用苏子降气汤加减，服六七剂不效。余思病重药轻，遂以苏梗八钱，易本方之苏子，余药分量加重，分服二剂，青筋隐而不露，脉亦和软，鸣声不作矣。凡治病虽用药不误，而分量不足，药不及病，往往不效。

广东盐大使汪公回杭途次偶感微邪，又加忿怒，遂致喘逆倚息不卧。余因治桑观察之症，乘便召诊，其息甚促，音不接续，面色黧黑中有油光，脉浮部豁大，中部空芤，沉部细弱不相联贯。余曰：此症邪少虚多，勿误用表散，进二加龙牡汤，二剂而安。

宁波蓬莱宫羽士陈信良患虚喘，咳逆而无痰，动喘乏力，脉虚自汗，症属肺脾两虚。与西洋参、冬虫夏草、川贝、青盐、陈皮、阿胶、当归、杞子、枇杷叶、蒺藜、牡蛎等，土金相生，二十余剂而愈。

郭姓年四十许素有痰饮，每值严寒，病必举发，喘咳不卧，十余年来大为所苦。甲申冬因感寒而病复作，背上觉冷者如掌大，喉间作水鸡声，寸口脉浮而紧。与小青龙汤二剂即安。至春乃灸肺俞、大椎、中脘等穴，以后不复发矣。凡饮邪深伏脏腑之俞，逢寒病发，非用灸法，不能除根，惜人多不信，致延终身之疾可慨也。

祖庙巷高太太年三十余，平素肝阳极旺而质瘦弱，患痰火气逆，每日吐痰一两碗，喉间咯咯有声；面赤烦躁，舌苔中心赤陷无苔，脉弦细虚数。乃感受风邪，少阳木火偏旺，风得火而愈横，风火相煽，肺金受制。阳明所生之津液，被火灼而成痰，旋去旋生，是以吐之不尽，痰吐多而肾液亦伤，故内热。《素问》云：大颧发赤者，其热内连肾也。痰随气以升降，气升痰亦升，治当用釜底抽薪法。先以清火降气为主，火降气降而痰自差矣。方书治心肝之火以苦寒，治肺肾之火以咸寒。古有成法，方用咸苦寒降法，丹皮、山栀、青黛、竹茹、竹沥、杏仁、黄连、黄芩、羚羊角、石决明、川贝母、旋覆花、海浮石，加指迷茯苓丸三钱。连服三剂，气平热退，痰喘俱差，安卧如常。后用清肺降火化痰之药，如沙参、麦冬、石斛、竹茹、青黛、山栀、牡蛎、鳖甲、阿胶、川贝母、海石、茯苓、仙半夏、橘红、首乌、雪羹等，出入为方，调理数剂而愈。

血　证

性智长老有人传以坐禅云：久久行之，则神气完足，上升泥丸，始能出定入定，超脱生死苦海。于是强制不睡，终夜枯坐，两月来体渐羸瘦，单声咳嗽，血从上冒，一吐盈掬。乃就余诊，脉虚大无力，三候皆然。余曰：《内经》云：起居有时，不妄作劳，乃能形与神俱，而尽终其天年，度百岁乃去。此古圣教人养生之大道，修行何独不然，岂必强制枯坐，即能成仙成佛耶？古云：磨砖何以成镜，坐禅何以成佛，良有以也。且归神炼气，乃道家功夫，释教以明心见性为上，坐禅虽是见性要着，其中却有妙谛。六祖《坛经》云：生来坐不卧，死去卧不坐。其了彻生死处，并不在坐与不坐，此又在长老自参，不可以明言者耳。至于禅堂坐香，如坐一炷香，即跑一炷香，始则缓步，后则紧步，使周身之气血，上下流通，不至凝滞，过二鼓即就寝矣。诚以子时不睡则血不归经，必致吐血衄血等症。昔志公和尚日夜讲经，邓天王悯其劳，为制补心丹以赐之。要知人身一小天地，呼吸之气，与之相通不善用之，未有不立厥者。譬谷麦为养生之本，既饱而强食之，徒伤其生。财物为立命之原，既得而妄取之，徒害夫义。非谓坐禅无所裨益，第过于作劳，必入魔道，而此心反不能自主矣。大梅禅师云：即心即佛，是参禅要旨，认定宗旨下手，庶不致为傍门别壳所惑。盖心知色相，便当思知色相者是谁；心知烦恼，便当思知烦恼者是谁。思无所思，是为真思行住坐卧，刻刻如此用力，将一旦豁然贯通，诚有不知其所以然而然者。古偈云：铁马撞开青石门，玉鸡啄破黄金壳。这个消息，长老掩关静悟，必能自得。总之自性自禅，为禅门日用功夫，暗来明可度，邪来正可度，恶来善可度，智慧度痴愚，布施度悭贪，清静度烦恼，名曰六度，波罗蜜即到佛法世界。今长老为人所惑，枯坐不寐，则阴阳之枢纽不能交互，而阳浮于外，阴不内守，其有不病者几何？为立潜阳固阴方法，用二地、二冬、石斛、京杏、参、苓、胶、苑、龟板、牡蛎煎好，加入人乳半钟，守服二十剂，不必更方，长老唯唯顶礼而去。过廿余日复来，据云：服两剂血即止，今则精神日健。因于前方去杏、苑，加归、芍、枸杞服之，强壮反逾于昔，从此坐禅，遂无所苦云。

武林清和坊顾升泰扇店秋芳患吐血，十余年矣。病起于伤酒过度，血热妄行，而杂药乱投，肌瘦痰盛，恶寒心悸，神识如痴。自疑虚寒，妄将性热之药，杂凑四十余味，亦无君臣佐使。犹恐欠热，乃用生姜捣汁煎服，畏寒益甚。虽在重帏，尤嫌微风，心虚胆怯，常怕屋坍压死，人众杂处，又厌喧烦。丁亥秋延余诊之，痰喘气逆，脉虚大而数，一息七八至。盖从前所服大辛大热之药，助火内炽，火盛克金，肺脏已极，所谓热极反现寒象也，症已危极。勉拟甘寒育阴法，用鲜芦根、甜水梨、荸荠、鲜生地、麦冬各绞汁半钟，冲入人乳一钟，每日徐徐缓饮。此盖处方于无可处之地也，服之颇安。

钱塘张调梅先生年四十余，下血有年，丁亥九月在吴山太岁庙斗坛，召余诊之。神气委顿，诊其脉弦细芤迟，正仲景所云革脉也，男子则亡血失精，妇人为半产漏下。余曰：察脉审症，当主腹痛亡血。曰：然。余曰：此症乃木强土弱，盖肝主藏血，脾主统血，今肝木之疏泄太过，则血不内藏而下泄矣。伊云下血数年，一日数行，气若注下，后重难忍，逾时便又溏泄，腰尻酸疼，少腹胀急，行动气逆，坐卧必监足方快，形如伛偻。余曰：此奇脉为病也。小腹两傍名曰少腹，乃冲脉之所循行。督脉贯于背脉，其一道络于腰尻，挟脊贯肾入脑中，而带脉又横束于腰间。夫冲脉为病逆气里急，督脉为病腰溶溶若坐水中；又督脉虚则脊不能挺，尻以代踵，脊以代头，诸病形状如绘，凡奇经之脉，皆丽于肝肾。方用归、芍、川断、山药、枸杞、鹿角胶、熟地、龟板、牡蛎、寄生、小茴、木香、防风，煎送济生乌梅丸三钱，数剂血止，后重亦减。乃去木香、防风、乌梅丸，加血肉之品，以峻固奇经。或为汤，或为膏，多方图治，诸恙渐安。惟肾气从小腹上冲如贲豚状，复灸中脘、关元、石门，调理两日而愈。凡奇脉亏损，必多用血肉有情，乃克有效。《内经》云：精不足者，补之以味是也。至于灸法，则尤宜三致意焉。

霍　乱

丙戌秋定海霍乱盛行，有用雷公散纳脐灸者，百无一活。鲍姓妇年三十许，亦患是症，泻五六次，即目眶陷而大肉脱，大渴索饮，频饮频吐，烦躁反覆，肢厥脉伏，舌苔微白而燥，舌尖有小红点。余曰：此暑秽之邪伏于募原，乃霍乱之热者，勿误作寒治，而灸以雷公散等药也。盖暑秽之邪，从口鼻吸受，直趋中道，伏于募原，脏腑经络，皆为壅塞，故上下格拒而上吐下泻；如分两截，此即吴又可所云疫毒伏于募原也。夫募原乃人身之脂募，内近胃府，外通经脉。热毒之邪，壅塞于里，则外之经络血脉，皆为凝塞，故肢冷脉伏内真热而外假寒也。当先用针，按八法流注之刺法以开其外之关窍，其头面之印堂、人中，手弯之曲池，脚弯之委中，及十指少商、商阳、中冲、少冲，皆刺出血，以宣泄其毒。服以芳香通神利窍之汤丸，方用黄连、黄芩、藿香、郁金、石菖蒲、花粉、竹茹、陈皮、枳实、木瓜、木香汁、蚕矢等，调服紫雪丹一剂而吐泻止，肢和脉起，诸恙皆安。

项姓子年十二，脉伏肢冷，舌白不渴，目直神昏。此内伏暑邪，外感寒凉，而本元又虚，若骤用芳香开达，必至元气暴脱。乃以参、附、茯苓、白芍、藿香、冬、术、九制倭硫黄、木瓜等，先为扶脾固元，吐泻果止，而肢温脉起。次日舌旁及尖现红点，目赤口渴，此元阳已复，外寒去而内热乃现。改用知母、石膏、竹叶、花粉、木瓜、藿香、郁金、陈皮、银花、滑石等，服两剂而脉象渐和。惟觉懑甚而胃少纳食，乃余热未清，胃络不和。以轻清之剂清养胃阴，如西洋参、石斛、竹茹、荷叶、麦冬、茯苓、生扁豆、西瓜、乌梅、山栀、木瓜、绿豆衣等，出入为方，调理数剂而愈。

一人腹痛如绞，上吐下泻，面目俱赤，舌苔老黄，舌尖赤而起刺，肢冷脉伏，烦躁如狂，饮不解渴，吐泻之物，酸臭不可近。此暑秽之毒，深入于里，仿凉膈散法加石膏、银花化其在里之暑毒，一剂而吐泻定。舌苔转为鲜赤，略带紫色，脉出洪大，此为热搏血分，以竹叶石膏汤，加细生地、丹皮、银花、山栀一剂而愈，此等症不概见，必须审症明确，方可用之，一或稍误，祸不旋踵。

一妇转筋，四肢厥冷，筋抽则足肚坚硬，痛苦欲绝。诊之浮中二部无脉，重按至骨，细如蛛丝，然其往来之势，坚劲搏指。先以三棱针刺委中出血，血黑不流，用力挤之，血出甚少。再针昆仑、承山，针刺毕，腿筋觉松。再用食盐艾绒炒热，用布包能熨摩委中及足肚上下。方用三棱、莪术、归须、红花、桃仁、僵蚕、山甲、地龙、牛膝、薏苡、木瓜，服下一时许，筋乃不抽，而吐泻亦止。次日改用丝瓜络、莱菔子、桃仁、竹茹、薏苡、滑石、蚕沙、木瓜、刺蒺藜、山栀皮等清暑湿而宣通脉络，后以西洋参、麦冬、石斛、橘皮、竹茹、薏苡、丝瓜络、茯苓等出入加减，调理旬余安痊。

一农夫史姓，年四十许，偶入城患乾霍乱，腹痛如绞，不吐不泻，倒地欲绝，四肢厥冷而脉伏。与立生二服不放，又急制独胜散，用热酒冲服仍不效。唇面青惨，鼻尖寒冷痛益剧，其势甚危。不得已与《外台》走马汤巴豆霜用五分。服下半时许，腹中大鸣，而大便乃下，大秽臭闻，痛乃稍缓。扶至城内亲戚家将息，次日竟能缓行归家矣。

泄 泻

武林吉祥巷陈维和四岁小儿仲秋患泄泻，已近一月，粒米不进，盖五六日矣。腹痛口渴，泄亦无度，身热咳嗽，将成慢脾暑瘵，病已垂危。乃召余诊，方用清暑化积之品，以鲜荷叶、鲜芦根、黄连、黄芩、木香汁、甘草、橘红、莱菔子、鸡内金、车前子、益元散等，服两剂而症大减，计一日仅泻两三次，胃得安谷，嬉笑遂尔如常。惟食后犹患完谷不化，遂改用通补脾胃之部，如西洋参、荷叶蒂、茯苓、焦甘草、橘皮、木香、冬术、炒扁豆、石斛、谷芽、泽泻、五谷虫等，养胃阴而升脾阳，调理数剂，诸症悉愈。越数日又重感暑邪，泄泻复作，身复发热，咳嗽气陷。乃专清暑邪，以荷叶、芦根、扁豆花、香连、谷芽、泽泻、益元散、绿豆皮等，调理数剂即愈。

定海西门外某从沪上来感受暑邪热毒蕴结，身热如炽，大渴引饮，脉象洪数实大，舌苔黄厚浊腻，泄日百余次，粒米不进，已垂危而就诊于余。余谓暑热毒邪结于阳明，幸而大泻，邪有出路，不然肠腐胃烂，早已死矣。症虽而危无妨，但不可用止截之药，乃遵喻氏通因通用之法，黄连五钱，黄芩四钱，生甘草三钱，银花五钱，鲜竹叶一握，鲜荷叶一片，生大黄五钱，元明粉三钱，花粉四钱作地浆水煎服。一剂而呜大减，次日仅变十饮次，热势亦缓。再进原方，减去大黄、元明粉。如此危症，止数剂而热退泻止，后以糜粥自养，不劳余药而瘥，亦幸事也。

顾姓七月婴孩患暑秽食积，泄泻身热。用鲜藿香、鲜荷叶、西洋参、木香、川连、条芩、谷芽、花粉、鸡内金、泽泻、益元散、五谷虫等出入为方，调理而愈。凡夏秋之间，小儿之患泄泻者甚多，其病由于暑秽食积者十居七八。余悉主是法，莫不应手取效。如脾虚而伤于生冷瓜果者，则又不当以此为例也。

舟子刘某年十四，风餐露宿，日以为常，夏秋之交，食少乏力，肌黄腹胀。其母以为虚也，与食桂圆，数日人益困惫，胃口愈闭，腹痛泄泻，然犹勉力操舟，迨至泄泻无度，魄门不禁肢冷脉伏，目直神昏。始延余诊，至则其母对余而泣，以为无生理也。余谛审之，舌苔白滑，口不渴饮，人不躁动，确系太阴寒湿，即慰之曰：病虽危险，尚属可救。书附子理中汤与之，用生附子三钱。持方至药铺撮药，而司柜者谓附子多则不过一钱，从未见生附可用三钱，嘱其再来问余。余曰：我曾用六七钱而应手取效者，三钱尚是中剂，何云多也！嫌多不服，我亦不能相强，且必浓煎方效。其母以病势危笃，姑进一剂，以冀万一。于是申刻服药，至酉戌时腹中作响，渐能开言识人。至亥子时复大泻一次，腹觉畅甚，起居自如，知饥索食，进锅巴汤半盂。次日问以病状，嘱其原方再服一剂，竟不泻，亦不服药，三日后即能负物以行，群以为奇。不知古法转危为安者甚多，何奇之有？然是症幸在乡僻穷民，故能速愈，若在富贵之家，延医多人，各执己见，反多阻隔，不能愈疾。

痢

定海东山脚下某妪，前翁姓之邻居也，年四十余患血痢日数十行，里急后重，腹痛如绞，粒米不入者十余日矣，身大热，口大渴，症在垂危，呻吟欲绝。余因治翁姓子之症，乘便邀诊，脉两关尺俱沉弦而数，按之搏指。余曰：症属暑挟食积，遂与大剂黄连、黄芩、荆芥炭、银花炭、槟榔、木香汁、醋制大黄、归尾、红曲、贯众炭、地榆、槐花、白芷、焦山楂等，一剂而病减半。乃去大黄加甘草，再剂而十愈七八，腹亦不痛，稍能进食。复去槟榔、贯众、白芷、槐花，而加西洋参、石斛、炒麦冬、鲜荷叶、辰砂、益元散，又三剂而痊愈。

其四岁孙亦患是症，但稍能食。与芍药汤去桂，加荷叶、益元散、焦山楂、五谷虫之类而愈。余治此三症转危为安，群以为神，其实不过按症施治耳。

郭通圆静修庵尼秋季患痢如鱼脑，腹与胁牵引而痛，气堕肛门肿痛，缠绵月余，面黄肌瘦，里急后重，脉象虚大。余曰：湿热郁蒸为痢，法宜透化，香燥耗液，反助火邪，与病不合，故不能愈。乃与大豆黄卷、鲜藿香、黄连、黄芩、防风、木香、佛手、柑萝、蔔子、茅术、车前、薏苡、泽泻、白芷、荷叶、青蒿脑、滑石等，服两剂而病减半。乃去白芷、豆卷、茅术，加石斛、茯苓，又四剂而病去其七八，后以调胃和中化湿之剂而愈。

痿 证

牛羊司巷陈铭甫世兄年十三，身长如二十余，十二岁而阳已发动，是以骨力不坚。试观草木易于荣长者，而枝干必娇嫩，其理一也。丁亥春患咳嗽痰多，食少体倦，两足痿弱，不能起立，目合则遗精，甚至日间心有所思，夜则梦寐不安，乃延余治。诊脉左关弦数，右关虚大，两寸两尺俱虚软无力，余曰：症属木强土虚，肾气不坚，心火刑克肺金，治当先保肺胃之阴，取土金相生之义，且胃为后天之本，土能生化万物。《经》云：纳谷者昌，待胃气渐旺，然后可用血肉有情同类相感，补精益血，病自渐愈。于是先用桑叶、沙参、钗斛、炒麦冬、枇杷叶、白蒺藜、仙半夏、橘红、竹茹、谷芽、茯苓、茯神、紫菀、百合、毛燕屑、女贞子、莲子、淮山、芡实等清淡之品，出入为方。服二三十剂而痰渐少，胃渐开。乃用舒养筋脉滋血和肝之药，如归、芍、金樱子、钗斛、山药、山萸、续断、杜仲、麦冬、西洋参、五味子、阿胶、沙苑、蒺藜、参、贝、陈皮、人乳、蒸茯神、龙骨、牡蛎、芡实、丹参等，又三十余剂，遗精梦寐等皆愈。但足仍无力，后用血肉有情之品，收合成膏，如吴鞠通天根月窟膏法，每服五六钱，一日早晚两次，至戊子春步履如常，强壮逾于平昔。可见补益之药，必久服乃效。

痫 病

宁波西郊陈姓子年十七患痫症，三四载矣，初则数月病作，后乃渐近，甚至一日数发，口角流涎。乃求余治，脉右三部洪滑流利，左关弦而搏指，左寸上溢鱼际。余谓症属痰火充斥，上蒙胞络，闭塞神明之府，故昏厥卒倒，不省人事。先以牛黄清心丸，用竹沥一杯入生姜汁二三滴化服，复以鲜石菖蒲、郁金、胆南星、羚羊角、桑叶、钩藤、橘红等宣络道而清疏之；继则用宁神安魂，佐以金石，堵其痰火复入之路。每清晨以橄榄膏入矾末少许，用开水冲服四钱，服月余而病不复作矣。

山阴沈某年四十许，偶一烦劳，则痫病即发，神不自主，谵言妄语，不省人事，或语鬼神，其状非一。诊之两寸尺空大无伦，两关弦紧，舌中心陷有裂纹。余谓病属虚证。神不守舍，神虚则惊，非有鬼祟，神气浮越，故妄见妄言。随与桂枝龙牡汤加龙眼肉膏，嘱其守服三十剂，服二十剂而病已不复发矣。按此症与前陈姓案乃一虚一实之对证，总须审症的确，指下分明，庶所投辄效。病症万端，治不执一，要不外乎虚、实、寒、热四字，桂枝龙牡汤有旋转乾坤之妙，用非熟读《金匮》者，不知也。

疝

杭垣后市街施医局内金少爷号有常，患狐疝偏坠，立则睾丸下坠，卧则上入少腹，阴囊赤肿而痛。延余诊之，脉左弦大，右虚濡。余曰：阳明湿热郁蒸，厥阴风木内旋，故有此症。盖阳明厥阴，皆主宗筋，其脉皆循阴器，抵少腹。治当先用化湿疏气。乃从陈修园先生法，以二陈汤加木香、川楝、橘核、车前子、小茴香等，服三剂而稍安，复灸冲任而愈。

宁城应家同何世全与施采成为邻，采成余契友也。辛己冬余邀友就同前酒楼小饮，而施亦在座，其子登楼云：何某刻患急病，即请诊视。余偕入其室，但闻其声长吁。问其致病之由。自言午尚无恙，至未刻少腹稍有胀急，申即暴发，阴囊肿大，如升如斗，坚硬如石，痛苦欲绝，上吐下泻脉细而弦，阴茎入腹，囊底一孔如脐。为立理中汤加生附子三钱，半夏二钱，吴萸七分，嘱其静心安养，不可急躁。服药后致戌刻吐泻止而疝仍如故，痛反更甚。余谓此寒邪盛与热药相拒下焦深痼之邪，药力尚轻，不能胜病，须再服可瘳。病者有难色。余恐其疑，复邀同学王君元仲共商，王至己初更余矣，诊毕论与余合。乃立椒附白通汤合五苓散，仍用生附子三钱，至二更服下。余就宿于施友家，盖恐病情有变，杂药乱投，反致危殆。谓其子曰：若尔父病稍有变动，即来告我。至三更后其子来告云，父病已好大半，余大喜持灯速往。病者曰：我因久坐尻酸，移动觉如气泄，胀痛顿失，视之阴囊已小大半，而皮起皱纹，阴茎伸出其半，次日肿硬全消，平复如故，但觉精神困乏。后因境迫，不服药而愈，渠竟称为华佗再生云。

诸　痛

一女年十二岁，患胸痛甚剧，床上翻覆滚号。治以消食行气之药不效，与阿芙蓉膏开水冲少许服始效，后仍不效。余视其肌肉消瘦，面黄有蟹爪纹，询之肛门如痔痛，脉或时弦紧，或时细数而有歇止，却与《金匮》狐惑病证相符。乃依《外台》杀虫方法，用附子、桂心、大黄、鹤虱、雷丸、干姜、甘草，各等分为粗末，每服二三钱，百沸汤入蜜半匙和服。两剂以后，胃口渐开，肌肉渐生，至今六七年，是病不复作矣。

董姬年四十余，患胸痛呕逆，喉痹带下头痛，病非一端。诊其脉沉细而涩。余曰：《脉法》云：下手脉沉，便知是气。病由情怀不畅，郁怒伤肝，木邪犯土，心脾气结，法当疏气平肝。先用归、芍、香附、橘红、郁金、蔻仁、柴胡、丹皮、鲜橘叶、佛手花、瓦楞子、牡蛎等，以水先煮生铁落，然后煎药，服三剂诸症俱减。八九后以逍遥散加丹、栀、香附、海螵蛸、牡蛎，服二十余剂而愈。又徐姬年近五十患胸痛，月信虽少而尚未断，体肥脉弦而虚。余谓此属血虚气郁，与丹参饮而愈。此二症虽同为气郁，而却有肝旺血虚之分别焉。

毛姓妇患胸痛甚剧，床上乱滚，哀号欲绝，月信愆期。延余诊之，脉沉弦搏滑指甲与唇俱青。余曰：脉沉滑主血，弦劲搏指其血菀结，当是瘀血留于胸膈而作痛也。细询得病之由，忽悟半月前被硬木触胸，其为瘀血无疑矣。与归尾、赤芍、桃仁、丹参、西洋参、琥珀、乳香、蒲黄、五灵脂，一剂而愈。故治病之道，四诊皆当留意，乃能与病切中，而所投无不效也。

某木匠因触伤腰胁，瘀血留阻于经络，痛甚，呼吸转侧，尤为难忍，恶寒发热脉弦劲而数，此因瘀留经络，以致气机不宣也。方用归须、桃仁、苏梗、橘络、丝瓜络、乳香、没药、红花、丹参、穿山甲、牛膝、青葱管等活血通络逐瘀之品，两剂而愈。

咽　喉

武林丁松翁三世兄患风热喉痛，初起觉微寒，旋即发热，阅三日喉关之内，小舌两旁如有物梗塞，至五六日脓成痛甚，始悉喉内两旁双发喉痈。先延他医治之，处以辛凉疏风轻剂。至七八日乃召余诊，脉之寸关二部浮数，两尺虚软无力。余谓症属风热上壅，须以清火解毒为主。幸前方无误，脉象清爽，症虽危而可安，但勿求速效，走入歧路，致增跋涉耳，松翁深以为然。乃用羚羊、石膏、知母、银花、僵蚕、薄荷、竹茹、青黛、山栀等清化上焦之风热；大便闭结，则用大黄、芩、连、元明粉等以通利之，吹以消肿解毒拔脓之药。至二十余日脓腐未尽，人益困惫，举家惶惑，乃用斑蝥等外治之药，欲提其毒从外而出。余至，急令揭去，用甘草汤洗净。诚以脓腐已化，断无外提之理，徒使毒气散漫，迁延难愈。至廿余日脓腐方尽，脉亦平静而肿痛依然，方信余言不谬也。乃用生甘草六钱，生绿豆一盏，煎汤，再加化毒清火养阴之药，次日肿痛果瘥，后以养胃安神之剂出入加减，月余始痊。

正红旗满州人年三十许，患喉蛾肿痛未破，三日汤水不能下咽，脉洪大而数。先刺两曲池、少商穴出血，喉间即觉宽松；吹以开关散稀涎散，吐出胶痰碗许，食能下咽矣。方用皂角、牛蒡、僵蚕、贝母、白芷、薄荷、甘草、桔梗、马勃、元参、青黛、山栀、条芩，投之而瘳。

毕佐延甲申冬患伤风，误服辛温表药，遂病咳嗽，缠绵不愈，至次年二三月，燥咳无痰，音哑色夭，喉中渐烂，色白不肿，至夏六月不起床矣，方延余诊。历阅前方，寒热温燥杂投，脉象弦细而数，身发潮热面色时赤时白。余曰：病本可治，但误于药太甚耳。此症初起本属伤风小恙，误服麻桂干姜大辛大热之品，风火益炽肺金受烁，至春令发升之际，少阳之木火上升，是以津枯音哑，而更助之以燥药则火土燥烈，夏令火旺，而金益受制。治当金水两滋，以助肺之化原，但须久服缓效，欲求速愈则余谢不敏矣。方用二冬、石斛、桑叶、贝母、蜜炙紫菀、蜜炙款冬花、生地、龟板、青蒿、鳖甲、阿胶、山栀、丹皮、五味子、蒺藜等出入为方。服三十余剂，方能起床，饮食渐进，声音渐出。继以十味地黄汤加减，又二十余剂而烂孔渐平。后以人参养荣汤加阿胶、牡蛎、石斛、百合等，前后服百剂而始痊。

宁波一妓年三十余患广疮，外科始用升药，疮虽愈而毒聚于咽喉，腐溃绵延，小舌烂尽，通于鼻孔。服寒凉药数百剂，以至面色㿠白，同于枯骨，声哑肤寒，连唇舌俱呆白色，腹胀便溏，脉象沉细虚软，萦萦如蛛丝。延余诊之，余曰：寒凉过度，脾胃伤败，阳气消减，将登鬼录，先保命根，休议其病。遂用附、桂、茯苓与术、参、芪、姜、草等温补之，服十余剂渐有起色，饮食腹胀便溏悉愈。乃以人参养荣汤朝服，五宝丹以化其毒，吹以珠黄散，始终用温补药加化毒之品，至月余而诸恙皆愈，烂孔平满，但烂去小舌，不复生耳。

胎　产

定海巡捕魏小隐夫人年三十余，前曾有孕四月，因腰疼腹痛，医误认血积，破血殒胎。年余，原医复用前药，致殒丙戌秋停经四月，腰腹如旧疼痛。乃邀余诊，脉弦虚滑数，尺脉躁动不安，余曰：此胎脉也。问几月矣？曰：将及四月。余曰：脉已离经，胎将堕矣。伊备述前因，余曰：前堕两胎，皆在四月。今届其时，瓜弱蒂脱，又欲堕也。曰：腰腹虽痛，血尚未下。余曰：脉象如此，势必漏下。姑用安胎之法，以四物汤加桑寄生、杜仲、川断、胶艾、砂仁，药未服而血已下。持方来问，余曰：此方正治胎漏，然胎之能保与否，难以预决，而又不得不服。次日下血更多，余复诊之，脉数已减，尺脉稍安。余曰：脉似有根，胎可保矣。渠云：胎既可保，何以下血反多，腰腹仍痛？余曰：此凭脉不凭症也。昨血未下，余断必下者，盖离经之血，自然当下；若止涩之，将来瘀血为患，变症百出矣。已离之血，必当尽下，则未离之血自止，但产期须补一两月耳。复于前方加参芪白术，又服二剂而血始止，胎卒不堕。噫嘻天下之误药而殒胎者，不知凡几，岂非医之造孽耶？

赵姓妇年十八，生一女，产下即晕绝，汗大出而目上窜，昏厥不知人，急召余诊。余曰：此败血冲于胃经也。猝不及药，急令先用醋三斤置甑内，以铁秤锤一个用炭火炉内煅通红，置产妇前淬之，令口鼻皆受之，烟气熏入，少顷汗收目开神定；复以童便灌之，方用当归四钱，川芎二钱，桃仁、延胡索、蒲黄、五灵脂各一钱，姜炭八分，炒黑荆芥三钱，百草霜一钱，煎服即愈。不知者以为有起死回生之术，其实古人原有此法，余亦不过效颦而已。病似虽危，治之极易，人人得而为之也。

姚姓妇年四十余，生两男两女，最后生者九岁矣。丙戌秋月信愆期至冬病不起床，半载以后，腹大如抱瓮肌肉尽消，面色暗惨，床内转侧，须人搀扶，有时腹痛如绞，痛过即饥，饥即欲食，而胃口倍强于平昔。延医诊之，或云胎气，或云水气，或云蛊胀，或云血积，纷纷不一，治亦无效。丁亥春病更剧，延余诊之。其脉右手浮部滑数，沉部参伍不调，左三部俱弦强，诊时适当痛后。余曰：痛后之脉，不可凭信，明日再诊，或可定方。然大端总非胎脉，此等奇症，须认明的实，或可一击而去，彼以为然。次早复诊，左脉虽弦而不强，右脉如羹如沸，寻按之细软如丝，无气以动，竟犹欲绝之状。余曰：昨今脉候，大相悬殊。凡治病必先得其要领，可以下手，脉象如此无定，何敢轻治？其夫再三求方。余曰：如是下午再商可也。午后复往诊，而脉象又更，两手频现歇止，时数时缓，因知此脉本无定象。问其痛时腹中动否，痛处有无一定，曰：动处与痛，俱无一定，或在脐上，或在脐傍，或在左右胁下，动则必痛，不动则不痛。余曰：脉象履更，且必动而始痛，胃反倍强，肌肉日削，其为怪胎无疑。但怪胎须下，药必有毒，下后生死，余亦难决，然不下必死，下之或可望生。妇云：如能下之，虽死不怨，现今身如巨石，扶持需人，家贫如洗，日食维艰，生不如死，夫妇皆坚请用药，于是邻里共闻。余始疏方，用大黄一两，附子五钱，干姜、桂心、川乌、雷丸、鹤虱、桃仁、牛膝、枳实各二钱，巴豆霜四分，麝香一分，共研细末，炼蜜为丸，开水送服五钱。一服腹中大动，痛更剧而胎未下；令再服三钱，约二时许先下浆水斗余，后出两怪物，形圆且长如鱼，兼有两角，口眼俱备，不知何物，产下尚能跳跃，人尽骇绝。下后用银花六钱，生甘草四钱，生绿豆一盅，煎汤以解其毒，腹痛乃止。后以补养气血，调理脾胃，月余始能起床，佥为此妇庆再生云。

杭垣万安桥天和烟店伙，年近七旬，平日体极健壮，身躯丰伟，戊子冬患小便不通，半载有余，久而愈闭，点滴难出，气常下注，胀急欲死。延余诊治，两寸关脉俱极虚大，两尺细涩不调。余曰：此症乃中虚清阳下陷，初则不过如癃闭，医者以熟地、桂、附漫补，则清阳愈陷，下窍填塞，遂致胞系了戾，膀胱之下口与溺管不相顺接，故溺难出，病名转胞。治之极易，何以半年之久，无有识此病者，真属可笑。与补中益气汤，黄芪重用至一两，加木通三钱，肉桂三分，两剂而便稍通，四剂其病如失。后以补中益气全方，不加利水之药，更嘱其每日淡食猪脬数枚，取以胞补，同胞类相感，而安其从前之扰乱，半月后胃强体健。渠以为神奇，其实亦是按症施治，何奇之有。

徐玉台医话精华

徐玉台，南汇人。治病多新解，盖经验宏深，自臻于手挥目送之境。著有《医学举要》，论述病原，丝丝入扣。

热 病

南汇本城杨熙宗令郎病疟，寒热俱轻，饮食如故，守不服药之戒。一日自神庙烧香而归，忽发狂言，似有神灵所作。邀余诊视，脉象沉郁，魄汗淋漓，未能审其果为热厥，不敢骤用寒凉，姑用胆星竹沥与服，服下人事顿清。询其近日所服何物，曰：姜枣汤，日服两次。视其舌色，面白底绛，唇若涂朱，知为热邪无疑。时已三更，余见其病势稍持，约其明日转方。天明复来邀诊，据述醒时未及三刻，旋又发厥。遂用犀角地黄汤合大承气，许其大便一行即愈。奈他医谓下则必死，病家转多疑虑。时有张二川系杨内戚，力劝本家定服余方。煎药已近下午时候，病者牙关紧闭，强将犀角灌入，服至半剂，大便即解，前恙顿除。

南汇姚裕丰医士也，秋月寒热，杂投藿香正气香茹饮之类。医中来问病者，必定一方，其自己亦不能主持矣。其父沛寰，因其病势危剧，始来邀余。余用急下之剂，前医交阻，谓此属不治之症，何用下为。余坐等其家煎服，大下宿垢，继服滋补半月而愈。

喘 咳

发热恶寒头疼身痛之暴症，人易辨之；惟久郁肺经而成喘嗽，有似阴虚劳嗽者，不可不辨。郡城西门外奚藕庄客幕于外，上年道途受热，曾患喘嗽，服自便而愈，今复患喘嗽，投自便而加剧，医亦概用清肺补肺，终不见效。自疑为阴虚重证。彷徨无措，遂延予诊。余为脉象见紧，似数非数，前患暑热，故自便可愈；今患寒邪，故反增剧，用小青龙汤而愈。

老人元虚，病宜扶元，人人知之，竟有阳气充实，常服大寒之药，常得带病延年者。南汇本城谢凤鸣，年七十有四，因上年秋间，涉讼到郡，舟中冒暑，即发温疟，微寒恶热，胸膈痞闷。余适寓郡城，用清心凉膈散而寒热止，继用半夏泻心汤而痞闷除。旋即结讼回南，不再服药。延至初冬喘嗽大作，医用疏散愈治愈剧，至新正初十外，日夜不能交睫，痰涎盈盆盈碗，嘱其子恩荣等速办后事，无余望矣。适有徽友汪郁廷在坐，谓此症仍请予诊治，必有出奇制胜之处，郡城仅一浦之隔，何不专舟邀归以一诊。凤鸣平日持家甚俭，因欲死里求生，不得不从汪议。余亦以世好难辞，即束装东归，时已正月十六。夜诊毕，即知其误用辛温，许以尚可挽救。方用大剂白虎参入大剂犀角、地黄，坚服四十余日而痊愈。若不细察其脉，而但拘年齿以施治，必至抱怨九泉。至嘉庆二十五年，重游泮水，至道光五年，已八十有四。一日不饮蔗汁梨浆等味，即大便艰涩，辛温之误人有如此。

疟　疾

寒热往来之疟，治宜小柴胡汤；不知阴虚之体，用之转增大患者。郡城姚敬修夏日病疟，医投小柴胡十余剂，竟无增减。停药二日，忽然发厥，舌短眩晕，危在顷刻。居与余寓相近，急来延诊。余用大剂清肝之药，一服而安。知其多服紫胡，肝阴亏乏，厥阳亢逆也。愈后四肢酸麻，用养阴药调理半年，始得平复。

痢　疾

府廪生高菊裳令堂病阳虚久痢，医频服温补，延至半载，病反增剧，昼夜三十五次。余诊时，但述腰脊空痛异常，遂用斑龙丸峻补奇脉，初服一剂，病势大减，自后连服数剂，竟无增减，服参些少，略安片刻。而菊裳昆仲以尊人病怔忡经年，参药大费，人参岂能常服？余为沉思良久，改用黄芪建中加鹿角。时有医士李秀在座，谓峻补之法，继以宣通阳气，亦是一法，力赞此方为中病。坚服二十余剂而愈。

华庠生王燨令堂秋月病热，初延李谨诊视，用薄荷、连翘、山栀等，俱用姜汁制服，服后发厥。复延一时医诊视，用白虎汤清火，人事虽清，下痢不止，改用补剂，亦无效验。来寓恳余专治，为用仲景桃花汤而愈。

南汇东门李连城病肝气胀痛，因多服左金，遂至下痢不止，食饮不思，人亦不与之食。更医则倏张倏李，用药则惟术惟苓，金云不治，已措办后事矣。不得已而索治于余，余令其早服大剂归脾，晚服大剂六味，并令家人诱其食肉，即有效验，一月全痊。

内 伤

南汇南门张宝华劳倦之余，又兼食滞，乃内伤中之有余者，脉象洪大，热渴异常。予系旧戚，平日相信不疑，即用下夺清中之法，但前因葬事太劳，未即痊愈。亲友中有疑为失表之证，嘱其更请他医调治。医谓从未得汗，热邪内陷之象，用葱豉等发汗，汗竟不出，反发昏沉，仍恳予治。予惟以清降为事，渐渐神清食进，始终无汗而愈。愈后大便艰涩，惟服大黄，补药一剂不服。于以知外邪宜汗，内伤禁汗，内伤之虚者为劳倦伤，宜补中益气；饮食伤中虚夹实者，宜枳术丸，内伤之纯实者，则宜攻下也。王安道辨之甚详。

偏 枯

新场镇闵钦斋，年五十外，形体清瘦，多火少痰，冬月忽患偏枯在左，遂从吴门解馆而归。医惟以补气消痰为事，反增咽燥喉痹等症，病家谓本原既竭，故用补剂不效。延予聊问消息，余谓其脉其证，纯是一团火气，须用河间治火之法。方用二地、二冬、知柏等甘寒苦寒相间，投二剂，顿觉神情清爽。病者方忆未病前数日，左肩胛犹如火烧，始信治火之说为不谬也，继服虎潜丸而痊愈。

提宪稿房陈掌衡夫人，患半身不遂，体质瘦弱，疑是血虚，投温经养血，全无增减。因思《内经》云：痛者寒气多也，病在脉络，非辛烈猛重之味，不能胜任。服许学士川乌粥而愈。

痹 证

风寒湿三气合而为痹，祛风祛寒祛湿，人人知之，不知有当变通者。泗泾戴星杓年近四十，因烟业赴上洋，一夕忽患腿痛，不便行走。寓中适有素明医理者，谓肾气素虚，乃类中之渐，必服大造丸可愈。戴以客寓起居不便，遂乘肩舆而归。本镇及郡中之医，皆用温药，并服大造丸，服下掣痛增至十分，两手亦痛，阳事痿缩。遂延余诊，余谓此属热痹，俗名流火是也。舌苔虽白，其实底绛，阳事痿缩，王节斋所云郁火也。遂用三黄、石膏、犀角、地黄等大剂，半月而起于床；更用虎潜大补阴丸等，一月后，步履如常矣。

南庠生谢恩荣令堂，患热痹，医以为血衰气弱，投以补剂转剧。余用羚羊角、二冬、玉竹、竹沥等通络之剂，投数剂而全愈。

痿　证

前营千总龚振邦，多欲阴亏，夏月病起膝痿弱。余谓当作暑痿治，清暑益气加活血之品。授方不服，转服伤科之药，一旦昏厥，心痛欲死。仍延余诊，脉来气散，生脉散加和中之品，服一剂，果觉少安，渠家信之不笃。遍请他医，通同酌治，改用参、地、桂、附，服之转增胀满。又请一医，以和中降气为治，胀满虽稍除，而元气益弱，病者益难支撑，改用参术一剂，而从前心痛欲死之症复作，不得已遂听命于余焉。余谓此属少阴肾水亏乏，转服伤科之药，则气亦虚矣。参、术、桂、附，适以耗阴，橘、半、枳、砂，适以耗气，俱未中病，故愈治愈剧。壮水之主，以制阳光，乃正治也，用六味合生脉等，坚服五十余剂而愈。

南汇营兵朱七官，湿热成痿，求治于他县时医，以峻补刚剂，嘱其频服，半月后，厥阳上逆，头眩耳鸣，胸中扰攘不安，格寒于下，两脚如故，自分已无生理。友人顾鸣鹤，与朱邻近，延余决死生。余按脉象狂大，谓此症因温补误投，非绝症也。遂用芩、连、知、柏、猪胆汁等大寒之品，一剂即减，投二十余剂而全愈。

郡城徐华封女，病痿，两足不能相去以寸，脊间皮宽肉软，有如斗大，医用杂补气血之剂不效。予谓饮食如故，病属下焦，芪术守中，不能达下，四药诚为女科要药，若欲填实精髓，则又不胜任矣。考《内经》筋痿骨痿，皆属奇经络病，乃用生鹿角、龟板、海参、鱼胶、羊肉等血肉之味，配入熟地、枸杞、牛膝、归、芍，坚服三十余剂而全愈。

肿　胀

南汇本城李孝思，单胀数月，诸药不效。余按脉象沉微，此属汤微。用塞因塞用法，专服理中加附子而愈。郡城卜姓女，十有三岁，先患痧疹，继患疟疾。医用开泄太过，遂至胀满，肚腹以下，坚硬如石。本家疑为虚症，请一老中医专用补药者诊治，岂知竟云痧毒内攻，法在不治。余时初到郡中，遂来延诊。余按其脉沉细而微，脾虚景象，显然如绘。初用钱氏白术散，而坚硬消，继用陈氏六神汤而胀满愈。

黄　疸

吴静山孝廉令正钱夫人，时邪后，遂发黄肿，日嗜干茶无度，苏太诸医，皆用气血并补久而不愈。延余诊之，脉两手俱洪数之甚，询得腹中攻痛无常，夜则身热如烙。此由阴液不充，瘀滞干粘所致，宿血不去，则肢体浮肿，新血不生，则肌肉消瘦，一切补脾刚药，未可施于此症。考仲景治黄有猪膏发煎润燥之法，爰仿其义，专用滋肾之品，调养肾肝而愈。

前营游击温公，夏月自浦口来松，途中冒暑，到署后请医调治，初用清暑利湿不效，改用参术归地，转增脘痛。自后朝暮更医，愈言误补留邪，治难有效，遂延余诊。余见其身病发黄，总是胃府结聚不行所致。用连理汤辛开苦降法，授方不服。遂就诊于青浦医家，方用茵陈五苓散等，服之亦不效，遂以绝症为辞，归至署中，计无复出，始委命以听余焉。予仍用前法，服参些少，是夜即得安寝，改用理中汤调理半月而愈。

诸　痛

嘉定陈妪年五十有七，病头痛数年，额上为甚。额属阳明部分，久痛必虚，须填补阳明，兼鼓舞胃中清阳之气。用玉屏风散加炙草、葛根，二剂痊愈。推此而太阳头项痛，少阳头角痛，厥阴头巅痛，皆可按法而治矣。又高桥镇曹连珍室，操持家事颇劳，兼多暴怒，孟夏得疾，自天柱至头巅，忽然强痛坚重难移，两耳赤肿，胃中嘈杂，脉象洪数，宗喻氏治吴添官母例而愈。

枫泾镇宋元英境享安闲，恣情房帏，患腹痛二年，医药不效。遂就诊于吴郡极时之医，以绝症为辞，宋即归家料理后事，深信医言为不谬。余适过枫，晤宋氏西席程永孚，谈及医理，遂为知己，同元英来寓就诊。细按其脉，细询其症，总是阴阳悖逆，升降不利使然。问曰：曾服泻心汤进退黄连汤否？曰：未也。因酌一方以授，投一剂而稍平，数剂而痊愈。

胎　产

胎前宜凉，人人知之，而亦有宜于温者；胎前宜补血，不宜破血，而亦有转用破血而得安者，总在临证时之细心体会也。郡城孙锦堂室，怀胎五月，病转胞不溺，医用清利水道，并不究及转胞由于下焦虚寒。由于中焦气弱，由于肝家血滞，猪苓、泽泻、车前等药，徒伤胃气，故饮食减少，夜不得寐，诸恙渐臻，而胞系之缭戾者如故也。日请稳婆抬起始得溺出，究之元气不支，日甚一日，因而延余诊治。余诊其脉，缓大有力，许以可救。遵《金匮》成例，投肾气汤一剂，是夜稍得安寝。盖利水之药，足以泻肾，投桂附而命门温暖，故稍得安寝耳。再遵丹溪补气成例，投参术汤一剂，饮食渐能知味，惟病暑大便不引已数月腹中至此，更觉不安，改用茱连汤一剂，大便得解。小便虽仍稳婆伺候，病者因诸患悉减，深信不疑，再求良治。余为沉思者久之，脉象比前益见有力，元气已复，而胎气未举，必有瘀血阻塞其间。遂用大剂破血之药，一剂而胀遂消，三剂而胎气举。凡破血之药，最足碍胎，今破血而胎反固，妙在先用补药以助其元气也。

产后感冒时邪，宜温散不宜凉散，人人知之，而亦有不宜于温而宜于凉者，误用温则不得不用大寒矣。归鞠氏侄女，冬月初产无恙，至六日，头痛身热，凛凛畏寒。予用栀豉汤，夜半热退，逾日复热。更医用产后逐瘀成法，遂加烦躁。余谓冬温为病，清之可安。《通评虚实论》曰：乳子而病热，脉悬小者，手足温则生。仍依时邪治例，用白虎汤而愈。凡产后无产症而染他症者，即当以他症治之。而丹溪大补气血之言，却不可拘。仲景云：病解能食，七八日更发热者，此为胃实，大承气汤主之。夫阳明经中，仲景尚再三戒人不可轻下，而产后亡血既多，仍云承气主之。盖既为胃实，自有不得不用之理，举一症而产后之挟实者可类推也。仲景云：产后下利虚极，白头翁加甘草、阿胶汤主之。夫既曰虚极，仍用白头翁汤者，上痢中既有渴欲饮水热而下重之症，则白头翁汤自有不得不用之理；惟其虚极，故加甘草、阿胶以养其正，举一症而产后之挟虚者可类推也。

产后恶露不行，胸腹饱胀，温之通之，人人知之，而亦有不宜于温而宜于凉，不宜于通而宜于和者。东门鞠上玉室，初产患此，其脉数大而疾，上兼鼻衄。余用当归二两煎汤，冲热童便与服，稍稍安稳，但恶露止有点滴耳。更医用炮姜等温通套剂，遂至胸腹增胀，恶露点滴不行，有欲依产后春温治例，大进苦寒之品。余曰：又非稳治，坚用归、地、丹、芍等凉血和血之剂，十余日，恶露大行而全愈。凡产后病解能食，七八日发热者，当作别病治；初产后即发热者，则仍作产后治，但各有寒热两途，不可不条分缕析。

郡城侯姓妇，年三十有八，因元宵夜游，行走太劳，归即小产。医者皆以其胸腹有块，用逐瘀成法，每剂必加炮姜，俱未有效，后虽停药，而骨节如焚，积块愈大，小便艰涩，热痛异常。至三月初，始延余诊，已奄奄一息。诊其脉，沉伏之极，隐隐难寻。予固知其阴虚阳盛，但日期多延，宜用缓治。初投复脉减去姜、桂，神气稍安；继投丹溪大补阴丸，诸患悉减；终投本事虎杖汤，积块平复，淋痛皆除，不及一月，饮食大增而痊愈。

得胜渡卫姓妇，初产恶露不行，发热疼痛，中挟冬温伏气。医用逐瘀温经套剂，遂至热邪流注左腿，日夜难安，饮多食少。至冬至朝延余诊治，予变产后宜温之说，用凉血加大剂通瘀解毒，四服痊愈。

郡城张六老室，产后月余，崩中不止，时当暑月。医用和中养血，俱不能止，病已三日夜，视为必死。余诊其脉，浮大欲脱，连声索救，神气尚清。急令煎黄芪一两，当归一两，服之顷刻立止。古方当归补血汤，黄芪多于当归五倍，今加当归与黄芪等份者，时当暑月，恐黄芪之过亢也。

程观泉医话精华

程观泉（文圃），一字杏轩，新安人。嘉道间以医鸣四方，求治者踵相接。其所读书自《素》《灵》《本草》诸经，洎秦迄近代诸大家说，皆博通而详解之。尝取述而不作之意，著《医述》十六卷，都五十万言。

伤　寒

郑鹤鸣，君平之流，冬日适患伤寒，初起寒热身痛，不以为意。延误数日，陡然肢冷脉伏，肌肉青紫，面赤烦躁，呃逆频频。请同道曹肖岩翁诊视，询知系欲事后起病，以为少阴下亏，寒邪乘之，逼其真阳外越，与六味回阳饮服之不瘥，势已濒危。邀予商酌。予曰：景岳回阳二方，皆能救急，其中尚有分别。夫寒中阴经，审其阴阳俱伤，而病尚缓者，则以阴阳两回之法；苟真阳飞越，重阴用事，须取单骑突入重围，搴旗树帜，使既散之阳，望帜争趋。若加合阴药，反牵制其雄入之势。定方单用姜、附、参、草四味煎令冷服，外用葱、艾炒热熨脐，老姜、附子皮煎汁，蒸洗手足，于是一昼夜，厥始回，脉始出。惟呃未止，每呃必至百声，知为肾气上冲。于前药中，参以熟地、枸杞、五味、丁香，摄纳真元，诸恙渐减。改用右归饮，与服二日，目辣舌燥，投六味地黄汤，浮阳顿平，复为调理脾胃，及脾肾双补而起。

董千云卖花为业，年逾四旬，外状丰腴，冬月患伤寒。诊脉沉细无力，证见寒热烦躁，头身疼痛，面红目赤，舌吐唇外数寸，病来势暴。询因房劳，感受寒邪，逼其虚阳外露，即格阳证也。方定六味回阳饮，令其煎成冷服，无如饮药旋呕，并吐蛔虫，躁扰如故，甚为踌躇。其母跪求救治，勉取前药半盏，冲入猪胆汁数匙试服，不呕；良久又与半盏，夜间尽剂，晨诊躁象略安，舌收吐止，仍照原方再进。次易八味地黄汤，时届九朝，忽口噤不语，十一二日，又寒热如疟，有从外感起见者。予曰：温中即可以散邪，强主正所以逐寇，力排众议，坚持数日，稍见转机。此后尚多枝节，极力扶住正气，守至两旬，寝食虽安，神采欠爽。因思前病重时，只图固正，未暇驱邪，温补药多，未免留邪闭窍。曾记方书论伤寒时疫，愈后神识不清，有属邪滞心包之语。与服蛮煎两剂，神明顿清，续为调理而安。

朱年五旬，心事内伤，兼挟外邪，药误因循，邪留不解，脉濡无神，汗多头晕，交午寒热，此阴阳衰惫，邪正交争，乌可与传经少阳之寒热同语。张介宾云：邪气如贼，其来在外，元气如民，其守在中；足民即所以强中，强中即所以御外。斯症斯时曰：但驱邪可以却病，吾不信也。曰：舍辅正可以拯援，亦不信也。仲圣云：伤寒若吐若汗，若下若温，针不解者，名曰坏病。知犯何逆，随证治之。虽然理固如斯，而病已顿危，大厦欲倾，一木恐难撑持，劳感经旬，因循误治，邪陷正亏。喻氏所谓，轻则半出不出，重则反随元气缩入。观其晕汗，每现于寒热之顷，此阴阳交争，正不胜邪，脱机显露。如盗入人家，门户洞开，藩篱不固，主恙如斯，何堪与贼角胜负耶？请先救人，后医病。

暑　证

堂妹适邻村许姓，夏日浴罢，忽头晕仆地，家人扶起，旋即发热，狂间热盛，烦躁呕吐，诂妄不安，手指掣动，医药无效。予诊脉息弦数，视舌尖绛苔黄。谓其翁曰：病由暑风相搏，邪热燔炽，亟宜清解，以杜痉厥之患。方用川连、香薷、甘草、半夏、茯苓、钩藤、防风、青蒿、羚羊角、荷叶、扁荚叶，服药两剂，热缓神清，呕渴亦止。方内除川连、香薷、钩藤、防风、半夏，加沙参、麦冬、石斛、稻露，又服两日，证减七八。再除青蒿、羚羊角、荷叶、扁荚叶，加玉竹、生扁豆、女贞子、当归、白芍，调养而愈。

咳　嗽

哮嗽多年，原属痼疾，往岁举发尚轻，此番发剧，胸满喘促，呼吸欠利，夜卧不堪着枕。药投温通苦降，闭开喘定，吐出稠痰，而后即安。思病之频发，膈间必有窠囊，痰饮日聚其中，盈科后进。肺为华盖，位处上焦，司清肃之职，痰气上逆，阻肺之降，是以喘闭不通，务将所聚之痰，倾囊吐出，膈间空旷，始得安堵。无如窠囊之痰，为蜂子之穴于房中，莲子之嵌于莲内，生长则易，剥落则难，不刈其根，患何由杜？考《金匮》分外饮治脾，内饮治肾，且曰饮邪，当以温药和之。议以早服肾气丸，温通肾阳，使饮邪不致上泛；晚用六君子汤为散，默健坤元，冀其土能生金，兼可制水。夫痰即津液所化，使脾肾得强，则日入之饮食，但生津液，而不生痰；痰既不生，痰自不作。上工诊病，须求其本，平常守服丸散，疾发间用煎剂搜逐。譬诸宵小，潜伏里闾，乘其行动犯窃，易于拘执，剿抚并行，渐可杜患。

岐伯虽言五脏六腑，皆令人咳，然其所重，全在于肺。盖皮毛者，肺之合也。皮毛先受邪气，邪气以从其合。其寒饮食入胃，从胃脉上至于肺则肺寒，肺寒则内外合邪，因而客之，则为肺咳，是咳之不离乎肺，犹疟之不离乎少阳。据谕病缘夏热晓起，感冒凉风，更兼饮冷，始而微咳，渐至咳甚，服药月余，咳仍不已。《经》云：形寒饮冷则伤肺，此致病之大端。医者只知天时之气热，不察人身之脏寒，频投滋润，希冀清火止咳，适燕指南，无怪药愈服而咳愈频也。盖肺为娇脏，性虽畏热，然尤畏寒，金被火刑，固为咳。金寒水冷亦为咳。五行之理，生中有克，克中有生。金固生水者也，然金寒则水冷，使非火克金，则金不能生水矣。譬水冰地坼，犹以霜雪压之，其能堪平。诊脉沉细，口不干渴，时当盛暑，背犹怯风，使非温中涤邪，何以春回阳谷？倘再因循贻误，寒邪不解，久咳肺伤，更难为计，拟温肺汤一法。

疟 疾

证经七朝，两投温解，寒热退而复发，干呕不渴，舌腻头疼。病缘本质不足，因热贪凉，感受阴暑之邪，怯者着而为病。方订理阴煎，冀其云蒸雨化，邪从少阳转枢，归于疟途则吉。寒热如期，呵欠，指甲变色，似走疟途，证因阴暑逗留，非开手正疟可比。仍宜壮中温托，参以姜枣和解。现下寒来，且看晚间热势若何，明日再议。寒热仍来，邪犹未解，口仍不渴，体犹怕风，时当盛夏。姜附服至四剂，并无火象，使非阴暑，安能胜任。不问是疟非疟，总属正虚邪留，辅正即所以驱邪，强主即所以逐寇，乃昨热发至五更汗出始退。今午初又至，呕恶呵欠，前次尚有微寒，此番并无寒意。脉见弦急，由阴转阳之机。大凡阴证，得以转阳为顺。证既转阳，温药当退，中病则已，过恐伤阴，病经多日，正气受亏，辅正驱邪为是。汗出热退，头痛稍减，脉仍弦急，舌苔转黄，疮刺俱见，寒邪化热无疑，恐其热甚伤阴，酌以补阴益气煎出入。质亏感证经十二朝，单热无寒，午初起势，黎明汗出退凉，确系伏暑为病。较之伤寒，其状稍缓，较之正疟，寒热又不分明。《经》云：少阳为枢，阴暑伏邪，得从枢转，尚属好机，不然则邪正溷淆，如白银中参入铅铜，不成银色矣。夫伤寒一汗可解，温暑数汗不除，盖暑湿之邪伏匿膜原，所以驱不易。今寒邪既化，似可清凉，惟嫌受病之源，终从阴分而来，甫经转阳，苦寒未便。骤进昨用养阴和解，夜热稍轻，头痛稍减，脉急稍平，窥其大局，守过二候，当可获效。热来稍晏，势觉和平，黎明退凉，渴饮较多，汗至午时，尚未收净。夫暑汗与虚汗不同，《经》言：暑当与汗皆出勿止。脉急渐缓，头痛渐轻，小便渐淡，邪剩无多，今将二候，愈期不远。按纯热无寒，曰瘅疟，瘅即阳亢之名，用药自应转手。昨热作止，势犹彷彿，脉急已平，神采稍好，惟舌根尚有黄苔。口犹作渴仍属伏暑余波，今明二日，热难骤止，好在发作有时，与瘅疟同例。《内经》以为阴气孤绝，阳气独发，参加减一阴煎。昨热仍作，其势较轻，证属瘅疟，因系伏暑，了无遗义。喻氏谓瘅疟，会《内经》《金匮》微旨，从饮食消息，调以甘药二语，悟入主用甘寒，保阴存液，《指南》医案，治用梨蔗，亦此意也。推诸病状，似与秋时晚发之证相类，气候稍有不符，情形大略则一，必须两三候外，日减一日，方得全解，届期果许霍然。

疟虽小病，而《内经》论之最详。首称夏伤于暑，藏于皮肤之内，肠胃之外，因得秋气，汗出遇风，内外相薄，是以日作，可知疟病，由于暑风相发而成。然暑必兼湿，若无湿但必干热，非暑也，即此推之，疟病虽属暑风相搏而成，又必挟有温邪酝酿之所致矣。特六淫分配四时，暑之与湿气虽异，而因则同，有可分不可分之义也。今岁太阴司天，湿土主事，其变骤注其灾霖溃人。在气交之中，感而即病者，为霍乱、吐泻、肿满诸候，其不即病邪伏膜原内趋大肠则为痢，外走少阳则为疟。故疟之寒热往来，亦犹痢之赤白胶粘耳。恙逾匝旬，疟经五发，胸腹饱闷，呕恶不渴，脉沉弦缓，显系湿郁中焦，腑阳失运。幸得从枢外达，不至滞下疽满，邪净自瘳，无烦过虑。

噎膈

鲍宫詹未第时，游毗陵幕，抱疴半载，百治不痊。因买舟回里，延予治之。望色颊赤面青，诊脉虚弦细急。自述数日来通宵不寐，闻声即惊，畏见亲朋，胸膈嘈痛，食粥一盂，且呕其半，粪如羊矢，色绿而坚。平时作文颇敏，今则双字难书，得无已成膈证耶。予曰：君质本弱，甚多抑郁，心脾受伤，脾不能为胃行其津液，故食阻二肠；无所禀受，故便干。若在高年，即虑成膈，今方少壮，犹无可虑。方仿逍遥归脾出入，服至数十剂，病尚未减，众忧之。予曰：内伤日久，原无速效。况病关情志，当内观静养，未可徒恃药力。续得弄璋之喜，予曰：喜能胜忧，病可却矣。半月后，果渐痊。乃劝往僧齐静养，共服煎药百剂，丸药数斤，乃瘳。

噎膈一病，古人论之甚详。尚有似膈非膈之症，犹未言及。梅文彩兄，令堂年届四旬，病经数日，初时不能食饭，后并米饮俱不能咽，强之即吐，膈症无疑。然每日尚可啖干面粿数枚。思古人论膈症，不去胃脘枯槁四字，又称阳气结于上，阴液衰于下。今既不能饭，何独能食面？且饮汤即吐，干食反安，理殊不解。与逍遥散数服不应。考《张氏医通》，有饮鹅血法，行之又不验。更医多方图治亦不效。因劝勿药，两载后可食面汤并精猪肉。今十余年，肌肉不瘦，起居如常，亦奇证也。

劳 瘵

轩岐论五郁，首究乎肝。肝主春生之气，春气不生，则长养收藏之令息矣，而欲其无灾害者几希。夫病端虽始于肝，久则滋蔓他脏，肤浅见血投凉。因咳治肺者，固无足论，即知求本，而不审诸阴阳消长之理，依然隔膜。所谓补阴补阳，义各有二，芩、连、知、柏，有形之水也；麦、味、地黄，无形之水也。以无形之水，制无形之火，如盏中加油，其灯自明。干姜、桂、附温烈之温也；参、芪、甘草，温存之温也。以温存之温，煦虚无之气，如炉中覆灰，其火不熄。日内咳频，痰犹带血，似须先投甘寒以降火，未可骤用参、芪以补阳耳。《医贯》云：凡人肺金之气，夜卧则归藏于肾水之中。肾水干枯，无可用之地，故复上逆，而为患矣。病始不得隐曲，渐至不目风消，喘咳息贲，莫能正偃，所以然者。虽云火炽之相煎，实由水亏之莫济。夫火空则发，使非填实其空，炎焰何能敛纳？王太仆云：益心之阳，寒亦通行，强肾之阴，热之犹可，诚见道之论。昨论便溏多，恐脾元下陷，夜来便圊数次，烦热少寐。夫土为物母，心肝肺肾，若四子焉。子虚尚未仰给母气，苟土母倾颓，中无砥柱矣。古人谓脾肺两亏之证，最难措置。方欲培土强脾，恐燥剂有妨于阴液；方欲濡燥生津，恐润剂有碍于中州。惟上嗽热，而下不便溏；下便溏，而上不嗽。而上不嗽热者，方好施从耳。今日用药，当以扶脾为急。昔士材先生治虚瘵，尝云：今日肺病多，保肺药中，兼佐扶脾；明日脾病多，扶脾药中，兼佐保肺，亦因时制宜法也。但脏真损伤已极，药饵恐难图成。

肿 胀

菜佣某，初患腹胀，二便不利。予用胃苓之属稍效。渠欲求速功更医，目为脏寒生满病，猛进桂、附、姜、萸，胀甚，腹如抱瓮，脐突口干，溲滴如墨，揣无生理。其兄同来，仍为恳治。予谓某曰：尔病因湿热内蕴，致成单腹胀，被很药吃坏，似非草木可疗。吾有好药，汝勿嫌秽可乎？某泣曰：我今只图愈疾，焉敢嫌秽。令取干鸡矢一升，炒研为末，分作数次，每次加大黄一钱，五更清酒煎服，有效再商。某归依法制就。初服肠鸣，便泻数行，腹胀稍舒；再服，腹软胀宽。又服数日，十愈六七，更用理脾末药而瘳。众以为奇，不知此本《内经》方法，何奇之有？予治此证，每用此法，效者颇多。视禹功神佑诸方，其功相去远矣。

色白肤嫩，肾气不充，数日病魔，脾元又困，诸医理治，病势日增，请求其本，而论治焉。《经》云：诸湿肿满，皆属于脾。曩服五苓五皮，非无所据。但肾为胃关，关门不利，故聚水而从其类。仲师主用肾气丸，即此意也。若谓童年精气未泄，补之不宜，然治标应理应求本，所谓有者求之，无者求之是已。夫水流湿，水就燥，二阳结谓之消，三阴结谓之水，消者患其有火，水者患其无火。且水病虽出三阴，而其权尤重于肾，肾居水脏，而火寓焉，此火者真火也。天非此火不能生物，人非此火不能有生，即膀胱津液藏焉，亦必由命门气化而出。华元化曰：肾气壮则水还于肾，肾气虚则水散于皮。前服肾气丸颇应，日来饮食不节，病复再投不效。考诸《己任编》云：此病单用肾气丸不效，单用补中益气汤亦不效，须用补中益气汤吞金匮肾气丸，谨宗其旨。

疝

《经》云：任脉为病，男子内结七疝；督脉为病，不得前后为冲疝。是疝病虽属于肝，而实冲任督三脉所主。据证睪肿少腹形坚痛甚，攻冲腰俞，病根深远，愈发愈剧。考任脉起于中极之下，上毛际循腹里；冲脉起于气街，督脉统督诸脉，而为奇经之长。叶氏云：大凡冲气，从背而上者，系督脉主病，治在少阴；从腹而上者，系冲任主病，治在厥阴。揣诸病情，确为奇经受病无疑。医不中肯，是以药治无功，为专治奇经而愈。

泻痢

族人联升，患休息痢，淹缠两载，药如清火固涩补中升提，遍尝无效。偶遇诸途，望其色萎气怯，知为脱血之候。谓曰：尔病已深，不治将殆。渠告其故，予曰：我寓有药，能愈尔病，盍往取之。比随至寓，付药再服即愈。渠以两年之疾，百治不瘳，此药效速如此，称为神丹。方用鸦胆子一味，去壳取仁，外包桂元肉捻丸，每早米汤送下三十粒，旋以食压之。此方初得之人传，专治休息痢，并治伤风便血，少则一二服，多则三四服，无不应验。

《经》云：中气不足，溲便为变。人之二便，全借中气，为之转输，故不失其常度。肾气虚，则关门不固；脾气虚，则仓廪失藏，便泻溲数之病生焉。方定补中益气汤，升举脾元，四神丸，固摄肾气，二药合投，并行不悖。加枸、菀佐蔻黄之功，增莲芡辅参术之力，方则脾肾分施，病则溲便并治矣。

　　痢疾古名滞下，然此滞字，非单指饮食停滞之谓，言其暑湿内侵，腑气阻遏，而为滞耳。长夏感受暑邪，伏于肠胃，新秋患痢，腹痛后重，赤白稠黏，日夜频次。考古贤治痢，不外通涩两法，大都初痢宜通，久痢宜涩。夫暑湿邪热，客于营卫，则生疮疖；入于肠胃，则为泻痢。痢之红白，为疖之脓血，脓血不净疖不收，红白不净痢不止。证在初起，治贵乎通经，曰通因通用。然此通字，亦非专指攻下之谓，言其气机流行，而无壅滞，乃为通耳。丹溪以河间发明，滞下证治，和血则便脓自愈，调气则后重自除，二语实盲者之日月，聋者之雷霆。特其方法，每用芩、连、槟、枳苦寒攻伐，藜藿属洵合宜，膏粱恐难胜任。歙郡汪氏蕴谷书称，痢疾即时疫，浊邪中下名曰滞，亦杂气之所乘，故多传染于人。其自定黄金汤一方，药虽平淡无奇，然于遂邪解毒之义，颇为切当。谷食不减，胃气尚强，约期二候，可以奏功。

七　窍

　　方氏妇，体本血虚，偶患目疾。眼科认为实火，初用芩连清之，更用大黄下之，饮药一盏，顷忽晕去，舌吐唇外，不能缩入，肢厥脉伏，时已薄暮。急延予诊，谓曰：寒下耗真阳，阳气暴脱，势属可畏，速投温补，希冀挽回。方疏通脉四逆汤，药熟不能下咽，令取艾火灸气海、关元数壮，身始动，舌始收。忙灌药一盅，移时又厥，乃令再艾，厥回复进前药，守至黎明始苏。续进左归饮及滋肾生肝诸剂，病痊目亦明矣。

　　《经》言：肾气通于耳，故人至中年以后，肾气渐衰，每多耳鸣之患。喻氏论之甚晰。然不独肝肾之阴气上逆，必兼挟有内风，乘虚上升。夫风善入孔窍，试观帘栊稍疏，风即透入。人之清窍，本属空虚，是以外感风邪，其息即鸣。韩昌黎云：草木之无声，风挠之鸣；水之无声，风荡之鸣。凡物之鸣，由于不得其平。人身之阴失其平，阳失其秘，化风盘旋，上干清窍，汩汩之声，昼夜不息，其义亦然。议与潜阳熄风，静以制动之治。

　　《经》云：肺气通于鼻。又云：胆移热于脑，则辛頞鼻渊。可知鼻渊一证，病端虽属肺，实由胆热移脑之所使。然证经数载，腥涕流多。肺肾为子母之脏，金被火刑，阴液受伤，加之鼻窍右侧，旧夏曾已穿溃，甫经收口，左侧已溃一孔，至今红肿未消。《经》谓：热胜则肿，虽由胆移之热，酝酿为患，但治病须分新久。诊脉数大无力，是属恙久阴虚阳浮，非新病实热可比。苦寒伤胃，洵非所宜，计惟壮水保金，冀其水升火降，庶几红肿可消，溃口可敛也。

目得血而能视，黑轮上戴日久，涩痒羞明，弦烂流泪。眼科苦寒消散，屡服无功，可知无形之火，原非苦寒可折。王太仆云：寒之不寒，是无水也。壮水之主，以镇阳光。小儿纯阳，从钱氏六味地黄汤治之。曩缘血虚肝燥，目痛羞明，苦寒消散，阴气益弱。今年厥阴司天，风木气王，秋深燥气倍张。肝藏血，其荣在爪。观其爪甲，枯槁剥落，肝血内涸显然。前议壮水，以平厥阴冲逆之威；继佐芍甘培土，酸味入阴，甘缓其急，交冬肾水主事，木得水涵，庶可冀安。哭泣躁烦，究由脏燥，肝在窍为目，肺在声为哭，地黄滋肾生肝，二冬清肺润燥。所加黑羊胆汁引之者，盖肝位将军，胆司决断，胆附肝叶之下，肝燥胆亦燥矣，故取物类胆汁以济之，同气相求之义也。

失　血

唇衄之名，医书未载，而予则亲见之，证治之奇，理不可测。乾隆壬子秋，一商人求诊。据述上唇偶起一疮，搔破血出不止，或直射如箭，已经旬矣，求与止血之药。按唇属脾，必由脾热上蒸，以故血流不止。初用清剂不效，因血流多，恐其阴伤，更用滋水养阴之剂，亦不效。乃敷外科金疮各种止血药，又不效。挨至月余，去血无算，形神羸惫，自分必死。忽梦其先亡语曰：尔病非医药能治，可用栗一枚，连壳烧灰，同硫黄等分研末和敷自愈。醒后依法，敷之血果止。

汪氏妇，夏月初患齿衄，衄止旋吐血，血止鼻又衄，大流三日，诸治不应。诊脉弦搏，知其肺胃火盛，非寒凉折之不可。乃用犀角地黄汤，取鲜生地绞汁和童便冲药，外用热酒洗之，将蒜捣涂足心。一昼夜衄仍不止。因忆门人许生曾言，人传止衄方法，先用粗琴线数尺，两头各系钱百文，悬挂项下，再用手指捻定太鸡穴，神验。外治之法，于病无伤，今既诸治罔效，姑一试之，衄竟止。惟形神疲困，头昏少寐。思血去过多，真阴必伤。改用麦冬地黄汤，加龟板、石斛、白芍、女贞、沙参、阿胶，旬日霍然。据此以广见闻。

脉大不敛，阳虚体质，兼多烦劳，旧病喘汗，服阴补煎丸相安。月前偶感咳嗽，续见鼻衄，痰红日来，吐多不止，口苦食减，头昏气促。若论寻常吐血，不过肝肺之火，药投清降火平，大血自止。尊体精气本虚，一阳将复，形神交劳，水火不交，气随血脱。病关根本，再投清降损真，则阴阳离决矣。先哲有见血休治血之语可味也。议从黑归脾汤，培养心脾，佐以生脉保金，摄纳肾气。服药三剂，血止脉敛。《经云》：人四十而阴气自半。平素质亏多病，今复大失其血，生生不继，脏真耗伤，灌溉栽培，尤非易事。夫血虽生于心，藏于肝，实则统于脾。古人治血证，每以胃药收功，良有以也。再按痰之本水也，原于肾，痰之动湿也由于脾。《内经》以痰多为白血，此果痰也，果精血也，岂精血之外别有称痰者耶？故昔贤又有见痰休治痰之论，参五阴煎，水土金先天一气化源也。

向患血证，发将匝月，医用血脱益气之法，未为不是。惟嫌脉数不静，肌热咽干，呛咳莫能正偃。咳甚则血来，咳止血亦止；血去阴阳，阴不恋阳；水不制火，刻值金燥秉权；肺被火刑，金水不相施化。《医贯》云：不投甘寒以降火，骤用参、芪以补阳。此非医误，不知先后者也。自述胸脘，乍觉烦冤，即咳频血溢。按冲为血海，大经起于气街，挟脐上行，至胸中冲脉动，则诸脉皆动，岂非下焦阴火上逆，血随火升之故耶。火在丹田以下曰少火，出丹田以上曰壮火；少火生气，壮火食气。欲止其血，须止其嗽，须熄其火。然非寻常清火止嗽之药，所能奏功，务使下焦阴火敛藏，火不上逆，金不受刑，嗽止血自止矣。

女子二七，而天癸至，任脉通大冲脉盛，月事以时下，故曰月经。经者常也，反常则为病矣。是以妇人首重调经，经调则百病不生，失调则诸证蜂起。夫血生于心，藏于肝，统于脾，而冲为血海。血犹水也，若江河之流行，设有枯涸崩决，其为患也大矣。求其致病之因，有谓血枯者。盖女子以肝为先天，素性多郁，木郁生火，火灼阴伤，以致经血日耗，地道不通。《经》言：二阳之病，发心脾，有不得隐曲，女子不月者此也。有谓崩决者，崩如山冢卒崩，决为波涛横决。盖血属阴，静则循经营内，动则错经妄行。《经》言：阴虚阳搏，谓之崩，阳气内动发为心下崩者此也。病经日久，形羸阴亏，木火郁勃，旧春经阻崩晕，现又愆期二月，勿愁血之不行，切恐崩患复发。议养肾阴，以济心阳，兼培冲任，冀其生生有自，血气调匀，无错妄之虞，复经常之度，不徒病去人安，更可勿药有喜。

经　带

先天禀薄，情志欠舒，心脾抑郁。诊脉细涩，细为气少，涩主血虚。问寝食如常，惟月事失调。每值经期，洒淅寒热，腰脊酸疼。按：冲为血海，任主胞胎，二脉交通，乃能有子。脉证若此，即无他患，恐难孕育。间进加味归脾汤，调养心脾血气之源，常服毓麟珠补益冲任。阴阳和协，冲任调匀，则合浦珠还，蓝田玉苗，可预必也。

邻村方氏女，年才四岁，其母抱负来舍求治，予问何疾，曰：带下。问疾何时起，曰：女夜遗溺，常以帛垫卧，旧春晨起晒帛，乍见白物，以为偶然，后频下不已。渐觉面黄肌瘦，饮食减少，今经一载，时发时止。附近求医，皆言未见之证。予曰：此先天禀弱，脾虚挟湿故也。但童真未充早泄，说非所宜。令夜服地黄丸，早服参苓白术散，匝月而效。半载后疾复发，仍令守原方服愈，嗣后不闻消息。及阅《怡堂散记》，载一七岁幼女，患此证，虽已治愈，后出室怀孕，一产即脱，亦夭之由也。方氏女孩，得无类此。

胎　产

丹溪云：产后当以大补气血为主，他证从末治之。言固善矣，然事竟有不可执者。乾隆乙巳仲夏，岩镇许静翁夫人病延诊。据述产后十二朝，初起沥沥寒热，医投温散不解，即进温补，病渐加重。热发不退，口渴心烦，胸闷便闭。时值溽暑，病人楼居，闭户塞牖。诊脉弦数，视舌苔黄，告静翁曰：夫人病候，乃产后感邪，医药姑息，邪无出路，郁而为热。今日本欲即用重剂清解，恐生疑畏，且与一柴胡饮试之。但病重药轻，不能见效，明日再为进步。并令移榻楼下，免暑气蒸逼。诘朝视之，脉证如故，舌苔转黑，众犹疑是阴证。予曰：不然。阴阳二证，舌苔皆黑，阴证舌黑，黑面润滑，病初即见，肾水凌心也。阳证舌黑，黑而焦干，热久才见，薪化为炭也。前方力薄，不能胜任，议用白虎汤加芩连。饮药周时，家人报曰：热退手足微冷。少顷又曰：周身冷甚，静翁骇然。亦谓恐系阴证服此药必殆，予曰：无忧。果系阴证，前服温补药效矣，否则昨服柴胡饮死矣，安能延至此刻。此即仲景所谓，热深厥亦深也。姑待之，薄暮厥回，复热烦渴，欲饮冷水，令取井水一碗与饮甚快。予曰：扬汤止沸，不若釜底抽薪。竟与玉烛散下之，初服不动，再剂便解黑矢五六枚，热势稍轻。改用玉女煎数剂，诸候金平，调养经月而愈。

万翁夫人，怀孕数月，咳嗽胸痹，夜不安寐，食少形羸。予曰：此子嗽也。病由胎火上冲，肺金被制，相传失职，治节不行。《经》曰：咳嗽上气，厥在胸中，过在手阳明太阴。夫嗽则周身百脉震动，久嗽不已，必致动胎。古治子嗽，有紫菀散百合汤，法犹未善。鄙见惟补肺阿胶汤，内有甘草、兜铃、杏仁、牛蒡，清金降火，糯米、阿胶润肺，安胎一方，而胎病两调，至稳至当。服药两日，咳嗽虽减，喘痹未舒。方内加苇茎一味，取其色白中空，轻清宣痹。再服数剂，胸宽喘定，逾月分娩，无恙。

方绣文夫人，旧冬曾患弱证，今春又病肝风，俱余治愈。续复得一奇证，口吐清涎，日计数碗。《道经》云：涕唾精津汗血液，七般灵物总属阴。涎亦液属，久吐真阴必伤，然百计治之不止。语其妇曰：古有咽垂地真水之法，咽之不吐何如？妇曰：若强咽下，即惯惯欲呕。诊手少阴，脉微动，问经事两月未行，告绣兄曰：脉象似属妊娠，不卜昔年怀孕有此证否？曰：拙荆往年受孕，原有吐证，但所吐者食耳。此番证绝不类，况旧病体虚未复，焉能受孕？予曰：据脉多属重身，不然断无此等奇证。今不论其孕否，专意补养肾肝，兼益脾胃，以俟消息。交夏后，腹中跃动，孕形渐露，复邀诊视。绣兄笑曰：拙荆果孕矣。但吐涎如故，奈何？予曰：无伤产后当自止。分娩后，涎竟止。计自春徂冬，十月之间，所吐涎沫无算，而津液竟无所损；且胎前诸治不应，产后不治自痊，亦异事也。

汪心涤兄夫人，体孱多病，怀孕三月，腹痛见血，势欲小产。延余至时，胎已下矣，血来如崩，昏晕汗淋，面白如纸，身冷脉伏。予曰：事急矣，非参附汤莫挽。金谓用参恐阻恶露，予曰：人将死矣，何远虑为，亟煎参附汤灌之。少苏，旋复晕去，随晕随灌，终夕渐定。续用参、术、芪、草、归、地、枸杞，大剂浓煎与粥饮肉汁间服，旬日始安。再投归脾汤，数十剂乃愈。后张效伊夫人证同，亦照此法治验。

《金匮》云：妇人新产有三证，一曰痉，二曰郁冒，三曰大便难，三证所因，无非阴伤损耗之所致耳。人知四物汤能补血，此第认其面目，而未审其根源。夫血生于心，统于脾，故求其源，舍此谁与？再按：脾主肌肉，脾虚故肌肉发热，心主神明，心虚故神明失藏，计惟黑归脾汤一方，可称对证之药，泛涉他求恐多歧也。语云：宁医十男子，莫医一妇人。盖女科病，本无难，其所难者，胎产两端而已。胎前诸病，尚须培养气血，况乎产后。百脉空虚，不言可知矣。产经十朝，发热昏冒，肢制烦燥，夜卧欠安，脉息数大无力，断非蓄瘀风邪，显属阴亏阳越，病关根本，非枝叶小恙可比。归脾汤培养心脾化源，喜其虚能受补。第补药治虚，如旱田稼穑，灌溉宜频。病人畏药，昨晨至今，停药未进，心烦肢扰，痉厥欲萌，原方加胶、黄、枣、麦，守服勿懈。

许恩普医话精华

许恩普，祝其人。侨寓京师，诊治多名公巨卿，如周锡恩、陈梅初、吴祖农、冯孟华、翁鼎臣辈，一时医名噪起。断证如折狱，处方若用兵，亦医林健将也。

伤　寒

　　乙未比部正郎欧阳伯春病伤寒，世医误以为瘟。治以苦寒之药，不眠者三日，谵语揭被，狂叫大热，舌苔黑刺。延余诊视，脉洪无力，知为虚热。以姜擦舌即白的为伤寒，非瘟疫也。虚火上炎，内无实热。拟以人参竹叶汤加减，引火归原之品。伊诸亲多不敢主幸。伊姑丈比部郭斡臣力主服之遂安，四服全愈。

　　甲午冬黄慎之殿撰伤寒，时医以为冬瘟。治以元参论两等寒药，二十余日烦躁不省人事，三日不能合眼。延余诊视，脉数不及，知为胃气欲绝之象。拟以人参汤加减，引火归原之剂，一服遂眠，至次午方醒。请余道谢复诊，脉复，依方加减，月余痊愈。

中　风

　　辛卯刘仲良太史夫人比部段少沧之胞妹，因观剧夜深，衣单卒中痰迷，齿脉均闭，便溺俱遗，心窝微存一息，针不出血，诸医束手。延余诊视，曰：症有七不论脉，此其痰闭之一也。系受风寒痰闭，便溺俱遗，亦非五脏绝也。手未撒，发未指，面未如装，汗未如珠，尚可挽回。幸段至契，深信不疑。拟以小续命汤三生饮再造丸合参，加全蝎等药以扶正气，逐风化痰，行气利血。以口闭药不下咽，用乌梅擦牙，竹箸启齿，小壶呷药时许，即呼妈矣，医治三日方苏，月余遂愈。

气　厥

　　张书城侍御夫人病厥，每不省人事，诸医均以肝风治之，不效。延余诊视，脉沉涩，知系郁结气厥，非肝风也。询夫人生育否？答以无。年几何？答以不惑。余曰：夫贵妻荣，何以气郁至此？夫人言理该如此，而事有不然者。余复询张公纳侧室否？张曰：今春买一妾。余曰：后妃能逮下，而小星抱衾与裯，乐只君子，有何郁处？及至书房，余诘张公，具以告，实寝妾处时多。余曰：谁家郎能被汝呼也，无怪气厥耳！遂拟以调气和血之方，劝张公常宿夫人房为引，数服而愈。后遇张公，笑余医外医耳。

疟　疾

李有槐明府在京投供，患疟数月，病势沉重，诸医罔效。延余诊视，脉沉紧，知邪伏于太阴少阳之间。拟清脾饮加减，略重草果以解两经之邪，外用胡椒末合蒜捣烂，置两钱于两关脉上，置椒蒜泥用布条扎紧，一伏时拔出白疱，泄邪遂愈。

李虹若小军机瘅疟，误服他医凉药病剧。延余诊视，脉紧，间日一发，先冷后热，谵语，四时万退，已二十余日。自谓五脏皆空，病将不治。余言包治。拟以清脾饮加减。渠云：最忌柴胡。余云：此症必用柴胡和解少阳，姑试服之。过日又发。伊云：柴胡不效，定不服矣。余诊脉见缓，知邪将解。复强令服疟止，再以加减，数服而愈。从此不信许济东大名医矣。

咳　嗽

户部万锡珩夫妇咳嗽，昼夜不止，痰吐成盆。时医用人参、鹿茸等药，痰咳逾甚。延余诊视，脉洪数，知系风寒闭于肺中。拟以二陈导痰汤加麻黄一服而愈。伊子书城黄疸秘结，十数日不便，时医治以承气汤。余诊脉沉细，知系虚黄秘结。拟以茵陈润导，滋养气血，使下焦气化而能出矣，饮以猪蹄汤，十四日便通黄退遂愈。

吴变臣司业父刑部毓春公咳喘呃逆，延余诊视。脉七八至，将绝之候，服殿撰陈冠生方石膏黄连多日，以至此剧。余拟肾气汤加减以救垂绝之阴阳，服之见效。次早来请，以为得手，至则见喘已轻，呃逆已止，精神大好，原可挽回。复依原方加以滋阴扶阳之品。适陈冠生至，持方连曰：火上添油也。余请示姓名，知为殿撰。曰：何知为热？陈曰：脉数。曰：浮数为风热，沉数为寒热，洪数为大热。数而有力为实热，数而无力为虚热。今数而无力，不及之象，犹灯油将尽，拍拍欲绝之候，添油犹恐不燃，若加滴水即沃矣。陈曰：脉之理微。曰：诚然。然优人胡琴二弦，三指挑拨，五音合调，君能之乎？陈曰：未习也。曰：以此即知脉理，未习故不知也。遂辞变臣司业送出，询以病势。余曰：若听陈君主政，预备后事，不出三日也。旋陈病，自用苦寒之药亦亡。

痢　疾

壬辰胡吕瑞部郎痢痰，昼夜百余次，汗出如流，年逾五旬。诸医均以年老气血就衰，将脱之象，重用参芪等药而痢反剧。延余诊视，脉急有力，寒化为邪，照《内经》初痢用清，久痢用固之法，拟以黄芩汤加减以扶正清热，胡不敢服。强而后可。一服见效，数服减轻。满月后用真人养脏汤加减滋阴固摄之剂，数服遂愈。

战　汗

庚寅张季瑞殿撰夫人体虚难眠，延余诊治。脉沉细，用温补药数服而愈。嗣后感冒风寒，以为旧证，用参芪等药服之，以致沉重。复延诊视，脉紧无力，知为虚入外感，治以再造散加减，解邪和中之剂。服之寒战，似药不合，渠言奈何？余复诊之脉动，言时发汗，以姜白糖水饮之助气。夫人胞叔杨子琛明府知医，信余力，言不错。药邪相争，故寒战耳。张留余俟之至十点钟时，果汗而愈矣。又张次子二岁时素患腿疼，不能行走，教人捶打，以重物压之，方眠。余诊视脉弱极，两尺几无，知为先后天不足之故，拟用十全大补汤加杜仲、牛膝，下注三阴，数服遂愈。

淋

徐颂阁侍郎三公子于甲午岁淋证，他人误以血淋，苦寒之药，数月病剧，卧床不起，身不能动，将一年矣。延余诊视，仅存一息，脉沉细，知为阴亏变色，非血淋也。诘其故，言无外务，以妻归宁浙省，经年不归，思想而得。余曰：欲心一动，精即离舍成淋，久则阴亏变色，误为热淋。治以苦寒，至于此极，拟以人参菟丝丸，加减大补之剂，以固心肾，一服见效。复诊加减，数服能食，月余痊愈，甚神余技。

诸 痛

刘次方于庚寅年为巡街御史时相召宴饮，余赴道谢，言未曾面何见爱之深也？刘云：见余脉案拟方，真有道理。原为疾病扶持之交，余以小道偶中逊谢，无何刘患牙疼面肿，太阳筋跳如锥痛，诸药罔效，寝食俱废。延余诊视，脉数无力，知为虚热，气血相搏，邪火上蒸。内服玉女煎加减，外以开水熏洗痛处，以和气血；又以热手巾熻之，再用烧酒以小指蘸滴耳内，如火外发，倾刻痛止，气血和矣。再用唾膏贴之消肿，再用硼砂、冰片、细辛、蒲黄、黄柏、青盐共研细末，频擦牙龈，消肿止疼。内服滋阴以退虚热即愈。又水部张蔚如夫人牙疼异常，饮食俱废。亦如法加减治之遂愈，此虚火疼十之八九。若实火疼宜用连翘、银花、绿豆皮、芦根等清凉之药，若虫牙疼用明雄黄、松香等药擦之即死。以上诸疼，七十方中无此妙也。萨嘉乐太史夫人患牙疳，肿疼异常，已落一齿，几于穿鼻透腮。延余诊视，脉洪有力，知为热毒。内服金银花散加减，外用硼砂、冰片、红枣烧灰，儿茶、人中白、陀僧、青盐、枯矾研细末敷，继用犀黄散加轻粉、麝敷之，旬日遂愈。

甲午秋戎部李星若夫人腹疼如绞，日久欲死。延余诊视，脉沉细，知系虚寒气结，他医误用凉药，以致病剧。余始拟以附子理中汤加减，一服而愈。旋因食抄绞痛如故，九日不便。诊脉虚细，系九结中之秘结，不可攻下。拟以前方加润导之品，便通而愈。旋又风抄九月初一日痛绝，齿脉俱闭，仅存一息。其胞兄内阁中书虹若言女初三日吉期，设无救奈何。余为情急，恐药饵不及，嘱星若亲，灸章门、虎口、三里等穴，并将前方加山甲、牛膝、桂枝、木香等品，乌药擦牙，以箸启齿，呷药一时而苏，脉复。余出曰：包办喜事无虞，数服而愈。丙申年来请，言夫人血崩晕绝。往诊脉扰急，知系小产，非血崩也。治以生化汤加参芪去旧生新之品，遂愈。马积生太史夫人亦患腹痛如绞，数月病剧。延余诊视，脉息腹痛相同，因体因症，加减拟方。不敢服，以为与他医用寒药相反也。适曾任广州府冯端本太守寿日与马姻亲，李星若亦姻娅，同往称祝，即马遍询同乡，可否服余之药？佥云：可。归即试服，次早请余，言病减半矣。深信不疑，连服数剂而愈。农部张馨庵屠逊庵亦河南人，两夫人亦患此症欲死，均为如法治愈。

胎　产

李实之太史放甘肃主考时，夫人住京，系朱相国之孙女，湖北廉访之女，内阁章京伯平之妹，产后病剧。延余诊视，脉沉细，四肢拘挛瘫萎，溺黑，知受风寒化热为痹。拟以独活寄生汤加减见效，继为加减数服而愈。朱即请以夫人小产数胎为忧，余诊视脉沉无力，气血两虚，拟以泰山磐石散、千金保胎丸合参。令有孕时服三十剂，果胎安矣，连与二子。甲午农部李有荣之夫人，临产三日未落草，咸谓胎死腹中，夫人自期亦死。李情急，许稳婆百金，下死胎以保夫人之命，稳婆无策。延余诊视，脉缓，舌苔、面色均无青赤，知胎无恙。询之稳婆，向言尚未顺胎。知经人早，浆破血竭，犹鱼在盆，无水不行，数日不生者多也。安慰夫人不要慌乱，静心安卧，包管无恙。即重用达生散，加重参、芪、归、芎各一两，外加葱头七个，黄杨脑七个。熊亦奇太史知医斟酌，意药太重。余言非此重剂，不能壮气生血，毋疑。幸李素信余医，留坐茶点。少待服药时许，家人报喜，生一少爷，母子均安然矣。

京几道徐叔鸿夫人胸胀大痛，世医误以经闭三月，癥瘕治之，几危。延余诊视，六脉相等，阳搏阴别，孕兆也。徐公曰：生过三胎，知无孕。余曰：十样胎，十样生。年近四旬，气血渐衰，正气不敌，胎气引动素有肝气，故胀痛。拟以安胎养血，调和肝气之品，请姑服之。以手试腹，如伏鸡状，即知是胎非病。徐公如约，次早来请，言真医也，果胎跳矣。再拟数服痊愈，至秋举一子，即六少爷也。

己丑工部员外杨味春夫人吴勤惠公小姐，产时搐搦，不省人事。集医治以肝风，不效。适夫人嫡堂兄吴纯甫太守进京引见，与余父子世交，延余诊视。脉虚，知为血晕，非肝风也，先用韭菜根置两嘴壶中，加醋煮开，以壶两嘴封两鼻孔热气熏之，立时生男苏醒。拟以当归参芪千金汤，服之安然。继而胞衣不下者一日，合家惊惶，余着寻鸡头菱叶撕破，加炒皂刺三钱同煎服之，时许胞衣随恶血分碎而下，安然无恙矣。

余听鸿医话精华

余听鸿（景和），宜兴人。初为药肆徒，继以所业与医近，乃取《医宗金鉴》读之，冥心搜讨，无间寒暑。继又从黄兰泉游学，大进。后应友人招，悬壶常熟。历愈危证，医名大噪。著有《伤寒附翼注》。

关 格

琴川赵姓女年十九，面色如常，毫无病容。脉见左弦右弱。余曰：木强土弱，肝木犯胃克脾，饮食作吐否？其父曰：然。即进疏肝扶土降逆之剂。明日又至，其父曰：昨日所服之药，倾吐而尽。余即细问其病之始末，其父曰：此病有一年半矣。余曰：何不早治？其父曰：已服药三百余剂，刻下只能每日饮人乳一杯，已月余未得更衣。余乃细询其前服之方，皆进退黄连汤，资液救焚汤、代赭旋覆汤、四磨饮、五汁饮、韭汁牛乳饮，俱已服过。又云：不但服药，而川郁金磨服已有三斤，沉香磨服亦有四五两。余曰：今之郁金，实即莪蓬之子，大破气血。伽南香虽云理气，其质是木，有气无味，二味多服，津液愈亏，胃汁愈枯，脏腑日见干涩，此乃杂药乱投，大伤津液而成关格也。余细细思之，取大半夏汤加淡苁蓉、怀牛膝，金匮肾气丸绢包同煎，以取半夏之辛开滑降。甘草、人参生津养胃，生蜜甘润，甘澜水取其引药下行。增肉苁蓉之滑润肠腑滋膏，牛膝之降下而潜虚阳。再以金匮肾气丸温动真阳，云蒸雨施，借下焦之阳，而布上焦之阴。服后仍倾吐而尽，余颇焦灼。问曰：人乳何以饮？其父曰：一杯作四五次，方能饮尽，惟金匮肾气丸，干者三四粒亦能下咽。余曰：得之矣。将原方浓煎，或置鸡鸣壶内，终日炖温，频频取服。令病人坐于门前，使其心旷神怡，忘却疾病之忧。将肾气丸四钱干者，每次三四粒，用药汁少些送之，一日夜尽剂。就余复诊，余曰：别无他治。仍将蜜作肾气丸干咽，以原方药汁送之。服三四剂，忽然神气疲倦，面色转黄，一月余未得更衣，忽下燥粪两尺，卧床不能起矣，举家惊惶。余曰：下关虽通，上关仍闭，饮食仍不得下。幸而干者能咽，尚有一线生机。将肾气丸四钱，和入蒸饭四两捣丸，将前方去苁蓉、牛膝，遵前法渐渐吞之。后仍前法再加蒸饭四钱照法吞之。数日后，胃得谷气，食管渐润。肾气丸每日加服一钱，渐加至饭三四两，皆用大半夏汤吞之。后以饭作丸，用清米饮吞之，一日能进饭丸四两，再食以干饭，上格已关，腑气亦润。后用润燥养阴之品，调理三月而愈。所以仲圣之法，用之得当，如鼓应桴。人云仲圣之法，能治伤寒，不能治调理者，门外汉也。

　　琴川东周墅顾姓，年三十余，素性好饮纵欲，肾虚则龙火上燔，呕血盈盆，津液大伤，他医以凉药遏之。后年余，大便秘结，匝月不解，食入即呕，或早食暮吐。又经他医投以辛香温燥，呕吐更甚，就余寓诊。余曰：大吐血后，津液已伤，又经辛香温燥，更伤其液。肝少血养，木气上犯则呕，肠胃干涩，津不能下降，则腑道不通，故而便坚阴结也。即进退黄连汤，加苁蓉、枸杞、归身、白芍、沙苑、菟丝、柏子仁、麻仁、牛膝、肉桂、姜、枣等温润之品，服四五剂，即能更衣。其呕亦瘥，再加鹿角霜、鱼版胶，又服二十余剂乃痊，至今已八年矣。或有发时，服甘温滋润药数剂即愈。此症如专以香燥辛温，耗烁津液，关格断难复起。汪讱庵曰：关格之证，治以辛温香燥，虽取快于一时，久之必至于死。为医者当如何慎之。

　　庚午余治琴川孝廉邵君蔓如，生平嗜饮过度，且有便血证，便血甚多，始则饮食渐少，继则四肢痿软，后即饮食不得入，手不能举，足不能行。邀余诊之，询其颠末，每日只能饮人乳一杯，米粉粥一盅而已。看前医之方，皆服芳香温燥，诊脉弦涩而空，舌津燥。余曰：此乃血不养肝，津液干涩，食管不利。夫格证皆属津枯，刚燥之剂，亦在所禁。痿属血少，不能荣养筋络，多服燥烈芳香，胃汁枯，津液伤，痿证已成，格亦难免。即进以养血润燥之品，服五六剂，格证渐开。余思草木柔润之剂，难生气血，亦不能入络。因其好酒，便血太多，后起此症。即进以血肉有情之品，虎骨、鹿骨、鱼板等胶，牛筋、蹄筋、鹿筋、羊胫骨、鸡翅及苁蓉、鱼线胶、枸杞、归身、巴戟、猪脊筋，大队滋补重剂，服十余剂，关格大开。渐能饮食，手足痛势已舒，手略能举，步稍能移。后即将此方加羊肾、海参、淡菜共十七味，约四五斤，浓煎收膏，服四五料，步履如常，饮食亦复，手亦能握管矣。古人云：精不足者，补之以味，其言洵不诬也。

痿　证

　　琴川小东门王姓，年约十七八，素有滑泄遗精，两足痿软，背驼腰屈，两手扶杖而行，皮枯肉削。彼云：我有湿气，已服三妙汤数十剂，罔效。予曰：瘦人以湿为宝，有湿则肥，无湿则瘦。观其两腿，大肉日削，诊脉两尺细软。《难经》曰：下损于上，一损于肾，骨痿不能起于床。精不足者，补之以味，损其肾者益其精。如再进苦燥利湿，阴分愈利愈虚，两足不能起矣。进以六味地黄汤，加虎骨、鱼板、鹿筋、苁蓉大剂，填下滋阴，服十余剂两足稍健。再将前方加鱼线胶，鹿角霜等，服十余剂，另服虎潜丸，每日五钱，两足肌肉渐充，步履安稳也。我习医已三年矣，余即劝其改业，不必习此小道。夫医之一业，功少过多，利小任重，有生计者，不必习也。

　　治痿诸法，惟干湿二字足矣。看痿之干湿，在肉之削与不削，肌肤之枯润，一目了然。如肉肿而润，筋脉弛纵，痿而无力，其病在湿，当以利湿祛风燥湿；其肉削肌枯，筋脉拘缩，痿而无力，其病在干，当养血润燥舒筋。余治痿证甚多，今忆两条，未尝不可为规则也。治翁府船伙钱姓，至上海，骤然两足痿软无力，不能站立，就诊于余。诊其脉带涩兼数，按之数更甚，口中臭气不堪，小便短赤，茎中涩痛。问其上海宿妓否，答曰：住宿两宵。可曾受湿否？曰：因醉后在船蓬上露卧半夜，即两足痿弱不能起立。余见其两足微肿，扪之微热。余曰：此乃酒湿之热内蒸，露湿之寒外袭，化热难出。又房事两宵，气脉皆虚，湿毒流注于经络。即进以萆薢、猪苓、赤苓、泽泻、苡仁、木通、黄柏、牛膝、土茯苓、丹皮、草梢、桑皮等服三剂，两足渐能起立。后以北沙参、麦冬、石斛、苡仁、甘草、茯苓、萆薢、牛膝、知母、黄柏、桑皮、桑枝等，再服四五剂，步履如常，此治湿热流注之痿也。又治一干痿。常熟小东门外东仓街程筠章，自四月寒热，经他医治至九月。先以牛蒡、豆豉、枳壳、厚朴等，至夏以藿香正气之类，至秋以厚朴、枳壳、赤苓、腹皮等，均系燥湿淡渗之品。服百余剂，以致遍身肌肉削脱，筋脉拘挛，四肢拳缩不能伸，手不能举，足不能立，十余日未能饮食，月余不能更衣。王姓医仍进以香燥淡渗。后邀余诊，见其口唇上吊，齿露舌干，不能吸烟，烟膏从齿缝中吞之，饮以稀粥，噎而难入，匝月不更衣，众皆谓不起之症。余笑曰：此症最易治，断断不死。众问故，余曰：精不足者，补之以味，损者益之，燥者润之。当先用老肥鸭一只，水海参一斤，猪蹄一斤，三物用大沙罐煨之糜烂，以布滤去渣滓，吹去油质，将此汁加以葱姜汁少许，酱酒和好炖温，随其量饮之，使其食管腑道润滑，再论服药。依法制服饮之，数日，似乎喉间稍爽，能下粥稀。再以大剂虎潜法去锁阳，服四剂，其热已平。再立一方，熟地一两，淡苁蓉五钱，牛膝三钱，龟板一两，虎骨五钱，蹄筋五条，麦冬五钱，石斛五钱，陈酒二两，芝麻五钱，煎浓汁饮之，以鸭肉海参汁助之。服十余日，大便更燥矢数尺，胃纳渐醒；服至四十天，肌肤润滑，两足渐能起立行走；服至百余剂，胃气大苏，两手渐能举矣。后调理二百余天，手指仍然无力，尚不能握管作小揩。肌肉虽充，肢尚少力，今已七年，尚未复元。如不以大剂滋润，借灌溉之功，此症不死何待？服燥药百余剂，滋膏竭尽，医家病家，两不醒悟，岂非奇闻。

胀　满

朱云卿，洞庭山人，年三十六七，在琴川老吴市典为业。有气从少腹直冲胸膈，腹胀如鼓，坚硬脐突，屡服槟榔、枳壳、五皮等消导克伐之品，愈服愈胀，匝月未得更衣。两足渐肿，小便不爽，面上色泽渐枯，胃气日惫，欲回籍袖手待毙矣。吾友松筠张君，偕至余寓就诊。余曰：脉迟涩而肌肤枯黯，腹硬而坚，不得更衣，此乃冲任足三阴肝脾肾阳虚，阴气之所结也。冲脉起于气街，挟脐而上；任脉起于中极之下，循腹里，上关元，足三阴之脉，从足走腹。冲脉为病，气逆里急；任脉为病，男子内结七疝，肝脉为病，有少腹肿满，少腹气冲于上，此乃冲疝之类也。阳气虚不能运行，阴寒之气，蟠结于中，结聚不消，况下焦阴气上升，非温不纳，中宫虚馁，非补不行。投以东洋参、白术、鹿胶、附、桂、茴香、巴戟、苁蓉、枸杞、菟丝、姜、枣等温补滑润之品。服一剂，胀更甚。余曰：此气虚不能运药也。若更他法，则非其治。强其再服一剂，胀益甚，且气阻不爽。余再强其服一剂，忽然气从下降，大解坚粪甚多，其腹已松，气归于少腹角，一块如杯。余曰：当将此方购二十剂，煎膏缓缓服之，服尽而愈。所以治胀病，当分虚实脏腑为最要。此症若疑实胀，投以破气攻伐，断无生理矣。然不能辨之确，断之的，见投剂不效，即改弦易辙，有不致偾事者乎？故治病以识证为第一。

常熟西门俞义庄，俞濂洲先生之少君，瑞舒世兄，年二十三四，时正酷暑，邀余诊之，腹胀如鼓，足肿卧床。余问其病由，素有便血证，按脉极细，小便短赤。余曰：此乃久痢便血，脾肾两虚，土败之证也。观前医之方，大约槟榔、枳、朴、五皮、香、砂、苓泄之类。余曰：此证非大用温补，助火生土，断难有效。使其向虞山言子坟上，取黄色泥土百斤，将河水搅浑澄清，煎药炊茶煮粥，均用此水。若水尽再换泥一石，搅水两石，用尽再换，取土可补土之义。进参、术、附、桂、补骨脂、益智、黄芪、枸子、巴戟、杜仲、熟地等大剂，腹上紧绳紧束，服大补药三剂，以绳验之，约松三指许。后余恐其太补，方中稍加枳壳，所击之绳，仍紧如故，以此验之破气之药，一毫不能用也。专以温补大剂服百余剂，其胀已消。约用去熟地四五斤，参芪各四五斤，杞仲术等称是。起床后，服金匮肾气丸，并补剂而痊。至今六年，惟行路常有气喘耳，下焦之虚，不易填也。

常熟青果巷吴铸菴先生，年五十余，平素有便溏，清晨泄泻，后腹胀脐突，腰平背满，囊茎腿足皆肿，两臂肋肉渐削。余曰：便泻伤及脾肾，非温补不可。

后进参术等补剂，服三剂，腹胀仍然。二次邀余诊，见其案头，有《临证指南》《医方集解》等书。余曰：阁下知医，莫非更吾方乎？彼曰：实不相瞒，将方中略加枳、朴、香、砂等味耳。余曰：既然同道，若不依余，断难取效，余存之方，切不可更动，约服四五十剂，即可痊愈。仍进参、术、芪、草、益智、巴戟、仙灵脾、补骨脂、姜、枣、桂、附等，服四五十剂，便溏已止，胀势全消。至今四年，强健如昔。所以辨虚胀、实胀，大约在便溏便坚之间，亦可稍有把握，庶不致见胀即攻伐克消乱投也。

常熟西弄少府魏葆钦先生之媳，因丧夫悒郁，腹大如鼓，腰平背满脐突，四肢瘦削，卧则不易转侧。余于壬午秋抵琴川，季君梅太史介绍余至魏府诊之，面色青而脉弦涩。余曰：弦属木强，涩为气滞，面色青黯，肢瘦腹大，此乃木乘土位，中阳不运，故腹胀硬而肢不胀也。中虚单腹胀症，虽诸医束手，症尚可挽。以枳、朴、槟榔等味，治木强脾弱。中虚之证，如诛罚无罪，岂不偾事！恐正气难支，急宜理气疏肝，温中扶土抑木。进以香砂六君汤，加干姜、附子、刺蒺藜、桂枝、白芍、红枣、檀香等，服五六剂，仍然。然终以此方为主，加减出入，加杜仲、益智、陈皮等，服四五十剂，腹胀渐松，肢肉渐复，服药百余剂而愈。再服禹余粮丸十余两，金匮肾气丸三四十两，腹中坚硬俱消，其病乃痊，今已十五年，其健如昔。吾师曰：胀病当先分脏胀腑胀，虚胀实胀，有水无水等因，寒凉温热，攻补消利，方有把握。若一见胀证，专用枳、朴、楂、曲、五皮等味，无故攻伐，反伤正气，每致误事耳。

常熟东门外颜港桥老虎灶内，小童年十岁，先因肾囊作胀，常熟俗名鸡腖脿，觅单方服之。延四十日后，肢瘦腹胀，脐突而高作喘，肾囊胀亮，茎肿转累，如螺如索，小便六七日未通，奄奄一息。余诊之，思如此危证，难于下手。急进济生肾气汤大剂，附、桂各一钱，倍车前、苓、泻，服两剂，小便渐通，一日数滴而已。后服之五六剂，小便渐畅，茎亦直而不转矣。再以原方减轻，服二十剂，腹胀亦消，惟形瘦不堪，后以参苓白术散，调理而痊。将近十龄之童，前后服桂附各两余，所谓小儿纯阳一语，亦不可拘执也。

水　肿

常热县南街面店内某童，年十六七，冬日坠入河中，贫无衣换，着湿衣在灶前烘之，湿热之气，侵入肌肉，面浮足肿，腹胀色黄，已有三年。友怜其苦，领向余诊。余以济生肾气汤法，熟地一两，萸肉二钱，丹皮二钱，淮药三钱，泽泻二钱，茯苓三钱，牛膝钱半，车前二钱，附子一钱，肉桂一钱，余给以肉桂一支，重五钱。时正酷暑，人言附桂恐不相宜。又云：胀病忌补，热地当去。余曰：此方断不可改。服六剂，小便甚多。猝然神昏疲倦，人恐其虚脱。余曰：不妨。服六剂，有熟地六两，一时小便太多，正气下陷，未必即脱，待其安寐，至明午始苏，而肿热全消。后服参苓白术散十余剂而愈。

湿　温

常熟灵公殿杨府一小使周姓，无锡人，年十八九，壬午七月间病后，至八月间，又劳碌反覆，发热面红，脉沉气促。有汪姓医以为虚阳上脱，服以参附，热更甚，脉更沉，汗出不止。邀余诊之，以脉沉面赤气促论之，却似戴阳，视其正气，断非虚脱。太常杨公曰：虚实惟君一决。余曰：待余再诊，方可直决。再诊之，面目俱红，口中气臭，小便短赤，脉沉滞而模糊不清。余曰：此乃湿温化热，被参附阻于气机，热郁不能分泄，逼阴外出，故反汗多气促。杨公曰：实热有何据？余曰：仲景试寒热，在小便之多少赤白，口中气臭，断非虚热。温凉执持不定，必致偾事，若不用寒凉药，证必危矣。杨公不能决。余即书黄柏、木通、栀皮、郁金、苡仁、通草、苓皮、竹叶、滑石、杏仁、藿香，令服之。明日复诊，热退汗止而神倦。余即以香、砂、白术、二陈之类，令服之。杨公曰：昨寒凉，今温燥，何也？余曰：湿温证热去湿存，阳气即微，再服凉药，必转吐泻。昨以寒淡渗热，今以苦温化湿。服三剂，湿亦退。后服香砂六君五六剂而愈。证非危险，若执持不定，因循人事，仍用参附，不死何待。

呃　逆

常熟慧日寺伤科刘震扬，始因湿温发疹，其人体丰湿重，医进以牛蒡、山栀、连翘等，已有十余日。邀余诊之，脉来涩滞不扬，舌薄白，神识如蒙，冷汗溱溱不断，身有红疹不多，溲少而赤，呃逆频频，证势甚危。余曰：肥人气滞，湿邪化热，弥漫胸中，如云如雾，充塞募原，神识昏蒙。况呃之一症，有虚实痰气湿血，寒热之劳，不可专言是寒。鄙见看来，上焦气机阻逆，断不可拘于丁香柿蒂之法。先立一清轻芳香，先开上焦，佐以降逆泄热。进以苏子梗、藿香梗、通草、郁金、沉香屑、杏仁、茯苓、薏仁、佩兰、半夏、橘皮、姜、竹茹，另研苏合香丸汁，频频呷之。服后，神气日清，诊七八次，皆进以芳香苦泄淡渗法，而热退呃平，乃愈。此证若误疑呃逆为虚寒，投以温补立毙。

暑 证

暑温风温热病，最忌大汗伤阴。苦温伤液，温补助热，俱可化火，为害最烈。叶天士曰：温邪伤液，急则变为痉厥，缓则变为虚劳。前辈屡试之言，询不诬也。余见一某姓子，平素阴虚内热，是年壬午，君火司天，温邪极甚。六月间得热病，琴川有一四时风寒通套之方，豆豉、牛蒡、山栀、厚朴、枳壳、连翘、陈皮、山楂、半夏、赤苓、通草、蝉衣、杏仁之类。热甚者，加入鲜石斛、鲜生地等品；不大便，则加瓜蒌仁、元明粉，或加凉膈散两许。无论四时六气，皆从此方加减。某医即以此方加减进之。然暑必夹湿，燥则化火，凉则湿凝，而甘淡微苦之法，全然不知。以致病人津干舌绛，脘阻便溏汗多。见其因表致虚，某又进参、芪、熟地、杞子、杜仲等温补之品，不知补则碍气助热，聚湿填中，病在垂危。延月余，邀余诊之。脉虚细而扎，舌绛如猪肝，汗出气促，不得平卧，手指战振，灼热津干不渴，咳嗽痰多，溲涩，已有缓变虚劳之势。余曰：此证古人云：不服药为中医，若再服药危矣。病家曰：此不治之证耶？余曰：非也。暑为阳邪，湿为阴邪，天地之气也。清邪先中于上，肺先受之，暑湿交阻，蒸化为热。用药若凉，则依湿一面，而化为寒，必转便溏痞满冷汗；用药若温，则依暑一面而化为火，必转唇焦、舌黑、痉厥等症。故前辈治暑邪之方，最难着笔。要清热而不碍湿，化湿而不碍热者。惟有刘河间之天水散、三石汤，吴鞠通之清络饮、三仁汤。如补而不助热，不聚湿，则孙真人之生脉散。此诸方皆暑证之要方也，虽然平淡，却能消息于无形之间，以轻能去实也。又以甘凉淡渗，清热存阴，微苦泄热等轻剂。服五六十剂之后，病家问曰：若专于清轻之剂，病人正气，恐难支持，亦可服大补否？余曰：人之养生，最冲和者，莫如谷食。既然热清胃苏，饮食大增，不必拘于温补。然热病不服温补，断不能收全功，直至十一月，方能服异功散、归脾汤之类而愈。

北门叶姓妇，素有肝气胸痹，发时脘痛，屡进瓜蒌、薤白、半夏、枳实一剂，更衣即平，屡治屡验。是年夏杪，此妇雇船下乡，回城受暑湿而见寒热，胸脘阻格作呕。戴姓医进以胃苓汤，加藿香、苏梗。此方亦属不错，乃服之反甚。邀余诊之，脉滞而沉，汗冷作哕，脘中作鞭，按之甚痛而拒按。余视此证，乃热邪挟湿内陷，为小陷胸证无疑。进小陷胸汤法一剂，明日更重。诊脉仍滞不起，舌灰润，作哕频频，汤液不入，胸中格如两截，拒按作痛，且谵语言涩不出，汗冷撮空，余竟不解。问病家曰：大便何如？曰：大便已溏数日。余思小陷胸汤已错，又属太阴证矣，即进四逆加人参。余思此证，下利虚痞，作哕肢寒，显然浊阴上犯，虽不中病，谅亦不远，即将此方与服。余归即细心思之，因忆《温病条辨》下焦篇中，有暑邪深入厥阴，舌灰，心下板实，呕恶，寒热下痢，声音不出，上下拒格者，有椒梅汤法，此证颇切。黄昏病家至寓云：服药似乎肢温汗少，神识仍蒙，作哕，便溏不止。余曰：将二次药煎好，以仲景乌梅丸四钱，将药汁煎化灌之。服后，胸膈渐开，利止哕平，而能安寐。明午复诊，神清言爽。余即将乌梅丸原方，改作小剂，服两剂痊愈。

战　汗

常熟旱北门外孙祠堂茶室妇，始因温邪未能透彻，延之四十余日，邀余诊之。脉细数郁于内，着骨始见，肌枯肉削，干燥灼热无汗，热亦不甚，耳聋舌强，言语涩謇不清，溲少，大便泄泻如酱色，舌色底绛，而上有烟煤之色，眼白珠淡红，鼻干不欲饮，手足瘛动。余曰：此乃温邪深入于里，汗未透澈。此证当战汗于骨髓之间，若不战汗，热不得泄，阴液烁尽亦死；若战汗不出亦死。且先以甘凉重剂，养肺胃之阴，以作来日助其战汗之资。故先进生地、麦冬、元参、石斛、梨汁之类一剂，肌肤较润，泄泻亦稀。复诊进以大剂复脉汤，加鸡蛋黄二枚调服，生地黄一两，阿胶三钱，麦冬六钱，生白芍三钱，炙甘草二钱，石斛六钱，生牡蛎一两，煎浓汁服。余曰：此药服下，令其安寐不可扰乱。到天明时，如且冷汗淋漓，手足厥冷，目反口张，遍体冷汗，切勿惊慌呼唤，倘战不透，亦死证也。若服此药汗不止，腹膨无汗，此正不胜邪，战汗不出，亦不治矣。日晡服下，至四鼓，果然遍体冷汗，脉静肢冷，目反不语。举家因余预嘱，故静以待之。直至日中，汗收神醒，热退泻止。后服甘凉养胃，存阴泄热，数剂而愈。

咳　痰

常熟瞿桥倪万泰染坊何司务，于庚寅除夕得病，寒热咳嗽痰多。他医进以豆豉、栀子、杏仁、蒌、贝、蛤、壳、茆根之类，更剧。一日吐出柔腻之痰数碗。辛卯正月初四，邀余诊之。脉紧肌燥无汗，咳喘痰白如胶饴，日吐数碗，胁痛。余曰：此乃寒饮停胸，再服凉药，即危矣。进小青龙汤原方，略为加减，重加桂姜，服三剂。症忽大变，猝然神识如狂，舌红口燥，起坐不安，即食生梨两枚。明晨又邀余去诊，症似危险。诊之脉紧已松，口渴舌红，又已化火，阳气已通，可保无虞。后转服化痰润肺之剂，仍每日吐柔腻白痰碗余，十余日后，再服六君子等和胃药十余剂而愈。

湿 痹

常熟大市桥王姓，年二十五六，面色青黄，足肿如柱，胀至腰，腰重不能举，足软不能行。其父背负而至，余问曰：此症起于何时？答曰：已一年有余，服药近二百剂，鲜效。余诊其脉，涩滞不利，下体肿胀，身弱不能行，腰重不能举。余曰：此症虽未见过，揣其情，即黄帝所谓缓风湿痹也。《金匮》云：着痹，湿着而不去，腰中如带五千钱。《千金》云：脚弱病，总名谓之脚气。甚则上冲心腹，亦能致命。此症服补剂，往往气塞而闭者甚多，服表药而死者，未之有也，断不可因久病而补之。余进以活命槟榔饮方，橘叶四钱，杉木片一两，陈酒三两，童便二两，水二碗，煎至一碗，调入槟榔末二钱。服后，将被温覆而卧，遍身汗出如洗，肿退一半。再服一剂，汗后肿即全退，足渐能步覆。复诊，更本事杉木散方加味，杉木片五钱，大腹皮二钱，槟榔二钱，橘皮、橘叶各二钱，防己二钱，附子四分，酒二两，童便二两，服三剂，病瘥。其父曰：药价极廉，不及百文，四剂即能愈此一年余之重症，神乎技矣。余曰：药贵中病，不论贵贱，在善用之而已。

脱 证

常熟东门外叶泳泰布行一童子，名锦兰，年约十二三，吐泻止后，即就余诊。两尺皆伏，惟寸关脉浮，汗多气促。余曰：此症大有变局。进以和中分清，芳香淡渗之品。至明日又邀余去诊，汗如珠下，面红目赤，肢厥脉伏，口中要饮井水雪水，烦躁不休。余曰：此证阳已外脱，若认为热证，一服寒凉即死，若畏其死，即无法矣。病家人曰：听君所为，死不怨也。余曰：吾开方后，不可再请他医，因他医以余方为是，死则归罪于彼。若以余方为非，而更立一方，死则其罪愈不能辞。症既危险，死生不如余独肩其任。即以干姜一钱，附片一钱，肉桂八分，猪胆汁一钱，童便二两，三物先煎，将汁滤清，和入胆汁童便，沸一二次冷服。此证本可用白通四逆加人尿猪胆汁为是，因症已危险，故去参草之甘缓，恐其夺姜附之功。加以肉桂之辛，如猛将加以旗鼓，万军之中，以夺敌帜。不料时已在晡，胆汁、童便，俱无觅处。病家先以姜、附、桂三味，煎而饮之，欲将胆汁、童便明晨再饮。余闻而大骇，即送字与其父曰：姜、附、桂阳药，走而不收，一误犹可；胆汁、童便阴药，守而不走，再误不可，一服即死。明晨速即将原方照服，或可挽回万一。明晨果照方服一剂。至午，余又去诊之。汗止口渴亦止，面目红色亦退，脉细如丝而已见。余曰：脉已微续，可无虑矣。即进四逆加人参、人尿再一剂，而病霍然，亦快事也。

吾幼时在孟河天宝堂药铺曹焕树先生之门下习业，其弟鲁峰素有咯血证。是年十月，忽起寒热，头痛身疼。治以桂枝葛根汗之，寒热已尽，渐能饮食。停一日，忽然面红，汗出如珠，神静脉浮而无力，即请马培之先生诊之，服药依然。至晚汗出更甚，莫可为计。至二更，余看《医宗金鉴》少阴戴阳一条，即谓焕树先生曰：鲁峰叔之病，与戴阳相合，急宜引火归元。焕树恍然悟曰：此阳脱证也，非温纳不可。因其素昔吐血，最惧阳药，故畏缩而不敢专用，倘一差失，杀吾弟矣。余曰：阳无阴不敛，当阴阳并顾，与其不治而死，不如含药而亡。即以熟地四两，党参四两，黄芪四两，附子三钱，肉桂三钱，煎汁，加以童便三两，分三服，先进一服，静待半时，无所变。再服亦然，三服已尽，汗仍不收，面赤不退，不寐不烦不胀。后治法已乱，曰：既能受补而无他变者，恐病重药轻故也。再浓煎高丽参二两服之，又不胀。再以紫河车一具，东洋参二两，煎浓汁服之，约一时许，汗收，面红渐退而安寐，至明日始醒，宛如无恙。

丹阳贡赞溪在琴开豆腐店，始以温邪，有王姓医专以牛蒡、豆豉、柴胡、青蒿等，已服十余剂。阴液已尽，阳气欲脱，狂躁咬人，神识昏愦，痉厥皆至，舌黑而缩，牙紧不开，病已阴绝阳亡。余即进以复脉法，去姜桂，加鸡蛋黄大剂灌之。不料明晨，反目瞪口张，面青肉僵，脉沉而汗出如珠，四肢厥冷。余曰：阴回战汗，阳不能支，欲脱矣。不必诊脉，先炊炉燃炭。急以桂枝、龙骨、牡蛎救逆法大剂，高丽参三钱，白芍三钱，甘草一钱，龙骨四钱，牡蛎一两，淮小麦一两，红枣三钱，茯神二钱，煎之。先灌以粥汤，含不能咽，即将药煎沸灌之，稍能咽，缓缓尽剂。不料至晡汗收，而遍体灼热，狂躁昏厥，舌黑津枯。余曰：阳回则阴液又不能支矣。仍进复脉去姜桂法，生地一两，阿胶三钱，麦冬五钱，白芍三钱，炙草一钱，麻仁四钱，鸡蛋黄二枚。服后至明晨，依然汗冷肢厥脉伏，目瞪口张不言语。余曰：阴回则阳气又欲脱矣。仍服前方桂枝救逆汤。至晡依然，舌黑短缩，脉数灼热。仍用复脉去姜桂法，如是者三日，证势方定。此证阴脱救阴，阳脱救阳，服药早温暮凉，若护阴和阳并用，亦属难救，故不得不分治也。后服甘凉养胃二十余剂而愈。

同道徐宾之，金陵人，住常熟西门，始而寒热，继则下痢红白，三四日，后重不爽，小便少而涩，自服药数剂，不效，邀余治之。舌面白，舌心舌边，俱剥而红燥，脉来滞而不扬。进以胃苓汤意，理气而泄湿热，一剂，溲涩后重俱爽，红积止而见薄粪，猝然遍体汗出如珠。自寅至酉，而起坐言语饮食，一如平人，惟大便溏薄，日泻二三次，并不后重。自戌至寅，四时中烦躁汗多，额与指尖均冷，撮空呓语，喜怒之状不一，或以为祟。余曰：此乃阳脱之证。躁而不烦，是阳气虚竭，即以附子理中合桂枝，加龙骨牡蛎法，急守中阳以固表阳。人参三钱，於术四钱，附子一钱，白芍一钱，桂枝二钱，龙骨三钱，牡蛎一两，炙草一钱，干姜一钱，红枣五枚，服之。入夜仍拈衣摸床，呓语汗出。明日原方再加重三成，加五味子五分。一服后，汗收神清，阳回痢止，饮食渐进，停服六七日。后服乩方，黄芩三钱，白芍三钱，服两剂，仍烦躁不休，冷汗淋漓，大便水泻，遍体如冰，再服扶阳固表，已无救矣。噫！生死虽曰天命，岂非人事？医究有理可评，黄芩苦寒，白芍泄脾，既自为医，反服乩方，其死宜哉。

斑　疹

常熟大河镇道士王少堂，六月初，偕妻回里，十四日起寒热，遍体红疹满布。周姓医进以辛凉解肌之方，服后病增。至十七，病更剧。其岳母邀余诊之。脉极细而微，重按至骨，微见数象，神识颇清，遍体干燥，身无点汗，舌绛无津，而又不渴，言语轻微，躁不能寐，红斑密布，无空隙之处。余思此乃正虚邪陷之阴斑也。余曰：初十晚到家，逐日所作何事，试一一述之。曰：十一至十三做法事，十四日，忏事毕，结帐后，当夜即热。余曰：再去问之，初十有房事否？答言有之。初十日酷暑，坐船数十里，外风袭表，暑热逼蒸。至夜欲后，气脉皆虚，热邪即乘虚内伏。加之十一至十三，身为法官，终日厚衣，汗出不止。汗多则外阳已虚，津液亦涸，腠理空豁，又高叫敕令，中气亦虚，热邪易入，故见寒热。又被寒凉之药，遏其阳气，故内热虽甚，无阳气蒸动，无津液化汗出表。若再服寒凉，表阳愈虚，热陷更深，阴斑无疑矣。用仲景桂枝汤，加干姜、人参，重用甘草。服后，再饮以米汤。余思汗多则阳弱阴伤，以桂枝汤和其表，以干姜合桂枝护其中阳。假甘草之多甘，合米饮之谷气，甘淡以助其胃津，得干姜之热，蒸动其胃津以上升，又赖桂枝之力，推之出表。若得汗出，则中阳动而表阳和，内伏之邪，亦可由外表而发，待其烦躁狂叫，或奔走越垣，方为佳兆，切不可与以凉药，恐火郁不能外达也。如服此药后，仍然不变，则难治矣。服药后，明午果然神识渐狂，声高而起坐不安，渴已能饮。病家惊惶，饮以蔗浆一碗，依旧静卧，声微脉细。至二鼓，余至其家，问之，曰：今午渐狂，声高渴饮，不料服蔗汁后，依然如故。余曰：正欲其阴证转阳，由里出表，阳回而烦，方为佳兆。又为寒凉所遏，事属周折。仍从原方，加台参须服之。明午又见烦躁能饮，以湿水饮之，汗出脉起矣。再进以甘凉之品，生胃阴而泄热助汗，托之外出，汗透而神静安寐，脉亦转和缓，能思饮食。余曰：汗后肌润，脉和思食，正能胜邪，病有转机矣。阳回以养阴为要，进以生脉法，加甘凉咸寒之品，数剂而痊。

厥　证

常熟星桥石姓妪，晨食油条一支，麻粞一枚，猝然脘中绞痛如刀刺，肢厥脉伏，汗冷神昏。余诊之曰：食阻贲门，不得入胃，阴阳之气，阻隔不通，清阳不能上升，浊阴不能下降，故挥霍撩乱，窒塞于中。宜用吐法，以通其阳。生莱菔子三钱，藜芦一钱，橘红一钱，炒盐五分，煎之，饮后以鸡羽探喉吐之，再以炒盐汤饮之。吐二三次，痛止肢温，厥回汗收，惟恶心一夜，干呕不已。余曰：多呕，胃气上逆，不能下降。以乌梅丸三钱，煎化服之，即平。后服橘半六君子三四剂而愈。夫初食之厥，以吐为近路，其阳可通，若以枳实、槟榔等消食攻下，其气更秘，危矣。

常熟大东门陶姓妪，暮年伤子，肝气久郁，又因有一人抵赖其子赊出之账，两相执持，陶姓妪猝然跌倒，气息全无，急邀余诊。脉来沉伏，目上反，口鼻之间呼吸气息全无，手足厥冷，其势已危。余曰：此乃肝郁气秘，痰阻灵窍，药不得入，惟用至宝丹苏合香丸各一粒，用竹沥、姜汁、菖蒲汁、藜芦煎汁一杯，将诸汁和入灌之，以鸡羽三四支探喉，吐出白腻痰甚多。气息稍通，片刻后，又气息全无。再灌再探再吐，如是五七次，痰虽多而气仍不转，余疲甚。直至五更，气渐转而能呼吸，天明已能言语。咽痛三四日，调理而愈。余思木郁则达之，吐即达之之意也。知此症，不用吐法去其痰，通其阳，而能救者，吾不信也。又有百岁坊朱姓妪，因口角动怒，猝然昏厥不语，脉伏肢冷，呼吸不通。余即用炒盐汤，用鸡羽探吐，一哕即醒，醒则大哭不止，此郁极则发之也。如天地郁极，则雷霆奋发之义。余见肝厥食厥气厥等症，惟有吐为最速耳。所以吐之一法，不可弃而不用也。

吐　血

常熟大东门外吾友谢荫庭，辛卯六月间，忽大吐血，每日约有碗余，半月不止。某医进以犀角地黄汤，加羚羊角、川斛、生地、山栀大凉之剂，罔效。

半月以来，已有气随血脱之状，饮以井水亦不止。是夕三鼓，邀余诊之。脉来沉细，目瞑声低，言语轻微，肢冷汗冷，面红烦躁，欲寐不能寐。余曰：事急矣。气随血脱，阳随阴脱，速宜引阳入阴，引气纳脱。先将陈酒十斤煮热，浸其两足，两时许。再以生附子钱半，元寸五厘，蓖麻子肉七粒，捣如泥，贴左足心涌泉穴。立方以中生地一两，元参四钱，麦冬四钱，蒲黄炭二钱，阿胶四钱，生龟板一两，石斛六钱，生牡蛎一两，生石决一两，怀牛膝二钱，茜草炭二钱，煎好，再以鲜柏叶、鲜荷叶捣烂绞汁，入童便一茶杯，或秋石一钱，化水同冲，一气尽服之，血即止。后服沙参、麦冬、梨、藕、石斛甘凉养胃，数剂而愈。其友问余曰：前医进犀角、羚羊角、生地、石斛等，可谓寒矣，何以半月不能止其血？今方服之即止，何也？余曰：实火宜凉，虚火宜补，此乃肝阳挟龙雷之火上腾。况吐血已多，阳随阴脱，下焦之阳，不安其位。方书云，在上者当导之使下，陈酒附子是也。咸可下引，介可潜阳，童便、阿胶、龟板、牡蛎、石决是也。甘凉泄热存阴，生地、麦冬、元参、石斛是也。清血络，引血归经而止血，鲜柏叶、荷叶汁是也。若专服寒凉，是沸油中泼水，激之使怒，岂能望其潜降乎？

热极似寒

夫热极似寒之证，最难辨别。余诊同乡赵惠甫先生之孙卓士，是年九月间，忽起呕泻，邀余诊之。进以芳香理气，淡以分泄。至明日舌苔白而转红，脉滞而转滑，呕吐已止。再进以辛凉甘淡，存阴泄泻。至黄昏忽然发狂，持刀杀人。至明日，阖家无策。余曰：热透于外，非泻不可。即进以三黄石膏法，黄连三钱，黄芩五钱，黄柏三钱，大黄二两，石膏二两，栀子五钱，淡豆豉五钱，煎浓汁两大碗。余曰：多备而少饮，缓缓作数次服之。服一杯，即泻稀粪，又服一杯，又泻稀粪，连服四杯，连泻四次，神识稍倦，狂躁略减，药已尽过半矣。扶之使睡，呓语不休，如痴如狂。即进以存阴清热之剂，生牡蛎四两，元参二两，麦冬二两，细生地二两，金石斛二两，鲜竹芯一两，石膏二两，竹沥二两鲜，鲜沙参四两，大剂灌之，即能安寐。明日醒，仍呓语，神识或浑或清。后每日服竹叶石膏汤一剂，西洋参钱半，麦冬五钱，石膏一两，鲜竹叶四钱，姜半夏钱半，生甘草一钱，知母三钱，粳米二两，此方共服二十余剂，而神气亦清，呓语亦止。此证共服石膏二十余两而愈。

热深厥深

常熟大东门庞家弄颜姓，因失业后，室如悬磬，有病不能服药，延六七日。邀余诊之，脉沉如无，四肢厥冷，无汗，神识昏蒙，呓语撮空，遍体如冰，惟舌底绛而焦黑，干燥无津。余曰：此乃热深厥深，阳极似阴，热极似寒也。当时即进以银花露一斤，再进以大剂白虎汤，加犀角、生地、人中黄煎好，调服至宝丹紫雪丹，罔效。明日再饮以银花露二斤，仍服原方，加犀角八分，生地一两，石膏八钱，知母二钱，生草一钱，人中黄二钱，粳米汤代水，调至宝丹一粒，紫雪丹五分，服两剂如故。余思既是热深厥深，有此两剂，亦当厥回。如果看错，寒厥服此两剂，无有不死。何以不变不动，正令人不解。至明日复诊，神识已清，肢体皆温，汗出淋漓。问其母曰：昨日服何药？曰：昨日服黄霉天所积冷水五大碗，即时汗出厥回，神清疹透。余曰：何以能知服凉水，可以回厥？其母曰：昔时先伯为医，每晚谈及是年热证大行，服白虎汤、石斛、鲜生地等，往往不效，甚至服雪水方解。吾见先生服以银花露三斤，大剂凉药二剂，如果不对，宜即死。今无变动者，必系病重药轻，吾故斗胆以黄霉水饮之，谅可无虞，谁知竟即时转机。噫！余给药资数千，不若其母黄霉水数碗也。

虚痞

常熟大步道巷余姓，年五十余，素嗜洋烟。时正酷暑，忽呕泻交作，邀余诊之。进以胃苓汤，加藿香、半夏，明日呕泻均止，脉静身凉，毫无所苦。惟神倦好寐，脘中坚硬，按之作痛拒按，病家以为病愈。余曰：病人阴脏，微见干哕。即进大剂附子理中汤，加生姜之法，党参五钱，白术二两，干姜一钱，附子八分，炙草五分，姜汁冲服一剂，觉脘中稍舒；再服一剂，而哕亦止，脘中已舒。吾友问曰：脘中拒按，何以反进参术，实所未解。余曰：吸烟之人，素体本弱，又经大吐大泻，断无食滞内停，其脘中坚硬者，乃中虚浊阴蟠踞，虚痞于上也。霍乱之后，太阴必虚，法用理中。吐者加生姜，腹满加附子，腹痛加人参，故轻用术而加附子、人参、生姜。俾阳气充足，浊阴自散，哕可止而痞满自除，断无大吐大泻之后，而有实结胸者。

结 胸

泰兴太平洲王姓妇，始而发热不甚，脉来浮数，舌苔薄白。因其初热，投以二陈苏叶等，其舌即红而燥；改投川贝、桑叶等，其舌又白。吾师兰泉，见其舌质易变，曰：此症大有变端，使其另请高明。王姓以为病无所苦，起居如常，谅无大患。后延一屠姓医诊之，以为气血两虚，即服补中益气两三剂，愈服愈危。至六七剂，即奄奄一息，脉伏气绝，时正酷暑，已备入木。吾师曰：王氏与吾世交，何忍袖手，即往视之。见病人仰卧正寝，梳头换衣，备入木矣。吾师偕余细看，面不变色，目睛上反，唇色尚红，其形似未至死。后将薄纸一张，盖其口鼻，又不见鼓动，气息已绝，按脉亦绝。吾师左右踌躇，曰：未有面色不变，手足尚温而死者。后再按其足上太冲太豁，其脉尚存。曰：未有见足脉尚存，而手脉已绝者，必另有别情。即将其衣解开，按其脘中石硬而板，重力按之，见病人眉间皮肉微动，似有痛苦之状。吾师曰：得矣。此乃大结胸证也，非水非痰，是补药与热邪搏结而成，医书所未载也。即书：大黄一两，厚朴三钱，枳实三钱，莱菔子一两，芒硝三钱，瓜蒌皮一两。先煎枳、朴、莱、蒌，后纳大黄，滤汁再纳芒硝，滤清。将病人牙关撬开，用竹箸两只，插入齿中，将药汁渐渐灌入，自午至戌，方能尽剂。至四更时，病人已有气息；至天明，稍能言语，忽觉腹中大痛。吾师曰：病至少腹矣，当服原方再半剂，腹大痛不堪，下燥矢三十余枚，而痛即止。后调以甘凉养胃而起。

黄 疸

阴阳黄疸，虽云难分，然细心辨之，最易分别。阴黄色淡黄而泛青，脉细肢倦，口淡舌白，小溲虽黄，而色不甚赤；阳黄如橘子色，脉实身重，舌底稍绛，苔腻黄厚，面黄溲赤。虽诸疸皆从湿热始，久则皆变为寒湿，阴寒亦热去湿存，阳微之意也。惟女劳疸治法看法俱异耳。又有肝气郁则脾土受制，肝火与脾湿，为热为疸，又非茵陈、姜、附、栀子、大黄可治，此又在调理法中矣。余同窗邹端生患黄疸日久，孟河诸前辈始从湿热治之，进以黄柏、茵陈、四苓之类，不效。余适有事至孟河，诊之。脉细，色淡黄而青，舌白口淡，进以姜、附、茵陈、五苓合香燥之品，数剂而愈。此余未习医之时也。后有茶室夥，黄疸三年，亦以前法服三十剂而愈。有肝郁黄疸，忽然呕吐发热，遍体酸痛，热退则面目俱黄。此宜从疏肝理气，利湿健脾自愈，又不可用温热也。又有脾虚气弱，面目淡黄，用参苓白术等，服十余剂自愈。

便　血

常熟旱北门李姓妇，始以泄泻鲜红血，顾姓医进以白头翁汤，服后洞泻不止，纯血无度。邀余诊之，脉沉欲绝，冷汗淋漓，舌灰润，色如烟煤，肢冷畏热，欲饮不能饮，言语或蒙或清。余曰：下痢纯血，议白头翁汤，亦未尝不是。然厥阴下痢纯血，身必发热；太阴湿聚下痢纯血，身必发寒。太阴为至阴湿土，非温燥不宜，兼之淡以渗湿为是。拟胃苓汤，加楂炭、炒黑干姜一剂，尚未回阳，而神识稍清。再进白术二钱，猪苓二钱，赤苓二钱，炒薏仁四钱，楂炭三钱，泽泻二钱，桂枝一钱，炮姜五分，藿香一钱，蔻仁五分，荷叶蒂三枚，姜、枣服之，泄泻已止，痢血亦停，渐渐肢温汗收，神识亦清。后将原方更改，服二三剂而愈。

便　结

太仓沙头镇陈厚卿，为人俭朴笃实，足不出户，身体肥胖。是年秋，觉神疲肢倦，胃纳渐减，平昔可食饭三碗，逐然减至碗许。延医治之，进以胃苓汤、平胃散、香砂枳术之类。后邀支塘邵聿修先生以为胸痹，进薤白、瓜蒌等，不效。后又延直塘任雨人先生，进以参苓白术等，亦无效。四十余日，未得更衣；二十余日未食，脉见歇止。雨人曰：病久脉见结代，五日内当危，举家惊惶。吾友胡少田，即厚卿妹丈也，邀余去诊之。余见病人毫无所苦，惟脉三息一止，四息一止，而不食不便。余曰：人之欲死，其身中阳气，必有一条去路，或气促大汗，或下痢不休，或神昏陷塌。今病人一无所苦，五日之危，余实不解。便之结燥，以鄙见论之，系服燥药淡渗之品太多，肠胃枯涩，二十余日未食，四十余日未便。无谷气以生血脉，血脉干涩，不能流利，故脉见代结也，未必竟为死证。余立一方以附子理中合建中法，通阳布阴，滑利肠胃，党参五钱，於术四钱，炙草一钱，干姜八分，附子四分，桂枝五分，当归四钱，白芍三钱，淡苁蓉五钱，枸杞子四钱，饴糖五钱，红枣五枚，鹿角霜五钱。傍人见方讶然曰：此方非食三碗饭者，不能服此药且四十余未大便，火气热结，再服桂姜附，是益其燥也。余曰：因其不能食，自然要服补药；因其不得大便，自然要服热药。如能食饭，本不要服补药；能大便，本不要服热药。药所以治病也，岂有能食能便之人，而妄服药者乎？人皆以余为妄言。余曰：余在此，候其服药，如有差失，自任其咎，与他人何涉？众始不言，照方服后，稍能食稀粥。傍人曰：昨日之方太险，宜略改轻，余诺之。将原方桂枝易肉桂，鹿角霜易毛角片，党参换老山高丽参。众人阅方曰：不但不改轻，且反改重。七言八语，余甚厌之。曰：延医治病，其权在医，傍人何得多言掣肘？又服两剂，再送半硫丸二钱，已觉腹痛，大便稀水淋漓。三日夜，共下僵硬燥屎四十余节，每节二三寸，以参附汤助之，大便之后，服归脾汤而愈。

常熟西门虹桥叶姓妇，正月间血崩，经蔡润甫先生，服以参芪等补剂，血崩止。余于二月间到琴，邀余诊之，胸腹不舒，胃呆纳减。余以异功散，加香砂、香附等进之，胸膈已舒，胃气亦苏，饮食如常矣。有四十余日未得更衣，是日肛中猝然大痛如刀刺，三日呼号不绝，精神困顿。有某医生谓生脏毒肛痈之类，恐大肠内溃，后邀余诊。余曰：燥屎下迫，肛小而不得出。即进枸杞子、苁蓉、当归、麻仁、柏子仁、党参、陈酒、白蜜之类大剂饮之，明晨出燥屎三枚，痛势稍减。后两日肛中大痛，汗冷肢厥，势更危险。他医以为肛中溃裂。余曰：如果肛中溃裂，何以不下脓血？《经》曰：清阳出上窍，浊阴出下窍。此乃清气与浊气团聚于下，直肠填实，燥屎迫于肛门，不得出也。当升其清气，使清阳之气上升，则肠中之气可以展舒，而津液可以下布。蜜煎胆汁虽润，亦不能使上焦津液，布于下焦。进以大剂补中益气汤，加苁蓉、杞子，煎浓汁两碗服之，又下巨粪如臂，并燥屎甚多，肛中痛已霍然。后服参苓白术散十余剂而愈。

癃　闭

常熟大河镇李姓妇，孀居有年，年四十余，素体丰肥。前为争产事，以致成讼，郁怒伤肝，后即少腹膨胀，左侧更甚，小便三日不通。某医进以五苓导赤等法，俱无效，就余寓诊。余曰：此乃肝气郁结，气滞不化，厥阴之脉，绕于阴器，系于廷孔，专于利水无益，疏肝理气，自然可通。立方用川楝子三钱，青皮二钱，广木香五分，香附二钱，郁金二钱，橘皮钱半，官桂五分，葱管三尺，浓汁送下通关丸三钱，一剂即通。明日来寓，更方而去。

常熟西乡大市桥宗福湖，小便不通。延医治之，不外五苓导赤通草滑石之类，无效，已十三日，未能小便，少腹高硬作痛，汗出气促。少腹按之石硬，余进通关法，加地黄，重用肉桂，一剂而通。溲仍未畅，少腹两傍仍硬，脐下中间三指阔已软。余曰：此阳气未得运化也。进以济生肾气汤大剂，少腹以葱姜水熏洗，三日溲畅如前。

遗　精

老吴市陆少云遗精，三四日一次，已有三年，养阴固摄，俱罔效。余诊之，脉细肢倦，神疲形寒。曰：初起之遗，在相火不静；日久之遗，在气虚不固。而龙骨牡蛎之固摄，但能固其精，未能固其气。治其病，当固其气于无形之中。进以韭菜子二钱，杞子二钱，菟丝子三钱，党参三钱，於术二钱，鹿角霜五钱，桑螵蛸三钱，黄芪三钱，仙灵脾钱半，巴戟肉二钱，炙草一钱，红枣五枚，煨姜两片，服三剂，觉身体轻健，四肢渐温，胃气亦旺。服至十剂，则遗精已止矣。

胎　产

常熟寺前街李吉甫先生夫人，妊娠七月，痢下红白。他医治以利湿清热分消，痢更甚，肠滑后重，一日夜百余度。裴菊村前辈诊之，意欲治以补中益气汤，恐升提胎元；欲用温补，又恐胎前忌热，左右踌躇。邀余合诊，脉滑列而少力，腹中气机湿滞已通，舌绛滑无苔，头眩耳鸣，虚热。余曰：治病不在胎前产后，有病则病当之。《内经》云：陷者举之，当用升提，脱者固之，当用酸涩。若再用通套利湿之方，恐胎元滑脱矣。拟补中益气法，重用参术，轻用升柴，再以木瓜、肉果、煨姜，升提温涩，服数剂，略稀。余曰：滑脱太甚，非堵截之治不可。即以参附汤调赤石脂末，仍服前方。见其舌红渐渐转白，舌燥转润。余曰：清汤已经上升，而能布津于上矣。痢势渐减，再以五味子、木瓜、干姜等研末，和赤石脂饭糊为丸，每日用附子一钱，高丽参三钱，煎汁送丸四钱，服药三十余剂，每日痢下仍有十余次，胃气亦苏。分娩时，母子俱全，然痢尚有六七次，再服异功、参苓白术等收功。

常熟长田岸某姓妇，妊娠四月，小溲点滴不通。某妇科进以鲜生地、龙胆草、青麟丸等寒凉之品，小溲秘之更甚，已有三日。余诊其脉，沉细而涩，少腹胀痛。余曰：此胞阻也。被寒凉凝滞膀胱，无阳不能化气而出。即将葱二斤，煎水熨洗少腹，略能小便。即进五苓散，桂枝一钱，猪苓、赤苓各二钱，泽泻二钱，白术二钱，研粗末，煎沸滤清饮之，仍不能通畅，而少腹痛势稍减。将前方去桂枝易肉桂一钱，服法依前，服后而小便大畅而愈。

常熟花园浜王姓妇，妊娠九月，胞浆水已破之后，肠痛浆水滴尽，小溲不通，已有三日，少腹不动。稳婆谓胎死腹中，或欲试手法，或欲下死胎方。邀余诊之，见产妇神情恬淡，并无所苦，唇舌均红。使稳婆按其少腹，温而不寒，脉来流利，软而无力。诊毕，稳婆问：腹中小儿能保全否？余曰：腹中小儿，酣睡未醒。稳婆曰：何以不动？余曰：因睡而未醒，故不动也。主人曰：腹痛三日，小便不通，小孩不动，恐胎已死矣，请先生一断之。余曰：此名胎压膀胱，此方书所不载。必定是负重，或跌仆而损胎元，又因坐蓐太早，气挣于下，胞压膀胱，小溲不能出，溲阻而胀。兼之胎元下坠，两相挤轧，不能转动，如果子死，当唇红舌黑，少腹作冷。按脉未离经，未至临产之时，胎元断断不死。即问产妇，曾否有负重跌仆之事。妇曰：三日前因有安息香两支在地，俯之不能拾，乃跪而拾之，起时胞浆已破。余曰：胞压膀胱无疑矣。可先将灯草刺鼻中，令产妇喷嚏，嚏则肺气开，上窍通则下窍泄，而小便可通。再吸洋烟三筒，将其胎提起，以免挤轧子门。小便通后，可让出地面，使小儿可以转身，临盆即不难矣。问服何药？余曰：不须服药。主人曰：可服催生药否？余乃进以胃苓汤，加苏梗，利水行气而已。喷嚏之后，吸洋烟三筒，果小便通畅，药将沾唇，小儿已下矣。

常熟大东门外万与祥茶叶铺执事胡少由先生之妻，素未生育，至三十九岁，始有娠。怀孕七月，始则咳嗽，继则下痢，初则不以为意。临产颇难，产下未育，心中悒郁，肝木乘脾，咳嗽下痢更甚。邀余诊之，余曰：虽云新产，年近四旬，气血本弱，况产前咳嗽，本属土不生金。子反盗母气，脾胃反虚，清气下陷，转而为痢。咳痢已有三月，又兼新产，名曰重虚。若多服益母草等味，再破血伤阴，《内经》所谓损其不足，且有无虚虚无盛盛之戒。余进以十全大补汤，去桂枝，加枸杞、菟丝、杜仲、饴糖等味。众曰：产后忌补，断断不可。余曰：放心服之，如有差失，余任其咎。服后当夜咳痢均减。明日再进，其姑曰：产后补剂，胜于鸩毒，必致殒命。余谓少田曰：既令堂不信，君可另请妇科开方，暗中仍服补剂，免得妇女多言，使产妇吃惊。同道董明刚曰：此计甚善。余即回城，托明刚依计而行。余回寓，使人赠少田人参二枝，曰：不服人参，下焦之气，不能固摄。少田即煎人参与服。其母知之，执持不可。后将《达生编》与众人阅看，产后并不忌补，其母始信。服后安然无恙，后再服数剂，咳痢均愈。

昭文幕友张筱洲之妻生产正在酷暑，新产两朝，猝然神昏颠倒，言语错乱。余诊之，见喘息气粗，脉洪数极大，汗出如珠，口渴烦躁。余曰：此乃热中于里，逼阴外出而大汗，仲景白虎证也。即将席置地上，令产妇卧于地，用盆置井水于傍。使其安卧片时，神识渐清，气亦渐平，脉亦稍静，即拟仲景白虎合竹皮竹叶之意，进以石膏、竹茹、竹叶、知母、白薇、鲜石斛、益元散、绿豆衣、丹皮、花粉、青荷叶、西瓜、翠衣、甘蔗汁大队甘寒之品。服后至晡，神清热减，仍令其移卧于床，进以稀粥，仍以甘凉之剂调理而愈。

　　辛卯冬，余至五渠夏宅诊脉，回至舟中。有陆二官，余之仆也，其妻追至舟中云：家中侄媳病重，欲邀余诊，余因有别事，不能逗留，陆二夫妇匆匆回家，余亦反掉，已去里许。余在舟中忖之，看陆二夫妇惊惶失色，必病势危急，若袖手不救，于心何忍，即停舟步行至其家。见其家中聚集多人，病人势已临危。余即问其病情，因孖胎难产，去血过多，气脱矣。余即诊其脉已绝，目瞪直视，牙关紧闭，用火刀撬之，舌缩色白，面色如纸，肢体俱冷。余即将艾叶灸其小足指外，两炷稍能伸缩。余曰：未必竟死，此乃气随血脱也。若不急救，三四时气必绝矣。用黄芪四两，当归二两，煅牡蛎四两，炒枣仁三两，煅龙骨一两，炙甘草三钱，炒淮麦三钱，红枣三两，炒白芍六钱，桂枝钱半，桂圆肉二两，茯神二两，党参四两。给其药资一元，将大罐煎沸，以气熏其鼻，频频灌之，再添水煎，再熏再灌，共服十余碗，肢体渐渐转热，至四更始醒。

　　常熟塔前高姓妇，十一月二十九日生产，至十二月朔，下血甚多。请王姓医治之，进以当归、杏仁、冬瓜子等，又方加以肉桂。初五邀余诊之，脉芤而无力，面色㿠白，唇舌俱白，毫无华色，神气疲乏已极，口唇掣动。余诊之曰：此气随血脱，血虚则内风煽动，宜遵血脱先固气之法，非大补不可。立方党参一两，黄芪一两，枸杞一两，当归三钱，白芍二钱，桂枝五分，炙草六分，龙骨三钱，枣仁五钱，茯神三钱，红枣十枚，桂圆肉十粒。服后神气略清，精神渐振。照方减半，又服二剂，惟小便自遗，大便不更。此系神气不固，血液亏损，津液不能敷布大肠。又改方淡苁蓉三钱，杜仲三钱，杞子五钱，潼沙苑三钱，白芍二钱，菟丝子三钱，蒲黄炒阿胶二钱，红枣五枚，桂圆肉六枚。服后小便遗止，大便已通。后服和营理气，调养肝肾而痊。俗云产后忌补，不可执一而论也。

　　徐汉泉妻新产后，小溲涩少而艰难，邀数医治之，俱罔效。后请江阴周姓医，进以五苓加通草、瞿麦之类，服后小溲频数而极少，一夜数十行，出如箭速，而子门如烙，热痛非常，发热口渴烦躁，病势甚危，邀余诊之。余曰：仲景云产后小溲少者，无血也。若以淡渗苦泄，更伤其阴液，则小便更少，而热更甚。急养其阴，自然溲长而虚阳亦潜。进复脉增液合导赤汤法，生地一两，麦冬五钱，玄参四钱，阿胶三钱，天冬二钱，石斛五钱，生草梢一钱，生牡蛎一两，生龟板一两，西洋参二钱，煎浓汁饮之。小溲渐止，烦躁发热渐安。服三剂，热痛已平，小溲清长，后服甘凉咸寒十余剂而愈。

吴东旸医话精华

吴东旸（达），江阴人。攻医宗法昌邑黄氏。宗黄氏者每流于温燥，彼独师其意而不泥。其迹晚年行道沪上，著有《医学求是》初二集。

伤　寒

壬午仲冬十一日晚，顾容斋先生邀诊令侄倩张君书常兄之恙。诊脉数疾异常，右寸关更甚，发热无汗，喘急气粗，咽喉闭塞，右耳鲜红，口唇红肿而罩黑如漆，痰中带血，间吐纯红，日泻四五次，粪水直喷，小便短赤，证情危险异常。容翁谓予曰：喉证有药水可保，内病如此沉重，须设法救之。予细究病情，随即立方用青萍以开汗孔，佐薄荷泄头面之火；用青蒿、前胡和解少阳甲木之火；丹皮清风逐瘀，疏泄厥阴乙木之火；佐侧柏叶凉降，并助肺金收敛之权，淡芩清其犯肺之火。生草泻火生津，元参清胃热，滑石理三焦下陷之火而利膀胱，川贝、杏仁以利肺气，云苓以和脾土。投剂后诘朝往诊，汗出热退，喘急亦平，耳红者白矣。舌上现细碎湿黑之苔，邪已外达矣。午前容翁来，告以证象悉平。申刻又至，因见病人熟睡，以为可虑。至晚复诊，病人云：睡醒后觉身体舒畅。盖营卫不和，久已不能熟寐也。十三日早晚两诊，十四日晚诊，知前方未服，因胃醒思食，喜进浊滞之品，证情反复，仍见发热气粗。用法施治，十五日早诊即平。自此连日皆用疏肝清肺养胃降浊之药，红痰已净，二便如常，已能饱啖。至二十日，先余远迎之。费君至矣，廿二日邀予同诊。阅费君第一方，与予相似。惟病人多饮药水，项下日渐肿起。费君以为火退气和，可以不成外症。予观其食饮无碍，按之则痛，乃火毒已结于皮里膜外，决其非溃脓不愈也。月杪费君去，仍服予方。至初三日，余按其肿处，痛甚而顶软，知已成脓，随书代刀散与之。病家以予决其有脓，另延外科，贴以膏药，以为三日可溃。岂意药上不及三时，而溃出之脓碗许。余随用排脓补托之品进之。敷贴之药，外科任之，予惟调其气血，得奏全功。是证也，初起因外感风寒，内伤饮食，及延予治，已逾两候。阅前服之方，均未用发表驱浊之法，盖泥于夹阴之俗说耳。岂知初病曾见头痛项强，却是伤寒初犯太阳之证。因其体表实阳旺，温燥发散，不能容受。平素又饮食丰腴，内有油腥煎炒之气，熏灼肺胃，外邪最易传至少阳，少阳火克其肺金，则喉病矣。未经发表，则风寒裹束于外而遍营血，血郁则发热而向内焚。再进呆滞之药，窒其肠胃，脏腑郁极，内火又向外逼，内外相并，致少阳之火，势如燎原。少阳乃半表半里之经，经气行人身之侧，耳属少阳，病人右耳鲜红，乃少阳郁火上飞，不得右降，此其明徵也。若外不达表而开皮毛，内不和解而清郁火，渐至精液枯涸，其证不堪设想矣。予立方时将每味药性注明，并释所以对证之义。至浮萍尤为沪地医方罕见，每有疑畏不敢服者。不知浮萍浮于水面，其性轻清，易开汗孔，内火既郁，而欲求其汗解，非此不能为功。倘以风燥辛温之药，欲发其汗，非特汗不能出，先助郁火之威。故予已屡言之，而于此更明辨以释群疑。所喜者容翁信予之深，毫无疑议，乃能收此全功，故乐得而志之。嗣书常兄知余有求是集之刊，并深赖其赞助云。

是月念一日，苏友吴调梅兄邀诊其邻右周姓之恙。年甫成童，病已旬日，其证象与上案张君之恙略同，惟咽喉不肿，且烦躁，而时尚恶寒。盖张君乃伤寒失表，火郁少阳；此则病入少阳阳明，而太阳之证，犹未罢也。余于表药，亦用浮萍，越日晤调梅兄云：余方已将煎服，适病家有至戚某过之，见方有浮萍，坚执以为不可。另医用珠粉、犀角等味，服后热已轻减。余笑而颔之，不与辩也。越数日，再晤调翁云：已告毙矣，相与悼惜者久之。夫浮萍，其性轻清，利于发表。凡内火既郁，外卫未解之证，投之无乎不宜。余已屡言及之，毋庸赘述。特观世俗之医，于荆、防、羌、独、豆卷、桂枝等，则肆意用之，以为发表。迨温燥既投，内火益炽，则又用寒凉以遏之，以至病变莫测。乃用者并不细审病因，见者亦毫不为怪，独于浮萍则畏之，以为同于麻黄，是诚不可解矣。观于此，而知余治张君之恙，第一方即重用浮萍，时则满座亲朋，罔不欲郑重出之，而卒无有梗其议者。固由于信予之深，而其时病势甚亟，当许助赈，及各善愿数千金，活人即以活己，理有固然，特假余手以挽之耳。

立春后五日，有宝邑人在沪寓患病。诊得脉紧无汗，恶寒发热，舌有薄白满布之苔，唇燥口渴，不欲饮水，咳嗽有痰。投以二陈汤，加薄荷、青蒿、浮萍、元参、杏仁、姜、枣，汗解而愈。余见证象，实系伤寒。无奈已交春令，木气正在发泄之时，唇燥口渴之象互见。又值岁气，春寒逼人，外寒束缚，而内火必郁。郁则木火更炽，断不能拘于伤寒成法用麻桂之方。然拘于春温治法，而以养阴忌汗为治，又非所宜。大凡感证，所见寒热燥湿之象，非特四时不同，人有各异。即历年所见，亦属变现无常。惟有熟读《伤寒》《金匮》《温热》诸书，深明其理。再验天时有不正之气，人事有不谨之时，按《经》应变，立方施治，乃有捷效。若胸有成见，药病相左，每至轻者重，而重者败矣。余因今春所治温病，渴不喜饮，而发热畏寒者恒多，用法既当因时致宜，又必细察证象。特书一案，以明天时人病之不可执一也。

中 风

三月下旬，徐萍波先生至寓，请诊谢松庭萱堂之恙。年近六旬忽患中风，因恼怒伤肝而厥。厥后左半身偏废，不能转侧，口眼歪邪，神识模糊，已服时医一方，方案云谨防再厥，举室惶然。余诊其脉，右三部滑大，左脉虽小，尚觉流利。验其神色，体质坚强，兼夹痰湿，且有外感，决为可治，人皆危之。余用温胆汤，加薄荷、苡仁、泽泻、滑石、青蒿、淡芩、前胡等，和中而理少阳，盖少阳为中气之枢纽也。服后外邪透达，发热无汗。余将前方，去泽泻、枳壳，加元参、丹皮、浮萍，嘱其服后取粥饮助汗。翌日汗出卫泄，温邪已解，神识亦清，渐思食饮。嗣后每用和中为主，渐进驱风养血，流利经络之品，如归身、白芍、川芎、秦艽、红花、海桐皮、片姜黄、五加皮、苍耳子、紫荆皮之类，相间迭进。至四月中旬，六易方，而起居饮食如常矣。此症虽因郁怒，内伤肝木，而外有风湿之邪，闭其卫而郁其营，内外相触，以成斯症。余故初用和中，兼转运机枢；继用宣泄外卫，解其表郁；再用和中兼滋养营血，流利经络，得以奏功。是症不用中风成法，桂枝、附子，从未沾唇，但验脉象证情，随意用药。六次之方，难以悉记，因志其大略焉。

张叔和观察请诊其太夫人之恙，年已七旬有四，晨起饮人乳一杯，倦怠而卧。忽然动风，口歪于左，舌卷不能言。诊其脉，右寸独大，尺极微，左三部，如丝不绝。余诊病，向不肯作险语。此真年高病重，恐难奏功，因嘱其另延高手，叔翁强予为治。勉用理中，加化痰疏木熄风之品，服后右寸渐平，左脉略起。叔翁孝思纯笃，偶摘一鲜花娱亲，太夫人因接而嗅之，知其神识稍清，叔翁喜甚。余谓脉虽稍起，而语言不发，诚恐无功，且风病亦有传经之义。至第六日，传至厥阴，恐有变象，不可不防。第五日，右寸脉忽大，左脉忽小，与起病时脉象无异。第六日右寸更大，左脉愈小，深以为虑，后果证象大变，痰涌气脱。至第八日，手足牵引，呼吸渐促，无可挽回矣。人以中气为主，中气不立，则升降无权。是证偏废在右，而口歪于左，左主升，右主降。若偏废于左，犹可升泄，遍废于右，其根虽在于左，而欲施升降并行之法，其如中气无主，枢机终塞何？前案谢母之症，同是偏废，惟其患于左，而口歪于右，且年周花甲，元气未漓，尚易奏效，兹则中权已伤。余每次往诊均未许其可治，竟至无可挽回。

沪城内红栏杆桥马贡三丈，仁厚诚朴，君子人也。面苍黑而表实，耳微重听，素日少痰，年已七旬有三，精神尚旺。客秋有鼓盆之戚，事多亲操，不耽安逸。仲春五日，肩舆至寓求诊，忽得偏枯之疾，左手足不能运用。诊脉右部滑大，左手冰冷，脉象沉细。余用理中加附子、桂枝、阿胶、归、芍、羌、防等，两进效如桴鼓。改方仍以前法增减治之，越数日忽遣价至寓请诊，惟请诊之地，非翁宅也。至则翁迎于舆前，喜形于色，始知翁之弟媳，有恙而邀诊也。便索调理之方，随以温脾暖肾滋木清风之药与之。

暑 证

宝邑真如镇王杏生先生已卯馆于海上，闻予治病多效，特来访之，一见如故，即订知交。至庚辰九月三日，令郎有疾邀诊，病已数日，服药罔效。余至，见其额痛如劈，汗出如油，身热如烙，唇燥口渴，目赤鼻干不寐，小便赤，大便泻，泻时直喷而出，脉象涩数，舌无苔垢。余以为外邪传于阳明之经证。惟脉之涩，便之泄，秋病必夹湿邪，治法先理外邪为急。用白虎、白头翁汤两方合参，增入清三焦而渗湿浊之品。诘旦先生至寓云：病已尽退，且进粥食，求调理方。余以为外邪暂退，内蕴暑浊，决难骤解，一剂而解者，惟春病有之。况邪在阳明经进退，其经达于胃腑，粥食早进，邪必复聚，未嘱戒食，此乃予之疏忽也。固求方药，不得已以清解之法应之。先生归，其病果复作，惟头痛少减。余嘱前方加柴胡，预和少阳，佐以黄芩泄其上火，三剂而外邪解。惟内蕴暑湿未清，余热未净，便泄未止，但泻时不似前之喷溢矣。余改方以轻清宣解之法，应变而施。延至旬日，病退而尚未能起。群疑病后虚证，拟进补药。先生不能决，乃延淞南世医张君诊，亦视为伏暑未清，万不可补。索阅余方，以为深得治伏暑之法，认路极清，方极稳惬，坚嘱迎余一手治愈。余之得奏全功者，张君之力也。余见时医见证象错杂，先以险语动人，豫留成则有功，败则无过之地。岂知病家闻病之险，有力者即多延医士，共议方药。及群医既聚，藏拙者多，即使有深明证情，别具胆识者，其势亦不肯违众力争，以邀谤议，致症有可治而不治者良多。其无力多延医士者，闻病之难治，束手待毙者有之。果能察脉观色，证情雪亮于胸，断不愿故作险语以乱病家之心。若胸中本无把握，亦不得不以险语为护身符也。吁！医术以济人为急，徒思避谤保名，不愿深求至理，于心安乎？有深悉俗情之友，每以必用权术相勖，余以为此心偶涉于私，诚恐渐没其自有之天良也，然耶否耶？

衣庄李慎三兄庚辰七月请诊。病见发热甚重，而不恶寒。自服苏梗姜糖而大泻，脉象沉数有力，右尺独大。缘是年夏令，天无酷热，汗孔常闭，是以秋病卫郁其营，而见但热不寒，与春温之证相似。然热甚不渴，究属秋病夹湿，与春温不同。询其腹不痛而气坠肛门，泻时直喷而出。用白头翁汤，增入二陈，佐以滑石、苡仁之类，因素体有痰湿也，亦一剂而诸恙悉平。明日即请调理，夫白头翁一方，每利于春温。因春温发热口渴，木火内焚，火先犯肺。大肠为肺之腑，肺急而移热大肠，是以见热泻之证。今诊秋病，见其但热而不恶寒，热邪亦移入大肠。而用之，佐以渗湿利窍诸品，究与春病有别，同中实有不同也。予谓习医者于熟玩成方之时，将方中药味一一精求其性，再参悟所列证情，前人因证立方之义。至临证时深究病情，察脉视色，因证用药，求其针孔相对，并不知方之所由来，证自速愈。若并未明至理，但知拘执成方，见此等医方反以为师心自用，未按成法，可慨也已。

绍兴友杨廷兰六月初求诊。病已三日，发热恶寒少汗，头重脘闷，咳呛有痰，大便直泻，小便短赤，脉象濡涩，右大左小。方用薄荷、柴胡、淡芩、砂仁、杏仁、陈皮、半夏、苓皮、苡仁、滑石、秦皮、黄柏、浮萍，两剂诸恙悉平。尚有微咳，易方清肺而痊。大凡脉之右大左小者，无不由于少阳相火熏蒸肺胃也。遇痰喘之症，其象必见浮滑，火升不得降也。惟暑邪之证，每见濡涩，暑必夹湿也。白头翁汤一方，春温之木火犯肺，肺急，移热于大肠，而见泄泻，用无不验。因春温木火内蕴，故用川连。今仿此意，用薄荷清其头面，不用白头翁，而用柴胡和解少阳，淡芩救肺，砂仁逐秽。热邪陷于庚金，用秦柏清之，杏陈治上逆之呛咳，半夏降胃浊之上泛。暑必夹湿，与春温之燥火伤液者不同，必用苓皮、苡仁、滑石清上渗下，加生草和中，引用青萍以泄外闭，外解即内平，治效颇捷。窃见世之治暑者，见外有寒热，兼见泄泻，以为表里同病，不易立方，不知苟明其理，效如反掌，何尝有伏半年之说哉！

吴有君，青浦人也，七月下旬就诊。脉象模糊，舌苔白腻，询其平素，不喜茶饮，口淡无味少纳，本太阴湿郁之体，客岁九秋，忽患衄血齿血，此乃深秋，燥气外侵，卫闭营郁，内有暑湿积中，阻塞相火下纳之路。火克肺金则衄血，火扰膻中则齿血。延医一派滋凉，遂至浊邪愈结，而上升之火愈不得降，故至期年未瘳也。兹届新秋，酷暑犹复炎蒸，必用清暑渗湿，以治其本，和火逐瘀，以治其标，中气和而疾可愈矣。即以苓、苡、斛、滑、半夏、橘皮、元参、白芍、丹皮、麦冬、茅根、柏叶投之而愈。此案本无可志，因血证而用滋阴之剂，几于千手雷同，故又书此以明之。

马春源六月就诊。脉象左涩右滑，舌苔黄浊，寒热往来微汗，头胀脘闷，口渴溺赤，四肢酸软。盖湿郁于中，则左脉濡涩；火郁肺胃，则右脉数滑；邪犯少阳，则见寒热；湿浊迷漫，则头胀脘闷；胆木不降，三焦火陷，则口渴溺赤矣。用轻可去实法，所谓治上焦如羽也。大凡暑邪初起，将成暑疟，必用轻清泄浊，和解少阳，此证三易方而愈。药用薄荷、青蒿、前胡、云苓、杏仁、花粉、苡仁、象贝、通草、滑石、生草、荷叶边等味，易方宗此增减，旬日之后，食饮如常。来求调理，余告以年轻体旺，元气已复，毋庸求药，彼亦欣喜而去。闻沪上时医有言：医者但知治病，不知骗病，其术必不能行。余谓：人以病来，我以术应，果能应手取效，何快如之！若因循玩误，以售其欺，居心尚可问耶？

马贡三丈年逾七旬，数载之闲，病辄就诊，皆获捷效，举家信之，谓其有药缘也。笃信之深，得以穷其技耳。中秋后三日来诊，脉象右，涩左滑，已见肺胃不和。是岁白露节后，犹有非时酷热，高年吸此蒸淫之气，迷漫三焦。时值燥金司权，外卫渐束，腠理渐闭，闭则内郁，郁则外燥内湿，两不相和而互斗。证见寒热往来，头重脘闷，咳痰不爽，胸胁吊疼，身痛溺赤矣。夫三焦，乃手少阳之经。少阳受邪，因见寒热胸闷溺赤之象，暑浊逆郁于上则头重，所谓因于湿者首如裹也。肺乃清虚之脏，浊邪犯之，故生咳呛。手少阳之火，既不循经，致足少阳之火，亦不得和协而下降，扰乱于肺胃之间，而痰出不爽，胸胁吊疼矣。治以渗湿肃肺和解少阳之法。方用苓、苡、滑石，淡渗脾湿而利下窍；半夏、高粱米，降其浊邪；杏、陈、瓜蒌、象贝、淡芩，润燥金而利肺气，且清其犯肺之火；青蒿、前胡，疏泄少阳升降之机。少用生熟草，和胃安中。服数剂而病如失。此方不犯汗下攻补之弊，看似平淡，实则神奇也。

小南门外陆家滨黄心庄兄八月下旬邀诊。年逾不惑，体肥素多痰湿，病已浃旬。初起寒热呕吐，服药后汗多热甚面赤，肌肤甲错，脉皆沉伏，苔现裂纹，病人见汗多而虑汗脱。余曰：此病初起，乃伏暑轻证，若用和解少阳，渗湿降浊，数剂可愈。乃不明秋燥外受，夏湿内伏，火扰少阳，误用表药，是以致此。定方后索前方观之，果用麻黄、桂枝、细辛之类。余用润肺为主，和解为佐，兼理湿邪。两方而脉已起，苔亦平，汗亦敛。两太阳现黑点如细粟，病家问瘰何名？余漫曰：燥瘰也。实则少阳郁火，因服燥药而火上炎，得润肺养胃之品，燥火透发，现于少阳之位，皮毛之外也。惟木火未平，黎明时尚见发热烦躁，改用凉营滋木养胃清金，两剂而病失，易一方调理而安。余因时人不求温暑精微，但执《伤寒》成法，药病相左，误人实多，故不厌烦复，又志此案。

温　热

　　俞惠斋癸未四月来诊，右寸关滑数，舌苔薄白满布，舌本薄红尖赤，头胀畏寒，发热多汗，口燥面红。症因外感风邪。病于春末夏初之时，内有木火相应，实为温热，是以脉见浮滑洪大，毫无紧象也。议用凉营泄卫法。方用薄荷清在上之风邪，青蒿、前胡和解少阳内郁之火。佐白芍平木而和中土之阴，元参、连翘、麦冬清上火而保肺胃。盖温热之邪，无不犯及肺胃也。丹皮清木火而熄风，生草和协诸味，引用姜泄其卫，枣镇于中，服之旋愈。

　　五马路英昌照相馆李寿山兄，年未三十，身面俱长，乃木形之禀，病延旬日，前医治以风温之法，而加豆卷等味，药进罔效，病势甚危。余诊脉象，其细如丝，沉数有力，此乃邪传少阴之候。舌干少苔，热重额间微汗，喉痛甚，喜冷饮，两颧红晕，两耳赤色，唇微肿而燥，口渴溺涩善寐，明明病邪已传少阴矣。夫人身病入于少阴，无不是寒；而惟内伤发为春温者，无不是热。缘人身手足两少阴，一水一火对峙，惟水能灭火，故见病是寒。在伤寒，则用四逆汤之类。而冬伤其寒水蛰藏之令，发为春温者，木火先盛于内，正在欲发未发之时，一经春风外袭，风火相因而病。初传三阳，腑中之津已伤。传至太阴脏中之阴告竭，再传少阴，少阴之水立涸矣。余因重用生地，佐以元、丹、麦、芍、知母、天冬、滑石、浮萍、淡芩、花粉、竹叶、蔗皮之类。三日三易方，一以养阴泄卫为主。至第四日，脉象忽起，洪滑而和，喉病先止。第五日热已退清。七日后，不复求药矣。此病见其善寐，而不知病传少阴，再进发泄寒凉，欲其发斑，热必咽喉胀塞，火亢水涸，即成败证。叶氏谓温病以存津为主，即是此证。虚谷谓银翘散等方，但治风温时行之证。若冬伤于寒，水不蛰藏之证，则非所宜，此为定论。

　　六月初九日午后赵君寅桥请诊恒人里友人之病。至则见其居室湫隘，床前垂布幔，病人身着夹衣。脉象洪大无根，舌燥唇焦，而目俱赤而神呆。吾谓时正酷暑，病人何堪受此大热？曰：前医谆嘱，斑未发透，不可受寒也。解视其胸，红斑殆遍，且起瘰而灌浆。问其如此酷热，汗出如何？云：前日汗出淋漓，今日已无汗矣。且前日口渴异常而溺赤，今日口不渴而溺白矣。缘病已两候，服沪城世医之方，豆卷、生地已十余剂，以热治热，豆卷发其暑火也；以湿治湿，生地助其暑湿也。前日口渴汗多时，急救其阴，尚可挽回，今则内液尽涸，阳已离根。是以汗不见，口不渴，溺不赤，而神呆不语矣。际此酷暑炎蒸，犹畏其受寒，而蔽以幔，衣以衣，不愧为专治伤寒发斑之世医也。二集之刻，其中论说，及所志各案，每多辨论发斑之证，非好辨也。实因世医，自谓得治伤寒之诀，而未究治温治热之理。一见发热，断为发斑，所用之药，遇热证，斑发更捷，自以为灵，发之而阴津未竭。或遇湿重之体，湿甚之年，可望收功，遂乃自鸣得意。发之而遇燥体燥盛之年，阴津立涸，又以为是年病深，药难救治，并不自治药误，屡多败证，漠不关心。余于两月中，见夫壮盛之体，近则一候，远则两候，发病告毙者多人。所服之药，并无改易，故不禁又哓哓致辨焉。

霍　乱

　　浦东人顾阿庆，壬午五月，忽得霍乱转筋之恙。上吐清水，下利赤水而带血，腹中气块攻触，痛不可忍。口渴，溺短而赤，饮热汤则腹痛愈甚，两足挛急而疼，外象畏寒无汗，身痛如缚，脉左大右小，两尺皆空，舌苔白腻。此乃内蕴暑浊，外闭寒邪而发。方用苓皮、益元、苡仁、藿香、砂仁、薄荷、柴胡、豆豉、山栀、通草，灶心土煎汤代水。药进热发于外，旋即汗出热退，呕吐俱平。越日雇车来寓云：诸恙已平，惟脐间隐痛，腹中尚鸣，不思纳谷。随书豆豉、山栀、杏、苡、苓、泽、半夏、滑石、柴胡、砂仁、丹皮、元参，调之而平。余诊此症，见其险恶，以为难治。察其脉不沉伏，亦无弦强不和之形，其右小者，乃气机之不利，中宫既郁，自然两尺皆空。爰将病情细书方首，循脉象证情，因症检药。见其畏寒，拟用桂枝以和营血。既而思之，卫外之气尚闭，内蕴暑邪，必有郁火团结，否则何以热饮而腹痛加甚？至于腹中气块游行绕于脐旁而鸣，知系木为湿郁而动。动则风火并发，并非食积。身痛无汗，乃外受寒邪，伤其营血，卫气束缚，皮毛偶闭，外无宣泄之机。内蕴之暑火湿浊，因闭而郁，郁则冲击于中宫，致有挥霍搅乱之作。肺主卫气，乃一身气化之原。肝主营血，为五内生阳之本。肺为寒束，不得下降而制木；肝为湿郁，不得疏泄而生风，是以有两足转筋之症也。惟有重用薄荷泄其外卫，佐柴胡疏解少阳，苓、苡、滑石清上郁而利下窍，藿香、砂仁方以逐秽，且开中焦郁结。豆豉、山栀有交通水火之义，叶氏以为能涤胸中陈腐，加灶心土镇治中宫脾气。方极平淡，而奏效甚奇。虽其人尚在壮年，未必尽在药力，然病去之速，亦可见立方之妙矣。设若误用寒凉辛热，发表消导，药病相左，有不呻吟床席者乎？大凡霍乱一症，变现无穷，用药早晚各异。临诊必察内外之邪，孰微孰甚，证象之现，谁实谁虚。若遇虚体，一经吐泻，四肢厥冷，脉沉伏而多汗者，固用理中汤为主。盖外无闭郁之邪，孔窍尽开，中宫大乱，乱后中阳散越无归，将见阳根脱离之证，是以有回阳等汤诸法。若上吐下泻，肢冷脉伏，腹中搅痛，外闭无汗，此乃外闭内郁之证。内有暑火湿浊食积等邪，因郁而动，冲突于中，生风生火，而成霍乱之症也。若中宫但有湿寒，而无暑火秽浊，再无外邪闭结。所见之症，不过痛于脐下，肠鸣泄泻。即使胸脘不和，无非恶心上泛。若见吐泻骤作，胸腹烦搅，两足转筋，虽外见肢冷脉伏，畏寒无汗，不可视为虚寒。必察其外邪之重轻，而深悉夫病来之迅速。盖五行之速，莫如风火。内发之风火，无非中气阻塞，肝胆两火，升降无路，故怒发也。此时之泄外闭，解内郁，逐秽渗湿，消滞和中，清火息风诸法，医当全备于胸中，而为应变之用，断无成方之可拘也。

　　癸未六月，天时酷热，余侨寓海上。房屋逼窄，荆人拘守楼头，多受暑热，晚间天台纳凉，饱受风露，素体腠理紧密，从无点汗。初九日忽患水泻，自早至晚，已十数次，畏药而不我告。至戌刻，陡觉心腹烦搅，上吐下泻，身冷如水，汗出如雨，额间更多，发为之洗。顷刻声喑腮缩，目陷睛圆，足跗筋紫，手心泛红，指起绉纹，左手罗心尽陷。气火上升，两耳聋闭，两足转筋，右足更甚。身冷而自觉甚热，不许住扇。脉象由小而微，至于沉伏。舌苔薄白满布，紧贴不浮。初进人参、芩、连、良姜、附片，服之呕而不受。继进胃苓汤，口稍渴而小便见。再进人参、石膏、知母、粳米、竹叶，加姜、附，吐渐止而口渴，舌苔变黄，尚未浮起。再进而呕吐止，黄苔浮而渴甚。脉象惟呕吐时觉其一露，旋即沉伏。至初十日午后，脉象乃起。因参王氏蚕矢解毒两方，用蚕沙、苡仁、吴萸、炒川连、地丁、益母、银花、连翘、香豉、黑栀、通草、丝瓜络、菖蒲，两剂而平。十一日口渴已止，小便尚少，口泛清涎。乃改用温胆加杏仁、川朴、淡芩、柴胡、碧玉散，至晚小便已通，乃进稀粥。十二日前方减枳朴，加洋参、石斛、扁豆进之。十三日舌苔腻浊已退，黄色较淡，不欲饮水，仍服十一日方半剂。因其倦怠特甚，再进独参汤，加豆蔻煨姜，诸症悉平。自此多进参汤，调理数日，十七日已能下楼矣。是症也，余见其危险之象，无可措手。初投连附，继进胃苓，病势正盛，随服随吐。既而思之，乱者乱也。人身不过阴阳，阴阳相郁，错乱于中，中宫升降之机尽窒矣。余向谓霍乱，有汗为虚证，无汗为闭症。今则汗出淋漓，头额更甚，明明气火上飞，不得下降，清窍尽闭。火既刑金，又克胃土，此乃火发之汗，非虚寒之微汗也。观其畏热，开窗不能停扇，其理可知，故用人参白虎以救肺胃。然身冷脉沉，两足转筋，火上飞而下寒，下寒而木郁矣。所谓乱者，原因火不下降，水不上升，阴阳相背，而乱于中也。欲温下寒，必以干姜温脾，附子暖肾，肝木生于水，而栽于土，木得土燥而水温，顺其上升之性，转筋可免，火必就燥，上飞之火，亦因水温土燥，而可就矣。药进后，苔黄口渴。《金匮》云：呕吐渴甚，其呕必止，因肺胃液伤故也。故用轻清宣解之法，而以萸、连、栀、豉，交通水火，以司升降之机。地丁、益母凉营，银花、连翘清肺，蚕沙、苡仁，降浊升清，通草、丝瓜络、菖蒲，通络利窍，无非轻可去实之义。盖大乱初定，一进重药，则偏倚立见，既现口泛清涎。知湿邪未清，必以和中渗湿，为调理之治。余至此，愈信霍乱一症，竟无成法可拘。必得验表里，察虚实，辨燥湿，别阴阳，洞明证情，用药无一味虚设，庶几投无不效也。

咸丰己未岁，室人因丧女悲郁，天癸不行，起居饮食如常，疑为有孕。至新秋，偶食西瓜，吐泻交作，四肢厥冷，一昼夜大肉尽脱，十指罗心皆陷。予投以参附汤，吐泻渐稀。适有至友谓予曰：秋病最多伏邪，参药岂可叠进？惑其言，遂停药。至晚，病人自云不起，嘱备后事。予问：其胸中如何？但言懊憹，莫可名状。予想如有秽浊，胸腹宜见胀痛，果有伏邪，必见口渴等热象，疑而不决。遂仿景岳进探虚实之法，取熟地二两，浓煎与服，服后安寝，醒来懊憹略平。乃用十全大补，去川芎、附子，重用参、芪、熟地，大剂进之，渐解，神清气旺。越五日，天癸大行，疑为半产，则悚然懼，知其并无腰痛，乃经行而非半产也，则翻然喜。调理月余，参用数斤，熟地用至四五斤，素有夜热等旧恙，从此悉除。两手指甲，已枯者上透，而下生新。向日瘦骨珊珊者，渐形肥皙，精神壮盛，且能任劳，不啻又一世人也。是证迄今癸未，已越二十四年。同是霍乱，前在壮年，则纯系虚寒；今渐衰老，则反多实热。病因不同，治法迥异，医其可以成见拘乎。

癸未中秋后四日，门人曹绛人请诊。病象头重而痛，寒热往来无闲，口渴微汗，四肢疲软乏力，不能强起。余定方后，其尊人问曰：此证欲成伤寒大病否？余曰：以脉象病情揣之，外邪即一时难解，不过成疟。经余早治，疟亦未必成也。越日视之，进药后，已能起矣。余嘱其停药一日，观其少阳之变现，再议处方。乃诘朝已能自来复诊，虽内邪未清，而外闭已解，略与调理而安。余之志此，非因效之速而自夸也。实见夫时方之不按病情，惯用劫夺津液之药耳。沪地五方杂处，行医者不止千人，而所称时名者，四季中但是寒热时证，无方不用豆卷，竟有一倡百和之风。脉案必有谨防发斑等语，服后如其言者，亦十居八九。其有阴津未竭，斑现如云者，虽不至于致命，然气体受亏，复原已觉匪易。若阴液内涸，斑出形如细粟，紧密不散者，一见即成不救。此非症之果欲发斑，实因药误。岂有四季时症，但见发热，即系瘟疫，必至发斑者乎？夫豆卷，乃麻黄所制，能治寒伤营血之病。仲景治风伤卫，用桂枝汤，寒伤营加麻杏，所谓营病治卫，卫病治营之法。麻黄用于伤寒正病则宜，若春温夏暑秋燥，误用于太阴湿甚者，尚属不宜，误用于阳明燥甚者，其害何可胜道哉！况今岁节交白露，犹复酷热异常。语云：秋热伤人，人伤于热。而用治寒伤营血之品，有不逼而为发斑者乎？余于自夏入秋，遇有时证，察其燥湿火郁之孰微孰甚，治效甚速。因白露酷热至秋分前两日，天气骤寒，人受秋热，忽被新凉外逼而病发，故病象约略相似。其寒热之来也，如风雨之骤至，头痛如劈，目赤面红，两足酸疼或冷。其重者，或见鼻血，两足瘫软，不能起立。推原其故，缘深秋酷热蒸淫，而又当燥气司权。较夏令暑热，多一秋凉外束，暑伏于内，伏则火动，火无发泄，而乱于少阳。少阳之火，克其肺金，燥敛之邪，侵其外卫，肺气窒塞，有升无降。相火邪升于上，则上见热病；肺气不降于下，则下见足病，不悟其理，并有称为吊脚痧者矣。余治愈多人，不过内理其湿，外泄其闭，润肺金，和少阳，再察其燥湿火郁之胜负，随症变通，往往一药而平，曾未见有一人发斑者也。因同时之发斑者实多，余故不嫌烦复而再辨之。

　　晋泰杭庄张君桂亭秋季深夜请诊。至则一家三人，均患霍乱，云因食蟹而作也。余各与一方，投之均愈，毋庸复诊矣。其夫人吐微泻甚，方中用吴萸，倍于川连。其令妹，泻少吐多，方中用川连，倍于吴萸。其令郎，呕吐特甚，以温胆汤加味与之，效如反掌。余向谓治霍乱之方，必不可拘于呆法。执理中以为圣法者，每多误事。再有初起慌张，香燥混用者，亦多不治。务深悉其致乱之由，及已乱之象，对症发药，手敏心灵，斯为治乱之道，慎勿以其易疗而忽之也。

呕　吐

　　北泥城桥下保婴局闲壁有铁作，店主因讼罚锾得释。当被拘时，其赘婿远出，其女情亟，遂服阿芙蓉膏，经大善士陈君竹坪救治而愈。愈后情复抑郁，得呕吐之恙。陈君固乐善不倦者，因其父再三之求，为延医治之，越七日罔效。陈君来余寓，余适他出未面，遂复述之他医，医乃授法其徒，往治之，亦不效。陈君仍为之邀余往诊。见前方用旋覆代赭法，是未审呕已经旬，水谷不入，复伤其中气也。诊脉寸大尺伏，乃呕病正脉，且年正轻，体亦实，并无错杂中治之证。惟呕吐不止，浆水不进，进即吐更甚，面赤火升无汗。时保婴局绅见之，亦以为危。余曰：易治也。用苦辛泄降，兼凉散法。缘证属厥阴，肝木以水为母，以火为子，非苦寒辛热并用，不能和解。其面赤无汗，外卫尚闭，外卫愈闭，内火愈郁，郁甚则火升，而肺胃亦不能降，故用泄卫之品以佐之。药两进而病如失。陈君令其父诣余寓，称谢不绝云。

马贡翁弟媳之恙，初诊其势颇重，发热头重无汗，面赤足冷，呕吐不休，勺水不得下咽，且吐蛔虫，三日不纳谷矣。询知素不服药，前有脾泄之恙，大便不调者三月，脉象弦细而紧。余用仲景乌梅丸意，寒热之品并用，参入小柴胡汤，加浮萍以泄卫气，不觉方列二十余味，令其先服二煎，恐药入仍吐而不受也。结旦遗人至寓，谓药入尽吐。余嘱其将乌梅咬定齿上，急以前药进。翌日复诊，汗已解而呕吐平，惟寒热未清，少阳经症未罢也。即书小柴胡汤加味与之。越二日复诊，病人云：余无病矣，惟有肌肤作痒耳。改用轻清宣解而安。

泻　痢

清和里王姓妇己卯秋病迎诊，知其前服苦寒而病殆，余用法挽救，胸发疹瘖而平。庚辰七月请诊，乃发热而服痧药，加以挑刮。忽然大泻，热势极重，询知腹无疼痛而气坠，泻时直射而出。即书白头翁汤去川连加淡芩、白芍、丹皮、通草、滑石等，一剂泻止热退。诘朝乃郎至寓改方，调理而安。此症若用治泻套药，藿香正气、六和汤等，不明清三焦，和少阳，泄湿利窍之法，势必延绵床席矣。

绪泰杭庄张葵卿兄，苏垣人也。壬午正月杪请诊，见其面白瘦弱之躯，前有痰喘之恙，今患头痛发热少汗，不欲饮水，且有腹痛泻痢之证。予用桂枝汤加豆卷、杏仁、苓、泽为君，加橘、半、砂仁、姜、枣为佐，一剂汗出热退，经邪尽解。而赤痢未除，少腹疼痛，里急后重，至圊不爽。改用苓、泽、苡仁、车前，重用桂枝、丹皮、焦楂、苁蓉，略佐升麻、羌、防、炙草，两剂而诸病失。翌日亲自来寓，调理而安。余于此症药进效速，爰有解焉。其人素有湿痰，咳呛气促，乃中阳不足。肺胃上逆之体，兹因春感外邪，发热头痛无汗，病邪在经。因内蕴湿邪，故不口渴，虽在春令，较春温之燥火内应者不同，故用桂枝汤，加豆卷、杏、陈，仿仲景之法，治其经邪。惟中宫久有水气，今被外邪闭郁，冲突于下窍而痢作，故用苓、泽渗脾湿以清其源，暂用姜、砂以温脾阳，佐橘、半以降胃浊，炙草、大枣以和中。盖脾湿之体，不温中宫，外犯之经邪，不易解也。至已成之痢，缘内蕴湿邪，郁其木火而色赤，故易方用苓、泽、苡仁、车前以理脾湿，桂枝、丹皮疏其木火之郁陷，佐羌、防、升麻，逆挽其下陷，顺升其清阳，重用焦楂利腑气而消滞，加苁蓉以滑肠，炙草和协诸味以安中，其病自不难治矣。予于治痢之法，已愈多人。然症之寒热虚实，变现不一，果能悟其理而审症明确，投无不效也。

老闸养德堂药铺姜巽甫病，六月二十八日，老介福绸号叶月槎兄，代邀往诊。病因宝善街火警，早起受寒，又啖瓜果，以致腹痛，挑痧后，手指麻木。邀孟河医治之，方中用川朴、丁香等味，初进水泻，继而便溏，再进而大便硬结矣。第三剂仍用丁香等味，并未审太阴之湿已去，而阳明之燥将作也。服后烦闷异常，内火益炽。另请沪上所称名医者治之，方首即书云，湿温夹暑夹阴，有发为斑疹之虑等语，且有鸽麝熨脐之法。方用附子理中丸，兼北细辛等味，服之面赤气粗，两足如烙，证益加剧。始经予诊，予笑谓之曰：此症乃药病，非真病也。与一清解方，嘱其连进二剂，可向愈矣。越二日，早晨，予正应门诊，而巽甫至，亦即就诊。予因一面之故，已不能记忆，犹询姓氏。渠乃微哂曰：余即日昨请诊之姜某也，先生竟忘之耶？顷间叶月翁亦至，相与一笑云：医术以效为常，此案本不足存，且近于扬人之短，非吾素愿。惟学术粗浅者，认证不清，往往有之。岂有负一时之盛名，而阴阳背谬，一至于是乎？医为仁术，为之者，宜何如慎之又慎耶！

陈竹坪先生，沪上大善士也。常以活人为心，专治服生鸦片，经其挽救者，千百人。遇贫且病者，恒代延医给药，施以钱米，人甚德之。曾诊其夫人之恙，因而识予。癸未四月，邀诊一倪姓童，年甫九龄。因父病，家不举火，乞食于邻。邻人饲以冷粥，遂腹痛泄泻。沪上有时医子，全未读书，仅执数方以袭父业。以耳为目者，多延之，以为名医后，必名医也，被其戕害者，不可胜计。是症适先延之，乃进以发散消导之剂，旋即饮食不进，头汗淋漓，呻吟不绝。问之，但云胸中虽受，莫名其状耳。余谓童年，并无七情六欲之感，冷粥停滞，乃最易治之证。用参苓归芍，加调气之药，一方而愈。原其头汗出者，误服豆卷发散之品也。再有楂、曲、麦芽、槟榔、枳实，枯肠馁腹，何以克当？必至中气日伤，归于不救，直是无端索其命耳。余见此君之仅用数方，以应万病者屡矣。欲面规之，窃恐水火不久，故尝为论说，登诸日报。深冀此君见之，知以人命为重也。

潘镜波先生以医相识也，其少君叔仪世兄，年甫弱冠，体质素柔，屡来就诊。今九月中又偕潘醴翁、金兰翁寓申就诊。脉象濡浮，舌无苔垢，脾阳失运，不肌少纳者，已两旬矣。余初用和中渗湿，鼓运脾阳之法；继增苦辛泄降之品，五剂后欣喜殊甚，饮食多进矣。是夜过半，忽肩舆促诊，来者云：潘客甚病。余殊骇异。至则见其吐泻交作，吐出之水，酸秽殊甚。胸腹疼痛，按之有形，畏寒烦扰，呻吟床席，转侧不安。询知至申后，未能节劳，饱啖酒醴腥厚，且食生蟹。兰翁等见此病状，相顾错愕。余曰：此食郁霍乱，不难愈也，但易去者实邪，难旺者脾阳耳。方用制夏、云苓、砂仁、陈皮、焦楂、麦芽、枳实、鸡巨子、雅连、干姜、吴萸，引用百炙灰，药调服。越日金兰翁来云：病已霍然矣。又一日自来复诊，余邪未清，腹尚微痛，大便尚溏。易方理余邪而兼调理，但脉象尚弦，面色带青，缘肝木扰乱脾土之故。坚嘱其节劳慎饮食，药饵可以见功，否则内多思虑，外更劳形，饮食不调，中气难复也。人可不慎疾乎。

咳　血

辛巳孟夏，义和成药号刘佑年兄请诊。脉象右涩左滑，右胁胀疼，咳痰呛血，寒热未清，呼吸痛不可耐，病延旬日。予询其初起时病象，答云：初起寒热，右耳后项肿，服前医之药，项肿平而胁胀甚，咳痰见血，咳时胁痛，刻不可忍。予曰：此乃风邪由项后入于风府，郁于少阳之经。而咳血胁痛者，大部药误所致也。出方视之果川贝、麦冬、旋覆、蛤壳之类。予用薄荷、前胡、杏仁、象贝、紫菀、丹皮、茜根、牛蒡、桔梗、苏叶、柏叶等，两进而血止嗽减，改方去茜根柏叶，加用半夏、陈皮、苓、草之类，三易方而病如失，调理即安。盖血证必探其原，断不得一见视为虚劳，骤用补涩。如此证之风邪外袭，误成血证。若不察病情，拘于阴虚火动之见，则病象变更，不堪设相矣。世之因此而误治者，指不胜屈也。至若劳伤血络，血不循络，而有暴吐之证，仲景有柏叶汤。取柏叶之敛肺，止其血之上溢；艾叶温通血络，使血由络而行；炮姜温其脾土，马通汁又能敛血下行，用得其宜，效速而无后患。世以滋阴降火，凉血止血求效于目前者，岂知血去中虚，气机不运。阴凝之药，积于中宫，致离经背道之血，瘀结于络，络不得流行。一旦崩决，血之上溢也更甚。中气为阴腻所滞，脾阳不振，无痰之体，渐生痰涎，足太阴脾以湿土主令，手太阴肺从令而化湿。肺受湿邪，又增咳嗽，从此肺气窒塞于上，而失其收敛下降之权，肝血郁陷于下，而失其升达上行之性，至春木性怒发而血升，交秋肺气收敛而咳甚。病者信为虚证，原服补药，医者视为劳损，投以滋阴。体弱者多服滋补药，一二年间，遂成扁鹊难医之症，体强者不过带病延年，余所见者多矣。寓沪以来，遇误治未深之症，每用淡以渗其脾湿，辛以降其胃浊，疏肝木以清降，逐瘀滞以通络，借此挽回者恒多，用特书之。

张浩卿，浙人也。癸未春来诊，脉象右关独大，已知肺胃之郁，舌苔白腻，痰多咳呛，偶有带血，胸中懊侬莫名，乃劳伤脾土，浸生痰涎。土湿则木郁，春令肝木发荣，郁则生火而冲动络中之血，火既上炎，刑及肺胃，则胸中懊侬。治以理脾湿为主，降胃肃肺和火通络，均佐使之法也。方用苓、斛、苡、滑，淡渗脾湿，半夏降其浊痰，炙草和中。加丹皮泄木清风，疏其络中之瘀，茜草通其离经背道之余血，杏陈润肺利气，助其下降之权。浮火克其肺金，用淡芩清之，再用前胡，开少阳相火下藏之路，欲其脾旺胃和，肺欲而络无留瘀，火降而血自归经。服至十剂，诸恙尽平。

顾寿康丝栈华君韵香，初夏就诊，脉象右关独大，舌苔白腻，舌质淡红，痰多咳呛，血现痰中，胸中懊侬，莫可名状。余以为多思伤脾。脾土湿郁，湿郁则木郁，肝木性不受郁，郁而怒发，怒发则生风火，风火冲突，犯及络中之血，故血见于痰中。火发于上而刑肺金，甲木不降而克胃土，则胸脘失其冲和，而胸中懊侬。右关之脉独大矣，盖谷入于胃而传脾，脾气输谷精于肺胃，化气血而散布诸经，由经及络，经谓阳络伤则血上溢。所谓伤而溢者，缘血不能循络而行，则络伤。用芩术燥脾，杏陈润肺利气，成其收欲下降之功。上有浮火烁肺，用淡芩清之。前胡开少阳相火下行之路，意在燥脾和胃降肺，俾络无留瘀，血尽归经而已。余于血证，不惮反覆烦言。因每见治血者，多以为火盛，骤用寒凉，当时血亦暂止。迨离经之血，凝结不解，渐至气道日窒。肺气不降而生痰相火不藏而上燥，不悟其理，再用滋阴，遂成不治者，指不胜屈。故又书此案，而不厌重复焉。

浙宁张惠昌四月下旬就诊。自述去秋痰中见血，申地名医求治迨遍。至正月即吐纯红，旋服止血之药，血已暂止。午后寒热交作，热退无汗，黎明冷汗极多。咳痰不爽，声暗气促，两胁拘挛而痛。持所服医方甚多，余亦不暇检视，盖不阅已可知也。病情至此变端百出，医者病者，皆以为宜于用补。人以为虚，余以为实，非实也，乃气道之闭塞也。脉象弦数，细而无神，一派郁象，不得以为虚也。舌上薄白之苔，湿而不浮，乃郁象之明证。苔如地生之草，中气调和，苔必升浮，不至紧闭也。两目白睛已现红黄之色，岂非少阳郁火，干犯肺胃。盖阴阳之升降，在子午之时，气道被补药填塞，升降不得自如，寒热因作。于午后，黎明乃寅卯之交，木气当权，木气升于子位，故冷汗出，木为心火之母，汗乃心之液也。两胁乃肝胆游行之路，升降窒塞，故拘紧而痛。甲乙两木之火，升降不调，郁于少阳，而克肺胃，肺胃之气，不得下降，自然痰出不爽，气促声嘶矣。病至此，颇非易治。但其人体瘦，颇类木形，本质火旺，尚能纳食，证情之重，究为药误，故立方以治之。因此而忆及苏城潘友庄兄，游沪时，谈及曾患血证。余问所服方药，友翁云：寒家列祖相传，惟血证不准服药，故至今未发。予笑曰：诚哉是言。余设医于市，遇问病者，每以不服药为中医相诫。盖一经医手，得其中者，犹或寡矣，能不慨哉！

痰　浊

甲申春季陈济堂王耀庭兄请诊。诊得脉象浮大无伦，两尺沉伏，舌有薄白之苔，平铺满布，咳痰盈碗，喘息肩耸，喉声呴呴然，气短语言不续，小便点滴不通，起卧均不适，举家惶然。余以为湿痰中郁，外感风邪也。大凡人有外邪感冒，初起必有白苔，满布舌边。至于舌边无苔，湿苔在中而毛，此乃外邪渐解，或系久病变象。至于杂症，舌苔变现无定，又不能拘泥，不得与外感初起之舌并论也。此症因时交春命，外受郁邪，皮毛闭郁。缘风为阳邪，鼓荡营卫，触其当今之木火。风火相击，湿痰在中，又因风火冲击而升，不得下降，以致风火湿三邪，共犯肺胃，是以异常喘急，证情危险矣。治法用薄荷、前胡、半夏、杏仁、橘皮、淡芩、茯苓、泽泻、苡仁、石斛、滑石、生草等，一剂平，两剂愈。

轮船朱少卿至寓求诊。脉象两尺空，两关滑，右寸独大。其体甚坚强，内多痰湿，两目红而头胀，怔忡不寐。余用芩、斛、苡、滑、半、贝、栀、芩、前胡、元参、枳实、生草、桑叶，治之而平。盖关滑尺小者，痰郁火飞之象也。火被湿阻，不得下降，上刑肺金，自见右寸独大而目赤矣。火扰于肺胃，肝胆两火，与痰湿相搏击。因见怔忡之证，肺主卫气，肺金受克，卫气不入于阴，则不寐。此证如见不的确，误用温补，则痰火益炽；肆用寒凉，则灭其真火。若用滋阴，则助其湿邪。故燥脾润肺降浊，而导火下行，不易之法也。

疟　疾

陈友卿脉来虚大，舌苔白腻，质有裂纹，久疟伤中，脾不统血，偶吐鲜红，右胁有块，将成疟母。立法理脾降浊，和解少阳，而逐瘀结。方用醋鳖甲、鳖血、柴胡、云苓、麦冬、归身、丹皮、延胡、半夏、杏仁、陈皮、炙草、夏枯草、侧柏叶。服四剂复诊，脉大已和，惟右尺尚露。盖少阳相火，未能蛰藏也。疟母已消，足肿亦减，寒热干咳气促俱平。深喜三阴疟，缠绵入阅月，已有愈期。续求调理，药用参、斛、苓、草、杏仁、麻仁、陈皮、丹皮、前柴胡、鳖甲、淡芩、延胡、萋皮、桑叶、生姜、元枣与之。至第三次就诊，诸恙悉平。改用和中法，嘱其饮食调和，毋庸认真求药矣。余业斯道，每谓人不必求药，且作《补药误病论》，人或视以为偏。不知药能治病，亦能致病。病愈服药，无益有损。且有病人元气未漓，邪退自然正复，未尝服药，病亦向愈者。设病已全去，尚欲求药，无病转足致病。再有误投，必至变病增病，或成为难治之病，岂非不药为愈乎？吾见世之本无大病，因多药而误成病者实夥，故不惜谆谆告诚焉！

前　阴

壬午小春既望，夜将半，顾容齐先生命与邀诊，至则所诊者乃金陵吕秋樵孝廉也。秋翁患淋沥，医云湿热下注，方有生地八钱，畏未敢服。因自服五苓去桂加制军之方，小溲点滴不通，至晚胀急愈甚，坐立不安，不得已绕屋而行，足不停趾，因延予治。诊其脉，尺大寸小，濡涩不调。用胆草、苓皮、猪苓、车前、苡、斛、黄柏、生草，佐以桂枝、防风、羌活、柴胡、杏仁、陈皮，以姜皮、枇杷叶为引。诘朝秋翁乘与自来，小便通调，淋浊亦止。易以渗湿达木之方，调理而安。夫淋浊、癃闭等证，举世皆用利湿之法，而不思达木。岂知利湿之品，其性趋下，有愈利而风愈闭者。《经》云：肾司二便，其职在肝。若不达其风木之郁、脾气之陷，下窍焉得通调，湿火何能两解乎？故余用渗湿之品，而佐柴、桂以达木下陷已结之火，用胆草、黄柏、生草梢等以清之，再得杏、陈利其肺胃升降之气，有不霍然而愈者乎？

周少愚，湿热淋痛，脉象弦细而数。夫弦为风木之象，郁而生火则数。木火郁于湿土，湿被木火蒸淫而为热。木生风火，不得上升，下注而泄于小便，则成淋浊。其下注者，风之力也，痛甚者，火之郁也。方用术、苓等以理脾，亦用柴桂等以升木。其下陷之火，用丹皮、栀、柏以清之。两剂痛定，而余沥未清。前方去丹皮减柴桂，病如失。世于湿热证，每每畏用桂枝，以为辛热。不知桂枝乃木之枝干，其性入足厥阴肝经，故肝木之下郁者，必得此以疏通之而上行。不若肉桂辛热，能入下焦，专治寒凝气滞血凝等证。两桂相较，其用迥然不同。故有湿郁木火之证，非桂枝不为功。至于风邪伤卫，发热无汗，又用之以和营泄卫。若遇阳明燥甚，内有木火为患，及湿郁火升者，误用之又为害不浅，所宜明辨也。

李修之医话精华

李修之（用粹），又号惺庵，松江人。学养至深，见理独明。为人治病，投之所向，无不合度。尝详述病原治法，选录应效方剂，著《证治汇补》一书。

伤　寒

徐敬山伤寒郁热，过经不解，愈后复谵语神昏，刺高苔黑，耳聋如愚，六脉洪大。此阳明胃热血化为斑之状，仍燃灯照其胸腹，果紫斑如绿豆大者，朗如列星，但未全透于肌表。宜清胃解毒，使斑点透露，则神清热减矣。用竹叶石膏汤二剂，壮热顿退，斑势焮发。但昏呆愈甚，厉声呼之，亦不觉醒，全无活意，惟脉息尚未断绝，俱云死矣。余复诊其脉，两手皆在，不过虚微耳。盖此证始因胃热将腐。先用寒凉以解其客热，今邪火已退，正气独孤，故两目紧闭，僵如死状。急用补胃之剂，以醒胃脘真阳，生机自回也。即以生脉散合四君子汤一剂，至夜半而两目能视，乃索米粥，以后调理渐安。

妻祖黄含美，庚辰会试，患伤寒极甚。适其时家君薄游都门，乃与诊治。舌黑刺高，壮热妄语，神思昏沉，奄奄一息，此为邪热内盛，亢阳外灼，脏腑燔焚，血遂沸腾，斑将出矣。遂用生地、黄连、元参、麦冬、丹皮、知母、甘草，一剂而斑现，再剂而神清，三剂而舌刺如洗矣。

燕京礼垣房之麟，患伤寒五日，病势困殆，伊亲在太医院者七人，莫能措手，延家君治之。脉人迎紧盛，右关洪大，神思若狂，舌苔微黑。此邪热拂郁，神思昏愦而如狂，亢阳煽炽，火极似水而舌黑，炎炎蕴隆，将成燎原。若非凉血，火将焚矣，视其胸腹，果有红斑遂用化斑清火，一服顿愈。

中　风

分镇符公祖恭人，形体壮盛，五旬手指麻木，已历三载。甲辰秋，偶感恚怒，忽失声仆地，痰潮如踞，眼合遗尿，六脉洪大。适予往茸城，飞骑促归。缘符公素谙医理，自谓无救，议用小续命汤，俟予决之。予曰：是方乃辛温群聚，利于祛邪，妨于养正。其故有三：盖北人气实，南人气虚，虽今古通论，然北人居南日久，服习水土，气禀更移，肤腠亦疏，故卑下之乡，柔脆之气，每乘虚来犯，致阴阳颠倒，荣卫解散，而气虚卒中，此南北之辨者一。况中风要旨，又在剖别闭脱。夫闭者，邪塞道路，正气壅塞，闭拒不通；脱者邪胜，五内心气飞越，脱绝不续，二证攸分，相悬霄壤，故小续命汤，原为角弓反张，牙关紧急，闭证而设，若用于眼合遗尿之脱证，是既伤其阴，复耗其阳，此闭脱之辨者二。又风为阳中阴，气内应于肝，肝为阴中之阳脏，外合于风。恚怒太过，火起于肝胆，内火外风，猖狂扰乱，必挟势而乘脾土，故痰涎汹涌，责脾不统摄，肾不归藏，滋根固蒂，尚恐不及。若徒事发散，是为虚虚，此真似之辨者三。《灵枢》所谓虚邪遍客于身半。其入深者，内居营卫，消衰则真气去，邪气犹留，发为偏枯，端合是证。当法河间、东垣用药，保全脾肾两脏，庶可回春。乃以六君子加黄芪、白芍、桂枝、钩藤、竹沥、姜汁，服二剂，恶证惧减，脉亦收敛。但声哑如呆，此肾水衰耗，心苗舌槁，至更余后，火气下行，肾精上朝，方能出音。遂改用地黄饮子，服至十五剂，大便始通，坚黑如铁，虽有声出，状似燕语。乃朝用补中益气汤，加麦冬五味以培脾；夕用地黄汤加肉苁蓉、当归以滋肾，调理百日，语言如旧，步履如初。但右手不能如前耳，然亦幸赖余之辩也！

暑　热

上洋王邑尊有幕宾张姓者，盛暑发热，至六七日以来，昏沉不语，面赤兼紫，与水则咽，大便不通，身难转侧，目闭不语，群医束手，皆曰不治。好事者以予名齿及，即投东招治。诊毕谓王公曰：是病虽危，脉则和顺，况身体软缓，唇吻红润，气息调匀，俱为吉兆。只因邪热传入手少阴经，郁而不舒，所以面赤昏呆，口噤不语。乃以导赤散，加黄连、麦冬，佐犀角少许，加竹叶、灯心煎成，用刷脚抉开口，徐令灌下。片时觉面色稍退，再剂而开目能视，三剂而语言如旧，后调理而安。

慈溪杨天生馆江湾镇，时值盛暑，壮热头痛，神昏发斑狂乱，不畏水火，数人守之，犹难禁止。甚至舌黑刺高，环口青暗，气促眼红，谵语直视，迎余往治。余见众人环绕，蒸汗如雨，病人狂躁，无有休息，寻衣摸床，尽属死候。强按其脉，幸而未散。急取筋缠绵，用新汲水，抉开口，凿去芒刺，即以西瓜与之，犹能下咽。乃用大桶盛新汲水，放在四围。并洒湿中间空地，铺薄席一条，使病人睡上。再用青布丈许，折作数层，浸入水中，搭病人心胸之间，便能言顿入清凉世界六字，语虽模糊，亦为吉兆。遂煎白虎汤，加山栀、黄芩、玄参与服。半月间，狂奔乱走，目无交睫，药才入口，熟睡如死。傍人尽曰：休矣。余曰：此胃和安睡，不可惊觉。自日中至夜半方醒，其病遂愈。

血　证

徽商吴维宗年将耳顺，忽染吐血嗽痰，昼夜不宁。医视年迈多劳，误投参芪，遂觉一线秽气，直冲清道，如烟似雾，胸膈隐隐作痛，喘息不能卧下，阖户悲泣。特遣伊侄远顾蓬门，具陈病概。述维宗得子，尚在幼龄，一旦撄此沉疴，鞠育何人？衷肠惨裂，余悯其恳切，细为审度。知水亏龙奋，焦灼娇脏，将见腐肺成痈，所以咳咯不止。盖金水一气，水火同源。乾金既可生水，坎水又能养金。惟源流相济，则离焰无辉，如真水涸流，则相火飞越。俾清虚寥廓之质，成扰攘混浊之气，况乎甘温助阳，愈伤其肺！宜壮水之主，以镇阳光，使子来救母，而邪火顿息也。方以生熟地黄各二钱，天麦、门冬各钱半，紫菀、茯苓、贝母、枯芩、瓜蒌霜、甘草节各一钱，服两剂而烟消雾散，喘息卧稳。以后加减，不旬日而痰嗽俱止。

柯霭宁患吐血后，咳嗽连声，气喘吐沫，日晡潮热。服四物、知母、黄柏、苏子、贝母、百部、丹皮之属，病势转剧，乞余治之。六脉芤软，两尺浮数，知为阴枯髓竭，阳孤气浮。肺金之气，不能归纳丹田，壮火之势，得以游行清道，所以娇脏受伤，喘嗽乃发。理应用六味丸加五味、沉香，导火归源。但因脾气不实，乃先以人参、白术、黄芪、山萸、山药各钱半，石斛、丹皮、茯苓各一钱，五味子二十一粒，肉桂五分。服数十帖，大便始实。改用前方，调养月余，咳嗽亦愈。

泄　泻

上洋邹邑侯子舍，仲夏患泄，精神疲惫，面目青黄。因素不服药，迁延季秋，忽眩晕仆地，四肢抽搦，口歪唇动，遍体冰寒，面黄肚缩，六脉全无。署中幕宾晓通医理，各言已见。或议诸风掉眩，法宜平肝，或论诸寒收引，法应发散，议论异同，不敢投剂，延余决之。余曰：脾为升阳之职，胃为行气之府。坤土旺则清阳四布，乾健乖而浊阴蔽塞，此自然之理也。今泄泻既久，冲和耗散，所以脾元下脱，脉气上浮，阴阳阻绝，而成天地不交之痞，故卒然倒仆，所谓土虚则溃也。况肝脾二经，为相胜之藏，脾虚则肝旺，肝旺则风生，故体冷面青歪斜搐搦，相因而致也。若误认风寒之候而用发表，恐已往之阳，追之不返。宜急煎大剂人参附子，庶为治本。合署惊讶，见余议论严确，乃用人参一两，熟附二钱，生姜五片，煎成灌下。一二时手指稍温，至夜半而身暖神苏，能进米饮，后以理中补中调理而安。

分镇符公祖令爱，久泻肉脱，肢体浮肿，大腹胀痛。便内赤虫，形如柳叶，有口无目。更兼咳嗽烦躁，夜卧不宁。召余调治。符公曰：小女之疾，起于去夏，饮食又不节，淹缠半载，服利水之药，身肿不减，用参芪等剂，胀闷益增，谅非神手，不能奏功，敢祈一匕，以冀回春。余曰：中央脾土，喜燥恶湿，为脏腑根本，生化源头。虽云至阴之地，实操升阳之权。盛暑之际，六阳外发，阴寒潜伏，加之浮瓜沉李，饮冷吞寒，使乾阳之气，郁坤土之中。所以气滞化湿，湿化而热生，湿热壅滞，转轮不行，仓廪之精华下陷而为泻。久则清阳愈虚，浊阴愈盛，留于中州，则为腹胀，散于肌肉，则为浮肿。上乘肺分，则为咳嗽。况脾为诸阴之首，肝为风木之司，湿热盛则阴虚而烦躁夜甚，肝风旺则遇湿而虫形生，头绪虽多，不越木旺土衰之证。治常调脾抑肝，佐以升清降浊，使湿热去而病当渐愈。疏方用白术、云苓、半夏、芍药、黄连、肉桂、干姜、柴胡、厚朴、乌梅、花椒等剂，调理而安。

张侍川脾泄经年，汤药遍尝，大肉尽削，小便枯竭，势已危殆。余往诊之，左脉弦细，右脉虚微，此系乾阳不运，坤阴无权，所以脾伤而破䐃肉脱，肺虚而气化失调。俾浊阴不降，内滞肠胃，清阳不发，下乘肝肾，由是三阴受伤，而成久泄之症。况人年四十，升阳之气，与降阴之令，自此相半。今侍川春秋已逾五旬，不思举其下陷之气，反以渗利为用，则失治本之旨矣。况下久亡阴，未有久泄而肾不虚者。若单补其脾，则力缓不能建功，须得温缓下焦，药辅其间。俾丹田火旺，则脾土自温；中州健运，则充和自布。精微之气，上奉辛金，下轮膀胱，泌别清浊，则小水通于前，大便实于后，可指日而愈也。方以人参、黄芪、白术、甘草、广皮、木香、升麻、柴胡、肉果、补骨脂数剂，小水遂通，大便亦实。后以四神丸加煨木香，调理而安。

家君治江右太师傅继庵夫人，久泄不已。脉得微迟，微为阳衰，迟为寒甚，斯脾土虚而真阳衰之候也。盖脾土虚，非补中则土不旺。真阳衰，非温中则寒不释。乃以四君子加姜、桂，服二剂而畏寒如故，泄亦不减。知非土中之阳不旺，乃水中之火不升也。水中之火不升，无以上蒸脾土，故气馁而不健，须助少火之气，方能障土之湿。遂以人参三钱，白术五钱，肉桂一钱，附子一钱，数剂渐愈。后以八味丸，调理而安。

痹

上洋秦齐之劳欲过度，每于阴雨，左足麻木，有无可形容之状。历访名医，非养血为用，即补气立论，时作时止，终未奏效。戊戌春病势大发，足不转舒，背心一片麻木不已。延余治之，左脉沉紧，右脉沉涩，此风寒湿三气杂至，合而为痹。其风气胜者为行痹，湿气胜者为着痹，寒气胜者为痛痹。着痹者即麻木之谓也。明系湿邪内著，痰气凝结，郁而不畅，发为着痹。须宣发燥湿之剂，加以引使之品，直至足膝，庶湿痰消而火气周流也。方以黄芪、苍术、桂枝、半夏、羌活、独活、防己、灵仙数剂，其病如失，终不复发。若以齐之多劳多欲，日服参芪，壅瘀隧道，外邪焉能发越，而病安从去？

德州都谏王介清，丁内艰，特患左胁顽痹，足腿麻木。按摩片时，少堪少履。服清火消痰，补气活血，病势不减。后服满入京，邀参君诊视。见伊肾肝脉虚，断为肾虚不能生肝，肝虚不能荣血，水亏血耗，经隧枯涩之症。先以四物汤加秦艽、石斛、牛膝、葳蕤，不数剂而胁痹顿除。后服肾气丸一料，永不复发。

哮　喘

秦商张玉环感寒咳嗽，变成哮喘，口张不闭，语言不续，吟呷有声。外闻邻里，投以二陈枳桔，毫不稍减。延余救之。诊其右手寸关，俱见浮紧，重取带滑，断为新寒外束，旧痰内抟，闭结清道，鼓动肺金。当以三拗汤，宣发外邪，涌吐痰涎为要。若畏首畏尾，漫投肤浅之药，则风寒闭固，顽痰何由解释。况《经》曰：辛甘发散为阳。麻黄者辛甘之物也，禀天地轻清之气，轻可去实，清可利肺。肺道通而痰行，痰气行而哮喘愈矣。乃煎前方与服，果终剂而汗出溱溱，一日夜约吐痰斗许，哮喘遂平。二年因不忌口，复起前症而殁。

协镇王公生长蓟北，腠理闭密。癸卯秋谒提台梁公于茸城，乘凉早归，中途浓唾，觉后恶寒发热。缘无宿病，自念体强，不须调养，过食荤腥，日增喘促，气息声粗，不能卧倒。更觉汗出溱溱，语言断落，不能发声。延余商治。六脉洪滑，右寸关尤汩汩动摇。以脉合证，知为痰火内郁，风寒外束，正欲出而邪遏之，邪欲上而气逆之，邪正相搏，气凑于肺。俾橐籥之司，失其治节，清肃之气，变为扰动。是以呼吸升降，不能宣通，气道奔迫，变为肺鸣。一切见症，咸属风邪有余，肺气壅塞之证也。若能散寒祛痰，诸病自愈。乃用三拗汤，加橘红、半夏、前胡，一剂而痰喘缓，二剂而胸爽卧安。夫以王公之多欲，误认丹田气短，用温补之剂，则腻固肤腠，客邪焉能宣越？顽痰何以涣散？故临证之顷，贵乎谛审也！

诸　痛

大学士徐玄扈夫人患胃脘病，先以气治，次以食治，继以火治。剂多功少，甚至昏愦，良久复苏，延家君救疗。曰：夫人尊恙，非气也，非食也，亦非火也。由劳碌过度，中气受伤，脾阴弱而不化，胃阳衰而不布。阴阳既虚，仓廪壅滞，转输既弱，隧道失运，所以清浊相干，气血相搏而作痛也。若过用消导，则至高之气愈耗；误投苦寒，则胃脘之阳愈伤。为今之计，非补不可。古语虽云痛无补法，此指邪气方面者言也。今病势虽甚，而手按稍止，脉气虽大，而重按稍松，则是脉证俱虚，用补何疑？即以香砂六君子汤，一剂而昏愦定，痛亦止矣。

内乡令乔殿史次君，自幼腹痛，诸医作火治、气治、积治，数年不效，后以理中、建中相间而服，亦不效。六脉微弦，面色青黄。余曰：切脉望色，咸属木旺凌脾，故建中用以建中焦之气，俾脾胃治而肝木自和，诚为合法，宜多服为佳。复用数剂，益增胀痛，殿史再延商治，余细思无策。曰：令郎之痛，发必有时，或重于昼，或甚于夜，或饥饿而发，或饱逸而止，皆治法不同。殿史曰：是病方饮食下咽，便作疼痛。若过饥亦痛，交阴分则贴然。余曰：得之矣。向者所用小建中，亦是从本而治，但芍药酸寒，甘饴发满，所以服之无效。但缘过饥而食，食必太饱，致伤脾胃，失其运用之职，故得肝旺凌脾，经所谓源同流异者也。今以六君子汤加山楂、麦芽，助其健运之职，而利机关，令无壅滞之患，则痛自愈也。服二剂而痛果止。所以医贵精详，不可草草。

一妇向患左胁疼痛，服行气逐血之剂，反加呕吐，甚至勺水难容。脉左沈右洪，明系怒动肝木，来侮脾阴。过投峻药，转伤胃气，致三阴失职，仓廪无由而化，二阳衰惫，传导何由而行，所以下脘不通，食泛上涌，斯理之自然，无庸议也。方以异功散加白芍、肉桂，于土中泻木，并禁与饮食。用黄芪五钱，陈仓米百余粒，陈皮、生姜三片，用伏龙肝水三碗，约煎一半，饥时略进数口。三两日后，方进稀粥，庶胃气和而食自不呕也，依法而行，果获奇效。

腹　胀

参戎王丽堂夫人信佛长斋，性躁多怒，腹胀累年，历用汤丸，全无奏效。

余治时腹大脐突，青筋环现，两胁更甚，喘满难卧。此系怒气伤肝，坤宫受制之证。前医徒知平肝之法，未明补肝之用。所以甲胆气衰，冲和暗损，清阳不升，浊阴不降，壅滞中州，胀势更增。殊不知肝木自甚，肝亦自伤，不但中土虚衰已也。治当调脾之中，兼以疏肝之品，使木气条达，不郁地中，而坤土自能发育耳。疏方用白、苍术各钱半，白芍、广皮、香附、茯苓各一钱，肉桂、木香、生姜皮各五分。服后顿觉腹响胀宽，喘平安卧，后加人参调理而全瘥。

文学包日俞，食蟹腹痛，发则厥逆，逾月不已。来邀诊告余，遍尝诸药，始则平胃、二陈，继则桂姜理中，一无取效，反增胀痛。余曰：诸痛不一，投治各殊。感寒痛者，绵绵无间；因热痛者，作止不常。二者判若霄壤。尊恙痛势有时，脉带沉数，其为火郁无疑。虽曰食蟹而得，然寒久成热，火郁于中，热极似寒，厥冷于外，此始末传变之道。先哲垂论，昭然可考，奈何执泥虚寒，漫投刚剂，是以火济火，岂不难哉？以四逆散加酒炒黄连，一剂而愈。

调　经

茸城王公亮令爱血枯经闭，已年余矣。大肉半脱，饮食减少，日晡寒热，至夜半微汗而解。余诊其脉，两手细数，证属难疗。《素问》曰：二阳之病发心脾，有不得隐曲女子不月。夫心统各经之血，脾为诸阴之首，二阳为子母之藏，其气恒相通也。病则二脏之气乖涩，荣血无以资生，故地道之不行，由心脾之气不充也。张洁古师弟，首重《内经》，一以调荣培土为主。而薛新甫将逍遥归脾二方为用，使气血旺而经自通。若不培补其源，反以消坚破硬，苦寒伤胃，通癸水为捷径法门，殊不知愈攻则愈虚而愈闭矣。生生之源，从此剥削殆尽，直至风消息贲，虽有神丹，难为治矣。不信余言，专行通导，竟至不起。

大场张公享之内，年逾四旬，丧子恸悲，涌崩如泉，或用四物胶艾，或增棕榈棉灰，毫不可遏。一医颇明义理，谓阳生阴长，无阳则阴不能生。乃用补中益气，以调脾培本。势虽稍缓，然数月以来，仍半月一崩，大如拳块。彻夜不寐，胸膈胀满势甚，危殆求余治之。面色青唇，爪失泽，四肢麻木，遍体酸痛，六脉芤虚，时或见涩，此病久生郁，大虚挟寒之象。夫脾喜歌乐而恶忧思，喜温燥而恶寒凉。若投胶艾止涩之剂，则隧道壅塞，而郁结作矣。若单用升柴提举之法，则元气衰耗，而生发无由也。乃以归脾汤加益智、炮姜，大剂与服，四剂而势稍缓，便能夜寐，胸膈顿宽，饮食增进。调理两月，天癸始正。计前后服过人参十有六斤。若处寒素，去生远矣。

携李孝廉沈天生夫人血崩不止，势如涌泉。有谓血热则行，血寒则止，用四物加芩柏等剂，两昼夜不减。延家君往治。诊其脉息安静，全无火势，肌体清癯，查非壮实，知为脾胃气虚，不能统摄阴血，苦寒杂进，反潜消阳气。须用甘温之品，以回生长之令。乃以补中益气汤，加阿胶、炮姜，大补脾元，升举元阳，二剂而崩止，后调理渐安。

胎　产

朱思皇夫人坐孕七月，胎肿异常，喘急不能言，并不能卧者月余。举家惊惶，投药甚乱。一医议用人参、白术以实脾，一医改用商陆、葶苈以泻肺，相去天渊，益增疑惑。就余决之。余曰：此证似危，脉幸洪滑，产前可保无虞。分娩之后，颇费周章。舍前两治，不过一二剂便获安枕矣。座中讶出言之易，各言辨驳。余据理析之曰：胃为清阳之海，肺为行气之篇，故呼吸升降，根于丹田，清浊输化，赖于化土。若平素膏粱太过，则中州积热，况胎孕内结，则相火有余。至六七月以来，肺胃用事，胎孕渐大，故愈逼而火愈旺，凑逆于上，喘呼不卧，名曰子悬是也。若用参术温补，则肺气壅塞，葶陆苦寒，则胃气孤危，均致变证蜂起，非实实虚虚之谓乎？疏方用苏梗、桔梗、枳壳、腹皮各三钱，云苓、陈皮、半夏各钱半，甘草五分，生姜三片，水煎服，一帖便能言。再剂则安卧，合门信为神丹。余曰：无欢也。胎前喘呼，药石易疗，恐临盆在迩，其喘复生。虽灵丹在握，不能为也。须预备奇策，调护真元，不致临产散涣，乃可万全。不数日产一子，甚觉强健，越二月喘果复作，惊慌无措。进饮食后，略减片时。此胃土虚而不能生金之象。以大剂参、术、苓、草、五味、肉桂，数服乃安。

庠生陆符九夫人系董文敏公之孙女也，怀孕三月，忽崩涌如泉，胎随而脱。胸腹闷胀昏沉，发热谵语，上视见鬼，面黑流涎，已三日矣。此皆瘀血灌满胞中，上掩心包，故黑证毕现。治法须分先后，用肉桂、归尾、泽兰、香附、牛膝、红花、元胡煎成，调失笑散，去其胞中垢秽，使不上升。继以参、芪、芎、归、肉桂，取其传送，庶或有救。如方修服，神思稍清，遂觉痛阵连腰，恍如下坠。将鹅翎探喉中，一呕而胞下，诸苦若失矣。

娄江祭酒吴梅村夫人产后下痢，昼夜百余次，不能安寝。用攻下通导，而后重转增。延家君治之，断为阴虚阴陷，用六味汤加肉桂，以保衰败之阴。以补中汤加木香，以提下陷之气。盖新产荣卫空虚，阴阳残弱，咸赖孤脏之力，生血生气，以复后天养生之本。若既患下痢，则知元阳已虚，又投峻剂，必使真阴愈竭。惟舍通法而用塞法，易寒剂而用温剂。俾脾胃温泽，而魄门通畅，仓廪实而传道运行，自然精微变化，清浊调和矣。可见胎前产后，所恃者脾元也，所赖者阳气也。坤厚既旺，乾健自复。丹溪云：均以大补气血为主，虽有杂病，以末治之，诚者是言也。

龚姓妇产后病痉，口歪不语，角弓反张，时或稍愈，而顷之复作。诸医皆用风治。余曰：肝为藏血之乡，风水之司也。肝气为风，气血为水，水流则风息，而筋脉自舒。古人云：治风先治血。信有谓矣。况新产后气衰于表，血耗于里。气衰则腠理疏而外风易袭，血衰则肝木枯而内风易作，故血不荣筋，则角弓反张。风淫胃脉，则唇口引动。当用滋润之品，内养肝血，直补其虚。少佐驱风之剂，同气相求，使易以入。乃用四物汤去芍药，加羌活、防风、独活、钩藤、酒炒荆芥，两剂而愈。若以风药治表，则风能燥血，辛散阳气，适滋其困矣。

张畹香医话精华

张畹香，绍兴人。读书时喜学医，博览群书。迨中年，有求诊者，着手辄效。于是由亲戚而遍及陌路，一时口碑载道。著有《医病简要》一书行世。

伤　寒

　　香粉巷俞策兄，十一月渠店伙屠越兄邀诊，身热舌黄，喉舌干，齿浮，脉浮大，患经五六日。予知为阳明证。甫诊毕，其家已延以伤寒名者至。尔时戚友趋拥入诊，开小柴胡杂以消导。盖此人只有小柴胡、达原、小承气，不论四时六气，舌苔有无黄白皆此。其新人耳目者，枳壳、枳实、麻子仁、大黄、滚痰丸、厚朴、神曲、五谷虫、蒌仁出入加减而已。予因言此属阳明胃经，当用葛根汤。对曰：不特阳明，连太阳亦有于方末加葛根一钱五分。予不觉喷饭。次日则用蒌仁、桔壳，十二日病不去，乃邀予治。其阳明经仍在，不传府，为疏葛根汤，两剂身即凉。

　　会稽明府耿修翁乃弟，十一月水泻痉厥，神呆不省人事，脉沉弦小，舌净，身不热，已服过消导多多。予谓此直中太阴，未罢而传厥阴。用理中合人参吴茱萸汤，一剂水泻止，痉厥神呆如故。次日再诊，脉浮弦小，身热有微汗。自由厥阴转出少阳，当用小柴胡领邪外出，两剂神清痉去，大便畅解，正七日云。

温　病

　　昌安街董，五月病温。五六日舌鲜红，呃逆，脉沉小弦数，神昏口舌燥，不饮水。予谓邪在血分，将发斑也。用玉女煎，石膏加至一两，麦冬五钱，生根地一两，犀角一钱五分、磨冲，羚角三钱。复大青以托斑，柿蒂以除呃，两剂斑出神清。

　　府桥泥水匠钟大成，舌鲜红，呃逆，脉洪数，面红气盛。是邪在心肺上焦，黄芩汤加牛蒡、甘、桔、根生地一两，生石膏二两，麦冬五钱，犀角、羚羊角、柿蒂，两剂呃除身凉。

营桥丁，发颐大如马刀，喉赤肿痛，舌黄厚，脉数大，《说疫》所谓"疙瘩瘟"也。病经十余日，由于失下。《普济》消毒以人中黄易甘草，加制大黄五钱，不应加至八钱，大圊血而解。

教场沿高，病温多日，舌白薄，神昏迷，口不渴，脉伏小。予谓邪在上焦。将欲作汗，须领邪外出。黄芩汤加薄荷、大力、羚角、石膏、甘、桔一剂，次日大汗，大渴饮水无度。胸腹胀满，小便不通，用白虎汤加瓜蒌皮一两，带皮茯苓一两，一剂小溲如注而解。

范可斋，四月间上焦温邪，用辛凉法，战汗，体冷如冰，人不能支，又可所谓体厥也。诊脉静小，余嘱其家勿惊扰。疏沙参、麦冬、根生地、花粉等滋肺而愈。盖书以汗后脉如蛇者死，若沉部似有似无亦当死。又云脉不为汗下减者死。

上城隍庙道士温邪舌黄，脉沉小无力。予谓明日当战汗，脉太弱恐战而不得汗也。次日果作战，不汗而死。

大坊口赵患温邪三日，其两脚大痛，不能起立。予谓《说疫》中所云瓜瓤瘟、疙瘩瘟、大头瘟皆有方。又有极重者谓之软脚瘟，患必死无方也。然予思总由肾水之虚，肝家血分之热。用张石顽先生下焦肝痛方，加炒小茴香一钱五分，川楝子三钱，酒延胡一钱五分于黄芩汤中，三剂后足痛去，温邪亦渐瘥。嗣后无论男妇，遇软脚瘟，用此法俱效。

凡温邪或暑湿，一见舌尖鲜红，即为邪走心包，速须紫雪截其来路如神。至昏痉多用，亦难见效。宗涤翁郎似青，弱年时脉无神，予与刘友仙二兄深虑之。道光庚戌六月患温四五日，辰刻诊。予谓其戚王珠翁云：此症下午必入心包，紫雪香散恐不克当，不得已用人参汤送，迟则不救。予以原料紫雪付之，不即服，黄昏痉厥大汗，起立无常，脉虚小，予覆以不治。殊不知珠翁之夫人为涤翁之妹，三月间患温邪，予以紫雪治愈，是年温邪犯心即危，见机早用或效。或问何以与又可法不同。予谓：嘉庆年间所谓任大黄者，用又可大剂承气得效。以天运交七赤八白，七赤属大肠金，八白属脾土。今则交九紫，火属心，故邪亦走心包。即肝厥肝痛之多且甚者，亦由心火盛，盗其母气，肝虚易于致病，鸦片烟之盛行，舒其肝郁耳。明万历年间，闽人至京售一粒金丹，所称阿芙蓉，即罂粟浆也。惟任翁用又可法大发财，名为《伤寒》世家，其实真正伤寒，辨经别络，恐难雪亮也。城乡各镇尤而效之，不过达原一饮，承气一汤，复以消导逐秽，不分四时百病，概谓《伤寒》无论老幼强弱，均用此法。无论舌苔有无与黄白，无不攻消。于是人人知医，个个插嘴；其术愈卑，其业愈贱。孔子云：小道必有可观。今则小之欲无，观之没有。故有志者遁而之他，万不习医而医乃绝。

仓桥孔小山先生，乙丑冬季年八十四，患风温多日。身热无汗，舌黑口齿燥甚，大便水泻，脉洪大，是其本色，盖高年未有脉不洪大为六阳者也。阅所服是葶苈、苏子等泻肺，杂以消导，致邪陷下焦，故不得汗，不得汗则身不得凉。今津液已个，当救其阴。用黄芩汤复以增液汤，泻止再以葳蕤汤，得汗身凉。

治一孩三岁，二月间辰刻身热嗜卧，呼唤不醒。至黄昏惟闻喉间痰声壅塞，水浆不入。予以马勃一两，以病起勃然，故用勃然而兴之药，碎为小块，纱包铁物压煎。又以箸掉，以手揉，缘轻浮之物，不易煎汁耳。煎数大碗，将孩抱起，仰天灌一瓢。闻喉中声尤响，逾时向地倾之，又灌又倾。二更后喉忽开，大叫乃醒。天明不出汗身凉，竟不服药。又治世侄范定甫，甫周岁，三月患风温，越五十日气绝，委诸地尚温，又抱之。予诊脉小数，虎口纹紫细，直透三关，舌黑燥。其祖母嘱毋开方，以逢药食必吐，绝食已一月。予问不食何以活？云：见碗必欲饮，饮水耳。因思药之如茶水者必不吐。于是以病久气虚，用燕窝一两以代元参、麦冬、羚角，竹叶以代川连，黑稽豆皮一两以代地黄，茯苓、通草以通小溲，皆无药气味者，恣饮之。三日舌黑为黄，溲通泻瘥。再三日竟愈，食粥饭，至今抱子多多。

水沟营冯朴园姻兄，二月间在诸暨幕中，身热咳喘，病如伏寒。路间又感风雨，至家则诸筋络掣痛失红，脉数弦，舌黄薄。是肺卫心营皆感，然营较卫为重，当先治其红。用根生地一两，麦冬、银花、羚角、山茶花、丝瓜络、元参、赤芍、丹、桑，两剂红止，再以凉解卫分风热，身凉而愈。

暑 证

予六十九岁，七月十三日先呕，腹响痛大泻，泻出如痰甚多，两足麻木拘挛不能开。所贮来复丹霹雳散正气丸，自觉于症不符。因记袁子才诗集患此，薛一瓢令服木瓜汤即愈，遂恣饮之渐愈。叶云：扶虚进参附。张石顽先生云：暑证误药皆有救法，误服附子为难解，曾见有下咽即死者。然予治会稽明府范公之封翁八月间转筋，用大顺散参附姜桂得效。大抵治病须辨别确切也。又表之汗不易彻，彻通也。曾见八月间患头痛，头如破，服各表药无效。一朝大汗，即痉厥不治，是犯仲景之戒。盖病属伏暑上焦，当用薄荷、丝瓜叶、竹叶、淡豆豉、葱头，以柴胡、葛根、羌活等杀之也。又见阴虚人，七月间服小柴胡三四剂，大汗如浴不救。城乡医者治暑，无不以小柴胡汤。每至久缠不已，即用法诸恙悉解，而引入少阳之贼，反寒热不去。予仍用柴胡截之，反致人诘。讵知即仲景附子泻心汤，治误下结胸，内有大黄；喻氏治酒病，仍用酒引，解铃仍用系铃人也。予治吴又轩在嘉兴府内患上焦症，头痛身热，无汗口燥。海盐廪生朱案云：用吴氏《条辨》，法辛凉微苦，字句书法均妙，而药乃甜杏、甘草、秦艽，与案不符。归家予用叶法，应候乃解。又攻之便易溏泻，盖遵河间法，至七八日自能溏泻。为湿邪自化，可接用通溲药，为开支河之法。予遇久患暑湿，六七十日，误攻大便，似痢非痢，用叶法即得畅解。譬如群小成聚，一见君子渐散也。又过清则支冷呕恶，邪未化火，乌得不以羚角、川连清之，当中病即止。过剂则支冷呕恶洞泻为不治。予曾仿丹溪噤口痢法，以辽参入泻心汤治呕恶，以辽参入扶脾药救洞泻，往往无效。大抵辽参无真者耳，抑虽真亦不治耶。至误服承气，伤脾及胃作泻，舌雪花不食，有用参、术、炮姜得愈者。又治胡姓服承气后大泻，舌鲜红脱液，口燥欲裂，为肾阴之伤。仿甘露法，二地、二冬、肉桂、茯苓、生米仁、滑石、石斛，泻止津回。又治富合盛伏暑，盲医误下泻水。舌鲜红，脉弦小促，呃从小腹起，响而缓，为伤及肝肾，覆以不治。其父下跪磕头求救。予拟胡姓得效方，适盲医又至，被留合商。彼诊毕告予，谓食未净。予曰：乌知其有食？曰：若食净身当凉，不凉故知其未净。予曰：子食饭必有食，何以身不热？彼所病者暑湿也，非食也，养人者食也，杀人者病也。子何以不治杀人之暑湿，而治养人之食，彼不能说。以呃逆为肝气，开旋覆汤而散。呜呼！医若是，亦生人之大不幸也。然而臣门而如市也，则为不可解之事。嗣病家又邀一医，以犀角、地黄汤下咽即死，亦一盲也。此二人若照《医门法律》，当入无间地狱。又八月间治松林老幕师薛朴堂先生之孙，盲医先生已有方，予不知也。诊脉数，舌黑燥，口渴作泻，身热有汗。予案云：此属伏暑湿邪已化之候，而肺液胃津先涸，当增液通溲，若误作挟热下利便非治暑湿法程。用根生地、生白芍、麦冬、生米仁、生谷芽、地骨皮、益元散、通草等药。朴堂并不知医，以与彼之青麟丸、蒌仁、麻子仁、枳壳大异。因曰：天下医只一理，何冰炭若是？请问攻泻何意？以彼之不会立案也。彼云：急下存津，缘不早攻，故致舌黑，今攻之或可救也。又问夫子何为？予曰：予意在案，请观案可也。彼云：能开方何以不能说？予曰：予所言是《伤寒论》，此所患是暑湿证。丹溪先生云：暑湿从无大便攻泻之理。譬如刑名，案情罪轻重不等，岂皆杀耶。《传》曰：山有木，工则度之；宾有礼，主则择之，主人择之可耳。朴堂先生以予言为长，服予方，四五剂即愈。又治西郭嘉余典内一妇伏邪，误服大黄致危。予以叶法多日治愈。身凉能食，或食后倾囊吐出，吐后仍食，间数日又吐。予用仲景炮姜甘草汤一剂即止。盖炮姜三钱，炙甘草四钱，以大黄之伤其胃也。又过燥则唇齿燥裂，燥药以苍术为最，厚朴、半夏次之。川连苦以燥之，燥亦甚。米仁、滑石、茯苓虽燥不裂，上焦症易于化燥，患久须重用根生地两许多剂，救其津液，方可得汗通溲。予治三财殿前朱石翁患伏暑，五六十日不汗不凉，不食不便。用根生地两许，佐以麦冬、元参，多剂始得汗得痦，且大解而身凉能食。若遇阴津素亏之人，舌净光洁者，尤忌燥药。盖伏暑患在秋时，正当燥令，岂可过剂耶？又苍术本草谓其浚血。凡妇女经后，即遇水泻，万勿加用，用必液涸，虽大剂增液不可救。暑湿发喑者多，夹风者亦发疹，须托疹，大力子、蝉蜕、晚蚕沙、木防己等类。予曾于六月间遇发斑者大便必泻，往往不治，当时不过一二人，并非沿门合境，则非瘟疫可知，至今尚未解其何故。暑症最忌指尖怕冷，其人阳气必虚，最易洞泻，用药不可不慎。暑湿有化胀者，当遵《内经》，胀起于上焦而甚于下焦者，当先治其下焦，而后治其上焦。治上焦麻黄汤，治下焦五苓散，然予试验，当改云：须始治其上焦，而终治其下焦。若用麻黄必重用生石膏，为大青龙越婢等法，以麻黄性温，于暑未符也。此予之心得，治愈颇多。又治覆船山俞六十外年纪，伏暑化胀，已月余不能行走，不能食。用张子和桂苓甘露饮二十余剂愈。又富阳医者马姓，自述在军营当差，受暑化胀年余，自服金匮肾气不效，慕名求治。予曰：金匮肾气治肾胀，于病不符。暑胀在下焦，当用张子和桂苓甘露饮。所谓桂苓者，古法肉桂一钱五分，泡浓汁渗入茯苓片六钱，晒干入煎为君，每剂如是始效耳。乃揖谢曰：不差不差，合好合好而去。未知其究竟愈否。第无论何胀，切须忌口。荤油面食尤忌，咸味可毋忌，然不可过咸耳。又暑湿有夹疮疡者。治朱咏泉世侄，八月间患暑，而湿邪尤重，溏泻，肛门患疮。考《金鉴》云：名鹳口疽。但治其湿疮，当先愈。用生茅术、生冬术、猪苓、茯苓等，果疮先结痂，而后身凉。伏暑有两腿肿胀，浮大酸重，不便行走者，须用木防己、石膏、泽泻、炙桑皮，桑皮须自于桑根上掘取，药铺皆身上剥皮，非下焦药，故无效。又满身患暑湿烂疮，用根生地两许，羚角、连翘、川连、地骨皮、六一散、茯苓皮、晚蚕沙、木防己、泽泻、通草、竹叶，不过十剂愈。余友某文理绝通，医名亦有。其家中有患暑，久而未愈，邀治。诊脉合症，是上焦。予曰：治之，某日必愈。是逢每五日为一候之期也，用叶法，果至期解，叹以为奇。殊不知渠确遵《准绳》治暑用六经法，叶案未经目也。故余集医针一书，各病以一专长者为主，以众说汇之。如伤寒以仲景六经法，遵柯韵伯说，诸温邪以河间法，遵张喻吴叶论及吴氏《条辨》。肝胃阳虚遵东垣，肝胃阴虚遵丹溪，暑湿风温遵叶氏，诸疳遵张子和《儒门事亲》书，吐血遵缪氏《广笔记》。古人各有专长，吾辈幸生古人之后，当统观而效法之。若坐井观天，曰天在是，天岂尽于是哉！

痢　疾

锦鳞桥毛妇患痢，舌黄口渴，痛在脐上下，用脾痢法。杏仁、厚朴、枳壳、银花炭、香连丸、陈皮，至第七日脉沉实，用制军、枳实攻之。讵病家申刻即睡，所议方每于次日始服，第八日服下药，则小腹大痛。予谓是转入肝经，药在病后也。再以当归黄芩汤合金铃子散加柏子仁、炒小茴香，又七日乃愈，是先脾后肝也。

山阴吏书陈步云患痢多日，所服皆消导攻痢等药，舌雪花，呃逆不食，脉两尺独大，余弦小，此久痢伤及肝肾也。用熟地、龟板、归、芍、阿胶补其肝肾，姜、五味、炙甘、陈皮调其胃，以胃为肾之关，仿胃关煎法也。复以刀豆除其呃，十余剂愈。

予祖基本江南，迁绍二百余年，即居此。与刘姓为邻，怀川世叔五六世交好也，患休息痢四载，日四五行，解出甚难。多转矢气，痢即随出，如浆色紫，其休时粪如笔管，商治于予。予谓须春分前后治之。至期，诊脉弦滞大。予谓湿热未净，伤及气分。用汉防己、焦茅术、川连、茯苓、泽泻，祛其湿热，广木香、缩砂、陈皮利其气，文党参一两，以升麻一钱煎浓汁浸烘党参，升补其气，七帖其病如失。由是凡城乡患休者，每约至春分，治愈颇多。又松林张年四十余岁，患休息痢两年，是伤及肝分者。用当归黄芩汤合香连丸，加制香附、缩砂，舒肝而愈。又松林薛四兄作官江西，患休息痢已两载，秋时归里，求治于予。予以治须春分，现恐汤药不能效，当用丸缓治之法。用川连一两、台乌药一两五钱，焦茅术三两，广木香一两五钱，泽泻一两五钱，淡黄芩一两五钱，研末米饮为丸，每服五钱，服七两余痢亦愈。缘渠痢中夹红，为湿之在肝者。

孕身患痢，治之极难，古人有五禁三审之法。三审者审身之热否？胎之动否？腰之痛否？一禁槟榔厚朴破其气，气破胎下也；二禁制军破其血，血破胎下也；三禁滑石通草通其窍，窍通胎下也；四禁茯苓、泽泻利其水，利水必伤阴，胎不保也；五禁人参、升麻兜塞其气，痢愈滞，胎撞心也。法当凉血利气。鸡头山周七月孕身患痢，皋埠诸医无效，邀予。予以前法二剂即愈。病家以方示诸医，皆云非痢疾方，何以得愈？噫！正惟非痢疾方，乃所以治孕身之痢也。幼科周七香兄，其两媳孕身，同时患痢。予以前法皆两剂愈。予友朱谷堂，寒士也，如君孕八个月患痢，虽不犯大黄、槟榔，然皆厚朴、枳壳、蒌仁、麻仁通套药，并非遵古治孕痢法。黄昏邀余治，正在腰腹大痛，势欲作产，谷堂手足无措。予诊脉浮大而舌净，今胎动一产，即母子皆伤。因忆《景岳全书》内有治孕痢欲产，用当归补血法。用蜜炙绵芪一两，炒当归三钱，炒糯米一合。幸药铺不远，予为之扇火速煎，下咽逾时痛止。再诊关尺尚大，恐五更乃产，令再一剂五更服之。次日午刻谷堂至，称医为仙，五更果大痛，下咽痛止，以此方为妙，又服一剂矣。予谓中病即止，过剂即属兜塞，此痢胎前不能愈矣。果产后大作水泻，又邀予。予以痢为水泻，为将愈，毋须诊，授以五苓散即愈。

大云桥周二十三岁，其家前门紧对任氏后门，患痢，恶任氏专以攻夺，延姚姓治之。姚则不分肝脾，概以当归、白芍、黄芩治之，治十日不愈。不得已邀任氏，以脾治法，又十日更甚。始邀予，时正九月初也。予诊脉弦大，舌白浮，面灰色，喉痛口渴，其泻出颇多。予以病在上焦，肺与大肠表里，用肺分湿热法。喉痛舌黑虽去，而痢总不愈。日邀治，治总不得其窍。一日病甚危，卧床少腹中有块顶起，喜人以厚棉褥用力按住，而粪乃下且多。旁人告予其囊缩入少腹，此时房内聚集妇女，不避生人。予见床侧有装饰如新妇状者，询系何人？其母云：系病者之续室，三月间娶，八月初六在店中病，初七日归，初八日重，予日夜陪。予云：初七夜汝未必陪也。乃不答。于是知病不谨，故囊为缩入。用大熟地黄八钱，吴茱萸一钱，肉桂、五味、龟板、归身、淮药，二剂块隐泻大瘥，再以脾肾法而愈。

向桥朱述患痢多日，服痢药多剂不效。予诊时听腹中有响声，询响几时起，述初起即有。予云：痢无响声，若一响痢即愈，此非痢也。其家以粪有五色诘予为非。予云：响者风也。凡肠风下血，风木乘脾皆作响。此痛在脐上下，痛响即泻症，名风木乘脾也。以仲景建中汤，白芍五钱为君，当归、桂枝、甘草、乌药、木瓜、乌梅辅之，二剂痛泻大差，三剂乃愈。

俗言吃不杀痢疾。张氏云：痢能食者，脾病胃不病，治之易愈耳，总须忌口。《本草汇言》云：泻病食鸭则成痢，痢食鸭为难治。予治姚家埭方妪，八月初患痢愈，嘱勿食鸭，逾月误食复痢。其家人嘱再邀予，病者畏予笑其饕餮而止，遂不治。予见方书云：夏时少吃瓜果，秋时可免痢。后遇酷暑，饭前后过食西瓜，致成似痢非痢。解出急滞不爽，粪如鸽蛋色红，日六七行，诸药不效。患至两年，嗣以茅术、川连、归、芍、乌药、泽泻、广木香、砂仁，米饮为丸，服七两而愈，忌口半载。

瘄　子

瘄子皆风感肺分。叶天士先生云：即属风感肺分，与发疹治法一样耳。当按四时法治之，在冬令发痧，当用冬温法，夏时用暑风法，秋时用秋燥法，春时用风温法。则当用辛凉法甘寒法，薄荷、连翘、炒大力子、桔梗、生甘草、杏仁、麦冬、石膏、知母、玉竹、沙参、细生地、象贝、橘红、金银花、酒黄芩、冬桑叶。或大便，作泻加淡渗法，则生米仁、茯苓，又炒银花最妙。或火盛，则羚角、犀角、丹皮、焦栀子，或用苇茎汤、白虎汤，夏秋用，冬春断不可用。桂枝白虎竹叶石膏汤，或又加蔗浆、梨皮，各因其轻重而用之。又有入心营，则犀角地黄汤加紫雪或至宝丹。大抵初起大便水泻者，不必服药。大便燥结不通，谓之闷痧最危。俗法用西湖柳，性热，《温病条辨》大忌之也。至棉丝线、樱桃核，不知出于何书，儿科用之可笑也。道光癸卯间五月考时，考客患痧，儿科用桂枝，无不鼻衄。予用辛凉合甘寒，无不即愈，而竟不用西湖柳，可见叶法不误人。又若初见怕冷，加荆芥亦可。有寒邪故可用。余每用白蔻壳，以躯壳病，故用壳药，去壳寒也。若初起作呕，大力子易于作呕，用之呕更甚。然《内经》在上者因而越之，风痰呕出，痧疹出透矣，何妙如之！若怕其呕，加白蔻仁八分，即不呕。又《本草》大便泻者，大力子禁用，以大力子能作泻也。然痧子出泻者，不药可愈，愈泻愈妙。又痧后水泻，亦不碍，用甘寒复以淡渗，加银花炭最妙。误用温热及参术必危，最怕吐血。

经　产

毛姓一妇孕八个月，霜降后患伏暑，黄昏寒热，似疟非疟，无物不呕，是上中焦证，其阳之不通，以禁用滑石故也。然日用厚朴、藿梗，更多医呕总不除。后予以喻氏进退法，一剂呕止，即告辞。以极于上者，必反于下。一产即为棘手，病家再三嘱治。用安胎清暑法，不弥月而产，产后母子均吉，惟恶露点滴则无。予思病经一月，今欲求其血，是迫饥民而征敛也，理当加本求利。于是以丹参八钱，当归三钱，川芎二钱，再加沙苑子一两，以代地黄，经血大至，服十剂恶露已净。黄昏寒热又作，予谓是极于下必反于上也。用薄荷、滑石，辛凉解肺而愈。

世交张鲁封六兄，医学高明，凡戚友中病至棘手，延至立法即愈。一媛尚在室，患温邪多日不愈，邀治。舌黑燥，神呆脉滞大。予认为邪入心包，当用犀角、地黄。鲁翁对以业已服过。或剂轻之故，再议以大剂不应。予又诊细问工妇，病中曾经走经否？对以十余日上至，服主人药。予知其必不用医通法也。于是以舌黑为津液之涸，肾水之干，耳聋者水不上升也，神昏者精不上交于心也，两腿不能自移，衣服着肌肉即大叫痛者，为血分之亏也。用吴氏《温病条辨》下焦篇中复脉汤加减，内大熟地用至八钱，炙甘草用至六钱。鲁翁嫌手笔太重。予谓其书谓甘草不应，加至一两，曾经得效多人，竟用之，一剂即知。鲁翁竟以此汤日进，不过十余日全愈。予即以《温病条辨》转赠。缘此书京城所刻，吴鞠通与世伯胡水云先生交好，今下竁胡心亨明府水云先生之令嗣也。蒙其屡次下赠，今宁波有翻刻者。后晤鲁翁云：曾以大定风珠治血崩得效。此媛适阳嘉龙孙宝号，七月间患暑湿，致小产经血不下。鲁翁自诊后，又邀予。鲁翁此次手笔亦不轻，当归用至七钱。予谓究属性温，不如易以丹参一两。且产由暑热逼下，须用凉剂，若不以凉即热入血室矣。加以丹皮、栀子、六一散、木通等，竟霍然。

姚龙光医话精华

姚龙光（晏如），丹徒人。幼从庭训，专心制艺。继抱怯症，为时医留难，乃矢志习医。阅书既广，求理亦深。疑难杂症，莫不应手见效，亦出类拔萃之才也。

温　病

　　赵少希余至好也。其太夫人贤德知大体，治家勤谨。夏间忽患温症，一发寒热，则抽掣难堪，通身疼痛，头痛如锥，心中烦躁，不饥不渴不便。舌本深紫无苔，右脉弦数无力，左脉弦数有力。余曰：邪之中人，乘虚而入，如水之就下也。此症由阴虚之体，受时令温邪，深入阴之血分，故一发则心肝两脏。为邪所伤，因见烦躁抽掣，寒热往来，脉象弦数等脉症，《温热经纬》中论此症最为详明。余因按法施治。用鲜生地五钱，麦冬二钱，元参心三钱，青蒿三钱，赤茯苓一钱半，银花二钱，连翘三钱，山栀仁三钱，酒炒白芍三钱，甘草五分，当归五分，竹叶卷心者八片，莲子心八分，连进四帖。寒热抽掣身痛俱止，舌苔渐生。惟懊憹心跳，体软咳嗽痰多，脉象柔和，是阴分温邪已退，见脾虚痰泛之象。适吾发旧患，不能出门。乃请吾乡推许之王某名医继吾诊治。见吾前方，颇不满意。云：时气之病，焉有开首便养阴而用血分药者。改用凉膈散去硝黄，连服四帖，愈觉疲困。值少翁由店回来，因邀予往诊。其脉仍如前。余曰：不妨，此脾虚较前稍甚耳。用六君子汤加厚朴八分，缓以调理，不难全愈。此时少希二妹亦病四日，服王君方亦四帖，王君在余前一刻诊视，尚云：病将退矣。较母病轻甚，一二日便可痊愈。余俟其去而入房诊视，见病者勉强坐起，讶其躁扰不安，有类阴躁。面色夭白，两颧皆红，身亢热，四日未得一汗，唇与舌本皆白而无血色，上有薄苔，焦枯板贴肉上。问夜能睡否？曰：日夜烦躁，两夜不能瞑目矣。两脉沉细而数，一息约十二三至。出房私谓其兄曰：令妹之病，法在不治，其变即在早暮。阳越于外，故身热无汗，烦躁不寐，阳越于上，故舌白苔焦，颧红面夭，脉数至十余，是阳越而阴竭矣。凡阳虚之体，误服凉药多致孤阳脱出，而飞越于巅顶之上与肌肤之外，反显热象，而变动极速，此为不治之症矣。王名医见令堂哼喊不安，故云：病重；见令妹安睡无声，故云：病退。此智者千虑之一失乎？越一日僵卧如尸，又一日寂然而逝。此女心性和平，见地明达，调停家事，实阿母之良佐也。早二三年夏间患疟，间日一发，市医为治月余罔效。后挽予诊，服药二三剂便愈。愈后便止药，药止便又发，发即服药而愈，如此又迁延月余。适少希回来，访问病情，并属止屡发之故。余曰：令妹之疟，与时疟不同。时疟多由痰食积滞所致，令妹实由脾阳不足，故疟来寒多热少，先由手足冷起，无头疼、身痛、口渴、便秘等症。惟面色萎黄，身倦肢软，恶食汗少，脉来濡弱，加之前医多用克伐之剂，脾气伤而又伤。余用六君子汤加附子一钱，温补脾阳，故服二三剂便愈。然疟虽愈而虚未能回，故药一止则病复至矣。若连服十余剂，虚气亦回，便不再发。少希因日煎一剂与服，连服八日，果不再发。为开丸方调理，二年无病。是年死于七月，因断丸药半年。初病时又服苦寒药，致真阳飞越，阴火焚身，可哀也夫。

痢　疾

赵少翁之表嫂解姓，孤苦零丁，无所依靠，常住赵府。其人寡言语，慎举止，朴实勤劳，得少翁令堂之怜爱。秋初患白痢，里急后重，小腹瘀痛异常，冷汗淋漓。初意志在必死，誓不服药。数日后求死不得，痛又难忍，故听予诊治。其脉沉微，似无似有。面青神惫，汗多恶寒肢厥，均属阴盛阳微之象。乃用熟附片五钱，白术五钱，炙甘草三钱，炮姜一钱，肉桂二钱，酒白芍三钱，青皮一钱，木香八分，二帖而愈。予问赵府曰：此阴寒之疾，今骤得此，当必有故。答曰：表嫂刻刻求死，日饮冷水，食冷饭，吃冷粥，夜卧当风，不覆厚被，不穿棉衣，已有年余。前日初病时自喜曰：可以死矣，与诸人永别矣。至痛极难捱，始肯诊耳。予闻之不胜怆然。逾二年又病红白痢，服藿香正气散六剂未愈，闻余回里，急迎为治。六脉俱弦数，两尺尤有力，唇红口渴，腹痛下坠。余曰：前次乃病寒，此次乃病热也。用酒炒黄连二钱，酒炒黄芩二钱，酒炒白芍三钱，青皮六分，香附六分，柴胡四分，亦二剂而愈。

结　胸

宦治桐性诚笃，工写真。长媳王氏，秋季患温证，因有孕七月，未敢服药。延至七日，病势危笃，来恳予诊。询知恶热七日，曾未一汗。面红有光，胸闷躁扰，谵妄叫喊，人事间或清醒，大小便俱闭，呕哕连声滴水不能入喉。诊其脉两寸洪滑，两关尺弦数，舌本深紫，潮滑无苔，合脉症参之，定属温病。然口不渴，舌潮滑，滴水不能入喉，则又何也？就此推测而知此为温病之水结胸，如伤寒水结胸之病也。但伤寒由于寒而误治，此由于热而自成。水气因热上升，填塞胸膈，故舌润而洪滑之脉见于两寸也。上窍为水气所闭，则下窍亦闭，如壶内贮茶，大口盖紧，小口即点滴不出，故便溺俱无也。水气上冲，气亦上逆，故呕哕不止而水难下喉。心为水逼，神明无主，故人事不清。且面红为温，有光为水，但泻水之药，均能损胎，虽有故无陨，亦无陨也。然与流俗难言之，故婉言辞谢，嘱请高明。乃桐翁再三相恳，又邀王炳南为作说客。为用葶苈子三钱，杏仁泥三钱，枳壳一钱半，法半夏二钱，大黄三钱，芒硝三钱，水煎与服。因嘱之曰：此方皆损胎之药，然有病则病当之，于胎无伤也。若胎气未动，则病去胎存，最为妙事。若胎气已动，则胎病俱去，亦属无伤。若不服药，则胎去病存，人必不保。此方毋轻示人，恐听人言而自误也。药煎出一碗，竟能缓缓服下，无一滴呕出，事亦奇矣。历一时余腹中大痛，其翁复来问治。余曰：上焦开发，气下行矣，无害也。又历时许痛定安寝，至天明小便下行甚多，大便又下行多水，果汗出津津，身倦欲卧，病大退矣。反致众口沸腾，谣诼四起，吾闻之因不再诊。后医治不中窍，余邪未净，逾年余转别症而殁。冬月生子，亦未能存。此病后失于清理，安胎之未得法耳。

昏　厥

余姻亲蒋伯渠之侄女，年二十。秋间病寒热，市医为之表散，二剂而愈。隔二日，天将明时，忽来叩门而速予往。予至则病者神识昏迷，已如尸寝。据云：三更时一觉烦闷，便目闭神昏气绝，片刻则醒，醒片刻又绝，半夜已气绝五次。诊其脉六部俱无，面色一团黑滞，舌苔秽浊而厚，此本伏邪因受感而见寒热，一为表散便解，其伏邪犹未动也。然是即药线也，为今夜发病之兆矣。其秽浊有形之邪，伏藏既久，蓄势必紧，如地雷火发，势之暴烈，难以言喻。故一发则上犯心肺，五脏皆邪气弥满，焉得不神昏窍闭，如尸寝乎。但邪在胸膈，难用下夺之法令。急刺其四末，透风泄邪。另用黄连等极苦极辛之剂，以清降上焦。俾浊邪下行，神气稍清，然后再按法正治。刺后即连灌煎药两剂，果神气稍转。明日复诊，脉仍未出，病仍如旧。乃仿达原饮方，用川厚朴三钱，苍术三钱，草果仁打碎后下一钱，枳壳二钱，川黄连一钱五分，黄芩二钱，大黄五钱，芒硝四钱，木香一钱，水煎与服。周时始得大解，粪如烂酱，臭恶不堪，人事始清，但下后恶寒战栗，床帐动摇，举家忙乱。予初闻之，亦颇惊骇。以下后复作寒战，古人谓为犯忌，在下后三戒之内。继而自悟曰：此病与伤寒大承气证有别。承气证邪热燥粪结于肠胃，一下则热清结解，不当再见表证，若再见寒热，非认病不真，下之不当即正虚而成坏证，故下后忌此也。此病乃伏邪为患，秽浊污垢之气，蓄之既久，非独脏腑间邪气积满，即经络中邪气亦皆充斥。脏腑窒塞之时，气机壅闭，经络之邪，无可发泄，故病虽极重，而无寒热头痛症也。今大便一行，腑气稍通，经络之邪，始得外发。此刻既有大寒，寒后定有大热，热后定有大汗通身，外邪皆可因之解散，实此症之幸事也。大热大汗，汗直至足，果如所言，是日即未服药。第四日复诊，脉则浮弱而数，不甚受按。面上黑滞未退，肢体软弱，心烦腹痛，溺仍未清，舌苔仍垢腻，舌本深紫，此邪气尚重也。原方加大腹皮三钱，与服，至三更行大便甚多，仍臭恶不可近。第五日腹诊，各症俱减，面色稍转，脉反实大数而有力，舌苔厚腐浮起，知其积滞已动，乘势利导，不难扫除尽净也。原方减去芒硝二钱，再与服一剂。服讫连行大便两次，几有半桶。舌苔退尽，脉来弱小，人事安妥，亦能稍食，薄粥前此数日，粒米未能入口也。但神虚体弱，终日欲寐，恶闻响声，知邪去正虚。为制健脾利气之方，加以饮食，调理月余，始能起床，两月始能健旺。其受病之深，发病之重，不多见也，若非体壮年轻，何可望其生全哉！

关　格

陈道生忠厚人也，与其父皆以好义见称。数年淹蹇，事多掣肘，患关格证，服药数十剂，病势日重。予自鄂回，闻其病而往视之。见其面色痿黄，饮食入腹即吐，午食至戌则出，暮食至早则出，所吐皆酸腐宿食，绝无新食一粒。兼有痰涎甚多，大便十余日一次，有如马粪，小便赤涩。诊其脉两关滑大而迟，重按无力，余部均不应指。前所服药，类皆苦寒一派。余曰：此非真关格也，乃胃气虚弱，运化失职。阴霾之气，晦塞三脘，痰水涎沫，填满胃中。饮食入胃，为痰涎所裹，不能运化精微，时久则味变酸腐，为胃所恶。新食芳香，为胃所喜。故新食一入，则缩食去而新食留。且胃失健运，其渣滓无由下达大肠，津水无由渗入膀胱，故大便艰，小便涩，势所必然。若用理中以振胃阳，用重药以镇胃气，脾阳一复，便可挽回。乃用潞党参五钱，白术五钱，附子三钱，干姜二钱，炙甘草一钱五分，以补脾阳。煎出，另用赤石脂细末五钱，以镇胃气。方出，市医窃议曰：大便已艰极，再服此补涩之药，大便当不通矣。余嘱令煎服，毋为人言所惑也。服三剂，果便溺通利，服六剂，果便泻痰水，日十余次。食粥不吐，惟硬物不能食。两关脉已敛，寸尺俱起，但濡弱耳。余曰：可望生矣。胃中阴邪由大便下行，其势最顺。然浊邪一去，则寥阔空虚，有如新造之区，故硬物不能消受。其先大便结硬，愈服苦寒下剂则愈窒。今服补涩之剂，则反下泄者，是脾阳已回，胃气已复，中下焦阴霾之气，痰水之积，皆无地可容，盘踞不得。如红日一升，群魔避舍。有此气势，此所以用补涩药而大便反泻之理也。若再服十余剂，将空洞填满，胃复升降，脾复健运，便复其常矣。讵料其妻进红灵丹与服，又请王名医诊治，视为湿痰，用三仁、五苓等汤，不十日坏证复见，两月而逝。死后家徒四壁，子不克家。律以天道，诚茫茫矣，岂可问哉？

水　气

西码乔梓阁王捷庵二令媳，年二十余，四月患病，直致九月初间，历易名手数辈，百治莫效，奄奄一息，已豫备凶器。余在孙府，再三敦请，至其家有张君润之陪余诊视。告余曰：初病发寒热，间日一次，咳而微喘，身疼头眩运，饮食渐减，肢体软弱，心中动悸。所服方药甚杂，如建中汤桂枝汤桂枝加龙骨牡蛎汤。而养阴平肝之方，不可记忆。渐至身瞤动，手足搐搦，粒米不进，心跳神愦，卧不能起，如弱症矣。余进内诊脉，搐搦无定，其夫执持手膊，任余诊之。脉则似有似无，阳微实甚，面色白而微黄，舌苔薄白而润有水气，体瘦如柴，皮肤尚润，寒热均在支干阴日，逢阳日则稍安，亦可略进米饮。余商曰：此极重水气病也。《伤寒》曰：心下有水气，干呕发热而咳。又曰：咳而微喘发热不渴。又曰：其人仍发热心下悸，头眩，身瞤动，振欲擗地者，皆水病也。此症俱见矣。水气入经络，故搐搦振颤；水气凌心，故动悸头眩时久。又为药误，故阳气衰微，神疲倦怠。得支干之阳以助之则安，得支干之阴以劫之则重，是本体阳微，求助于天时之阳气也。若补阳驱水，尚可救治。请张润翁执笔，为开真武汤加细辛一钱与服，竟日有起色，得获痊愈，其功全在张君。张君本泰州名秀才，医理亦精，此次非辨症不实，乃因名手之见，均不相合，不得独行其志。及闻予言，力赞其成，劝主家毋为人言所惑，故得病愈生全，皆皆张君润翁之力也，其雅量不超人一等乎？

虚　热

堂婶严氏，燮和四叔夫人也。病寒热往来，大便难，小便赤，喉痛恶心，不欲食，烦躁。请王佩廷先生来诊，方用藿香正气散加减，内有厚朴八分。服讫面红气急，喉痛烦躁有加。因更请名手王十七诊视，力诋前方燥热之误，用银翘散加黄芩、寒水石等，连服四剂。面愈赤，气愈急，心烦躁扰，愈不能耐，且兼呃逆，阖宅惶恐。适予由西码回，急往视之。诊得两寸脉浮数无力，两关脉滑大而缓，两尺脉沉滑。时寒时热，身未得汗，头颈间有汗出。头如裹，身重不能转侧神迷欲寐，便闭溺涩，口苦不渴，舌苔油黄滑腻而满布，胸闷腹满。予曰：据脉症参之，种种皆属太阴寒湿中焦之滞，下焦气郁而心阳上浮，此内有真寒而外显假热之象。见未精者，每为所惑而误治伤生。王佩翁用药甚当，但厚朴等份量太轻，不能宣化寒湿，使心火下降，反助心阳之势以上升，故反见热象。王十七则不知辨症，不知凭脉，胶执成见，漫议前医。妄用寒凉，致拥者愈拥，升者愈升，寒湿结于中，心阳化火而上迫，故烦躁面赤愈甚。胃气不能下降，必与心火上逆，故气急呃逆愈加。如煤火然，以水由炉底浇上，则浮火上升一二尺许，即此理也。为用川厚朴三钱，苍术、茯苓、陈皮、泽泻各二钱，草果仁、黄芩、知母、枳实各一钱半，滑石五钱，生甘草、黄连、姜汁炒各五分，车前草一株，服一剂热象全退。转见寒象，连进八剂，始便通饮食渐进，月余始能健旺。其胞弟严桂龄受业于先君，与余同窗三载，因清晨空腹，为姐吹喉药传染，病症如一而轻。不信予言，延一前辈而有时名者诊治，生死倚之。前辈经用寒凉而不知返，渐至粒米不进，小便不通，面赤气喘，躁扰不安，日夜不寐。两月余舌黑如墨，润滑光亮如镜。恣饮梨汁蔗浆，致脾阳全败，龙雷阴火上升。舌苔由黑而燥而裂，燥裂之下，尚有潮气。其气急神扬，刻不能耐，叫喊之声，四邻皆震。目赤直视，心内火焚，苦楚万端，令人不忍闻见也。又越二日而卒。由起病至死，共三月余。此症由寒湿而化热而化火，直至上升巅顶，阴阳脱离，津液耗尽，始得神亡而逝，阅时既久，受苦最深。吾见病此死者甚多，余故志之，以告天下，凡病家医家皆当以此为炯戒云。

腹　胀

王炳南通命理训蒙，秋初病疟，仅发两次，用俗传截疟法止住。吾曰：邪未退而截住，定有后患。十日后腹胀而痛，身倦怠，饮食减，尚不为意。一月后支持不住，邀余诊治。其脉两寸部滑弱，两关部弦，两尺部弦劲搏指而缓。腹中疼，小腹硬如铁石而冷，小便清利，大便滞。用补中益气汤与服，两帖寸脉稍起，余仍如故。余思阴邪结于至阴之处，非温不开，非下不去。乃用附子三钱，干姜、小茴香、吴茱萸各一钱，肉桂、当归各一钱半，川椒盐炒八分，大黄酒制三钱，为一剂与服。一帖大便畅行一次，腹内稍宽，三帖后一夜大下二十余次，色晦臭恶如鱼肠状，人不能近。彼甚恐，黎明来召余，急往诊其脉。

六部微弱而平静，问小腹如何？云：小腹已温暖而软，痛亦止。余曰：脉平邪退，愈矣，何恐为？适余有西码之行，彼食松菌汤面，肢体浮肿，服朱医补剂，两日喘满不安，余回而向予零涕。余曰：无伤也。令服防己黄芪汤，二帖肿消喘定，日向安好。

疟 疾

许家村有老妇陆姓，年近六旬，秋间病感，愈医愈剧，迤予为治。寒热日发一次，午前发寒，二更始退。胸闷腹满，气逆心烦，夜不成寐，终日迷困。粒米不进，二便皆通。诊得左脉弦弱，右脉滑大而空，三五一停，日轻夜重。举家忙乱，已备办棺衾矣。阅其前方，多疟门例药。因告之曰：脉却不佳，然为药所误。脾胃大伤，气尚未绝，急和胃补脾，犹可救治。以六君子汤加肉果仁、益智仁、抚芎、桔梗为剂，连服两帖，热退能寐，知饥欲食。

堂兄寿山之姨侄女，年十九岁，夏季患疟，午初发寒，当即转热，二更始退。发寒热时，心中烦躁懊侬，便不能支，其苦楚情状，自己亦形容不出。面赤气急，身微有汗，大便如常，小便色赤。两手脉俱弦数，惟左寸独滑如豆，数而有力。舌色鲜红，上有淡薄白苔。余思此症惟心中独苦楚难受，脉惟左寸犹滑数如豆，是乃邪气攻心而成心疟也。夫邪由四面而攻心脏，幸初年轻病，心血未虚，心气未馁，时时与邪相攻击，而邪气犹未敢遽来相逼，只四面围绕而已。如贼人围城，城中兵精饷足，未敢遽来薄击，仅能远远围困，而城中防范维严，日无宁晷，势难安枕。故疟症一来，则心中苦楚万端，职事故耳，然此亦难恃也。孤城坐守，外无救援，饷耗力疲，势难持久，若一旦溃散，其祸便不可测，故宜及早图之。因用蜀添三钱，为冲锋陷阵之将，直破贼垒而解其围，使兵民将帅溃围而出，故以为君；用生地、连心、麦冬、元参心、当归、酸枣仁，以养心气而厚其兵力，使贼邪不战而自溃，故以为佐使。但服讫疟来时，当更加剧，须忍耐两时之久，则自愈矣。此药服下，果如所言。是日疟退甚早，汗亦出透，从此便愈，即令勿药而安。

肝 火

陈道生江西人，两淮侯补也。其尊翁纶阁老先生，办镇江洋务多年，忠厚和平，春初仙逝，遗爱在人，吾乡每津津乐道焉。道翁夫人冬月病感，医治十余日，病势剧甚。殷春台为之介绍，而迤予为治。其时病经半月，申酉潮热，天明不汗而退，通夜不能瞑目。心中闷胀烦躁，大便未得一通，小便赤涩。头左大痛如裂，五心干热，汗未一出，粒米不进，口亦不渴。神气虚羸，面色青薄，舌色鲜红，舌尖如竹刺，搔破隐见血痕，舌根有黄苔。左手关尺脉弦数搏指，右手虚数。视前所服药，均辛燥重剂。余曰：肝火旺极，阴血伤极，若不急养阴血，速清肝热，恐火燃血耗，将见亡阴之象矣。以青蒿三钱，鳖甲五钱，鲜生地捣汁二两，麦冬、元参各五钱，酒白芍三钱，生甘草、莲心各一钱，水煎和汁与服，一帖安卧两时之久。

失　眠

　　越河圩王益之长媳，徐耀庭之侄女也，亦吾表兄夏德生之亲戚。秋初患痢，治愈后而夜不成寐。近处名手，遍请诊治，而病转危笃，拟勿药而待毙矣。忽闻吾名，托夏德兄为之介绍，敦恳再三。予往诊时目不交睫者已近三月，口不能食者已有月余，家人勉以鸡肚浓汤劝进，强咽数口，反觉胀闷。所最虽堪者，抽搐惊恐两事。一经大抽大搐，震动跳跃，则气绝僵卧，静待片刻便苏，日夜抽厥共二十余次。其惊恐则如在刀剑丛中，即数人挟持拥护，胆亦不能稍壮，头眩运不能坐起。二便俱通，身无寒热，但面色通赤，肌未消瘦，中心烦热多汗，腹胁胀闷，经水久闭。其舌本深紫无苔，而光亮如镜。其脉则左寸关弦小而沉，右寸关濡弱，两尺部滑大满指，重按有力。视前所服药，惟治痢用木香、槟榔之类，余皆滋阴平肝养血敛神之剂，数医一辙，约服七八十帖，故病势当此极耳。病者有小叔王寿禄亦学中人，予因与之论病曰：令嫂痢症，本肝经血痢，服木香、槟榔等气分之药，邪在血分者反深藏不现，故痢止而不能寐矣。人寐则魂藏于肝，肝有伏邪，是魂之舍为邪所居，魂无窟宅之所，阴阳不能相抱，以致夜不成寐。与心脾血虚，神魂飘荡之不寐症，迥不相侔。此时若为清理血分，使邪外散，数剂便愈。乃医者反用辛凉补涩之剂，而血为之凝，痰为之滞，肝胆之气，壅塞不通，肝主筋，筋掣则抽搐大作。肝心两脏，木火相连，肝邪上逆，则心窍闭而气绝僵卧。胆府清净，则气壮心安；胆为邪据，则气馁心怯，而惊恐特甚。木来克土，而痰又滞脾，故腹胁胀大，饮食不思，得鸡肚之汤而反不适。肝脾壅滞，升降失职，肾水不能上潮，致心阳独亢于上，故面赤烦热，心如火烧。方书云：舌光如镜，胃阴将亡。但亡阴之舌色必嫩红而滑，此色之深紫，血之瘀也。其亮如镜，痰之光也。非热非虚，故肌肤未消，脉亦不数，且尺部滑大有力，显是有形之痰血，伏积于下焦肝胆之部。今二便尚通，脉未大坏，胃气尚存，犹可为也。王寿翁以予言为是。因立方用柴胡、滑石各五钱，桃仁四钱，大贝母醋炒、五灵脂、半夏盐水煮、姜黄各三钱，枳壳、桑白皮、陈皮、丹皮、茜根、山栀仁各二钱，生甘草一钱，为煎剂。另制当归龙荟丸八钱，分两次服，煎剂日服一帖，两日乃大便畅行，每日两次，所下痰积瘀滞甚多，经水亦通。夜能安寝更许，抽搐止，惊恐愈，人渐向安。煎方服十帖，脉亦大起，尺部渐平，此冬月下旬事也。病家因丧事延缓，至今正复诊，人已虚甚，脉尚未静。为用甘温补益之药为君，以利气清邪为佐。服数帖后周身发疮，饮食渐加，精神渐旺。令仍以前方调理，似可无虑矣。

带　下

耿壁翁夫人年四旬，自颇知医。春初患病，历夏徂冬，叠经名手医治，即孟河费马诸名家，亦皆亲往就诊，服药百余剂，病日加重，冬月下旬已回家待毙矣。后闻吾名而来就治。曰：始只食少体倦，腹胀溺涩，白带时下，现白带如注，小便极难，努挣许久，只有点滴，浑浊如膏。小腹堕痛，几欲自尽，腹不知饥，口不能食。每日早晨神气稍清，至午则疲惫不能动作，医药备尝，百无一应。吾已耳知不起，而罪实难受，不如早去为妙，请诊视而示我死期耳。吾见其肌消气弱，目钝无神。诊其脉六部俱微，惟两尺略滑。余曰：病久神伤，因误治而致此。幸脉症相符，非死候也。彼曰：吾不畏死，先生毋诳我。余曰：我非行道者流，不求名，不求利，欲赚尔何为？贵恙本脾虚湿重，故溺涩腹胀。医见小便不利，为用五苓利湿。讵知脾阳不健，湿气壅遏，愈服淡渗之剂，脾阳愈伤，壅遏愈甚，浊气下流，清气亦因之下陷。医虽屡更，药仍一辙，故愈治而病愈重也。又或因饮食日减，肢体倦怠，认为脾虚，用参术等味。讵知脾湿已重，参术不能补脾，反来助湿，是脾愈困而湿愈生，腹胀便秘，恶食愈甚也。今清气下陷，浊气下壅，痰湿下流，故白物淫淫而下，小便艰涩坠痛。中虚而有阻滞，则心肾不交，故不寐肢冷。先为升清化浊，后为交通心肾，须至木气得令，春温升发之时，方得全愈。用川厚朴、枳壳、陈皮、半夏、牡蛎、苦参、破故纸、升麻、柴胡、柏树、东行根皮、煅白螺蛳壳煎服，连进六剂，果坠痛减，小便通。为易方常服，又开丸方补心肾，令间日服，至三月果愈。

产　后

殷春台夫人产后失调，迁延年余，服药罔效。时时畏寒，咳嗽痰清，肢体倦怠，夜不欲寐，口不欲食，神疲不离枕席，时吐白沫，胸中闷塞，经水久闭。

诊其脉两寸弦紧搏指，两尺俱微弱，舌本淡紫，苔白厚而干。余曰：此上实下虚之候也。上实者脾中之痰湿，拥于上焦；下虚者阴中之真阳，虚于下焦。惟下焦真阳不足，不能蒸水上潮，肺气无权，脾湿又将窍遂阻塞，故舌干而白沫时吐，血不能生，气不能利，故经闭而倦怠也。为用丸剂清上，膏剂补下。以白术、炙草、枳壳、橘红、贝母、桑白皮等水泛丸，食后服之。以肉苁蓉、枸杞、杜仲、鹿角胶、鹿角霜等熬膏，空心服之，一月余颇见安好。忽又延毕医诊视，服滋阴降火，两帖反觉沉困。因仍服吾之丸剂、膏剂，八月余经水始通，诸症皆瘳。

张希白医话精华

张希白（仁锡），青浦人，后迁嘉善作寓公焉。以儒术行医，精于诊切。著有《痫症汇参》《四言药性》《夺锦琐言》《医说》等。会红羊乱起不克，寿枣。

伤 寒

余表弟媳，冬月患恶寒。头痛如破，痛腰如折，周身骨节酸痛，怕冷异常，舌无苔，脉紧而细，五日绝不发热。询知平日饮食甚微，即夏月不离复衣。余曰：此正太阳寒伤营症，与张石顽治陆氏病无异。想因素体虚寒，不能发热，从来治法，未有正发汗之理。爰以景岳大温中饮去熟地、麻黄、肉桂，加桂枝，一剂而寒罢，再剂而热作。复诊从石顽用补中益气加熟、附，数服而诸恙霍然。因知古人医案，皆足为后学法守，业医者奈何多口头滑过。

温 热

丁家栅朱姓，年四旬外，平昔气阴本亏，三月初得风温症。医投辛凉疏解之剂颇应。越旬余，身热复作，乍轻乍重，体倦神烦。医因其原虚，改用滋阴药十余帖，身热更炽，昏愦日出。时余适往其地，伊友见而招之。诊得脉形沉数。谓其友曰：体虽虚而邪未达。张介宾云：阳邪独亢，阴气不至。而虚中有热者，殆即是退也欤。因留犀角地黄汤加黄芩，麦冬一方。半月后，始知此方连服三剂，诸症渐痊。

程姓子病温热旬余。身热不退，舌黑生刺，鼻如烟煤，神志昏乱，手足微厥，六脉沉细。此必承气证，而误服白虎也。白虎无破结之能，徒戕胃气，反郁其阳，致令脉道不利，腑热壅闭难解。遂与大承气，连进两剂，大便得通下。后脉见浮数，余谓家人曰：邪达于表，汗将大至。连煎白虎加人参汤灌之，覆杯，果汗至如雨。

一木作李姓，身热渐和，而神识昏昏如醉，脉沉数有力，舌赤无苔，频喜出口话至鼻尖上下，或口角左右，欲索刀以自去势。与之言，初则似清，继乃昏乱，历治多人，皆叹为异。余曰：此邪热伤及心营之重候也，不必疑其症，但以脉舌凭之即可得其治法。《伤寒舌鉴》中，所谓红铦舌者，大率类此。爰宗其意，用黄连解毒汤加生地、云苓、连翘、灯心等味，连投二帖，病机稍退，渐次向安。

斑　证

朱里蒋友，病经数日，烦躁面赤，身虽燥热，时发畏寒，语言如狂，舌苔焦灰。医进白虎加味，心中痞闷，腹大痛，一日夜下利清谷十余次。医改用五苓加滑石、车前，连服两帖，面之赤者变为青矣，下利虽似稍缓，而手足渐冷，气息微续。家人惊惶无措，闻余返掉，急来邀治。按脉浮大不鼓。谓其家人曰：寒邪锢结势欲发斑，但元阳大虚，深虑正不胜邪。若非峻补托散，则邪陷日深，必致危殆。仿大温中例，用大熟地、潞党、冬术、当归、炙草、柴胡、葛根、煨姜，服后汗出如雨，遍体赤斑始透，痞闷畏寒泄泻等恙皆除。仍以原方去柴葛再服。明日余欲回善，授以理阴煎加参术。

丙午初夏，朱苍山身有微热，面白神呆，口渴喜饮，语类郑声，腰腹间有淡红色如斑状者，约百余点。医用葛根、柴胡、牛蒡、杏仁、蝉衣、赤芍等味，连进四帖，而病不增不减。伊兄兼山，就余商之。余曰：证因作强太过，而又感冒微邪，邪乘虚入，伏于少阴。亟宜填补真阴，略加透邪，可免许多周折。不尔非特邪无出路，真阳不能潜藏，势必酿成格阳重候。

痰

陈某四旬外，素无疾病。忽一日遍体刺痛甚，身寒而战，战罢则热，热退无汗，是夜必梦其亡友，大哭而醒。或十日一发，或五日一发，于今三年矣。咸疑为祟，百计祈祷，终归无济。同居有冯姓者，劝伊来寓求治。诊其脉沉滑而实，此李士材所谓痰饮之痼也。冯问有祟否？余谓祟岂能为病，实病似祟耳。用涤痰丸不应，改用礞石滚痰丸，每服三钱，连进四日，得下稠痰数十次，此症遂不发。

徽友汪永年子，四月下旬，头疼恶寒，卧榻不起，定属伏邪内发。医因壮热不解，便与发汗，见有赤斑，骤用寒冷，寒冷不已，继以攻下。正气转伤，邪热结而身汗如油，唇燥舌黑，神识皆昏。切其脉皆不应指。想素体本有湿痰，又得邪热郁蒸，胃中津血，悉变为痰，气为之阻滞，脉道因是不通，脉症细参，当从痰治。遂用黄连、胆星、枳实、菖蒲、竹沥、半夏、陈皮等味，一剂而神识清，再剂而大便得下。后即以此方加减，服数剂而渐瘳。

血 证

西塘伍姓年二十余岁，体壮力强。初夏鼻衄如涌，势殊危笃，三日来芩、连、知、柏，鲜不备尝。余诊时见其面白息微，脉形虚弱，身冷如冰，鼻中犹涓涓不绝。余以为此气虚不能摄血，定非火症。若不急进温补，恐去生不远，正古人所谓有形之血，不能即生，无形之气，所当急固者也。用黄芪二两，党参、炙草各五钱，熟、附三钱，煎浓汁频服之，衄遂止。继以四君子加归芍，服数剂而安。越月新埭吴秀成亦患鼻衄，旬余矣，遍求方药无效。时余初游善地，尚未著名。以许衡如荐就诊于余。余曰：是非错经妄行，乃阴虚格阳之重候也。宜益火之源，以消阴医，庶几有济。用六味地黄汤，加肉桂、淮膝，服两剂而衄止。

钱湘吟于冬月血溢上窍，势若涌泉，其尊甫急遣人来邀。其脉数大而弦。余曰：此症朱丹溪所谓阳盛阴虚，有升无降者也。用大生地、炒苏子、炙龟板、焦山栀、连翘、茜草根、炮姜、杏仁、藕节、童便，连进三剂止，唯渐加咳嗽。湘吟颇有忧色。余慰之曰：阴分本亏，血又大去，是虚火上炎，娇脏受炽，而嗽作矣，阴复则嗽自止。用熟地、沙参、麦冬、淮膝、川贝、云苓、龟板、花粉、白芍等味，服数帖而嗽亦除。越月北上，途中不便煎剂，遂以此方加减合丸。

卫姓妇年四旬外，经来腹痛，淋沥十余日。忽然大崩，有块色紫，或以血热妄行。用生地、川连、黄芩、地榆、丹皮等药不应，或为气虚不能摄血，用补中益气汤，又不应。余诊之脉得浮大，肝为风脏，阴不蓄阳，肝风妄动，非温补何以熄风。因以人参、生地、阿胶、杞子、杜仲、苁蓉、麦冬、归身、石斛、白芍、肉桂，连服两剂而止。自后即以此方加减，调理半月，面色精神，皆能如旧。按：崩中症，凡属风者有二因，此内风也。而外风乘虚内袭，鼓荡血海，亦有是症，不可不辨。

肿

松江徐君令郎十四岁，风邪入肺化火，咳逆多痰，往来寒热。医进辛温疏解不效，继因足肿，从湿热治，大投黄连等剂，亦属无功。渐渐头面肢体皆肿，阴囊极大，其色光亮，小溲全无。身热咳呛，有进无退，叠用分利之剂，医见无效，皆辞难治，因延余诊。予思《经》云：肺热如火燎，又云：上焦不治，水溢高源，可知是症其热在肺。肺热则失其下降之令，不能通调水道，下输膀胱，水因聚于皮肤。用麦冬在专清肺气，琥珀、淡竹叶、通草，下达膀胱，加白粳米以培其母，两剂遂愈。

新篁沈某来寓就诊，气粗色白，腹如釜，囊如汁，腿如柱，脉形沉弱不振，正属气虚下陷之痾。而用牛膝、车前等味，可以愈服而气愈陷矣。清阳不能升，浊阴焉得降？因用调中益气汤，去木香，加附子，甫两剂，肿去其半。后仍以此方加减，调理半月而病除。

痢　疾

张香岩令堂，深秋得下痢，腹中阵痛，肛门重坠，延至初冬，卧床不起，形容憔悴，饮食渐少，微有寒热，治痢诸方，几乎遍尝。香岩转恳秋堂，邀余诊。其脉沉迟而滞，余曰：郁怒伤肝，思虑伤脾，证属肝脾两伤，原不可与湿热下痢同治。盖木陷土中，土木为仇，转输条达，两失其职。胃中糟粕，不能运化，遂渗入大肠而下，即《金匮》所谓气利也。用逍遥散加香、附、砂仁，连服三剂，病衰其半。再以原方去香附、薄荷、砂仁，加参、地、柏子仁、远志等味，数剂而安。

庚戌季秋，闵松坡以产后下痢症见招。据述前数日，骤起腹痛，所下如鱼脑，或如冻胶，昼夜凡五六十次。昨产一男，败血不下，而痢如故。余以生化汤加味与之。明晨复诊，恶露虽通，而下利仍多。见其头面及四肢微肿，口不渴，唇不焦，脉形细软无神，因谓松坡曰：中焦阳气本亏，又伤生冷，因之升降违常。阴寒独结，饮食所生之津液，不能四布，而反下陷。不进温补，则阴气日长，阳气日消，将如大地群芳，有秋冬而无春夏，其能生机勃勃乎？以附子理中汤大剂与服，服后两时许，腹如雷鸣，陡下败血斗许。仍用原方加当归、川芎，两剂后恶露渐少，痢亦顿止。调理数日，康复如旧。

小　便

娄署幕友李君，患小便数而多，且有时不禁，色白体羸，邀余诊之。按其脉大无神，阳虚也。升少降多，法宜补火，授六味地黄汤去泽泻，加桂附。明日署中有宗姓者，亦患是症，脉虚数，色亦淡白。余谓气为水母，水不能蓄，以气不能固也。为投补中益气，各服数剂，症皆霍然。

淋　证

顾次香患血淋两月余矣，每溲便必先凛寒，形瘦食减，自服滋肾养营之剂不效。医以为若不通利州都，则湿热从何而去，因用生地、萆薢、木通、石韦、车前等味，病反增剧，最后索治于余。诊其脉沉细而弱，两尺为甚。问其色则瘀晦无光，不鲜不紫。余曰：此膀胱虚寒，阳不化阴之候。用金匮肾气丸，每服三钱，以党参、当归、血余炭、制丹参作汤送下，连进数剂而痊。丹溪谓诸淋皆忌补，此说余不敢深信。

胎　产

孙春洲令媳，怀麟九月。忽下红积，色甚晦瘀，日夜百有余次，小溲全无。胸膈烦闷，腹中急痛，腰酸后重，且胎气不和。诸医以为此症，升之不可，降之不能，颇难用药，不得已邀余诊治。余谓春洲曰：脉浮舌苔白滑，定属风邪乘入营分，证虽危殆，尚可疗也。用防风炭、炒荆芥、薄荷梗、桔、枳、谷、当归、楂炭、小生地、荷叶梗，午后煎服，至夜半遍体微汗，腹痛稍缓，痢亦大减。因即原方去薄荷梗、楂炭，连服二剂，痛止痢除，能进稀粥。再以人参、白术、淡芩、生地炭、阿胶等味，调理数日，而起居如故，逾月始举一雄。

丙午秋夜，邻人来叩户，云：作日午刻，内人生一男，身体颇安，饮食亦不减。忽于今日酉刻，连叫数声，遂发狂怒，大言骂人，因问其恶露有否？曰：甫产颇多，今尚未止。又问其头上有汗否？曰：无。老人思索良久曰：是殆胎前所聚之痰饮未得与瘀齐下耳。彼恳用药。爰以半夏、胆星、橘红、石菖蒲、旋覆、云神，即前辈所谓六神汤者授之。明晨其夫来曰：三更服药，睡至黎明始醒，病遂失。

一妇坐草后两日，恶寒发热，以轻剂疏解，遂汗至如雨，越日汗收食进，毫无所苦。医议停药，岂知三日夜，顷刻间腹中缓缓作痛，大便溏泄数次，神志不安。自云：热极渴极，苦难言状，脉应细而数。余至已二鼓后，病家急于用药，将欲下咽。索其方，乃去瘀生新，皆产后之通套。余曰：此脱阳也，证属少阴无疑。遂以熟、附、炮姜、炙草、炒白芍、人尿、胆汁为剂，服完即睡，醒来热渴顿除。后以四君子去术，加桂枝、归、芍、怀膝、牡蛎，二帖而痊。

魏筱泉医话精华

魏筱泉（树春），兴化人。博览医书，不拘迹象，而于疑难杂病能自别出机杼，人竞称之。著有《鹤山书屋笔记》，未传。

伤　寒

江北盐阜一带，地近海滨，居民感湿素重。若或受风寒，每发寒热如疟，两胯间必结核肿痛，或腹亦痛，俗呼为发寒湿，实即方书所谓类伤寒之一种。壬子春阜宁李辅忠知事邀予诊病。予留阜时，该处以症乞治者，日有数人。用柴胡桂枝汤合五苓加味，以散寒利湿，服之无不立效。考四方水土不同，所患之病亦各异。如江北之类伤寒，及江南之软脚病，皆其明证。此近今西医所以有易地疗养之说也。

温　病

表侄季景江温病愈后，顽痰填塞心窍，喑不能言。用密陀僧一钱，研细末，茶清调服，入口即能言。去秋儿子宏虫治舆夫某甲，因观剧庙中，小台忽倒几被压伤，致惊气入心亦喑不能言。仍服前方而愈。按密陀僧一物，能镇惊祛痰，凡病痰迷心窍，及惊气入心致喑不能言者，服此无不立效。

东门外木商黄姓，温病误表不得汗，邪热郁于肌表血分，周身遍发锦斑，继起脓泡，破流脓水，燥烦大渴，舌干红无津，咽痛便秘，脉见洪数，此名阳毒。予进化斑汤合犀角地黄汤，加竹叶煎服，服二帖，诸症均减，脓泡亦渐次收敛。再加蒌皮三钱，大便亦通。继用养阴调理之品，未旬日而愈。查此症患者甚少。先严百泉公临证数十年，仅见阳毒一次。予年六十余，亦始治黄姓阳毒病。此虽不经见之症，然治之稍不如法，辄有生命之虞，可不慎诸。

霍　乱

北门外黄姓，阳霍乱误服热剂，周身遍发锦斑，其大如钱，疏密不一，烦渴利下臭恶，舌黑无津，脉伏肢不温。其家谓病将不治，而病者必欲邀予一诊。予仿阳症误服热药发斑例，用化斑汤合竹叶石膏汤，加清络之品，服二帖，诸症悉平，斑亦退尽。予以霍乱发斑一症甚少，故特表而出之。

疟

癸丑冬，予应京师沈雨人侍郎之聘，为其公子诊病。道经白下时，有宁人张姓者，疟以日作，不热而但寒，已发数次。时医以治疟套方治之，不效。乃乞予为拟一方，予谓此症由其人阳气素虚，夏间又贪凉食冷过度，致阴气益盛，而阳气益虚，故疟来但寒不热，而牝疟以成。当用柴胡桂姜汤服一帖，疟即止。再服醒脾化湿之剂数帖，而气体复原。

泰县黄某，丁己春疟后失调，邪入肝经，挟瘀血痰湿，结块胁下，是属疟母。前由其友人介绍来绝。予令服鳖甲煎丸，陈皮汤下，彼不惯服丸，请改与汤药。乃用石顽老人治疟母方，即柴胡、鳖甲、桃仁、三棱、莪术，俱用醋制，合二陈汤，加砂、蔻衣、防己等味，以疏通血络，兼祛痰湿。服数帖，疟母全消，而气体健强逾昔。予以此方治疟母，较鳖甲煎丸等方，见功尤速，特濡笔而记之。

秦邮章书甫之夫人，患疟经月不止。疟来热多寒少，心烦作哕，口干渴饮，脉弦且数。此症由阴气先伤，阳气独发，名曰瘅疟。予用陈修园氏治疟二方，即柴胡、粉草、茯苓、白术、橘皮、鳖甲、首乌、当归、知母、灵仙，服两帖，疟即未作。继进清热养阴之品，调理而痊。此后凡伤阴疟病，用此法无不应验。

黄　疸

先严百泉公，为秦邮赵双湖先生之入室弟子，医学精深，宅心仁厚。曾传治疸验方一则，凡湿郁发黄，湿邪弥漫三焦，胸脘闷塞难堪者，用加减宣清导浊汤治之，无不奏效云。方用赤苓、猪苓、杏仁、苡仁、茵陈、滑石、寒水石。庚戌仲冬，丹徒李雨孙，患黄疸病，其见症与上述相同，延医与药无效，乃乞予为之诊治。予即用前方加川贝、郁金、通草、泽泻等味，以渗湿邪，兼利气分。服不过数帖，胸次已舒，小水畅利，黄亦尽退，旋身体强健如初。爰述此方，以补方书治法所未及，而为海内患斯病者之一助。

头 痛

六合洋货业刘某,病头痛数年。前医或清肝熄风或养阴滋肾,均不应。其岳父柳某秦信予,促其来兴就诊予。疑其诸法备当,何以不效?乃询以曾患花柳症未?伊云:未病前一月,曾在秦邮宿一妓,此妓系患梅毒新愈者。予曰:病根基于此也。即用《金鉴》结毒紫金丹,加银花、粉、草、苡仁、木瓜、滴乳石煎服,以败毒止痛,服后痛即大减。后为拟一丸,令其回里调养,伊叩谢而去。

予婿洪静山,秋间燥邪上扰,清窍为之不利,头痛耳鸣,目赤口苦。彼以微疾不敢来渎予,先延他医诊治,服清肝熄风药不应,乃乞予为调理。予用吴氏治燥邪化火,清窍不利之翘荷汤,加菊花、夏枯草、苦丁茶,服二帖,其病即痊。此昔人所谓治病必先葳气,无伐天和者也。

怔 忡

阜宁县署幕僚张君,因案牍烦劳,心营有损,怔忡不寐,自汗健忘,深以为苦。先延西医诊治,西医谓为心脏血脉亢进,令服药水数瓶,而卒无效。乃托其友人某,转恳予为之调治。予用天王补心丹,以养心血为主,服药仅一月,而诸症悉除。是则中西医之药力,对于见症,但视施治之得当与否,固无从轩轾也。

臌 胀

宁国李云门太守,患少腹胀大,肢体尽肿,两胁刺痛,吐瘀多至盈碗。凡理气行水之药,均遍尝不效,群医以此病难治,皆相率辞去。其幕僚赵君与予善,因荐予往诊。予思昔贤论肿胀之因,有气血、寒热、痰湿、虫积之不同。若肿胀腹大,而又胁痛吐瘀者,其为血臌无疑。予即用归尾、桃、红、乳、没、旋覆、郁金之属,以通络消瘀。服两帖,瘀止痛平。仍依前法增损,再服十余帖,而肿胀尽消。夫医者临证,能辨明病因,则施治自可获效;如辨因不确,则药不中病,未见有能治愈者,如李太守血臌之类是也。

疝

西城赵某，秋季因受外邪，引动疝气旧患，寒热似疟，右睾坠大，牵引少腹而痛。凡解表及治疝之药，均遍尝不效，特远道求诊于予。予用柴桂各半汤，加川楝、茴、木香、吴萸，以和解少阳兼散寒行气。服二帖，寒热即退，疝痛亦轻。再服补中益气汤加味，而疝全除。按前方见《温病条辨》。凡寒热似疟，而又疝痛者，用此无不应验，是不可以不记。

二　便

宝应华少臣夫人，产后清浊混淆，大小便，易位而出，病名交肠，言大小肠交之谓也。其家以新产体虚，不便出外就诊，特遣人询方于予。予用五苓散令每服三钱，温酒调下，使清浊分利，则二便自可如常。后月余致礼来谢矣。

丹徒杨云甫，便秘带血，脱肛肿痛，已历年余，时作时止。前医不知为大肠蕴热，而谓为气虚下陷误进补中益气汤，而脱肛肿痛益甚，乃求治于予。予用黄连解毒汤加槐花、柏叶，肿痛脱肛均愈。再进五仁法，而大便如常，此后遂永不复发。

产　后

丙辰夏，予往临川，寓友人陈韫山处。其甥妇患病重，以予年老，不敢劳远行，即延儿子宏焱往诊，旋归。以病状及方治告予，谓产后发热逾旬，少腹微痛。前医用解表及补血之药，而热皆不减。乃询以产后病行多少，瘀者云：瘀行甚少。其为停瘀发热可知。当与以枳实芍药散加泽兰、丹参、桃、红、青皮等味，以行瘀清热，兼止其痛，不卜服后果能获效否。予曰：凡产后恶露未净，而致发热者，服消瘀药无不立解，此症效可必矣。次日又延复诊，询之果热减痛平，即依此法调理而瘥。